中西医结合老年眼病学

谢立科◎主编

科学技术文献出版社
SCIENTIFIC AND TECHNICAL DOCUMENTATION PRESS
·北京·

图书在版编目（CIP）数据

中西医结合老年眼病学/谢立科主编. —北京：科学技术文献出版社，2025.6
ISBN 978-7-5235-1406-1

Ⅰ.①中… Ⅱ.①谢… Ⅲ.①老年病—眼病—中西医结合疗法 Ⅳ.①R77

中国国家版本馆 CIP 数据核字（2024）第 109429 号

中西医结合老年眼病学

策划编辑：邓晓旭　　　责任编辑：帅莎莎　　　责任校对：彭　玉　　　责任出版：张志平

出　版　者　科学技术文献出版社
地　　　址　北京市复兴路 15 号　邮编　100038
编　务　部　（010）58882938，58882087（传真）
发　行　部　（010）58882868，58882870（传真）
邮　购　部　（010）58882873
官 方 网 址　www.stdp.com.cn
发　行　者　科学技术文献出版社发行　全国各地新华书店经销
印　刷　者　北京地大彩印有限公司
版　　　次　2025 年 6 月第 1 版　2025 年 6 月第 1 次印刷
开　　　本　787×1092　1/16
字　　　数　542 千
印　　　张　28.5
书　　　号　ISBN 978-7-5235-1406-1
定　　　价　298.00 元

编委会

主　编　谢立科　中国中医科学院眼科医院

副 主 编　彭清华　湖南中医药大学

　　　　　　郝晓凤　中国中医科学院眼科医院

　　　　　　姚小磊　湖南中医药大学第一附属医院

　　　　　　周尚昆　中国中医科学院望京医院

　　　　　　刘绍燕　中国中医科学院眼科医院

　　　　　　邱礼新　首都医科大学附属北京同仁医院

编　　委（按姓氏拼音排序）

　　　　　　陈向东　湖南中医药大学第一附属医院

　　　　　　褚利群　中国中医科学院西苑医院

　　　　　　郝晓凤　中国中医科学院眼科医院

　　　　　　黄少兰　中国中医科学院眼科医院

　　　　　　李　欣　中国中医科学院眼科医院

　　　　　　李　萱　中国中医科学院眼科医院

　　　　　　梁丽娜　中国中医科学院眼科医院

　　　　　　廖　良　北京中医药大学东方医院

　　　　　　陆秉文　中国中医科学院眼科医院

　　　　　　罗　傑　中国中医科学院眼科医院

　　　　　　罗金花　中国中医科学院眼科医院

祁怡馨　中国中医科学院眼科医院

邱礼新　首都医科大学附属北京同仁医院

宿蕾艳　中国中医科学院眼科医院

王　影　中国中医科学院眼科医院

吴改萍　中国中医科学院眼科医院

吴宁玲　中国中医科学院眼科医院

吴正正　中国中医科学院眼科医院

谢立科　中国中医科学院眼科医院

解晓斌　中国中医科学院眼科医院

解孝峰　山东中医药大学附属眼科医院

杨永升　中国中医科学院眼科医院

姚小磊　湖南中医药大学第一附属医院

尹连荣　中国中医科学院眼科医院

张小艳　中国中医科学院眼科医院

编辑秘书　陈　曦　中国中医科学院眼科医院

刘　亮　中国中医科学院

前 言

2020 年《中国眼健康白皮书》发布,老年性白内障、老年性黄斑变性、青光眼等老年性眼病目前已成为我国的主要致盲性眼病,随着中国社会老龄化的趋势,致盲的主要原因已由感染性眼病和营养不良性眼病转变为年龄相关性眼病(亦称老年性眼病)。党的二十大报告明确提出,推进健康中国建设,把保障人民健康放在优先发展的战略位置,积极实施应对人口老龄化国家战略,促进中医药传承创新发展。

《中共中央关于制定国民经济和社会发展第十四个五年规划和二〇三五年远景目标的建议》明确提出,要实施积极应对人口老龄化国家战略,健全基本养老服务体系,构建居家社区机构相协调、医养康养相结合的养老服务体系。第七次全国人口普查结果显示,全国人口共 141 178 万人,30 个省份中 65 岁及以上老年人口比重均超过 7%,其中 12 个省份中 65 岁及以上老年人口比重超过 14%。全国 60 岁及以上人口占比超过 18%,人口老龄化程度进一步加深。国家发展和改革委员会同民政部、国家卫生健康委员会设立了"十四五"积极应对人口老龄化工程和托育建设专项,简称"一老一小"专项。有关部门统计,"十四五"期间老年人口有 3 亿,进入中度老龄化社会,到 2035年老年人口将突破 4 亿,进入重度老龄化社会。老年人眼健康管理已上升为国家战略层面的重点任务。《中西医结合老年眼病学》作为我国首部该领域学科专著,其编纂出版不仅填补了专业空白,更为老年眼病防治体系的完善提供了重要学术支撑。

本书内容包括老年性眼病理论基础和专科学说、老年性眼病中医诊断概要、老年性眼病中医治法概要、老年性眼病预防与康复概要、眼表疾病、晶状体疾病、玻璃体疾病、葡萄膜病、青光眼、视神经疾病、脉络膜视网膜病变、黄斑部疾病、眼外肌病及屈光和全身疾病的眼部表现等,共计 14 章。本书由来自全国各大医院的中西医结合眼科专家共同编写,编写人员均是硕士及以上学位的有经验的眼科专家,书中既有中医传承创新理论,又有现代医学临床诊疗经验,适合临床医生、研究生及老年病诊疗工作者学习参考。

中国中医科学院眼科医院

目 录

总 论

各 论

总 论

第（一）章

老年性眼病理论基础和专科学说

第一节　老年性眼病概述

随着公共卫生条件的改善和国民物质生活水平不断提高，我国社会老龄化日益严重。预计到"十四五"末，我国 60 岁以上老年人口占总人口比例将超过 20%，我国将进入中度老龄化社会。这种人口老龄化结构的变化，必将给医疗和公共卫生管理带来新的挑战。

老年人口不断增多，与之相关的一些眼部疾病呈现上升趋势。老年性眼病是老年疾病的重要组成部分，常见疾病有老年性白内障、黄斑病变、青光眼、视网膜疾病、视神经萎缩及干眼症等，虽不像心脑血管疾病那样直接危及生命，但其引起的视力异常及低视力可能严重影响老年人的生活质量，对家庭和社会造成一定负担。

视觉损害不仅会增加老人意外事故的风险，影响老人的独立生活能力，严重降低老年人的生活质量，还会造成包括医疗费用和照顾费用在内的巨大成本。因此，如何保护老年人的眼健康成为迫在眉睫的重大公共卫生问题及社会问题，同时，如何营造有利于老年人健康生活的社会环境，提高老年人的健康水平等问题，正成为广大医疗工作者关注的课题。

中医学对老年性眼病的认识历史悠久。春秋战国时期，《黄帝内经》载有："五十岁，肝气始衰……目始不明""年五十……耳目不聪明矣。年六十……九窍不利，下虚上实，涕泣俱出矣"。说明在人体生、长、壮、老、已各个不同生命阶段，脏腑功能会发生变化。年老之人，五脏六腑功能衰退，目病则由之生矣。西汉的《史记》记载："扁鹊名闻天下，……过雒阳，闻周人爱老人，即为耳目痹医"，可见早在两千多年前，中医就已经认识到了眼花等是老年人常见的疾病，并开展了防治老年性眼病的医疗实践。宋代出现的我国现存最早的老年医学专著《养老奉亲书》中，已设有专篇记载老年眼病的特点和丰富的治疗方法等内容。清代更有眼科专著《眼科阐微》设专集论老年眼症，所用疗法包括熏洗、内服中药等。到了近现代，中国中医科学院眼科医院国医大师唐由之先生根据《目经大成》中关于金针拨障术的记载，传承创新，为毛泽东主席成功实施了白内障针拨术。

中医药防治老年性眼病历来具有独到的优势。第一，中医眼科学是我国劳动人民长期与眼病作斗争的经验总结，历史悠久，内容丰富。在针对白内障、青光眼及年龄相关性黄斑变性等慢性眼病的治疗上，中医眼科学根据不同的病因，采用药物、针灸、穴位按摩、耳穴压豆等多种方法进行治疗，并由此形成一系列特殊的治疗理念和对策。第二，中医整体观念在指导老年性眼病健康管理方面的优势明显。老年人的生理性衰老与病理性因素相互错杂，单器官发病往往与多系统的功能损害有关；老年眼病常继发于全身疾病，机制复杂，在一定程度上增加了眼部疾病的治疗难度；治疗老年眼病，必须同时评估全身状况，亦要注意局部药物对全身机体的不良反应。因此，整体观念在老年眼病的健康管理中同样具有指导意义。第三，中医辨证施治个体化诊疗优势明显。由于老年患者自身处于不同疾病状态，而老年疾病分为不同类型或阶段，中医辨证论治时根据疾病的不同阶段和不同特征给予相应治疗，中西医结合治疗更以个体为核心，发挥其个体化诊疗优势。第四，中医"治未病"思想的体现。多数老年眼病患者只有在视觉质量和生活质量受到影响时才会就诊眼科，这是目前普遍存在的问题。中医老年眼病能充分发挥"治未病"优势，提高老年人对眼病的认知，广泛开展眼病筛查工作，强化预防意识，定期筛查和定期随访。因此，加大研究力度，进一步挖掘中医药在老年性眼病防治方面的潜力和作用，创建具有中国特色的防治方案，不仅能够提升我国的防盲能力，而且有助于增强我国医学的国际影响力。

（谢立科）

第二节　五轮学说

一、五轮学说的起源和形成

五轮学说是五行学说在眼科领域的引申和发展。五行学说是战国至秦汉时期非常有影响力的哲学思想，后来逐渐影响到中医学，发展至今已成为中医临床重要的指导思想和思维方法。中医学家借助五行学说，对人体各脏腑的特点、不同体质类型人群的心理、生理特点等做出分类、归纳和解释，以求探讨人体脏腑器官之间、不同生理病理现象之间的相互关系，探求疾病发生、发展变化的规律。中医五行学说从实践中提取素材进行类比，上升到理论高度，进而指导临床实践。它是唯物的，以人体生理病理为基础；它是辨证的，以五行之间生克乘侮、相互联系、相互制约、相互转化来分析问题。它是一个具有哲学层次意义的理论思维，具有一般的方法论意义。

五轮学说最早源于《灵枢·大惑论》："五脏六腑之精气，皆上注于目而为之精。精之窠为眼，骨之精为瞳子，筋之精为黑眼，血之精为络，气之精为白眼，肌肉之精为约束，裹撷筋骨血气之精而与脉并为系，上属于脑，后出于项中。"这段论述，为后世中医眼科五轮学说的发展，奠定了理论基础。

五轮学说最早见于南宋以前，据陈明举考证：晚唐时期的刘皓在《刘皓眼论准的歌》一书中，把眼划分为5个部位，并将各部位与五脏联系起来。其歌词是："眼中赤翳血轮心，黑睛属肾水轮深，白睛属肺气轮应，肝应风轮位亦沉；总管肉轮脾脏应，两睑属脾胞胃侵"——中医眼科五轮学说得以初步确立。《刘皓眼论准的歌》曾载入《通志》二十略等文中，该书的问世，不仅奠定了中医眼科72证学说，而且促使中医眼科真正走向了独立发展的道路。

至南宋后期，杨士瀛在《仁斋直指方》一书中提出："眼者，五脏六腑之精华，如日月丽天，著明而不可掩者也。其首尾赤属心，其满眼白睛属肺，其乌睛圆大属肝，其上下肉轮属脾，而中间黑瞳一点如漆者，肾实主之，是属五脏，各有证应，然论其所主，则瞳子之关系重焉。"自此，五轮的配属基本确定，流传至今未变，杨士瀛对五轮学说在定位上的确定具有划时代的意义。

元代危亦林编著的《世医得效方》，对五轮学说在病因和证治上有了进一步的补充，使五轮学说这一理论逐步与临床实践相结合。该书在"眼科总论"中按《仁斋直指方》的定位列出五轮之图，并在病因证治上做了补充，如："风轮病，因喜怒不常，作劳用心，昼凝视远物，夜勤读细书，眼力既劳，风轮内损，其候眦头尤涩，睛内偏疼，视物不明，胞眩紧急，宜祛风药。"

明代以后，在临床实践中，运用五轮学说的越来越多。有的直接沿用《仁斋直指方》的五轮配属法；有的在《仁斋直指方》的基础上作了某些改进和补充，如把肉轮的上下眼睑和血轮的内外两眦分开，分别属于脾、胃和心、小肠，这个改动至今仍被中医眼科医生广泛应用于临床实践。

明代王肯堂的《证治准绳》将五轮与五脏、五行、五方、五色、天干、地支、生理、病理等结合起来，对五轮学说进行了全面论述，得到了后世眼科医家的推崇。该书以《仁斋直指方》和《太平圣惠方》为基础，吸收了明以前其他医家论述五轮学说的某些内容，从理论上对五轮学说作了全面系统的整理，撰写了"五轮"专论。如："气轮者，目之白睛是也。内应于肺，西方庚辛申酉之令，肺主气，故曰气轮，肺为华盖，部位至高，主气之升降，少有怫郁，诸病生焉。血随气行，气若怫郁，则火胜而血滞，火胜而血滞则病变不测。火克金，金在木外，故气轮先赤，金克木而后及于风轮也。金色宜白，故白泽者顺也。”

明末清初傅仁宇的《审视瑶函》，极为重视五轮学说，专门立论强调五轮不可忽视，认为轮脏标本相应，既不知轮，则不知脏，是为标本不明。他在《证治准绳》五轮学说的基础上，提出了两篇专论：“五轮所属论”和“五轮不可忽论”，对五轮与五脏相应的标本学说理论做了系统总结。如在“五轮不可忽论”中说：“夫目之有轮，各应乎脏，脏有所病，必现于轮，势必然也。肝有病则发于风轮，肺有病则发于气轮，心有病则发于血轮，肾有病则发于水轮，脾有病则发于肉轮，此五轮之易知者。木青金白水黑火赤土黄，此五色之自知者，轮也色也。已灼然而现证，医犹不知为目病之验，又况亢则乘，胜则侮，并病合病，自病传病，生克制化，变通之妙，岂能知之乎？”对于五轮与五脏标本关系，以及五轮同五脏的联系，均可以运用相生相克、乘侮变化的诊治思路，为后世医家所遵从。

二、五轮学说的现代研究与发展

五轮学说在现代出版的眼科专著中得到了绝大多数中医眼科学者的认同，在中医眼科临床实践中亦多有运用。如陈达夫在《中医眼科六经法要》中说：“目病，须分五轮，审八廓，辨六经。五轮者何？划分眼部之代名词也。”“诊断眼科病，仍须用四诊，与内科相同，但望诊尤为重要，历代眼科医家，于望诊中补充了许多理论和方法，其中五轮八廓是最重要的环节。”陆南山在《眼科临证录·五轮学说简介》中说：“中医眼科辨证的理论依据以五轮学说为主。”“该学说也可称之为眼部的藏象学说。”

陆绵绵在《中西医结合治疗眼病》一书中采用中西医结合的形式，从生理、病理及轮外证候三个方面，对五轮学说作了详细评价：“五轮是视觉器官某些部位的名称。古人于临床实践中逐步发现视器除了与五脏六腑有密切的联系外，它的某些部位与某些脏腑之间，有着更为具体的联系。五轮的病变，部分反映了其所属的脏腑的病变。”

庞赞襄在《中医眼科临床实践》一书中也阐述了五轮学说：“风轮指黑睛（包括角膜和虹膜），角膜呈环面而透明，有透光作用和屈光作用，虹膜呈棕黄色或棕黑色，古称为黄仁（又名睛帘），由于虹膜的展缩作用，使进入眼内的光线适当，视物得以清晰。黑睛在脏属肝，肝主风，所以叫风轮，它有透光、集光和调节光线的作用，肝与胆相表里，故风轮疾病多与肝胆病变有关。如角膜炎症，用泻肝之剂，多能奏效。”

张皆春在《张皆春眼科证治》中说：“轮为眼位，内联五脏，禀于五行，脏为轮之根源，轮为脏之外候，察轮之征，乃知脏腑之病，故外察五轮，明析脏腑，尊其纲纪，诊断有规可循，治疗有据可考，可见五轮学说在眼科临床中之重要。"

唐由之、肖国士在《中医眼科全书》一书的"眼科学术源流"章节中重点论述了五轮学说，阐述了五轮学说的起源、形成和发展。新中国成立后中医眼科学术界对五轮学说的现代研究进行了系统总结。新中国成立后高校中医、中西医结合教材，均对五轮学说进行了相对详尽地阐述，探讨其在临床上的运用，对中医眼科临床实践具有重要的指导意义。

三、内五轮学说的创立与运用

古代中医眼科医家在五轮学说的运用中，由于窥不见眼内，仅将虹膜及瞳孔以内的眼部组织结构归为水轮属肾，此用于指导临床显然过于笼统，对内眼病的治疗疗效也不甚理想。近代，随着裂隙灯、检眼镜的发明，尤其是现代眼科检查仪器设备的不断更新，临床眼科医生能够更加清晰地掌握眼内的解剖结构和生理病理变化，极大地扩展了中医眼科"望诊"的范围，使中医眼科微观辨证成为可能。

已故中医眼科名家陈达夫求前人所未求，证前人所未证，在《中医眼科六经法要》一书中，将眼内组织结构与中医六经辨证相结合，运用于临床诊治，疗效卓著，为眼内微观辨证开了先河。结合陈达夫的六经辨证思路，将眼内组织结构与中医五脏一一对应，探求相互之间的内在联系规律，并逐渐上升为理论，以指导眼底病诊治，以期为中医治疗眼底病提供新的思路和方法。而为与五轮学说相区别，将此理论命名为"内五轮"学说。运用"内五轮"学说指导临床实践并逐渐加以完善，在部分难治性眼病的临床治疗中得到了验证，其临床疗效也有了较大突破。具体内容如下。

（一）视神经及视网膜神经上皮层内属于肝

足厥阴肝经"布胁肋，循喉咙之后，上入颃颡，连目系，上出额，与督脉会于巅"。通观十二经脉，唯有肝脉是本经直接上连目系的。在解剖结构上，视网膜神经节细胞的轴突从视网膜各方向延伸到视盘汇集成视神经，因此视网膜与视神经均内属于肝。在诊治视网膜视神经病变时，着重从肝入手，使用疏肝、柔肝、熄风、养肝、清肝、泻肝、镇肝等不同方法。同时结合五行生克制化理论，采用抑木扶土、培土宁风、清金制木、滋水涵木等方法以提高疗效。在视神经属肝、肝肾同治的理论指导下，对视神经炎及视神经萎缩必先驱其邪，而后扶其正，以免助邪为害。滋肝的同时，兼以补肾，可用驻景丸加减。如寒邪直中，则当散寒固里，可用麻黄附子细辛汤；如系风邪为患，则当先驱风清热，后再补其肝肾不足。

（二）脉络膜及视网膜血管内属于心

《素问·五脏生成篇》有云："心之合脉也""诸血者，皆属于心"。在此理论指导下，陈达夫提出"脉络膜内属于心"，并认为治疗脉络膜炎的总则为补肾水以熄心火。其机理在于，肾水充足，心火不焚，以畅脉络膜生机，所谓水火既济之法，代表方为驻景丸加减。陈达夫认为，眼内一切血脉均属于心，凡眼内出血，多应从心论治，并遵循"急则治其标，缓则治其本"的原则，出血期以凉血止血为主，佐以活血化瘀，方用生蒲黄汤；出血静止后，当以活血化瘀为要，轻者用桃红四物汤加味，重者用血府逐瘀汤或通络活血汤；出血吸收后，又当治其本，用补肾水之法以熄心火，方用驻景丸加减。五脏之中，除心主血外，肝藏血，脾统血，肺主气，而气能行血而为血之帅，肾藏精，精能化血，因此治疗眼内血证，一方面着重从心论治，另一方面也应详查病因，确定病机，辨证论治。

（三）黄斑内属于脾

《素问·阴阳应象大论篇》有云："中央生湿，湿生甘，甘生脾，其在天为湿，在地为土，在体为肉，在脏为脾，在色为黄"。在此理论指导下，黄斑病变的诊治，多从脾胃入手。如认为中心性浆液性脉络膜视网膜病变乃湿浊郁积黄斑，脏腑之气不平，脾虚气弱使然，复发难愈者，益气聪明汤主之。又认为黄斑裂孔乃禀赋薄弱，阳气过盛，阴精亏损。治宜平衡阴阳调补脾肾，重用生山药、菟丝子、白术，除以补脾肾阴精为主外，还必须重视健脾与安神。还有观点认为"中心性浆液性脉络膜视网膜病变当从脾湿论治"，治疗分为三阶段：①病系初发，仅见黄斑区水肿，治以五苓散加味；②病程已久，反复发作，眼底局部仍有轻微水肿者，治疗仍以五苓散为主，加党参、炙黄芪，祛邪之中兼有扶正；③对于陈旧性中心性视网膜脉络膜病变，则全身与局部辨证相结合，采用益火培土、抑木扶土等治疗方法。

（四）玻璃体内属于肺

玻璃体在中医称为"神膏"，一些观点认为"神膏"内属于肺，乃肺阴之魄。视网膜脱离的主要原因是玻璃体对视网膜贴附力量不足。视网膜脱离治疗原则为大补肺气，肺气充足，减少玻璃体液化、解聚和凝缩，就能增强视网膜神经上皮层与色素上皮层之间的贴附能力。根据这一原理，治疗视网膜脱离的方剂为生脉散加味。肺气虚常伴有脾气虚弱，"虚则补其母"，通过培补脾气以助益肺气，即培土生金。对玻璃体混浊应根据不同的致病原因进行治疗，而总的治则是泻肺金之郁，补肾元，泻虚热，兼以活血化瘀。

（五）视网膜色素上皮层内属于肾

一些医家认为，眼内色素包括视网膜色素上皮层皆属于肾。而视网膜神经上皮层属于肝，因此视网膜色素变性为肝肾两经合病，故应肝肾同治。姚和清认为：肝肾之间的关系，主要表现在母子相生，而目为肝之外候，肝取木，肾取水，水能合木，母子相合，则肝肾之气充沛，目受其阴故而放明。如果母子不合，则无论是子盗母气，还是母令子虚，皆能使肝肾之气不足，不足则精气无法上荣，目失所养，眼病随之而起。正如《仁斋直指方》中说："肝肾之气充，则精彩光明，肝肾之气乏，则昏蒙眩晕。"

综上所述，"内五轮"学说是根据临床实践提出，并用五行学说进行类比归类，上升到理论的一种思维方法。它是将中医理论与解剖知识相结合，再接受临床实践的检验，因此具有一般的方法论意义。有助于将五轮学说的局部辨证发展为眼内的微观辨证，有助于提高对眼底病的辨证论治水平。当眼内有病变而全身无症状，或有而较轻微，以致无法做全身辨证时，"内五轮"学说就成了内治的一种依据，一种思维方法。但这毕竟是一种假说，其主体思想是说明眼底与全身的整体性，并没有解剖学、生理学、病理学的充分依据。如对视神经病变一味治肝，眼内出血一味治心，则失却了圆机活变。如采用补脾益气的益气聪明汤来治疗某些神经萎缩有较好的疗效，就不能仅仅用"视神经属于肝"来解释。因此，在眼底诊治中运用"内五轮"学说，一方面要领会其内在的实质，理解其目的在于揭示眼与脏腑之间的普遍联系的基本规律；另一方面还需在临床上进一步验证和体会，以补充其不足（表1-2-1）。

表1-2-1　中医五行脏腑五轮对应表

五行	五脏	腑	五窍	五体	五志	五色	五味	五轮	内五轮
木	肝	胆	目	筋	怒	青	酸	角膜（风轮）	视神经、视网膜血管、神经上皮层、眼肌、泪腺
火	心	小肠	舌	脉	喜	赤	苦	泪阜、内外眦及近血管（血轮）	脉络膜血管
土	脾	胃	口	肉	思	黄	甘	上下眼睑（肉轮）	黄斑
金	肺	大肠	鼻	皮毛	悲	白	辛	球结膜及浅表巩膜（气轮）	玻璃体及玻璃膜
水	肾	膀胱	耳	骨	恐	黑	咸	瞳孔、虹膜后组织（水轮）	视网膜色素上皮层

＞＞＞ 参 考 文 献 ＜＜＜

1. 唐由之，肖国士. 中医眼科全书. 北京：人民卫生出版社，1996：21.
2. 史宇广，单书健. 当代名医临证精华·眼底病专辑. 北京：中医古籍出版社，1992：3-6，200-203.

3. 陆南山. 眼科临证录. 上海：上海科学技术出版社，1979：58 – 77.

4. 陈达夫. 中医眼科六经法要. 成都：四川人民出版社，1978：11 – 12.

5. 邱礼新. "内五轮"假说在眼底病治疗中的应用. 中国中医眼科杂志，2001，11(1)：54 – 56.

6. 韦企平，沙凤桐. 中国百年百名中医临床家丛书：韦文贵、韦玉英. 北京：中国中医药出版社，2002：319 – 323.

7. 庞万敏. 中医治疗眼底病. 河北：河北科学技术出版社，1991：116 – 119.

8. 肖国士. 试论五轮学说的命名和渊源. 江西中医药，1987，4：4.

9. 齐强. 浅谈眼的五轮学说. 辽宁中医杂志，1982，8：21 – 22.

10. 邱礼新. 再论"内五轮"假说在眼底病治疗中的应用. 中国中医眼科杂志，2015，6：197 – 199.

（邱礼新）

第三节　八廓学说

八廓学说是中医眼科学特有的理论学说，是基于眼表面局部不同方位，用以分析眼部疾病发病时，其相关脏腑病因病理的辨证方法。相比五轮学说，中医眼科学术界对八廓学说颇有争议，对八廓学说的历史渊源、内容意义和临床运用都缺乏明确的认识，解读也缺乏统一性，而这一弊端在临床应用上也有所表现。历代眼科著作对八廓学说多有记载，但却少有临床应用的记录。一些中医眼科临床医生认为八廓学说不能指导临床实践，但也有医家认为八廓学说完全能够运用于临床，如明末清初傅仁宇在《审视瑶函》中写道"勿以八廓无用论"的专论加以强调，指出："今八廓有位有形，故如三焦之比，八廓丝络，比之三焦更为有据。三焦虽然有据，三焦在内而不见，尚有膈上膈下之分。八廓则明见于外，病发则有丝络之可验，安得谓之无用哉！"

一、八廓学说的起源和发展

八廓学说可能形成于宋末元初，在学术上受到《灵枢·九宫八风》和眼科五轮学说的启发和影响。《灵枢·九宫八风》从人与自然密切相应的观念出发，根据天体的运行规律，提出九宫图说，并把九宫中除中央外的其他八个方位配属乾、坎、艮、震、巽、离、坤、兑八卦，分别与小肠、肾、大肠、肝、胃、心、脾、肺等脏腑联系起来，以来自八个方位的风邪所主病的特征，说明四时气候的变迁，从而推测八方气候变化对人体的不同影响，为预防疾病提供了理论依据。

八卦的名称实际上就是八个方位的象征，其位置的排列则按五行属性：坎卦属水，位居北方，时应冬至，其风伤人，内合于肾；离卦属火，位居南方，时应夏至，其风伤人，内合于心；震卦属木，位居东方，时应春分，其风伤人，内合于肝；巽卦亦属木，位居东南方，时应立夏，其风伤人，内合于胃；兑卦属金，位居西方，时应秋风，其风伤人，内合于肺；乾卦亦属金，位属西北方，时应立秋，其风伤人，内合于小肠；坤卦属土，位居西南方，时应立春，其风伤人，内合于脾；艮卦亦属土，位居东北方，时应立春，其风伤人，内合于大肠。从而把八卦同五行、八方（四正四隅）、八风、八个节气、八个脏腑紧密联系起来。考虑八廓学说的定位及其脏腑的配属即源于此，尽管在脏腑配属上彼此存在较大差异，但基本形式却是相同的。

宋代陈言的《三因极一病证方论》中，最早出现"八廓"之名，但未作具体论述。该书提到："故方论有五轮八廓、内外障等，各各不同，尤当分其所因及脏腑阴阳，不可混滥。"宋代严用和在《济生方》中亦提到："方论载有五轮八廓，内障外障，青盲雀盲，倒睫拳毛，胬肉攀睛，风沿烂眼，能近视不能远视，能远视不能近视等证，兹不及备叙。"上书虽然提到八廓之名，但未论述具体内容。至元代危亦林《世医得效方》中，已有八廓理论的雏形，首次绘制了八廓图，将眼的不同部位归于八廓所属，但仍受到五轮学说的影响。《银海精微》的八廓定位与《世医得效方》基本相同，虽然认为八廓"无位有名"，却在形式上完成了八卦卦名、物象之名、八廓的廓名与脏腑的对应。

明代王肯堂在《证治准绳》中，首次针对八廓学说提出了八方定位法，并从经络学说的角度结合八卦、八方、脏腑作了系统论述。本书首先把八廓作为眼目外部定位划区的标志，并对每一廓的命名和意义作了解释，比如："八廓应乎八卦，脉络经纬于脑，贯通脏腑，以达气血往来，以滋于目，廓为城廓，然各有行路往来，而匡廓卫御之意也。""乾居西北，络通大肠之腑，脏属肺，肺与大肠相为阴阳，上运清纯，下输糟粕，为传送之官，故曰传送廓。坎位于正北方，络通膀胱之腑，脏属于肾，肾与膀胱相为阴阳，主水之化源以输津液，故曰津液廓。艮位于东北，络通上焦之腑，脏配命门，命门与上焦相为阴阳，会合诸阴，分输百脉，故曰会阴廓。震位于正东方，络通胆之腑，脏属于肝，肝胆相为阴阳，皆主清净，不受浊秽，故曰清净廓。巽位于东南，络通中焦之腑，脏属于肝，肝与中焦相为阴阳，肝络通血以滋养，中焦分气以化生，故曰养化廓。离位于正南方，络通小肠之腑，脏属于心，心与小肠相为脏腑，为阳受盛之胞，故曰胞阳廓。坤位于西南，络通胃之腑，脏属于脾，脾胃相为脏腑，主纳水谷以养生，故曰水谷廓。兑位于正西方，络通下焦之腑，脏配肾络，肾与下焦相为脏腑，关主阴精化生之源，故曰关泉廓。"王肯堂认为八廓与八卦相应，是通过上下内外贯通的经络与机体联系，而使眼目得到气血的滋养。并把三焦分为上、中、下三部，分别配命门、肝、肾而为会阴、胞阳、关泉之廓。对两眼八廓的统一，该书运用阴阳顺逆的理论，使之左右两眼内外方位相同，所谓："左目属阳，阳道顺行，故廓之经络法象亦以顺行；右目属阴，阴道逆行，故廓之经络法象亦以逆行。察乎二目两眦之分，则昭然可见阴阳顺逆之道矣。"

中医眼科发展到清代，对八廓学说总结得更加全面。八廓学说开始逐渐脱离五轮的影响，已不再按黑睛、白睛等眼的不同解剖部位来分廓，而是依照八卦学说，按照方位来分廓。如明末清初的《审视瑶函》中，有"八廓定位之图""八廓歌括""八廓主病""八廓所属论"四节论及八廓，至此八廓学说的阐述基本完备。傅仁宇在《审视瑶函》中直言："勿以八廓为无用论！"书中云："夫八廓之经络乃验病之要领，业斯道者岂可忽哉！盖验廓之病与轮不同，轮以通部形色为证，而廓惟以轮上血脉丝络为凭，或粗细连断或乱直赤紫，起于何部，侵犯何部，以辨何脏何腑之受病，浅深轻重，血气虚实，衰旺邪正之不同，察其自病传病，经络之生克顺逆而调治耳？"强调了八廓学说与五轮学说的区别。

二、八廓学说的现代研究

在现代中医眼科专著中，最早对八廓学说有明确论述的中医眼科名家有陈达夫和张皆春。张皆春在《张皆春眼科证治》中指出："八廓是按八卦定位的，以轮上血络的变化，来说明脏腑经络的病变，此血络上系于脑，下贯脏腑，输布精气，滋养于目，所以观察轮上血脉丝络的粗细、连断、乱直及起止部位，便可测知病变的深浅、轻重、虚实、盛衰，自病传病，生克顺逆。"书中的八廓定位和论述来源于《证治准绳》与《审视瑶函》两书中关于八廓的论述，书中所绘的八廓图及识图法，也遵从《审视瑶函》。陈达夫在《中医眼科六经法要》中指出，八廓在眼科辨证上确有实用价值。他认为五轮是人们所固有的组织和功能，而八廓则是某种眼病所表现的现象，并非每一个患者都有廓病，更不是普通人也分八廓。有些书籍不知其由，遂致否认其价值，作为诊察眼病的方法，视为无用，任意抛弃，岂不可惜！在八廓的定位问题上，陈达夫以临床实践为主要依据，兼采各医家之长，按八廓在白睛上四正四隅八个方位，重新给予定位。即震东、兑西、离南、坎北、艮东北、坤西南、乾西北、巽东南，左顺数，右逆推，震近鼻，兑向耳。他确定的八廓所属如下："乾天名传导廓，只传导之腑为大肠，故乾天传导属大肠；坎水名津液廓，属膀胱，因为膀胱为州都之官，是津液之腑；艮山名会阴廓，属包络，因为八廓之中，除太阳结于命门，包络属厥阴经外，余廓都是六腑阳经故也；震雷名抱阳廓，属命门，这里的命门，不是左肾右命门的命门，也不是两肾中间的命门，而是《内经》所说的'太阳结于命门，命门者目也'的命门，而太阳经脉起于目内眦，是当震位，震为雷，为阴中之阳，二阴一阳，阴爻在外，阳爻在内，故称为抱阳廓；巽风名清净廓，胆为清净之腑，故属胆；离火名养化廓，属小肠，因小肠为受盛之官，化物出焉故也；坤地名水谷廓，属胃，因胃为水谷之海；兑泽名关泉廓，属三焦，因三焦为决渎之官，只有沼泽，方能关其泉水，故关泉廓应属三焦。"

1964年全国中医学院第二版《中医眼科学》教材把八廓学说列为附篇内容，旨在留待进一步探讨研究。1983年全国中医学院第五版《中医眼科学》教材已将八廓学说删除。1996年出版的《中医眼科全书》中，由肖国士撰写的《八廓学说》对八廓学说的起源、形成、发展及现代研究进行了全面综述，提出："八廓学说历来存在着肯定与否定的观点。否定八廓学说的理由主要有三：一是认为历代著作在八廓的分属及外候部位上不统一；二是认为历代著作关于八廓的病因和主病上互相矛盾；三是认为历代著作对八廓学说既缺乏系统理论，又缺乏临床实例。"肖国士认为："八廓的分属并不杂乱。如《审视瑶函》与《银海指南》均是遵循《证治准绳》的八卦八方定位说，观点一致，《世医得效方》《医学入门》《银海精微》所遵循的是与五轮重叠配位法，两者之间都是一脉相承的。从八廓分位分属的异同来看，仍是同多异少，如分位，乾、巽、离、坤四廓历代各家所列完全相同。其他如震廓以关泉为主，艮廓以会阴为主，坎廓以津液为主。至于分属，主要有两派，《银海精微》《世医得效方》《东医宝鉴》《普济方》《张氏医通》等书基本相同。而最有影响的《证治准绳》《审视瑶函》《银海指南》三书的分属则完全一致。因此在整理古代文献时，对某一种有争论的学说，既要看到彼此的相同点，又要看到彼此的不同点，只有这样才能得出正确的结论。"

肖国士认为八廓学说符合中医眼科临床实践规律，对指导中医眼科临床工作具有重要意义，他认为："关于八廓学说的临床运用，对八廓学说的分位与分属，《证治准绳》《审视瑶函》《银海指南》中所论较为合理。按八卦八方分位的优点至少有三个：一是可以作为详细记录眼外部各个方位的标志和术语。二是可以作为眼周穴位命名的标志和依据。眼部共有20多个穴位，密密麻麻地排列在眼眶周围，而且命名混乱，如以四正四隅来定位命名，既简单实用，又符合中医的传统理论。辽宁中医学院彭静山曾创立眼针疗法，用于治疗中风、偏瘫、疼痛、扭伤等疾病，均收到明显效果。其分位与分属，亦源于《证治准绳》，只不过把八卦之名以数字代之。例如，1区位乾，属肺与大肠；2区位坎，属肾与膀胱；3区位艮，属上焦；4区位震，属肝胆；5区位巽，属中焦；6区位离，属心与小肠；7区位坤，属脾胃；8区位兑，属下焦。其进行顺序左眼为顺时针，右眼为逆时针，用钟表的时钟计算，为60分钟，这为眼科运用八廓学说提供了佐证。三是可以用各个廓位出现的血脉丝络作为分析病理性质和邪热来源的依据。如火疳证，病灶出现在右眼的震位，属肝胆病变，首选龙胆四物汤加减治疗，以后病灶转移至离位，属心与小肠，改用导赤泻心汤加味治疗，病灶可迅速消退。又如角膜上缘结膜炎的患者，用导赤泻心汤加减，或合四物汤，或合清热地黄汤治疗，病灶也可很快消失。内眦病变，实证多从心论治，如眦漏证，用泻心解毒的竹叶泻经汤；虚证多从肾治，如目昏流泪证，用补肝肾的菊睛丸，或合椒地丸。内眦居兑位，配肾络下焦，所以从肝肾论治，不是没有道理的。内眦又是多条经络的起止点和交会处，因此也是历来廓名与配属最复杂的客观原因之一。"

关于八廓学说的现代研究，姚芳蔚发现许多疾病在球结膜微循环上有病灶反应点，直接或间接地为八廓学说提供了科学依据。谢立科基于五轮八廓学说，运用疏肝养阴法治疗干眼症以提高疗效，并在传统中医理论基础上传承发展，从整体角度看待视网膜血管病，创新性地提出了"黄斑八廓"假说。借助现代眼科检测设备，分析视网膜静脉阻塞继发黄斑周围区域视功能损伤的中医发病机理，提出相应的诊治方案。

球结膜血管、视网膜血管和脑血管均来自颈内动脉的同源血管，故前两者均可作为观察颅内血管微循环的窗口。但视网膜动脉弹性纤维含量较多，对高血压等耐受性较好，故不如球结膜微血管改变敏感。因此认为，球结膜血管更能反映脑血管病变，且较观察眼底视网膜血管更方便、更准确。

古人只能肉眼观察到白睛赤络（球结膜血管），裂隙灯显微镜可以对血管内血流速度、细胞形态、血管壁渗出等细微改变进行观察。球结膜血管由小动脉、小静脉和毛细血管组成，正常呈树枝状，分深浅两层。浅层血管发自结膜后动脉，结膜后动脉源于颈外动脉的睑板动脉弓，静脉回流至颈外静脉；深层血管发自结膜前动脉，结膜前动脉源于颈内动脉，静脉回流至眼静脉。一般在球结膜上下左右 4 个方位各分布有 1~3 组动静脉，微血管数目约为 4 条/mm。目前，大多根据球结膜的微血管数、缺血区、微血管瘤、出血量、管径大小、动静脉比、边缘不齐、囊性扩张、渗出或水肿、红细胞聚集、清晰度等指标，进行加权积分来判断微循环状况。不同疾病的微血管形态改变各不相同，如慢性阻塞性肺病者多有静脉瘀血，可见血管扩张、扭曲、襻顶膨大瘀血；高血压患者多有静脉扩张、动脉收缩变细，并常有微出血；冠心病、脑梗死、动脉硬化等可见血管扭曲僵直、微血管瘤、管径粗细不均、血管数目减少等改变；肾炎患者在肾素作用下可见血管变细、变短、减少等改变。相同疾病不同证型，球结膜微血管改变也各不相同。如胡庆全发现脑梗死的痰热腑实证、风火上扰证，其球结膜微循环改变较其他证型更为明显，痰热腑实证主要表现为球结膜的细动脉、静脉充血增粗，血管周围明显渗出，毛细血管充血形成广泛密网格，以微循环充血、水肿为主，易发生出血。风火上扰证主要表现为球结膜血管清晰度差，缺血区较多，细动脉变细，细静脉增粗，说明风邪较甚与细动脉痉挛有关。陈泽奇等从中医肝病的常见四证着手，发现肝气郁结、肝血虚证较肝阳上亢证和肝风内动证的球结膜微循环改变相对为轻，而肝风内动证的微循环障碍最为显著，主要表现为血管扭曲、粗细不均、边缘不齐、囊状扩张及血管瘤等，血流变慢，红细胞聚集及白色微小血栓多见。不同疾病的相同证型，其球结膜血管改变也有共性。徐宗佩等对风湿病、慢性阻塞性肺病、冠心病、高血压病、糖尿病等的血瘀证患者进行血瘀证积分和球结膜微循环积分，发现二者有明显相关性（$P < 0.01$），表现为视野不清晰、血管扭曲、扩张、渗出、出血、动静脉比改变、血色暗红、血流减慢等。通过肉眼观察白睛赤络改变，临床医生能诊治某些疾病，如肿瘤、痔疮、外伤、胃肠病等。

对于八廓学说，自古以来医家多有不同意见，有赞同，有反对，有存疑。应从中医临床出发，从中医实践出发，看问题看其实质。八廓学说是否有存在的价值，关键在于其能否指导临床实践，对眼科疾病的诊断、治疗有无帮助。假如八廓学说确实能反映脏腑的病变，或者脏腑的病变确实能从八廓上反映出来，那么八廓学说仍不失为眼科辨证论治的手段之一（表1-3-1）。

表1-3-1　八廓八卦八方脏腑及卦区穴位表

八廓	八卦	方位	自然现象	在眼	脏腑	卦区穴位
传道廓	乾	西北方	天	白睛	属肺络通大肠	肺、大肠
金业廓	坎	正北方	水	瞳仁	属肾络通膀胱	肾、膀胱
会阴廓	艮	东北方	山	外眦	络通上焦	上焦
清洁廓	震	正东方	雷	内眦	属肝络通于胆	肝、胆
养化廓	巽	东南方	风	黑睛	络通肝与中焦	肝、中焦
抱阳廓	离	正南方	火	内眦	属心络通小肠	心、小肠
水谷廓	坤	西南方	地	下眼睑	属脾络通于胃	脾、胃
关泉廓	兑	正西方	泽	外眦	属通肾与下焦	肾、下焦

>>> 参 考 文 献 <<<

1. 唐由之，肖国士. 中医眼科全书. 北京：人民卫生出版社，1996.

2. 肖国士. 八廓学说探讨. 浙江中医学院学报，1985，6：10.

3. 杨光，孟超. 八廓学说临床价值的思考. 中国中医眼科杂志，2019.

4. 罗国芬. 陈达夫中医眼科临床经验. 成都：四川科学技术出版社，1985.

5. 陆秉文，谢立科，赵健. 基于"五轮八廓"学说治疗视网膜静脉阻塞之思路初探. 中国中医眼科杂志，2021，3：187-191.

6. 彭静山. 眼诊与眼针. 安徽中医学院学报，1982(4)：28.

7. 李国贤，馬肠毅，袁景珊. 血瘀证目征的研究. 中西医结合杂志，1988，8（10）：630－631.

8. 胡庆全. 脑梗塞中医证型与微循环关系研究. 中国微循环，2001，5（4）：307－308.

9. 陈泽奇，陈国林. 肝病常见证候的甲襞和球结膜微循环观察. 微循环学杂志，1998，8（3）：26－27.

10. 徐宗佩，张伯礼，高秀梅，等. 久病入络患者瘀血证与微循环障碍相关性研究. 陕西中医，1997，18（9）：423.

11. 祁怡馨，谢立科，郝晓凤，等. 谢立科基于五轮八廓学说疏肝养阴法治疗干眼. 实用中医内科杂志，2001，35（7）：4－6.

12. 史宇广，单书健. 当代名医临证精华·眼底病专辑. 北京：中医古籍出版社，1992.

（邱礼新）

第四节　内外障学说

一、内外障学说的起源及古代理论

内外障学说以病变部位和证候特点为依据，将眼病分为外障、内障两大类。内外障学说源自《黄帝内经》，《灵枢·大惑论》曰："瞳子黑眼法于阴，白睛赤脉法于阳也，故阴阳合传而精明也"。"内外障"一词，最早见于南宋陈言著的《三因极－病证方论》，与五轮八廓学说相提并论，成为眼科传统专用理论，一直被广大中医眼科医家沿用。最早论述内外障学说具体内容的是我国早期的眼科专书《刘皓眼论准的歌》，但目前该书无原书可查，从《秘传眼科龙木论·龙木总论》中所收载的"审的歌"可以窥其梗概，该书对后世中医眼科学术的发展影响深远。明清时期的内外障学说已被多数医家认可而应用，使内外障学说得到了很大发展。明代王肯堂的《证治准绳》对内外障学说作了很多补充，修改了明代以前先论内障后论外障的顺序，所论内障内容较前也有成倍的增长。傅仁宇的《审视瑶函》对内外障学说作了很多精辟论述。诸如此类，明代徐春甫的《古今医统大全》、楼英的《医学纲目》、清代顾锡的《银海指南》和刘耀先的《眼科金镜》等医学专著皆对内外障学说作出了不同程度的论述，对中医眼科学的发展有着极其重要的作用。

外障多指病位发生在眼表（包括胞睑、两眦、白睛、黑睛）的眼病，其特点为外显症候较明显，如红赤、肿胀、湿烂、生眵、流泪、痂皮、结节、上胞下垂、翳膜等，多有眼痛、痒涩、羞明、眼睑难睁等自觉症状。外障多由六淫之邪或外伤所致，可由痰湿内蕴、肺火炽盛、肝火上炎、脾虚气弱、阴虚火旺等引起。如《医宗金鉴·眼科心法要诀》曰："外障皆因六淫生，暑寒燥湿火与风，内热召邪乘隙入，随经循系上头中。"说明六淫为害所致的目病，尤以外障眼病较多。多数中医眼科医家认为外障病因乃"火热之邪"，如《时方妙用》描述外障赤肿为："于实症，则曰风曰火……火盛则遂增出赤肿红丝、胬肉、羞明诸火象"，认为风邪、火邪是外障赤肿的病因。《医学心悟》曰："凡目疾暴赤肿痛，畏日羞明，名曰外障实证也……实者由于风热"，认为风热为外障致病因素。亦有认为"外障是寒"的说法，《眼科奇书》曰："将陈寒散净，即可痊愈，永不再发。"眼科医家习惯用寒凉治疗外障，但傅仁宇认为不能滥用寒凉之品，《审视瑶函》曰："然今之业是科者，煎剂多用寒凉以伐火，暂图取效，点药皆用砒硇以取翳，只顾目前。予观二者皆非适中之治，亦非仁术之所宜也。故治火虽云苦寒能折，如专用寒凉，不得其当，则胃气受伤，失其温养之道，是以目久病而不愈也。至于药之峻利，夫岂知眼乃至清至虚之府，以酷烈之药攻之，翳虽即去，日后有无穷之遗害焉，良可慨也！"认为专用寒凉之品，会损伤胃气，目失温养，则久病不愈。

内障多指病位发生在眼内组织（包括瞳神、晶珠、神膏、视衣、目系等）的眼病，其特点是一般多见视觉有变化，而眼外观正常，如视力下降、视物变形、视物易色、虹视、眼前黑影、闪光感及夜盲等症，也可见抱轮红赤或白睛混赤，瞳神散大或缩小、变形或变色，以及眼底出血、渗出、水肿等改变。内障眼病多由内伤七情、脏腑内损、气血两亏、阴虚火旺、气滞血瘀，以及外邪入里、眼外伤等因素引起。如《银海精微》曰："眼之失明者，四气七情之所害也"。《审视瑶函·内外二障论》曰："目属肝，肝主怒，怒则火动痰生，痰火阻隔肝胆脉道，则通光之窍遂蔽，是以二目昏蒙，如烟如雾。目一昏花，愈生郁闷，故云久病生郁，久郁生病"。说明了内伤七情为内障的重要病因，怒气伤肝，肝经郁热，灼伤经络引发内障。在内障眼病的治法上，古代医家多从疏肝解郁方面治疗。《银海指南·七情总论》曰："总以疏肝解郁为先，兼养精液，使精盈则气盛。气盛则神全，自然视物明朗"《银海指南·七情总论》与《审视瑶函》皆认为"郁"在内障眼病的病因病理中占有重要地位。《诸病源候论》曰："目黑者，肝虚故也……腑脏虚损，血气不足，故肝虚不能荣于目，致精彩不分明，故目黑"。认为内障眼病无论虚实，治法上皆离不开肝气的条达，肝血的充盈及肝阴的滋养。

二、内外障学说在临床上的应用

内外障学说传承至今，众多医家都有自己独特的见解，并将内外障学说理论应用到现代医学，对现代中医眼科学的辨证论治有着不可磨灭的影响。相对于内障眼病，外障眼病辨证体系更加全面，现代医家结合五轮、八廓等学说，治疗多以疏、清、通、养为主，以祛风清热法最为多见，用于外感风热所致的外障眼病。若起病急骤的胞睑红肿、痒痛畏光、眵泪交加、白睛红赤、瞳神缩小、目珠偏斜和眉骨疼痛等，多用辛凉解表药，如防风、荆芥、羌活等，配伍清热药，内清外解，目中之火自去。若见胞睑肿核、白睛结节，治则软坚散结，如二陈汤、化坚二陈丸等。若见黑睛生翳，治则退翳明目，或疏风清热退翳，或疏肝明目退翳，或清热解毒退翳，结合全身症状，酌加滋补肝肾之品，常见方药有拨云退翳丸、石决明散、菊花决明散、滋阴退翳汤等。

　　由于传统医学的局限性，关于内障眼病的辨证论治比较局限，古代医家多从全身疾病辨证内障眼病，但有些内障眼病没有全身症状，外表似于常人而无证可辨，此时就更应注重局部辨证。眼科医家多从肝论治，以解郁为主，配合疏肝、清肝、健脾、养血、活血、滋阴等法，亦有现代医家认同朱丹溪"诸病多郁"之说，提出以开郁导滞之法治疗内障眼病。如眼底疾病、瞳神干缺、绿风内障、青风内障、视力疲劳，或久病不愈者，皆可从肝论治，常用方药有柴胡疏肝散、丹栀逍遥散等。活血利水法多用于眼内渗出、水肿、出血、五风内障及其术后、视衣脱离术后等。如消渴内障、五风内障及其术后多益气养阴，活血利水。青风内障多疏肝理气，活血利水，常用方剂有补阳还五汤、血府逐瘀汤等。圆翳内障、青盲、视衣脱离术后、视瞻昏渺、视瞻有色、青风内障、高风内障等，全身症状伴少气懒言、面色少华等症，治则补益气血，常用益气聪明汤、八珍汤等；若全身症状伴头晕耳鸣、腰膝酸软、梦遗滑精等症，治则补益肝肾，常用杞菊地黄丸、左归丸、左归饮、右归丸、右归饮等。若内障之神膏混浊、眼底水肿渗出、眼内机化条膜形成等，皆可用软坚散结法消散之，常用方有二陈汤、化坚二陈丸等。

三、现代医学对内外障学说的认识

　　对于眼病的局部辨证，传统医学的诊断理论体系被现代医学认可并沿用，随着现代中医眼科学的快速发展，眼底脉络膜、视网膜的病变（如眼底血症等）等眼内局部症状丰富了眼病的局部辨证内容，先进的眼科检查方式也使得部分没有全身症状的内障眼病患者有证可辨。结合这些新的局部辨证思路，采取病症证结合的方式治疗内外障眼病，是现代中医眼科学与古代传统理论接轨的重要途径。

≫≫ 参 考 文 献 ≪≪

1. 张泠杉，王凤兰，王业军，等. 从《眼科奇书》"外障是寒"观点辨析外障病因. 中国中医眼科杂志，2022，32(3)：226-230.
2. 沈峻. 浅析《审视瑶函》外障的治疗特色. 四川中医，2011，29(9)：33-34.
3. 张玮琼，李军，接传红，等. "肝开窍于目"理论在内障眼病的应用. 中国中医眼科杂志，2021，31(5)：347-350.

4. 霍勤. 从郁论治内障眼病的学术思想与临床应用. 中华中医药杂志, 2008(6)：553-555.

5. 张瑞彤, 霍勤. 解郁法在内障眼病中的运用. 河南中医学院学报, 2005(3)：46-47.

6. 邢晓青, 吕海江. 开郁导滞法在内障眼病的运用. 中国民族民间医药, 2017, 26(4)：88-89.

7. 彭清华. 中医眼科学. 北京：中国中医药出版社, 2016：8.

（姚小磊）

第五节　肝窍学说

一、肝窍学说的起源及古代理论

肝窍学说属于中医脏腑学说，专论肝与眼的关系，是中医眼科理论中一种独特的学说。肝窍学说起源于《黄帝内经》，曰："东方青色，入通于肝，开窍于目""肝受血而能视"。《灵枢·五阅五使篇》曰："五官者，五脏之阅也。""目者，肝之官也。"论述了眼与肝之间的密切关系，眼为肝之外候。肝窍学说形成于唐宋时期，《诸病源候论》中共论目病56候，其中与肝相关的占37候，对肝窍学说病源内容的形成起到了重要作用。《备急千金要方》中将用眼过度所致的视疲劳命名为"肝劳"，并记载多种补肝泻肝之法，对肝窍学说病症内容的形成有着举足轻重的影响。《太平圣惠方》在论述眼病病机时把肝摆在首位，曰："肝有病，则目夺精而眩，肝中寒，则目昏而瞳子痛；邪伤肝，则目青黑，瞻视不明，肝实热，则目痛如刺……胆与肝合，胆虚为阴邪所伤，目中生花；肝热则目中多赤痛泪出，肝不利则目昏；肝热中风，则目欲脱而泪出"，对于肝窍学说的形成具有划时代的意义。《龙树菩萨眼论》与《秘传眼科龙木论》中多处提及肝与眼病的病机与治法，突出了肝在眼病中的地位。宋朝之后，肝窍学说得到发展，《原机启微》《审视瑶函》《银海指南》《目经大成》等书皆从不同方面对肝窍学说进行了发挥，对中医眼科理论有着极其深远的影响。

人作为一个整体，以脏腑为中心，各器官的功能活动皆为脏腑功能的外在体现。《素问·阴阳应象大论》曰："东方生风，风生木，木生酸，酸生肝，肝生筋，筋生心，肝主目"。《灵枢·经脉》曰："肝足厥阴之脉……循喉咙之后，上入颃颡，连目系，上出额，与督脉会于巅。其支者，从目系下颊里，环唇内"，表明肝脉联络着眼与肝，起着沟通表里的作用。《素问·五脏生成篇》曰："人卧血归于肝，肝受血而能视"，目能视物，离不开肝血的供养，正如《审视瑶函》所说："肝中升运于目，轻清之血，乃滋目经络之血也，此血非肌肉间混浊易行之血，因其轻清上升于高而难得，故谓之真"。肝得血则能视，肝和则能辨五色。肝之液为泪，肝主泣。如《素问·宣明五气篇》曰：

"心为汗，肺为涕，肝为泪，脾为涎，肾为唾，是为五液。"《灵枢·九针论》曰："心主汗，肝主泣，肺主涕，肾主唾，脾主涎，此五液所出也"。又有"肝主筋，而筋之精为黑眼。肝病者眦青，目色青者病在肝。目锐痛，病在胆。肝风之状，诊在目下，其色青。"以上在《黄帝内经》中均有提及，从五方、五行、五色、五味、五脏表象、五脏生津、五脏五体、肝胆经脉等多重角度论述了肝与目的关系。

二、肝窍学说在临床上的应用

肝窍学说在临床目病的治疗中起着举足轻重的作用，它可以作为目病辨证论治的提纲，对现代医学治疗眼病有着重大意义。目病多与肝有关，肝阴不足可见双眼干涩、雀目、青风内障、视瞻昏渺等，肝风内动可见口眼歪斜等，肝气郁结可见目赤神昏、青风内障、绿风内障等，肝火上炎可见暴盲等病。在治法上，《备急千金药方》曰："五十以前，可服泻肝汤，五十以后，不可泻肝……但补肝而已。"对于补肝与泻肝两法做出了年龄划分，五十岁之前以泻肝为宜，五十岁以后以补肝为宜。《龙树菩萨眼论》曰："老暗（老花眼），看读用力即暗，寻常即可，是肝虚兼热风，治之即瘥。""若眼无别患，唯至黄昏，即不见物者，名为雀盲……此疾从肝中虚热，兼风劳作主，亦因患后冲风，兼又肝气不足致然，亦于后变为青盲，可服补肝丸，还睛散"。书中所列方药，皆以补肝、泻肝为主。张景岳引用《任斋直指方》中"夫目者，肝之外候也，肝属木，肾属水，水能生木，子肝母肾也，有子母而能相离者哉？故肝肾之气充，则精彩光明，肝肾之气乏，则昏蒙眩晕。若乌轮赤晕，刺痛浮浆，此肝热也；燥涩清泪，枯黄绕睛，此肝虚也"。提出对内障眼病要肝肾同治，将肝窍学说与命门学说紧密结合起来。

黑睛五轮属肝，黑睛疾病多与肝胆相关，比如在外障眼病中，黑睛星点翳障、抱轮红赤等，与肝经郁热或肝胆热盛有关，治则上常采用清泄肝胆火热之法，如泻青丸。黑睛干燥、混浊不清，多与肝阴不足有关，治则采用养肝明目，多用枸杞、当归、生地黄等药。在内障眼病中，暴盲者视力骤降，多与肝阳上亢、气机逆乱、痰热上扰有关，治则滋阴潜阳，活血通络或清肝泻热，涤痰开窍。青盲者，眼外观良好，视力渐降，虚者多与肝肾亏虚有关，治宜补益肝肾明目，多用当归、生地黄等药，实者多与肝气郁结相关，治则疏肝解郁，开窍明目。瞳神紧小或瞳神散大者，若见黑睛混浊，白睛赤丝，多与肝胆火炽有关，治宜清泄肝胆火热，如龙胆泻肝汤等。年老久病不愈者，多先开肝窍，后用滋补之药，肝窍通，滋补之药则能入。虚者目眼昏花，多与肝肾不足相关，宜补足肝肾，实者暴赤肿痛，多与肝经风热相关，宜疏风热，泻火毒，虚实兼夹者，滋补、散热皆用之。

三、现代医学对肝窍学说的认识

现代中医眼科学经过多年临床实践，发现肝与目之间存在密切的生理病理联系，因此多数医家皆从肝论治目病。肝与目之间的关系，渗透到现代医家的诊断、用药之中，虽然多数医家治疗眼病都已形成自己的特色，但皆离不开从肝论治眼病，为肝窍学说的继续发展创造了一定的条件。如谢立科主任医师从"泪为肝液"，因《素问·宣明五气》载："五脏化液……肝为泪"，《银海精微》明确提出"泪乃肝之液"。明·傅仁宇于《审视瑶函》首次提出"白涩症"一词，谓其症状为"不肿不赤，爽快不得，沙涩昏蒙，名曰白涩……奈因水少津液衰"，指出了干眼的主要症状及干眼的发病与津液亏少直接相关。谢立科主任提出"肝郁阴虚"为干眼发病的主要机制，创立逍生散治疗干眼，取得了明确的疗效。虽然现代医学还未从科学角度证明肝窍学说的科学性，但"目为肝之窍"的内涵，被广大中医学者继承发扬，并运用在临床，取得较好的疗效。

≫≫ 参 考 文 献 ≪≪

1. 闫玲. 试论目为肝之窍. 光明中医, 2007(11): 12 - 14.

2. 李国新, 卢奇志. 眼科玄府学说的形成及其机理探讨. 中国中医眼科杂志, 1999, 9(2): 105 - 107.

3. 吴改萍, 郝晓凤, 罗金花, 等. 谢立科疏肝养阴法治疗干眼临床经验. 辽宁中医杂志, 2022, 49(2): 12 - 14.

4. 郝晓凤, 谢立科, 李晓宇, 等. 谢立科教授眼科临证中医治疗经验撷菁. 中国中医眼科杂志, 2020, 30(6): 423 - 426.

5. 郝晓凤, 谢立科, 唐由之, 等. 逍生散颗粒剂对干眼小鼠模型泪腺 BaxmRNA, Bcl-2mRNA 表达的影响. 环球中医药, 2014, 7(5): 337 - 340.

6. 郝晓凤, 谢立科, 唐由之, 等. 逍生散颗粒剂治疗干眼病的临床疗效观察. 环球中医药, 2013, 6(7): 510 - 513.

7. 肖文峥, 谢立科, 侯乐, 等. 疏肝养阴法治疗干眼的理论探讨. 北京中医药大学学报, 2013, 36(9): 589 - 591.

（姚小磊）

第六节　玄府学说

中医学自古以来就非常重视玄府，上至先秦战国时期，下至清朝，许多医家对玄府的概念、功能等都做了一系列的论述，并将其运用于眼病的认识和治疗中。

玄府一词最早见于《黄帝内经》，《素问·水热穴论》云"所谓玄府者，汗孔也"。《素问·六元正纪大论》亦有"汗濡玄府"，可见《黄帝内经》中的玄府当"汗孔"解。

金元时期的医学家刘完素在《素问玄机原病式》中提出，玄府为遍布人体内外各处的一种微细结构，将其命名为"玄微府"，并对其进行解释"然玄府者，无物不有，人之脏腑、皮毛、肌肉、筋膜、骨髓、爪牙，至于世之万物，尽皆有之，乃气出入升降之道路门户也"。刘完素认为，玄府既兼备孔门（汗孔）与腔隙（腠理）属性，还包括筋膜、骨髓、爪牙，至于世之万物，成为机体中无所不在的微细孔道，作为无器不有的气机升降出入的结构基础。最后，刘氏还将玄府中通行的物质进行了极大扩充，由气而及于津液、精血与神机，即玄府是"精神荣卫、血气津液出入流行之纹理"，可见"玄府"不仅是气的道路门户，也是精血津液与营卫神机运行通达的共同结构基础。

明末清初的医家周学海在《形色外诊简摩》中曰："上言舌体隐蓝，为浊血满布于细络，细络即玄府也。所谓浊血满布，是血液之流通于舌之玄府者，皆夹有污浊之气也。"明确提出细络即玄府的论断，认为玄府可能属于细小的孙络进一步分化而形成的一种细络系统。

玄府在眼科相关内容中最早见于隋代巢元方《诸病源候论》："风邪侵入睛里或肝风夹痰，火阻滞于黑睛等处的玄府，可见雷头风，五风内障等眼疾。"刘完素认为"人之眼耳鼻舌身意神识，能为用者，皆由升降出入之通利也。有所闭塞者，不能为用也。若目无所见……悉由热气怫郁，玄府闭密而致气液、血脉、荣卫，精神不能升降出入故也"，明确提出了目无所见乃玄府闭密而致气液、血脉、荣卫，精神不能升降出入所致，奠定了玄府学说阐释眼病病机的基础。

明清时期，中医眼科玄府理论基本形成。王肯堂在《证治准绳·杂病·七窍门·目》中全面引用河间、楼英关于玄府的论述，创造性地应用玄府理论解释某些眼病病机，并提出了相应的治法。如青盲"目内外并无障翳气色等病，只自不见者是，乃玄府幽邃之源郁结，不得发此灵明耳"。傅仁宇《审视瑶函》提出"通光脉道瘀滞"的观点，极力推崇刘完素对于眼病病机的认识，如云雾移睛症：乃玄府有伤，络间精气耗涩，郁滞清纯之气，而为内障之患；视正反斜症：此内之玄府郁遏有偏，而气重于半边，故发见之光亦偏而不正矣；视赤如白症：此内络气郁，玄府不和之故；青盲症：因于神失或胆涩，故玄府幽深之源郁遏，不得发此灵明；目昏花症：实证多系邪热或气、血、痰、湿郁结，致令玄府闭塞，虚证为气血不足，玄府失于通利，不能升降出入，目微昏者，至近则转难辨物，由目之玄府闭小；其病机可归纳为玄府有伤，玄府太伤，玄府不和，玄府郁滞，玄府闭塞，玄府失于通利等。马云从《眼科阐微》中"通明空窍闭塞"认识老年眼病，明确提出以"开窍为先"的治法。清代医家刘松岩著《目科捷径》中专列"玄府论"，是古代文献中第一篇关于河间玄府理论的专题论述，并在治法上强调"治病者先要通玄府，不然治亦不效"。黄庭镜则认为青盲的病机乃"元府出入之路被邪遏抑，不得发此灵明"。

　　近代中医眼科名家陈达夫先生进一步论述了目窍清利与肝经玄府畅通密不可分的关系。他在《中医眼科六经法要》中提及玄府与肝的关系："肝经的玄府畅通，肝气即能上升；肝气上升，则目中即有主宰，五脏之精，各展其用，就能分辨五色。"对目中玄府因热气怫郁而闭的五风内障实证，以自制熄风丸熄风通窍；寒中少阴而闭失明，以麻黄附子细辛汤温经散寒通窍；气血郁滞暴盲者，治以行气活血通窍；真元不足、玄府衰竭而闭者，则大补肝肾辅以通窍之品，以助目中玄府通畅。1985 年《中国医学百科全书·中医眼科学》出版，在《眼的结构及功能》一节中对眼科玄府学说作了如下定义："玄府，又称元府。眼中之玄府，为精、气、血等升运出入之通路门户，若玄府郁滞，则目失滋养而减明，若玄府闭塞，目无滋养而三光绝。"这是迄今为止关于眼科玄府学说最精确和最具权威的论述，使玄府学说在中医眼科的理论价值和临床意义更加明确。

>>> 参 考 文 献 <<<

1. 常富业，王永炎，高颖，等. 玄府概念诠释（二）——腠理的历史演变与比较. 北京中医药大学学报，2004，2（3）：8 - 9.
2. 陈达夫. 中医眼科六经法要. 成都：四川人民出版社，1978.
3. 李国新，卢奇志. 眼科玄府学说的形成及其机理探讨. 中国中医眼科杂志，1999，9（2）：105 - 107.
4. 王明杰，罗再琼. 玄府学说. 北京：中国人民卫生出版社，2018：49 - 81.
5. 明·王肯堂. 证治准绳. 倪和宪点校. 北京：人民卫生出版社，2014：423.
6. 明·傅仁宇. 审视瑶函. 北京：人民卫生出版社，2006：41.
7. 清·马云从. 眼科阐微. 北京：中国中医药出版社，2015：43.
8. 清·刘松岩. 目科捷径. 北京：中国中医药出版社，2015：31.

（谢立科　罗傑）

第七节　精津气血学说

眼具有视物和辨色的能力，被古代医家称为睛明。明·傅仁宇《审视瑶函》认为："目形类丸，瞳神居中而独前……中有神膏，神水，神光，真血，真气，真精""瞳神乃照物者……乃先天之气所生，后天之气所成，阴阳之妙蕴，水火之精华，血养水，水养膏，膏护瞳神，气为运用，神则维持"。这说明瞳神为眼能视物的核心部分，需要精、气、血、津液的滋养和神的主导，它才具有视觉。

一、精

《灵枢·大惑论》中提到"五脏六腑之精气皆上注于目而为之精"，《证治准绳·杂病》中指出"真精者，乃先后天元气所化精汁，起于肾，施于胆，而后及瞳神也"，这说明眼的功能正常需要五脏六腑的精气充养。悲伤太过，哭泣太多，津液枯竭，五脏六腑精气不上注于目，则目不能视。精是视物的首要基础，能与气、血、津液相互转化。如果气、血、津液损伤，精液也会枯竭，导致目不能视。如《灵枢·口问》所述："故悲哀愁忧则心动，心动则五脏六腑皆摇，摇则宗脉感，宗脉感则液道开，液道开故泣涕出焉。液者，所以灌精濡空窍者也，故上液之道开则泣，泣不止则液竭，液竭则精不灌，精不灌则目无所见矣，故命曰夺精。"说明精与液有着密切的关系。

二、气

古代医家认为瞳神"乃先天之气所生"。如《证治准绳·杂病》中提到："或曰瞳神，水也、气也、血也、膏也。曰，非也。非血、非气、非水、非膏，乃先天之气所生，后天之气所成"。气为眼的生理活动的原动力，气的升降出入，维持着瞳神的聚散和视觉功能的发挥。

三、血

眼视物功能正常，需要血的滋养及运行通畅。《素问·五脏生成篇》云："诸脉者，皆属于目……肝受血而能视"。《素问·宣明论方》云："目得血而能视"。如果血的功能异常，则不能视物。《灵枢·大惑论》云："心事烦冗，饮食失节，劳役过度，故脾胃虚弱，心火太盛，则百脉沸腾，血脉逆行，邪害孔窍，天明则日月不明也。"

四、津液

《黄帝内经》云："五脏六腑之津液，尽上渗于目"。分布于眼的津液有清有浊，清者称为"神水"（包括泪液和房水），浊者称为"神膏"（主要指玻璃体）。实际上，神水和神膏，系指眼内除血以外的一切正常水液，亦有滋润和濡养眼睛的作用，与肺脾肾三焦气化功能有关。人健则眼目润泽，神水、神膏清澈透亮。

五、神

《灵枢·平人绝谷》中明确指出："神者，水谷之精气也。"神是人体生命活动的外在表现。在眼则称为"眼神"，又称"神光"。《审视瑶函》云："神光者，谓目中自然能视之精华也。"神藏于心而必依赖心血的供养，所以《黄帝内经》又有"神藏于心，外候在目"的记载。说明精血是"神光"的物质基础，精血充足，则精神充沛，目珠灵活，目光炯炯；若精血不足，神失所养，则目珠呆滞，目无光彩，神光涣散。

（罗傑）

第八节　六经学说

六经又称三阴三阳，最早见于《素问·热论》，其内容简略。张仲景著《伤寒论》，虽在原文中没有明确指出，但从内容分析，已用六经分篇章，形成六经学说的雏形。因为六经学说不仅能有效地指导临床，还是伤寒学派的主要理论之一，所以引起伤寒学家的关注。近代中医眼科名家陈达夫将《伤寒论》六经辨证用于中医眼科，形成了眼科六经辨证学说，这是对六经学说的一大发展。

眼科六经辨证循伤寒六经分证，以六经命名各种目病，并将眼疾呈现于六经证型分别列出，作为各经之纲领。如太阳伤风证临床证候为目暴病，白睛（气轮）红赤，色泽鲜红，大眦内震廓（白睛鼻侧）血丝较粗，或赤脉自上而下，沙涩痒痛；或黑睛（风轮）上出现星点翳者，兼有微恶风、汗出、鼻鸣、头项痛或偏头痛、脉浮等。常见于白睛病中的暴风客热。陈达夫将眼病的发展变化按伤寒六经传变方式进行归纳，以六经传变的阶段论为纲，以由外至内的部位论为目，这是中医眼科辨证论治的阶段论和部位论的体现。眼科六经辨证中，一般来讲，三阳目病，多见于外障，三阴目病，多见于内障。但对外眼疾病的认识描述较为详细，对内眼疾患缺乏细致深入的探讨，描述较笼统。陈达夫又提出了"内眼组织与脏腑经络相属"的学说，如视神经、视网膜、虹膜、睫状体及睫状小带属足厥阴肝经，脉络膜属手少阴心经，玻璃体属手太阴肺经，房水属足少阳胆经，眼中一切色素属足少阴肾经。

>>> 参 考 文 献 <<<

1. 沈敏南. 试论六经学说的发展. 中医研究, 1991, 2: 21-22.
2. 庞龙. 中医眼科六经辨证论治中的阶段论与部位论. 新中医, 2011, 43(1): 6-8.

（罗傑）

第九节　病因学说

眼居于头部，外与周围环境直接接触，容易遭受六淫、疠气侵害及外伤；内与气、血、津液、精、脏腑、经络密切相关，七情、饮食失调、过劳等也会影响到眼的功能。

引起眼病的原因十分复杂。唐代孙思邈《千金要方》指出："生食五辛，接热饮食，热餐面食，饮酒不已，房室无节，极目远视，数看日月，夜观星火，夜读细书，月下看书，抄写多年，雕镂细作，博弈不休，久处烟火，泣泪过多，刺头出血过多，上十六件并是丧明之本……又有驰骋田猎，冒涉风霜，迎风追兽，日夜不息者，亦是伤目之媒。"孙氏指出了外感六淫、饮食不节、过劳、情志等是影响视觉功能的病因。

一、六淫

六气为自然界的正常气候。清代顾锡《银海指南》曰："寒、暑、燥、湿、风、火是为六气。当其位则正，过则淫。人有犯其邪者，皆能为目患。风则流泪赤肿，寒则血凝紫胀，暑则红赤昏花，湿则沿烂成癣，燥则紧涩眵结，火则红肿壅痛"。说明六淫为眼病常见的一类病因。

（一）风

《素问·太阴阳明论》云"伤于风者，上先受之"。眼容易被风邪所伤，尤其发于胞睑、黑睛、白睛、目眦的外障眼病多见。风性善行而数变，如绿风内障，发病急骤，变化迅速；风为百病之长，常兼夹其他邪气。如风邪与热邪一同致病，则目赤肿痛；风邪与湿气共同致病，则睑弦赤烂。

（二）寒

寒邪致眼病少见。寒为阴邪，易伤阳气。寒邪可致目病冷泪翳障，视物昏花；寒主收引，可致眼睑紧涩不适。

（三）暑

暑为阳邪，易耗气伤津，上攻目窍，则目赤肿痛；暑多夹湿，阻塞脾气运化。长夏时节，如被植物所伤，易感暑湿之气，可致凝脂翳，缠绵难愈。

（四）湿

湿性黏滞，湿邪可致眼睑、黑睛生病，如睑弦赤烂、凝脂翳等，常常发病缓慢，缠绵难愈；湿性重浊，阻塞气机，可导致眼睑不举，视物昏暗；湿性阴凝，易伤阳气，可致眼睑生疮，淡红稍肿，不易成脓；湿性浊腻，所致眼病可出现眵泪胶黏。

（五）燥

燥邪所致眼病，易耗伤体内津液，燥胜则干，可致白涩症等。

（六）火

火为热之极，热为火之渐，故火与热常并称。刘河间提出："目昧不明，目赤肿痛，翳膜眦疡皆为热"，说明眼睛充血、黑睛生翳等疾病都属于热病。火热致病，上攻目窍可致热泪如汤，胞睑红肿，生疮溃脓，黄液上冲，甚至眼珠灌脓。

二、疠气

疠气具有强烈的传染性。一人染疾，往往一家之内，一里之中，无论老幼，相互传染，造成广泛流行。眼病中由疠气所致的疾病有天行赤眼。对此应注意预防，并及时隔离。

三、七情

七情，即喜、怒、忧、思、悲、恐、惊七种情志变化。情志变化过度，常常引起疾病。《素问·举痛论》有相关记载："怒则气上，喜则气缓，悲则气消，恐则气下，惊则气乱，思则气结。"绿风内障的发病与情绪关系最为密切。患此病之人，常过度愤怒，肝气横逆，上冲于目。

四、饮食失宜

饮食失宜主要包括饮食内伤和饮食不节。过食肥甘厚腻，可致脾胃运化功能失常、胞生痰核等。饮食贵在全面，不能过饱、过饥或偏嗜。如长期缺乏维生素 A 的摄入，可导致高风雀目、黑睛生翳等疾病。

五、劳伤

过度劳动会导致疾病。《素问·宣明五气篇》所谓"久视伤血"。而能近怯远的产生，常常跟过度用眼有关。

六、外伤

常见的外伤有以下几种：异物入目、撞击伤目、振胞瘀痛、惊振内障、惊振外障、物损真睛、电光伤目、酸碱伤目及热烫伤目等。

七、其他因素

某些眼病与先天不足有关，如胎患内障、青盲等；某些眼病与衰老因素有关，如圆翳内障、云雾移睛等；某些眼病与药物因素有关，如长期使用糖皮质激素药物导致的青风内障、晶珠混浊等。

（罗傑）

第二章
老年性眼病中医诊断概要

第一节　中医眼科诊法

眼科诊法，即望、闻、问、切四诊法在诊察眼病时的具体运用，老年性眼病诊疗时，尤重望诊与问诊。问诊主要是询问与眼病有关的病史及自觉症状，包括眼部与全身的临床症状。望诊的重点是望眼部，同时结合全身。切诊亦以眼部触诊为主。《银海精微·辨眼经脉交传病症论》："凡看眼法，先审瞳仁神光，次看风轮，再察白仁，四辨胞睑二眦。此四者，眼科之大要。看眼之时，令其平身正立，缓缓举手，轻撑开眼皮，先审瞳仁，若有神光，则开合猛烈；次看风轮，若展缩雄健，则魂魄无病；三察气轮，无病则泽润光滑；四辨其肉轮，若好则开合有力，二眦不蠹赤矣。"现代科学仪器进行眼部检查，属于望诊与切诊在眼科的发展，后章详论。老年性眼病诊疗，在可能的条件下，应做到系统而详细，使四诊的内容更加丰富、具体而确切。

一、问诊

问诊在四诊中占有重要地位，必须有目的、有次序地进行。首先应问有关眼病的病史，如发病时间、起病情况及治疗经过等；其次要问眼部的自觉症状，如目痛、眵泪、羞明及视觉情况等；再问全身的自觉症状，如头痛、饮食、二便等。对于老年患者问诊时，除强调眼部情况外，还要着重关注全身情况。

（一）问病史

1. 发病的时间与情况　起病时间、单眼或双眼、初发或复发、起病急骤或缓慢、病情发展快慢及是否有季节性等均为问诊要点。症状的问诊主要以是否有视力变化，或目痛眵泪，是否有伴随症状为主。根据问诊结果可以初步辨别是外障或内障，是新感或旧疾。

2. 可能引起发病的各种因素　询问是否有过用目力、工作紧张或熬夜、烈日暴晒、迎风疾走、情志波动、发热流涕、眼部外伤史、手术史及隐形眼镜配戴史。目的是了解发病的原因，是属外感六淫、内伤七情、劳倦饮食及外伤中的何种因素。对于发病因素当有针对性提问，如怀疑属遗传性眼病，当重点询问亲属情况；如目赤眵多，当重点询问是否接触过红眼病患者及行动轨迹等。对于老年眼病患者，还当详细了解全身用药情况，判断是否存在药物不良反应引起眼病等情况。

3. 治疗经过　询问是否进行治疗，曾用过何种药物，使用效果如何，当前是否继续使用等情况，这些信息可以作为用药及治疗的参考。

（二）问眼部症状

1. 目痛　具体询问疼痛性质，如胀痛、刺痛、灼痛；疼痛部位为眼前部、眼后部或眼珠转动时痛；是否在阅读后痛，痛时喜按或拒按；疼痛时间特点为白昼痛甚，夜痛难忍；疼痛程度及特点为胀痛如突，头痛欲裂，隐隐胀痛，持续不减，时作时止。同时关注是否伴有全身症状，如恶心呕吐、头痛、眉棱骨痛，躁闷不安，恶寒肢冷等。据此初步了解患者是外障眼病或内障眼病，判断其证属实或属虚。

2. 目痒　重点询问发作是否与季节有关，如遇暖加重，遇冷减轻；迎风痒极，无风则减；痒如虫行或微痒不舒。老年眼病当详细询问目痒与睡眠饮食是否有关。据此可知是否为时复病，并判断属火、属风或属血虚。

3. 目眵　量多量少，骤起或常有，黏稠胶状或清稀不结，色黄或白，据此判断虚实。

4. 目泪　流泪是老年眼病的常见症状。着重询问患者是热泪如汤还是冷泪长流，是迎风泪出还是无时泪下，是否有目昏流泪，流泪时是否伴目珠胀痛。干涩无泪者，当询问是否伴有眼干、口干等症状。据此初步判断其属于外感或内伤，辨别其虚实寒热。

5. 视力　视力是老年眼病诊疗中最重要的部分。如外观端好而突然视力下降，或常年逐渐目昏；看近不清，或看远模糊，或视远近皆昏蒙，或用眼疲劳后视物不清；白昼如常而入暮目暗等。同时详细询问是否戴过眼镜或接触镜等，据此可判断患者属于外障或内障、近视、远视及高风内障等，亦可辨虚、实证。

6. 目妄见　眼前有无暗影如烟雾缭绕，似蚊蝇飞舞，或如黑幕降落，阻挡视线；是否眼前有固定暗影；是否有视物变形、视一为二、视物变色等。结合现代仪器检查，四诊合参，可明确病变部位及病在气分或血分。

（三）问全身

1. 头痛　头痛为常见症状，其原因较多，老年眼病常伴有头痛，必须仔细询问头痛的时间、部位、性质及诱因。如暴痛或久痛，持续不减或时作时止；部位是在额部、颞部、头顶、后部，满头痛或偏头痛；痛如锥刺或痛如裹如劈，胀痛或掣痛；是否伴有恶心呕吐等。结合专科检查，可初步判断其属外感或内伤，以及是否兼有经络病变等。

2. 口干口渴口味　是否口渴欲饮，喜冷饮或喜热饮，渴不喜饮，夜间口干，口苦或口腻等。据此判断其属热或属湿，或阴虚血少。

3. 食欲二便　老年患者问诊时，当问食欲如何，食量增减，食后是否饱闷或嘈杂易饥。小便黄少或清长，大便干结或溏泻。据此了解脾胃虚实、阳明腑实、心经实热、肾阳不足等。

二、望诊

望诊是中医眼科诊法中独特且关键的环节。主要为观察眼睛颜色、结构位置、眼部症状等。其发展源远流长，早在《灵枢·大惑论》中已将眼部分为白睛、黑睛、瞳神、两眦、胞睑五个部位，可视为中医眼科望诊的开端。随着后世医家的不断充实，眼科望诊逐渐发扬光大，晋代王叔和在《脉经》中明确提出"察目色以辨病之生死"，对眼科望诊具有统领指导作用。《太平圣惠方》系统构建了五轮学说与脏腑辨证的关联体系，极大推动了该理论的发展与临床应用，其创立的五轮辩证法至今仍是中医眼科特色诊疗方法。随着现代医学不断发展，现代各种检查手段逐渐引入中医眼科望诊的领域，使得望诊得到了极大发展。古时由于条件的限制，主要通过肉眼对疾病进行判断，对于外眼疾病具有较大的意义，而对于内眼疾病，直到现代借助裂隙灯、检眼镜、光学相干断层扫描仪等仪器及眼底荧光造影等检查，才大大提高了眼部诊疗的准确性。望诊具有极强的直观性，在中医眼科诊疗过程中具有非常重要的地位，可明确疾病性质，判断病程长短、邪气盛衰及体质虚实。

（一）望眼神

中医眼科望诊特色，是对患者进行诊断的第一步，反映人体脏腑功能及气血盛衰。常人可见眼神明亮，润泽灵动，表明精气旺盛，目得所养。若上举无力，目光呆滞，精珠干涩，眼睑频眨，目位偏斜等，均为眼神缺乏精彩之表现，反映人体气血不足或阴阳偏盛。

（二）望胞睑

主要观察胞睑的形态、位置、病灶等情况。可见局部红肿，内生硬结，睑缘赤烂，睑内颗粒累累或眼睑内翻等。

（三）望两眦

内眦为泪窍开口处，两眦内应于心，观察两眦形态，可见大眦色红，红肿高起，或破溃出脓，热泪频流，无冷泪。

（四）望白睛

观察形态、色泽、血络、分泌物等。可见骤然红赤，眵多流泪，白睛溢血，胬肉攀睛，结节隆起，形如粟粒等。

（五）望黑睛

观察翳障形态，黑睛生翳，花翳白陷，黑睛凸起，黄仁脱出，细小星翳，黑睛翳痕等。

（六）望瞳神

观察瞳孔状态及眼内组织形态，瞳神散大，瞳神紧小，瞳神发白，血灌瞳神等，若瞳神无异，外观正常，仅见视物障碍，则属内障眼病，需采用检眼镜等进行详细眼底检查。

三、切诊

中医眼部切诊包括脉诊和眼部触诊。切诊前应静坐休息，保持心气平和，方可准确。眼部触诊主要判断是否有硬结、硬结的性质、形状及是否可推动等具体情况，以判断眼部病变性质。

四、闻诊

包括听声音及闻气味，根据患者语音高低、气息急缓，判断患者体质强弱及病性寒热。老年患者食欲缺乏，口气酸臭，脘腹胀满，食积不化，均可导致眼疾发作，鼻流脓涕，腥臭难闻，可能导致感染性眼病发作。

（祁怡馨）

第二节　老年性眼病症状

一、视力障碍

（一）一过性视力丧失

多表现为突然出现单眼或双眼视物模糊，严重者可出现视物不见、黑蒙。但可在1小时内（通常不超过 24 小时）自行恢复正常，或适当休息后恢复正常。可伴有头晕、头痛等症状。常见原因如下。

1. 一过性眼缺血或视网膜缺血发作　多为单眼发病，常持续数分钟，可自行缓解。

老年患者，常伴随高血压、糖尿病、脑梗死、动脉硬化等心脑血管系统性疾病，可在情绪激动、周围环境变化（如室内移动到室外，环境温度骤降）等诱因下，出现眼动脉或视网膜动脉痉挛，导致一过性血流不畅，眼球或视网膜缺血，而出现视物模糊或视物不见等症状。

2．椎-基底动脉供血不足　椎-基底动脉系统为脑部重要的供血动脉，主要供应枕叶、小脑、脑干、丘脑及内耳等部位。当出现血栓、动脉粥样硬化、颈椎骨刺等情况时，可导致椎-基底动脉系统供血不足。因枕叶为视皮质所在，枕叶受累后，常出现双眼的黑蒙或偏盲。

3．体位性低血压　又称为直立性虚脱，是指由于体位的改变（如从平卧位突然转为直立体位），或长时间站立而发生的低血压，可致脑供血不足，是老年人群的常见疾病。据报道，65岁以上老年人体位性低血压者约占15%，75岁以上的老年人可高达30%~50%。血压过低，脑供血不足，多伴有双眼视物模糊或黑蒙，当血压逐渐恢复，脑供血逐渐改善，眼部症状也得以改善。

4．精神心理因素所致黑蒙　多见于癔症，或称为分离性障碍/分离（转换）障碍，是一类受患者精神心理因素作用引起的精神障碍，可表现为各种形式的躯体症状，包括黑蒙，可为单眼，也可为双眼同时发生，但缺乏眼部器质性病理基础，眼科检查缺乏阳性结果，随着患者精神心理状况的改变，或周围环境刺激的变化，黑蒙可自行缓解。

5．其他原因　如即将发生的视网膜中央静脉阻塞及某些中枢神经系统病变等。

（二）突发无痛性视力下降

突发无痛性视力下降，多见于视网膜动脉阻塞、视网膜静脉阻塞、缺血性视神经病变、玻璃体积血及视网膜脱离，均需紧急处理以防永久损伤。

1．视网膜动脉阻塞　包括视网膜中央动脉阻塞、视网膜分支动脉阻塞（特别是黄斑分支）、睫状视网膜动脉阻塞、伴有视网膜静脉阻塞的视网膜动脉阻塞和棉絮斑等五类。其中视网膜中央动脉阻塞又被称为"眼卒中"，为眼科急症之一，多表现为突发视力下降，严重者可致黑蒙，其发生率随年龄增大而升高，可能与老年人群视网膜动脉硬化等因素有关。一旦发生，须迅速就医，实施急救。

2．视网膜静脉阻塞　是发病率仅次于糖尿病视网膜病变的视网膜血管性疾病，主要分为视网膜中央静脉阻塞和视网膜分支静脉阻塞两类。多为单眼发病，可表现为程度不等的视力下降。年龄是最强的相关性危险因素，此外还与冠心病、高血压、糖尿病等心脑血管疾病易感因素，及高同型半胱氨酸血症、凝血功能异常等血栓形成因素有关。

3．缺血性视神经病变　是由于供应视神经的动脉供血障碍引起的视神经缺血、缺氧，致使视神经细胞受损，视力障碍的疾病，可分为前部缺血性视神经病变和后部缺血性视神经病变。是老年人群中最常见的一类视神经病变，60 岁以上人群多见，女性发病多于男性。多为单眼发病，双眼发病者多为先后发病，存在时间间隔。临床表现为突然发生的视力下降，一般不伴眼痛等其他症状，可伴有特征性的视野缺损，多为与盲点相连的弓形暗区。

4. 玻璃体积血　玻璃体本身无血管，亦无法"出血"。玻璃体积血是一个病理状态，是指由于各种原因导致血液进入玻璃体，常见于邻近组织病变，如视网膜病变，或外伤、手术等情况。玻璃体积血阻挡光线抵达视网膜，使视力明显受损。当玻璃体少量积血时，患者视力多轻度受损，伴有不同程度的视物遮挡感。

5. 视网膜脱离　视网膜神经上皮层与色素上皮层之间存在一个潜在的腔隙，二者发生分离时，即发生视网膜脱离，多为突然发生，常伴有不同程度的视力受损，以及视物遮挡感。视网膜脱离的范围越大、时间越长，对视功能的损伤越大。当视网膜脱离累及黄斑区，则会导致严重的视力下降，还可能出现视物变形、视物变色等症状。

（三）痛性视力下降

痛性视力下降多见于：急性闭角型青光眼、虹膜睫状体炎/全葡萄膜炎、角膜炎及感染性眼内炎，需紧急治疗避免失明。

1. 原发性闭角型青光眼　可分为原发性急性闭角型青光眼和原发性慢性闭角型青光眼。原发性急性闭角型青光眼多发生于中老年患者，发病确切机制尚不明确，其急性发作是由于前房角突然关闭，导致眼压急剧升高。常伴有突发的眼部剧烈胀痛，视力急剧下降，还可伴头痛、眼眶痛、恶心、呕吐等症状，须尽快就医，如治疗不当，可能导致视功能永久损伤。原发性慢性闭角型青光眼常表现为反复发作的阵发性眼痛、眼胀，伴视力缓慢下降，视物有遮挡感。

2. 虹膜睫状体炎/全葡萄膜炎　指虹膜、睫状体的炎症，伴有脉络膜炎者称为全葡萄膜炎。以眼痛、畏光、视力减退为主要症状，多为急性发作，常与风湿免疫性疾病、肿瘤、文身、病毒感染等有关，如强直性脊柱炎、风湿性关节炎等，病程可迁延不愈。

3. 角膜炎　角膜炎的病因较多，主要分为感染性角膜炎和非感染性角膜炎等，其中感染性角膜炎又分为细菌性角膜炎、真菌性角膜炎、病毒性角膜炎和阿米巴性角膜炎等。感觉神经纤维在角膜分布密集，因此，角膜炎后眼痛较为明显，同时伴畏光、流泪、视物模糊等。非感染性角膜炎包括药毒性角膜炎和神经营养性角膜炎等。

4. 眼内炎　是一种比较严重的眼内炎症，包括感染性眼内炎和非感染性眼内炎。感染性眼内炎症状较剧烈，表现为突发眼红、眼痛、视力下降等，多由细菌、真菌、病毒或寄生虫等引起，根据感染途径可分为外源性眼内炎和内源性眼内炎。外源性眼内炎较为常见，多与内眼手术、眼球破裂伤或眼球穿通伤等有关。

（四）渐进性无痛性视力下降

渐进性无痛性视力下降常见于白内障、屈光不正、开角型青光眼、慢性视网膜病变及颅内肿瘤，需鉴别病因针对性干预。

1. 白内障　年龄相关性白内障，是引起老年人视力下降最主要的原因之一，又称为老年性白内障，其发病率随年龄的增长而明显增加。临床表现为视力缓慢下降，多为双眼受累，可先后发病，不伴眼红、眼痛等其他症状。

2. 屈光不正　即近视、远视、散光及老视。随年龄的增长，屈光状态会发生变化，有些老年患者会出现不同程度的近视及散光，这可能与发生老年性白内障有关，也可表现为视力的缓慢下降。40岁以后，由于眼睫状肌的老化会出现老视，主要表现为视近物时模糊，程度逐渐加重。其中比较特殊的一类疾病为病理性近视，高度近视患者眼轴较正常人群明显增长，视网膜较薄，随年龄逐渐增长，视网膜会出现不同程度的萎缩，严重者可累及脉络膜，视力逐渐下降。

3. 原发性开角型青光眼　此类疾病大多表现为视力缓慢下降而不伴有眼痛，有些患者可伴有阵发性眼胀。疾病症状不显著，不易被察觉，因此有些患者就诊时疾病已发展至晚期，视神经萎缩，视野损伤较为严重。

4. 慢性视网膜疾病　主要包括年龄相关性黄斑变性（又称老年性黄斑变性）、特发性黄斑裂孔和糖尿病视网膜病变等，这些疾病均表现为视网膜不同程度、不同区域的病变，包括出血、水肿、渗出等改变，均导致视力渐进性下降，通常不伴有眼红、眼痛等自觉症状。

5. 颅内肿瘤　颅内特殊位置的肿瘤，如垂体上方、视交叉附近、膝状体及枕叶等位置生长肿物，均会导致视觉通路或枕叶皮质受累受压，导致视力下降。此类患者可伴有不同程度的头晕、头痛等症状，需前往神经科诊治。

二、眼感觉异常

眼刺激征：包括眼红、眼痛、畏光、流泪、眼睑痉挛等，最常见于角膜炎、眼外伤、急性虹膜睫状体炎和急性闭角型青光眼等。

角膜知觉减退：常见于神经营养性角膜炎和病毒性角膜炎等情况。可见症状和体征分离等。

三、眼外观异常

包括结膜充血、结膜出血、结膜囊内或睑缘分泌物、眼睑肿胀、眼周皮肤新生物或角结膜赘生物等。这些体征表现为眼部症状，需经医生检查方能判断。

>>> 参 考 文 献 <<<

1. 李凤鸣,谢立信. 中华眼科学. 3 版(上册). 北京:人民卫生出版社,2014:593 - 595.

2. 葛坚,王宁利. 眼科学. 3 版. 北京:人民卫生出版社,2015:95 - 97.

3. 张宇浩,陈婕,朱文炳. 椎基底动脉供血不足的研究进展. 中国临床医学,2003,10(5):780 - 782.

4. 樊晓寒,孙凯,王建伟,等. 中老年高血压人群体位性低血压发生率及相关危险因素. 中华高血压杂志,2009(10):5.

5. 赵堪兴,杨培增. 眼科学. 7 版. 北京:人民卫生出版社,1980:33.

6. 陈静,施琪嘉. 分离和分离性障碍的临床相关问题. 上海精神医学,2006,18(4):246 - 248.

7. 中华医学会眼科学分会白内障与人工晶状体学组. 我国白内障术后急性细菌性眼内炎治疗专家共识(2010 年). 中华眼科杂志,2010,46(8):764 - 766.

8. SCOTT I U, CAMPOCHIARO P A, NEWMAN N J, et al. Retinal vascular occlusions. Lancet, 2020, 396(10266):1927 - 1940.

(李萱)

第三节　老年性眼病检查

一、视功能检查

视觉功能检查不仅指视力,还包括视野、色觉、立体视觉、暗适应、对比敏感度等,称为视觉心理物理学检查;还有另一大类,称为视觉电生理检查。

(一) 视力

又称为视锐度,主要用以检查黄斑区的视功能。分为远视力、近视力,也就是阅读视力。视力检查,分为裸眼视力检查和矫正视力检查。矫正视力也就是通过验光试镜后,矫正了屈光不正后的视力,是反映眼部结构功能的视力。

1. 视力表的种类

(1) 国际标准视力表:是临床中最常用的视力表,其中"1.0"为标准视力,是 5 m 远处可看见 1′角空间变化的视标的视力。视力的计算公式:$V = d/D$,其中 V 为视力,d 为实际看见某个视标的距离,D 为正常眼应当能看见该视标的距离。

(2) 对数视力表:特点为视标阶梯按倍数递增,视力的计算按数字级递减,相邻两行视标大小的恒比为 1.26,记录时采用 5 分记录法。

(3) ETDRS 视力表:即美国糖尿病视网膜病变早期治疗研究组采用的视力检查法,多用于国外临床试验,而国内临床应用较少。

（4）近视力表：常用的有 Jaeger 近视力表和国际标准近视力表。Jaeger 近视力表分 7 个等级，最小的视标是 J1，最大的视标是 J7。

2. 视力检查步骤

（1）远视力的检查：应用国际标准视力表时，应在明亮的环境中进行，患者应处于平静状态。双眼分别进行检查，通常先右后左，可用手掌或者木板遮盖一眼，但不能压迫眼球。检查距离为 5 m。检查者指出视力表的视标，要求受试者说出或用手表示出该视标的缺口方向，要逐行进行检查，直到受试者无法辨认某行 2/3 及以上的视标，该行对应的视力即为患者的远视力。如果在 5 m 处最大的视标（0.1 行）不能辨认，则要求患者逐步向视力表走近，直到能够辨别该视标为止。记录患者所在地距视力表的距离，根据 $V = d/D$ 的公式计算得出患者视力。

指数视力的检查　如患者走到视力表前 1 m 处仍无法辨别最大视标时，开始检查指数视力。检查者伸出手指，要求患者辨别，检查距离从 1 m 开始，逐渐移近，直到能正确辨认，记录该距离，表示为"指数/距离（cm）"。

手动视力的检查　如患者在眼前 5 cm 处仍不能辨别手指个数，则检查手动视力。检查者伸出手晃动，查看患者是否能辨认手的晃动，检查距离从 1 m 开始，逐渐移近，直到能辨认为止，记录该距离，表示为"手动/距离（cm）"。

光感的检查　如果眼前手动不能辨别，则检查光感。严密遮盖一眼后，检查者在暗室中用手电照射患者对侧眼，测试患者是否能感觉光亮，记录"光感"或"无光感"。同时记录看到光亮的距离，从 1 m 到 5 cm。

光定位的检查　对于有光感，但视力 < 0.02 的患者，需检查光定位。在暗室中，严密遮盖一眼后，要求患者对侧眼向前方注视不动，检查者在患者眼正前方 1 m 处给予光源，并分别在上、下、左、右、左上、左下、右上、右下共 9 个方位变换光源位置，要求患者一一识别，分别用"＋""－"表示光定位的"阳性""阴性"，即患者能够识别，或不能识别。

（2）小孔及矫正视力的检查：当受试者视力低于 1.0 时，须加针孔板，要求患者通过针孔再次进行视力检查。如患者有眼镜应检查戴镜的矫正视力，或依据验光结果为患者配镜，后再次检查视力，记录最佳视力，即为患者的最佳矫正视力。

（3）近视力的检查：应处于明亮的环境中，有充足的照明，患者处于平静状态，视力检查距离为 30 cm 左右，患者可以根据自己的情况进行距离的调整，直到调整到最佳视物距离，记录该距离。采用 Jaeger 近视力表分 7 个等级，从最小的视标 J1 到最大的视标 J7，要求患者自上而下逐行读出视标开口方向，直到无法辨别某行 2/3 及以上视标。视力表示为"J5/距离（cm）"。

（二）视野

反映周边视力，具体指眼向前方固视的时候所能见的空间范围。距注视点 30° 以内的范围称为中心视野，30° 以外的范围为周边视野。WHO 规定，视野 < 10° 的患者，即使视力正常也属于盲。

1. 常用的视野检查法

（1）对照法：通过将检查者的正常视野与受检者的视野进行比较，来确定受检者的视野是否正常。方法：检查者与患者面对面坐，相距 1 m。如检查右眼，受检者遮盖左眼，右眼注视检查者左眼。检查者遮盖右眼，左眼注视受检者的右眼。检查者将自己的手指置于与受检者的中间等距离处，分别从上、下、左、右四个方位向中心移动，嘱受检者发现手指出现时示意，这样检查者可根据自己的正常视野，对受检者视野进行大致估计。优点是操作简便、无须特殊仪器辅助。缺点是不够精确，且无法量化、记录，会受到检查者视野情况及主观判断的影响，产生较大的偏差。现临床上基本不再使用。

（2）自动视野计：是目前临床上常用的视野检查仪器。是由电脑控制的静态定量视野计，并设计了针对青光眼、黄斑疾病、神经系统疾病等的特殊检查程序，能够自动监控受检者固视的情况，还能对多次随诊结果进行统计学分析，提示视野缺损的变化情况。常用的有 Octopus、Humphrey 视野计等，具有代表性。

2. 正常视野

正常人动态视野的平均值：上方 56°、下方 74°、鼻侧 65°、颞侧 90°。生理盲点的中心位于注视点颞侧 15.5°，水平中线下 1.5°，其垂直径为 7.5°，横径为 5.5°。生理盲点的大小及位置因人而异。在生理盲点的上缘及下缘有时可见各一狭窄的弱视区，为视盘附近大血管的投影，是正常现象。

3. 病理性视野

在视野范围内，除生理盲点外，出现其他任何绝对性暗点均为病理性改变。

（1）向心性视野缩小：表现为周边部视野缺损，仅剩余中央部分，严重者为"管状视野"。常见于视网膜色素变性、晚期青光眼、球后视神经炎（周围型）、周边部视网膜脉络膜炎等。另外也可见于癔症。

（2）偏盲：以注视点为界，垂直一半的视野缺损称为偏盲，有助于视路疾病的诊断，还可进一步推测病变位置。

① 同侧偏盲：多为视交叉以后的病变所致，有部分性、完全性和象限性同侧偏盲。部分性同侧偏盲最多见，视野缺损的边缘呈倾斜状。上象限性同侧偏盲多见于颞叶或距状裂下唇的病变；下象限性同侧偏盲多见于视放射上方纤维束或距状裂上唇的病变。黄斑分裂及黄斑回避是较为特殊的两个表现：黄斑分裂是指同侧偏盲的中心注视点完全二

等分，见于视束病变；黄斑回避是指偏盲时注视点不受影响，多见于脑皮质疾病。

② 颞侧偏盲：多由视交叉病变引起。

③ 扇形视野缺损：扇形尖端位于生理盲点，多为动脉分支栓塞或缺血性视盘病变；扇形尖端位于中心注视点，为视路疾患；象限盲为视放射的前部损伤；鼻侧阶梯为青光眼的早期改变。

④ 暗点：生理盲点扩大，见于视盘水肿、视盘缺损、有髓神经纤维、高度近视眼等情况；中心暗点位于中心注视点的暗点，常见于黄斑部病变、球后视神经炎、中毒性/家族性视神经萎缩；弓形暗点为视神经纤维束的损伤，常见于青光眼、有髓神经纤维、视盘玻璃疣、视盘先天性缺损、缺血性视神经病变等；环形暗点见于视网膜色素变性、青光眼等。

（三）色觉

正常人色觉称为三色视，因红、绿、蓝三种光敏色素比例正常。

异常三色视是光敏色素以异常的数量进行配比，称为色弱。其中只有两种光敏色素正常者称双色视，红敏色素缺失者称为红色盲，绿敏色素缺失者称为绿色盲，蓝敏色素缺失者称为蓝色盲。仅存一种光敏色素者为单色视，又称全色盲，患者不能辨认颜色，同时会伴有视力下降、眼球震颤等，为常染色体隐性遗传疾病。获得性色觉障碍发生于某些视神经、视网膜疾病患者。

色觉检查主要分为主观检查和客观检查两种。目前临床多用主观检查，客观检查尚处于研究阶段。主观检查多为色盲本测验，也是临床上应用最广泛的色觉检测方法。具有简便、价廉、易操作等优点，适于大规模的临床普查，但只能检出色觉异常，并不能精确判断色觉异常的程度和类型，且要求受检者具有一定的认知和判断能力。

（四）暗适应检查

人眼从明处进入暗处后，一开始会对周围物体辨认不清，之后逐渐看清暗处，视觉敏感度逐渐增加，最后达到最佳的状态。这一过程称为暗适应。正常人最初5分钟的光敏感度提高很快，以后逐渐减慢；8~15分钟时又加快提高，15分钟后又减慢，直到50分钟左右达到稳定的高峰。主要采用暗适应仪检查，可绘制出暗适应曲线。

（五）立体视觉

也称深度觉，是感知物体立体形状及不同物体相互远近关系的能力。

立体视觉以双眼单视为基础。外界物体在双眼视网膜相应部位，即视网膜对应点所成的像，经过视觉中枢大脑枕叶的融合，综合成为一个完整的、立体的、单一的物像，这种功能称为双眼单视。双眼单视功能分为三级：Ⅰ级为同时知觉；Ⅱ级为融合；Ⅲ级为立体视觉。

同视机法检查是目前广泛应用于临床的检查远视时立体视觉的方法。①同时知觉画片：用以检查主观斜视角和客观斜视角，正常视网膜对应为主观斜视角等于客观斜视角，如果两者相差5°以上，则为异常视网膜对应。②融合画片：用以检查融合范围。正常的融合范围为：辐辏25°~30°，分开4°~6°，垂直分开2°~4°。③立体视觉画片：用以检测视差角。

（六）对比敏感度

对比敏感度是指在不同明暗背景下，对不同空间频率的正弦光栅视标的识别能力。对比敏感度检查有助于及早发现并监测某些与视觉有关的眼部疾病，如早期的皮质性白内障主要影响低频对比敏感度，早期核性白内障主要影响高频对比敏感度，较成熟的白内障对高、低频对比敏感度均有一定影响。对比敏感度检查可采用 Arden 光栅图表、对比敏感度测试卡及计算机系统检测。

（七）激光视力

用激光对比敏感度测定仪将两束氦氖激光通过一定的装置产生点光源，聚焦在视网膜上，可以排除屈光间质不清晰对视力的影响，直接检查视网膜上形成视物影像的能力，多用于白内障术前对视力预后的检查。

二、视觉电生理

包括视网膜电流图（electroretinogram，ERG）、眼电图（electro-oculogram，EOG）和视觉诱发电位（visual evoked potential，VEP）检查，属于客观检查，其结果不受受检者心理、环境等因素的影响，因此可用于鉴别伪盲、癔症等。

（一）眼电图

用以记录眼的静息电位，即在没有额外光源刺激下，产生于视网膜色素上皮的电信号。暗适应后眼的静息电位下降，此时最低值称为暗谷，转入明适应后，眼的静息电位逐渐上升，达到最大值即光峰。眼电图异常可见于视网膜色素上皮细胞、光感受器细胞疾病等。

（二）ERG

用以记录闪光或图形光源刺激后，视网膜的动作电位。反映了视网膜视锥细胞功能、视杆细胞功能及混合功能，可用于视网膜色素变性、视网膜循环障碍和视网膜脱离等疾病的诊断。其中闪光 ERG 以闪烁光源作为刺激，主要反映视网膜神经节细胞以前的视网膜细胞的状态。图形 ERG 以图形光源作为刺激，主要反映视网膜神经节细胞层的状态。多焦 ERG 即多位点 ERG，可以反映后极部的局部（25°范围内）视网膜的功能。

（三）VEP

用以记录视网膜受到闪光或图形刺激后，在枕叶视皮层诱发出的电信号。从视网膜神经节细胞到视皮层任何部位的病变，均可导致异常的 VEP。VEP 的主要作用：①判断视神经、视路疾患。常表现为 P100 波潜伏期延长、振幅下降；②继发于脱髓鞘性疾患的视神经炎，P100 波的振幅往往正常而潜伏期延长；③鉴别伪盲，主观视力下降而VEP 正常，提示非器质性损害；④检测弱视治疗效果；⑤判断婴儿和无语言能力儿童的视力；⑥预测屈光间质混浊患者的术后视功能等。

三、眼附属器检查

主要观看外观，通过肉眼直视检查即可，也可手持带有聚光灯泡的手电筒进行检查。包括眼睑检查、泪器检查和结膜检查。

（一）泪道检查

1. 冲洗泪道　以泪道冲洗针自泪小点向泪道内注入生理盐水，询问受检者有无液体进入鼻咽部，观察注水时阻力大小，是否有液体反流，是否伴有分泌物溢出等，以判断泪道是否存在狭窄、阻塞、炎症，同时可定位病变部位。

2. 泪道造影　将造影剂注入泪道，辅助观察泪道阻塞情况。

（二）结膜检查

检查者以拇指和食指将上、下眼睑分开，并嘱受检者依次向上、下、左、右各方向转动眼球，检查睑结膜及球结膜。

四、眼球位置及运动

（一）眼球突出度检查

多采用 Hertel 突眼计测量，我国正常人群眼球突出度平均值为 12～14 mm，两眼相差不超过 2 mm。

（二）眼球运动检查

嘱受检者依次向左、右、上、下 4 个方向注视，查看眼球向各方向转动有无障碍。

五、眼压检查

（一）指测法

是最简单的定性估计眼压的方法，但要求检查者具备一定的眼科临床实践经验。测量时，嘱受检者双眼注视下方，检查者将两手食指指腹平放在受检者上眼睑皮肤面，两指交替轻压眼球，估计眼球硬度。记录时以 Tn 表示眼压正常。初学者可触压自己的前额、鼻尖及嘴唇，粗略估计眼压的高低。

（二）眼压计测量法

1. 非接触眼压计　广泛应用于眼科临床，其优点是避免了眼压计接触角膜引起的交叉感染，缺点是所测数值不够准确，容易受到角膜厚度等因素的影响。

2. Goldmann 压平眼压计　是目前国际通用的标准眼压计，被公认为眼压测量的金标准。但测量时需接触角膜。

六、眼球前段检查

需借助带有聚光灯泡的手电筒，或应用裂隙灯显微镜，从眼的侧方聚焦照明检查部位，检查角膜、前房、虹膜及晶状体。

（一）裂隙灯活体显微镜检查

裂隙灯活体显微镜可在强光下放大观察目标 10～16 倍，且可以调节焦点和光源宽窄，形成光学切面，广泛用于眼科临床检查。

（二）角膜荧光素染色

用以明确角膜上皮是否完整，有无缺损、角膜混浊、溃疡等。用荧光素染色条进行角结膜染色，在钴蓝灯下观察黄绿色的染色点，提示上皮缺损的部位及范围。

（三）角膜弯曲度检查

多采用角膜曲率计或角膜地形图进行检查。

（四）角膜知觉检查

自消毒棉签拧出一条纤维，用其尖端从受检者颞侧移近并轻轻触及角膜，如不引起瞬目反射，或两眼有明显差别，则表明角膜知觉减退，多见于神经营养性角膜炎或三叉神经受损等情况。老年人角膜知觉减退应警惕是否有糖尿病，临床上发现有些老年人倒睫、严重干眼甚至角膜上皮脱落，但完全没有不适的感觉，这就是角膜知觉减退的表现。

（五）角膜内皮显微镜检查

正常人角膜内皮细胞呈六角形、镶嵌连接成蜂巢状，随着年龄的增加，内皮细胞逐渐变性，数目减少，面积代偿性增大，检测内皮细胞密度降低。据统计，30 岁之前平均细胞密度为 3 000～4 000 个/mm^2，50 岁以后为 2 600～2 800 个/mm^2，69 岁以后为 2 150～2 400 个/mm^2。常规情况下，老年人角膜内皮减少，裂隙灯显微镜下检查不出，需要进行角膜内皮镜检查。

（六）角膜共焦显微镜

主要用于显示角膜的超微结构，可辅助诊断真菌、阿米巴性角膜炎及 Fuchs 角膜内皮营养不良等，也可进行上皮下神经层密度、形态等的检查。

（七）前房角镜检查

前房角由前壁、后壁及两壁所夹的隐窝三部分组成，应用前房角镜可以观察前房角内各种结构的组织形态，常用以下两种分类方法。

1. Scheie 分类法　在眼球处于原位时（静态），能看见房角的全部结构者为宽角，否则为窄角，并将窄角分为 4 级。仅能看到部分睫状体带者为窄Ⅰ，仅能看到巩膜突者为窄Ⅱ，仅能看到前部小梁者为窄Ⅲ，仅能看到 Schwalbe 线者为窄Ⅳ。嘱受检者向各方向轻转动眼球时，或检查者施加少许压力时（动态），可以判断房角的开闭。

2. Shaffer 分类法　静态下检查，根据虹膜前表面和小梁网内表面所形成的夹角宽度，将房角分成 5 级，0 级最窄，4 级最宽。4 级角为 35°～40°，全部房角结构可见；3 级角为 20°～35°，可见巩膜突以上结构；2 级角为 20°，可见小梁结构；1 级角为 10°，可见 Schwalbe 线和最前部小梁；0 级角为 0°，仅见虹膜根部紧靠 Schwalbe 线邻近小梁。

（八）瞳孔对光反射

正常人群瞳孔呈圆形，双眼等大等圆，直径为 2.5～4 mm。瞳孔对光反射分为直接对光反射和间接对光反射。

1. 直接对光反射　在暗室内，遮盖对侧眼后，检查者用手电筒直接照射受检眼，该眼瞳孔迅速缩小。

2. 间接对光反射　在暗室内，检查者用手或遮挡板分隔双眼，用手电筒照射对侧眼，检查受检眼瞳孔是否迅速缩小。

3. 相对性传入性瞳孔障碍　用手电筒照射健眼时，双眼瞳孔均缩小；移动手电筒照在患眼上，双眼瞳孔均不缩小；再以 1 秒间隔交替照射双眼，健眼瞳孔缩小，而患眼瞳孔扩大。此对于单眼的球后视神经炎等眼病的诊断有特殊意义。

七、眼底检查

即视网膜结构的检查，需要借助检眼镜进行。常用的检眼镜有直接检眼镜和间接检眼镜。详细检查眼底时，须散瞳。

（一）眼底血管造影检查

眼底血管造影是诊断视网膜脉络膜血管性疾病的金标准，可以动态检查血管充盈速度及程度和血管渗漏及阻塞等情况。分为眼底荧光素血管造影和吲哚菁绿血管造影（indocyanine green angiography，ICGA）两种，前者是以荧光素钠为造影剂，主要反映视网膜及视网膜血管的情况；后者以吲哚菁绿为造影剂，主要反映脉络膜的情况。

（二）光学相干断层扫描成像（optical coherence tomography，OCT）

OCT 是一种非侵入性的眼科检查，20 世纪 90 年代广泛应用于临床。其利用光波生成高分辨率的视网膜组织横截面的图像，对黄斑部视网膜结构进行详细观察，对于诊断黄斑疾病有重要的应用价值，是黄斑部视网膜结构检查史上的里程碑。之后，OCT 技术还在不断地发展、革新，衍生出增强深度扫描、联合深度成像及光学相干断层扫描血管成像（optical coherence tomography angiography，OCTA）等先进的眼科检查技术。其中，OCTA 是一种用于观察视网膜血管、血流状态的新兴技术，它通过测量连续横断面扫描中反射的 OCT 信号强度的变化，来探测血管腔中血细胞的运动，以实现视网膜血管的三维重建显像。不同于传统的眼底血管造影技术需要进行造影剂的注射，OCTA 安全无创，无须造影剂，避免了造影剂相关的过敏反应等不良症状。同时，OCTA 检查方便快速、分辨率高，可以量化血流密度，对于疾病的评估和随访有重要价值。目前，OCT 及 OCTA 的扫描范围多以黄斑为中心 3 mm×3 mm、6 mm×6 mm，以及视盘为中心 4.5 mm×4.5 mm 为主，OCT 线性扫描范围最大，可扫描直径 12 mm 范围，临床及科研中，可依据不同的需求进行应用。

八、眼科影像学检查

（一）眼超声检查

眼科常用的超声扫描仪分为 A 型和 B 型，以及彩色多普勒超声检查仪。

超声活体显微镜是 B 型超声的一种，主要对眼球的前段组织进行检查。适应证：①青光眼患者，可以详尽了解房角情况；②眼外伤患者，了解眼前段的损伤情况；③眼前段肿瘤患者，可观察其形态特征；④周边玻璃体和睫状体疾病的诊断。在现有的眼科仪器和设备中，这是唯一能够在活体状态下，观察后房和睫状体的检查方法；⑤角膜、结膜、前段巩膜疾病，晶状体疾病等。

（二）电子计算机断层扫描（computed tomography，CT）

眼眶 CT 检查适应证：①眼内可疑肿瘤；②眼眶病变，包括肿瘤、急慢性眼眶组织炎症、眼眶血管异常、畸形等；③眼外伤眶骨骨折，眼内、眶内异物；④不明原因的视力障碍、视野缺损等，可用以探查视神经和颅内是否有占位性病变。

（三）磁共振成像（magnetic resonance imaging，MRI）

眼眶 MRI 适应证：①眼内肿瘤的诊断和鉴别诊断；②眶内肿瘤，尤其是眶尖小肿瘤和视神经肿瘤等，对于视神经管内段、颅内段的肿瘤，效果优于 CT；③眶内急、慢性炎症；④眶内血管异常、畸形；⑤眼眶组织外伤；⑥眶内肿物向颅内蔓延及眶周肿物向眶内侵犯者；⑦某些神经眼科疾病。

>>> 参 考 文 献 <<<

1. 葛坚, 王宁利. 眼科学. 3 版. 北京: 人民卫生出版社, 2015: 98 – 123.

2. 赵堪兴, 杨培增. 眼科学. 7 版. 北京: 人民卫生出版社, 1980: 34 – 55.

3. 段俊国. 中医眼科学. 北京: 人民卫生出版社, 2012: 69 – 83.

4. J S, MD R. RETINA (Fifth Edition). Saunders, Elsevier Inc. , 2013: 3 – 341.

5. [德]曼弗雷德·施皮茨纳斯(编著). 眼底荧光血管造影解析(中英对照). 天津: 天津科技翻译出版有限公司, 2015: 1 – 8.

6. SPAIDE R F, FUJIMOTO J G, WAHEED N K, et al. Optical coherence tomography angiography. Prog Retin Eye Res, 2018, 64: 1 – 55.

7. RELHAN N, FLYNN H J. The Early Treatment Diabetic Retinopathy Study historical review and relevance to today's management of diabetic macular edema. Curr Opin Ophthalmol, 2017, 28(3): 205 – 212.

（李萱）

第(三)章

老年性眼病中医治法概要

第一节　中医眼科常用内治法

眼是全身的一个组成部分，与脏腑经络关系密切。不论外感或内伤，皆可根据眼部表现，结合全身情况辨证，审因论治，用内治法来调整脏腑功能，祛除病邪。眼科的内治法是根据辨证确定治疗方法，核心为分析病机，关键为辨证论治。老年眼病中医治疗，当谨守病机，辨明标本，审查缓急，整体辨病，局部辨证，现将常用的内治法介绍如下。

一、疏风清热法

疏风清热法主要是由有辛凉解表作用的药物组成的方剂，通过疏风清热，以散除风热所致的眼病。主要治疗外感风热眼病，如突发眼病、胞睑红肿、白睛红赤、黑睛起翳，可伴有眼痒眼痛、羞明流泪、眵泪并作、眼闭不开等，可有发热、恶寒、头痛、脉浮数等全身症状。

二、祛风散寒法

祛风散寒法是由有辛温解表作用的药物组成的方剂，通过祛风散寒，以解除风寒所致的眼病。主要用于外感风寒眼病，如羞明流泪、目睛疼痛、目睛生翳，伴有头痛、鼻流清涕、恶寒发热、苔薄白、脉浮紧等。

三、泻火解毒法

泻火解毒法是用性质寒凉的方药，通过泻火解毒，清除邪毒的治法。眼科临证以热证居多，故本法为常用方法。适用于外感火热或脏腑积热上攻所致的眼病。如胞睑疮疡疗肿、红肿如桃、黑睛溃陷、白睛混赤、瞳神紧小、黄液上冲等。常有羞明怕热、疼痛拒按、眵多粘结、热泪如汤等，可伴有便秘、口渴、舌红苔黄等全身症状。但需注意，本法易损伤脾胃阳气，不可久用，中病即止。

四、滋阴降火法

滋阴降火法是用滋阴降火的药物解除阴虚火旺的症状，适用于阴虚火旺的眼病。如白睛微赤、目珠干涩、瞳神干缺、黑睛星翳、视瞻昏渺等，多有起病较缓、时轻时重、病程长久、易于复发等特点，全身常伴口干、头晕、颧红、潮热、手足心热、心烦失眠、舌红苔少、脉细数等。

五、祛湿法

祛湿法采用有祛湿作用的药物，通过祛除湿邪治疗眼病。用于湿浊内蕴或湿邪外侵所致的眼病，如睑弦湿烂、胞睑水肿、白睛污黄、胞内粟疮、翳如虫蚀、视瞻昏渺、云雾移睛等，全身常伴头重如裹、胸闷食少、渴不欲饮、四肢乏力、腹胀便溏等。老年湿证眼病常常顽固，如祛湿久用，易耗阴伤津，故须根据患者脏腑阴阳气血及病情轻重慎重用药。

六、止血法

止血法应用具有止血作用的药物治疗眼部出血，适用于眼部出血症早期，如血灌瞳神、白睛溢血、视网膜及脉络膜出血和眼外伤出血等。出血原因不同，止血方法各有不同。虚火伤络者，滋阴凉血止血；血热妄行者，清热凉血止血；气不摄血者，益气摄血；眼外伤者，则祛瘀止血等。

七、活血化瘀法

活血化瘀法采用有活血化瘀作用的药物消散瘀滞，促进瘀血吸收，适用于瘀血停滞的眼病及眼外伤，如白睛溢血、白睛紫胀、胞睑青紫肿硬、视网膜血流瘀滞等。气为血之帅，气行则血行，故常配伍行气导滞之药物。需注意老年眼病患者使用本法不宜久用，防止耗伤正气，老年气虚者，用药须谨慎，可配伍补气药同用。

八、疏肝理气法

疏肝理气法采用疏肝解郁、调理气机的药物治疗肝气郁滞，用于因肝气郁结，气机不调所致的内外障眼病。由于郁怒伤肝，肝气郁结，疏泄失职而致目疾者，老年尤为常见，如绿风内障、青风内障、视瞻昏渺等内障眼病。全身可兼见胸闷、胁胀、咽部似有物阻、嗳气、急躁易怒、脉弦等。

九、益气养血法

益气养血法采用补气养血的药物补益气血，用于气血不足的眼病，适用于日久不愈之慢性内外障眼病，如久视眼胀、眼胞重坠；或目无神采，外观端好，视物渐昏等。

十、补益肝肾法

本法是用具有补益肝肾作用的药物以消除肝肾亏虚而达到明目的目的，适用于肝肾不足的眼病，以成年人居多。凡见眼干涩不舒，哭而无泪或冷泪长流，白睛微赤，黑睛边缘陷翳或星点云翳时隐时现，外眼端好而视物昏蒙或夜视不见，而兼有头晕耳鸣、健忘、腰膝酸软、夜间口干、男子遗精、女子月经不调、舌红少苔、脉细无力等，皆可用本法治疗。至于肾阳偏虚，腰膝酸冷，夜间尿多，畏冷脉沉者，则当重在温补肾阳。

十一、软坚散结法

软坚散结法采用祛痰软坚的药物治疗痰湿互结、气血凝滞之眼病。如白睛结节、胞睑肿核、眼内陈旧性渗出、机化等。老年眼病如伴气血凝滞者，须同理气活血药物同治；伴痰湿互结者，加强祛湿化痰药的使用。

十二、退翳明目法

退翳明目法采用有退翳作用的药物消除黑睛翳障，明目祛翳，是眼科独特的治疗方法。适用于黑睛生翳者。而退翳之法，须分阶段。眼病初起，红赤流泪，星翳点点，此时风热正盛，以疏风清热为主，同时配伍少量退翳药；病情发展风热渐减，则以退翳明目为主；病至后期，邪气已退，正气已虚，遗留翳障，须兼顾扶正，同时结合老年患者全身情况，配伍益气养血或补养肝肾之药。病至后期，退翳为主，用药须避免寒凉，防止气血凝滞。若病至白翳光滑，性状如磁，此为气血已定，用药难以消散。故当注意退翳须及时，防止迁延不愈，遗留翳障。

（祁怡馨）

第二节　中医眼科常用外治法

眼科外治法是指运用具有清热、祛风、除湿、活血通络、退翳明目、祛瘀散结等作用的药物或手法，从外部直接作用于眼部。临床应用颇为广泛，与内治法密切配合，尤为适于外障眼病。外治法种类甚广，除热敷、冷敷等纯物理疗法之外，还有药物配合外治法，如用滴眼液、眼药粉、眼药膏等涂于眼，或药物外敷熏洗等；采用器械配合外治法，如针拨、钩割、熨烙等。随着现代医学的发展，外治法得到了长足发展，现将常用的外治法介绍如下。

一、滴眼药法

本法是将药物直接用于眼部，以止痛痒、消红肿、去眵泪、除翳膜。适用于外障及部分内障眼病。常用的有滴眼液、眼药粉、眼药膏三种。

（一）滴滴眼液

可采取坐位或卧位，头部稍微仰起，双目上视，轻轻向下拉开下睑，持滴眼液，将药水滴入结膜囊 1 ~ 2 滴，放松下睑，轻轻闭目数分钟即可。一般每天 3 次。若为急重眼病，次数可相应增加。

（二）滴眼药粉

此方法将药物研成极细的粉末。以小玻璃棒头部蘸取生理盐水，再蘸取 1 粒芝麻大小的药粉，轻分胞睑，将药物置于下睑结膜囊，患者闭目，以有凉爽感为度。每天 3 次。需注意用药不可太多，以免引起刺激，带来不适，甚至红肿刺痛等反应。注意玻璃棒头部须仔细检查，确保光滑，点药不可触及黑睛，对于黑睛生翳者，更应慎重。

（三）涂眼药膏

可采取坐位或卧位，头部稍微仰起，双目上视，轻轻向下拉开下睑，将眼药膏涂入下睑结膜囊内，每天 3 次或临睡前用 1 次。

二、熏洗法

熏法是将药液煮沸后利用热气蒸腾，上熏眼部；洗法是将中药煎煮滤清后清洗患眼。一般先熏后洗，合称熏洗法。此法由于药物温热作用，达到气血流畅，疏邪导滞，退红消肿，疏通经络，止泪祛痒等效果。

临床使用时，根据不同病情选择不同药物煎成药汁。使用前，在煎药锅上放一盖板（薄木板、硬纸板均可）。盖上开一洞，洞口大小需与眼眶大小一致。药物煎煮时，将患眼置于盖板洞口熏之。若病属胞睑，熏时闭目即可；若属黑睛疾患，须频频瞬目，使药力直达病所。洗眼时，可用棉球或消毒纱布进行清洗，或使用消毒眼杯内装药液，不断淋洗眼部；亦可用消毒眼杯盛药液半杯，先俯首，使眼杯与眼窝缘紧紧相贴。仰首并频频瞬目，进行眼浴。每次 2 分钟，每天 3 次。注意避免药渣进入眼睛。熏洗法需注意温度不可过高，避免烫伤，但过冷则会失去治疗效果。所用纱布、器皿、棉球及手指均须消毒，特别是黑睛陷翳，使用熏洗法时，更需慎重。若眼部有新鲜出血、恶疮者，当忌用本法。

三、敷法

敷法分热敷、冷敷和药物敷三种。

（一）热敷

热敷有宣通气血、疏通经络、消肿止痛、活血散瘀之功，可用于外障眼病伴目赤肿痛、较为陈旧的血灌瞳神和白睛溢血者，及眼外伤 24 小时后胞睑赤紫肿痛。一般分为湿热敷和干热敷两种。注意新出血眼病，忌用此法。

1. 湿热敷法　将抗生素眼膏薄涂于胞睑皮肤上，后用消毒毛巾或纱布，置于沸水中浸湿，取出拧干，待温度适中，置于胞睑，多多更换，保持温热。每天 3 次，每次 20 分钟。注意避免过热，烫伤眼睑。

2. 干热敷法　热水袋装热水，外裹毛巾，置于胞睑。

（二）冷敷

冷敷具有止血祛痛、散热凉血之功。适于胞睑外伤 24 小时内，皮下瘀血肿胀，或眼睑赤肿痛者。一般用冷水毛巾或冰块外裹毛巾敷之。

（三）药物敷法

药物敷法采用具有舒经活络、清热凉血、收敛除湿、散瘀定痛、化痰软坚、祛风止痒等不同作用的药物直接敷于胞睑的方法。用于各种外障眼病、外伤及胞睑疾患。使用时，先将药物研细末，选用水、蜜、茶水、姜汁、人乳、醋、麻油、胆汁、鸡蛋清等，将药末调成糊状，敷于胞睑上。若新鲜带汁药物，需洗净捣烂，纱布包裹，或用盐水、药物煎剂作湿热敷。干药粉调成糊状敷眼，干后继涂，以保持局部湿润为宜。若为新鲜药物，须保证药物清洁、无刺激性、无变质、无毒性。同时须防止药物入眼，损伤眼球。

四、冲洗法

（一）结膜囊冲洗法

水或药液直接冲洗眼部的方法，目的是去除结膜囊内的眼眵、化学物质、异物等，适于眵泪较多的眼病，如结膜囊异物、白睛疾患、术前准备及眼化学伤急救等。

采用药液或生理盐水洗眼壶，或吊瓶胶管冲洗。患者采取卧位，头稍偏向患眼一侧，受水器紧贴耳前皮肤，轻拉胞睑，冲洗由下睑皮肤移至眼内，同时睁眼且转动眼球，扩大冲洗范围。若眼眵或异物较多者，可翻转上下胞睑，暴露其结膜囊，彻底冲洗。冲洗完毕，采用消毒纱布，揩干眼部，除去受水器。需注意，卧位冲洗时，受水器一定要紧贴耳前皮肤，防止水液流入耳内，亦可预先于耳内塞一小棉球。若患传染性眼病，则应先冲洗健眼，后冲洗患眼，防止污染健眼。

（二）泪道冲洗法

采用水液冲洗泪道，以探测泪道是否畅通，清除结膜囊中分泌物，适于冷泪症及漏睛患者，或眼内术前常规准备。

用 0.5% 地卡因溶液滴眼 3 次行表面麻醉，约 3 分钟后，采取坐位或仰卧位，冲洗者以左手食指下拉下睑，固定眼眶缘部，暴露出下泪点。如泪点过小，采用泪点扩张器扩大泪小点。右手持装有生理盐水的注射器，将钝头并弯成近直角的 6 号针头，垂直插入下泪点 1.7 ~ 2 mm，后向内转 90°，水平位沿泪小管缓慢向鼻侧推入，进针 3 ~ 5 mm，缓慢注入生理盐水。如遇阻力，切不可强行用力。

泪道通畅者，生理盐水可从泪道流入鼻内，从同侧鼻孔流出；若鼻泪管狭窄，冲洗时有阻力，仅少量生理盐水通过，大部分从上泪点反流，鼻孔流出水液呈滴状；若鼻泪管阻塞，冲洗阻力很大，鼻咽部无水，主要从上泪点反流；如泪小点反流出黏液脓性分泌物，为漏睛症；若鼻咽部无水，生理盐水自上泪点或原泪点射出，或有坚韧的抵抗感，阻力较大，可能为泪小管阻塞。

五、海螵蛸棒摩擦法

海螵蛸棒摩擦法是以海螵蛸棒轻刮患处的治法，用于治疗椒疮睑内颗粒累累。海螵蛸棒磨成 3.5 cm×1.5 cm 的棒状物，一端呈鸭嘴状，浸泡消毒液，晾干备用。患眼表面麻醉后，翻开眼睑，充分暴露，手持海螵蛸棒，轻柔且快速摩擦颗粒累累处，以磨破颗粒为度。后使用生理盐水冲洗瘀血，涂消炎眼药膏。

六、钩割法

是以钩针挽起病变部分，用铍针或刀割除的方法。适于切除胬肉和眼部赘生物。钩割时当须避免损伤正常组织，谨防损伤黑睛。但现代医学翼状胬肉切除术已取代此法。

七、熨烙法

以特制火针、烙器熨烙患部的治法。常钩割后继以火烙，此法是为预防病变复发，且可止血，类似于现代电凝止血法。

八、其他外治法

（一）球结膜下注射

将药物注射于结膜下的方法，适用于各种黑睛深层病变或其他眼内病变，同时常用于术前麻醉。

行表面麻醉注射时，嘱患者头固定不动，拇指或食指拉开下睑，另一手持注射器，嘱患者向上注视，充分暴露下方球结膜，注射针头针孔向上，于角膜缘与穹窿之间，针头与角膜缘平行，约呈45°角，避开血管，刺入球结膜下，谨防刺伤巩膜。一般用量为0.2～0.5 mL，缓缓注入药液。若在上方球结膜下注射，嘱患者向下注视，牵拉上睑，方法同前。注射后闭目2～3分钟，结膜囊涂入抗生素眼膏，眼垫包眼。此法可多次进行，但需注意，注射部位须经常更换，防止造成粘连。眼眵较多者，不可使用此法。

（二）球后注射

将药物注入眼球后部的方法，多用于治疗眼底病变，或内眼手术麻醉。

常规消毒患眼，部位为下睑及眶缘皮肤。患者尽量向内上方注视，在眶下缘外、中1/3交界处，将注射器5号针头（长35～40 mm）垂直刺入皮肤，也可从外下方之穹窿部进针10～15 mm，后将针尖斜向鼻上方刺入，指向眶尖部，缓慢推进，深25～30 mm，针尖恰好在肌椎内睫状神经节与球壁之间（当针进入肌椎时，有轻微抵触感），抽吸无回血后，即可缓缓注入药液，一般剂量为1.5～2.5 mL。拔针后，轻压针孔，轻按眼球，促进药液扩散。若注射后眼球突出，转动受限，为球后出血，此时迅速用绷带加压包扎1～2天，同时服用止血药物。

（祁怡馨）

第三节　中医眼科针刺治疗

针刺为眼科常用治疗方法，临床常常针药并用，辨证施治，内外相扶，疗效倍增。目为宗脉之所聚，脏腑之精气通过经络上滋于目，而视物精明。眼科针灸治疗，当在辨明眼病寒热虚实，查明经络部位后，选取适当穴位，利用针刺及艾灸，或补或泻，使经络通畅，正复邪除，气血调和，以退赤消肿，收泪止痛，退翳明目。现将眼科常用穴位及主治疾病介绍如下。

一、毫针常用穴位

（一）眼周围穴位

1. 睛明　属足阳明胃经，取穴为下眶缘，瞳神直下，主治视物不清、目眴、针眼、迎风流泪、风牵偏视、上胞下垂、暴风客热、天行赤眼、火疳、黑睛翳障及多种瞳神疾病。

2. 攒竹　属足太阳膀胱经，取穴为眉头内侧陷中，主治目涩痛畏光、视物眩晕等。

3. 丝竹空　属手少阳三焦经，眉梢头尖下尽处，主治目眩头痛、视物眩晕。

4. 瞳子髎　属足少阳胆经，取穴为目外眦旁 0.5 寸，主治视物不清、口眼歪斜、针眼、上胞下垂、风牵偏视、青风内障、绿风内障、瞳神紧小及暴盲等。

5. 太阳　属经外奇穴，取穴为眉梢与外眦中间向后 1 寸陷中，主治眼生翳膜、眼疼。

6. 鱼腰　属经外奇穴，取穴为眉中间下对瞳孔，主治针眼、上胞下垂、胞轮振跳等。

7. 四白　属手阳明大肠经，取穴为目下 1 寸，瞳孔直下，主治目眴、口眼歪斜、针眼、胞轮振跳、风牵偏视、近视、远视、聚星障、青风内障及绿风内障等。

8. 承泣　属足阳明胃经，取穴为下眶缘，主治针眼、胞轮振跳、流泪症、风牵偏视、暴盲、黑睛翳障、近视及远视。

9. 球后　属经外奇穴，取穴为下眶缘外 1/3，主治视物不清、雀目、视瞻昏渺、暴盲、青盲、近视及远视。

10. 鱼尾穴　属经外奇穴，取穴为目外眦横纹尽处，主治目珠涩痛、胞睑难睁。

此外，风池、翳明、头临泣、头维等头部穴位也常作配穴应用。

（二）经络远端穴位

常与眼周穴位配用。常用的有列缺、尺泽、神门、内关、曲池、合谷、臂臑、养老、外关、肩中俞、行间、三阴交、足三里、太冲、肝俞、光明、脾俞、肾俞、气海、昆仑、四缝等。

需要注意的是，眼周的穴位一般禁灸，且在针刺时须特别谨慎，主因眼眶组织疏松，血管丰富，上通于脑，谨防刺伤眼珠或导致出血等意外。

二、耳针常用穴位

耳尖、目1、目2、眼穴。主治暴风客热、瞳神紧小、天行赤眼、青风内障、绿风内障等症。

三、其他

眼科其他常见治疗方法包括梅花针和头针，简要介绍如下。

（一）梅花针

采用梅花针叩打眼周的一些穴位，如攒竹、睛明、四白、鱼腰、太阳、丝竹空等。主治能近怯远、胞轮振跳等症。

（二）头针

常用部位为视区，即枕外隆凸水平线上，旁开枕外隆凸 1 cm，向上引平行于前后正中线的 4 cm 长直线。取坐位、平卧位或侧卧位，选好刺激区，进行常规消毒，用 2.5～3 寸针沿头皮捻转进针，斜刺入头皮下，注意勿刺进皮内或骨膜，达到深度后，加速捻转，频率为每分钟 240 次左右，不能提插。有麻胀感后，留针 5～10 分钟，行针 2 次，方可起针。起针后，以棉球稍加揉压针眼，防止出血。主治青盲和目偏视等。

（祁怡馨）

第四章

老年性眼病预防与康复概要

第一节　中医眼科"治未病"理论

中医历来重视预防，早在《黄帝内经》中就提出了"治未病"的思想，《素问·四气调神大论篇》曰："是故圣人不治已病治未病，不治已乱治未乱，此之谓也。"中医治未病主要分为未病先防、既病防变和瘥后防复三个方面。

一、未病先防，预防疾病发生

《素问·上古天真论》开篇即指出："上古之人，其知道者，法于阴阳，和于术数，食饮有节，起居有常，不妄作劳，故能形与神俱，而尽终其天年，度百岁乃去。今时之人不然也，以酒为浆，以妄为常，醉以入房，以欲竭其精，以耗散其真，不知持满，不时御神，务快其心，逆于生乐，起居无节，故半百而衰也。"又说"虚邪贼风，避之有时，恬淡虚无，真气从之，精神内守，病安从来。"对长寿与早夭的原因进行了详细阐述，可见未病先防重在调养身心，尤其应遵循自然规律。《素问·刺法论》又指出："正气存内，邪不可干"。所谓正气，应该包括身体的阴阳气血，甚至还应该将"精、津液"等一起纳入，简而言之，就是和"邪气"相反的、对身体有益的能量与物质，都可以算作正气。《金匮要略·脏腑经络先后病脉证第一》也指出："若人能养慎，不令邪风干忤经络""更能无犯王法，禽兽灾伤，房室勿令竭乏，服食节其冷、热、苦、酸、辛、甘，不遗形体有衰，病则无由入其腠理"。《秘传眼科龙木论》云："凡人多餐热食，或嗜五辛，喜怒不时，淫欲不节，冲寒冒暑，坐湿当风，恣意叫呼，任情号泣，长夜不寐，永日不眠，极目视山，登高望远。或久处烟火，或博弈经时，抄写多年，雕镂绣画，灯下看字，月中读书，用其眼力，皆失光明也。更有驰骋田猎，冒涉雪霜，向日迎风，昼夜不息，皆是丧目之因也，恣一时之快意，为目病之根源，所以疾生眼目也，凡有养性之事，必须慎焉，若能终身保惜，可使白首无患。"可见若能内养正气，外慎六淫之邪，不妄作劳，顺应自然界的四时气候，就可以抵御外邪侵袭，从而避免眼部疾病的发生。

治未病理念在眼病防治的临床中多有实践积累。有学者提出，可以在以下几个方面提高人体自身的抵御外邪的能力，从而在眼病方面未病先防：调和情志，防止气郁上逆，气顺则水液运行通畅，防止房水排出不畅，导致绿风内障（急性闭角型青光眼）的发生；饮食有节，劳倦适度，防止阴血亏损、气血耗伤，气血津液运行正常，乙癸同源，水火既济，会有效防止不耐久视、视瞻昏渺（老年性黄斑病变）等眼病的发生；讲究用眼卫生，爱惜目力，会有效防止近视、视疲劳等疾病的发生；注意安全，防止眼部外伤导致各类白睛、黑睛疾病的发生；注重优生，防止先天性、遗传性眼疾，如胎患内障（先天性白内障）和高风内障（视网膜色素变性）等疾病的发生。

二、早发现，早治疗

《素问·阴阳应象大论》："故邪风之至，疾如风雨，故善治者治皮毛，其次治肌肤，其次治筋脉，其次治六腑，其次治五脏。治五脏者，半死半生也。"《扁鹊见蔡桓公》也指出："疾在腠理，汤熨之所及也；在肌肤，针石之所及也；在肠胃，火齐之所及也；在骨髓，司命之所属，无奈何也。"《素问·八正神明论》："上工救其萌芽，必先见三部九候之气，尽调不败而救之，故曰上工。"《金匮要略·脏腑经络先后病脉证第一》也指出："适中经络，未流传脏腑，即医治之。四肢才觉重滞，即导引、吐纳、针灸、膏摩，勿令九窍闭塞。"《审视瑶函·识病辨证详明金玉赋》更有"目之害者起于微，睛之损者由于渐，欲无其患，防制其微"的早期预防思想。可见疾病发生发展有不同阶段，中医强调在发病的早期阶段予以治疗，常常可取得事半功倍的效果。

段俊国提出，眼底图像采集技术将是糖尿病等慢病防控的关键所在，由于糖尿病等慢性疾病的微血管病变可以很容易地通过眼底图像采集到，进行微血管从形态到功能的观察和分析，因此以眼底作为观察窗口，不仅可用于健康评估、早期诊断和疗效判定，也有助于对证候阴阳和寒热虚实的判断。眼诊信息量大，可靠性高，是糖尿病防控治未病的关键技术。此外，临床实践中，在消渴目病（糖尿病视网膜病变）发现时，就要让患者饮食有节，控制好血糖，调和情志，使气血正常运行，应用一些活血止血的中药，防止疾病进一步进展出现出血、渗漏、新生血管的情况。

三、既病防变

《难经·七十七难》云："所谓治未病者，见肝之病，则知肝当传之于脾，故先实其脾气，无令得受肝之邪，故曰治未病。"根据五脏（五行）之间生理、病理的相关关系，从整体出发，预测原发脏的病变发展趋势，采取非针对"现脏病"的"隔二、隔三脏"预防性治疗，防止继发脏病的产生，杜绝疾病发展和传变。

临床实践中要全面了解疾病的转变、转归，方能有的放矢；采取积极措施，阻断疾病的进一步发展，防止传变他症，导致不可逆转的后果；及时治疗，有助于并发症的防治。如在发现血糖、血压升高时，应注意眼底病变的防治，络阻暴盲、消渴内障等眼底血症易发生黄仁新生血管；在发现绿风内障（急性闭角型青光眼）和青风内障（原发性开角型青光眼）时，及时通过药物、激光、手术等，将眼压控制在正常范围内，以防止青光眼视神经萎缩的发展；眼外伤后，若失治误治，可发生恶候，甚至感传健眼；瞳神紧小，须及时散瞳，否则可引起瞳神与其后晶珠黏着，甚则瞳神干缺。对已经出现干眼症状及眼表损害的，应本着"已病早治"及"既病防变"的原则，强调"内养外调"的重要性。

四、瘥后防复

所谓瘥后防复就是指除邪务尽，防止疾病复发。其中"瘥"，指患病刚痊愈，正处于恢复期，脏腑气血皆不足，荣卫未通，脾胃之气未和，正气尚未复原；"瘥后"即指疾病初愈至完全恢复到健康状态这一段时间，此时患者大多虚弱，要采取综合措施，促使脏腑组织功能尽快恢复正常，达到邪尽病愈，病不复发的目的。《素问·热论》的"病热少愈，食肉则复，多食则遗，此其禁也。"明确提出大病初愈，为防止复发需注意饮食调护。

老年眼病中，有很多疾病易反复发作。如聚星障、瞳神紧小等患者，在临床治愈后，若调摄失宜，均有复发的可能；视瞻昏渺（老年性黄斑病变）也常反复发作，影响黄斑功能，使视力下降明显，矫正视力不提高；再如视瞻有色，则多自愈，但病变也多殃及黄斑区，视力明显下降。这些疾病要在积极治疗的同时，避免过度劳累、保持情绪稳定、卫生用眼、有度用眼，防止复发；此外，还应定期复查，一方面可以了解眼病愈后的情况，另一方面可以及时发现问题，以便早期诊治。

>>> 参 考 文 献 <<<

1. 金茹娜，吴丹巍. 中医眼科之"治未病". 现代中西医结合杂志，2008(33)：5136－5137.

2. 郝晓凤，谢立科，李晓宇，等. 谢立科教授眼科临证中医治疗经验撷菁. 中国中医眼科杂志，2020，30(6)：423－426.

3. 郝小波，庞艳琴. 以"治未病"思想指导干眼防治. 中华中医药杂志，2009，24(4)：487－489.

4. 段俊国. 糖尿病防控中的"治未病"思维与中医眼诊应用. 2015年糖尿病学术年会暨第十六次中医糖尿病大会论文集，2015：10.

（廖良　黄少兰）

第二节　老年性眼病患者的中医康复

一、中医康复的概念

预防、治疗和康复是中医学同疾病作斗争的三种不同而又密不可分的理论和方法，康复对保障人们的健康具有重要的意义。中医康复学是在中医学理论指导下，研究康复医学的基本理论、医疗方法及其应用的一门学科。具体地说，它是一门以中医基础理论为指导，综合运用调摄情志、娱乐、传统体育、沐浴、饮食、器械辅助推拿、推拿、艾灸、刮痧、拔罐、贴敷、砭术、药物等各种方法，对病残、伤残、老年病、慢性病等功能障碍的患者进行辨证康复的综合应用学科，其目标在于使患者机体生理、心理功能上的缺陷得以改善和恢复，帮助他们最大限度地恢复生活和劳动能力，使病残患者能够充分参与社会生活。

中医学康复的基本观点为整体康复、辨证康复和功能康复。整体康复观是根据天人相应，人与自然、社会相统一的观点，通过顺应自然、适应社会、整体调治，达到人体形神统一。辨证康复是根据辨证论治确定相应的康复原则，并选择适当的康复方法，促使患者康复的思想，称为辨证康复观。功能康复是根据中医学的恒动观，注重功能训练，运动形体，促进气血流通，以恢复患者脏腑生理功能和生活、工作能力。

二、中医康复的方法和技术

中医康复的主要方法和技术包括调摄精神情志、食疗、传统体操、中药康复、针灸康复、力疗、热疗及其他物理疗法等。

（一）调摄精神情志

精神康复是指疾病过程中和疾病恢复期的一种自我精神调节，以及医生以某种言行控制患者的病态心理，从而达到心身康复的一种方法。情绪反应属于神经系统的暂时性联系，可以被新的暂时性联系取代。中医自古即有"以情胜情"的论述，是指医者以言行事物为手段，激起患者某种情志变化，以控制其病态的情绪的一种方法。《医方考》指出："情志过极，非药可愈，须以情胜"。《素问·阴阳应象大论》指出"喜伤心""怒伤肝""思伤脾""悲伤肺"与"恐伤肾"，五志（怒、喜、思、悲、恐）过极，是发生多种疾病的重要原因之一。中医认为五行相生相克，故"以喜胜悲，以悲胜怒，以怒胜思，以思胜恐，以恐胜喜"，因此调摄情志，可以治疗眼病。

（二）食疗

食疗是通过进食天然食物，或食物与中药相配合，经烹调加工而制成的食品（药膳），以达到防病治病、调养心神、保健强身、延年益寿目的的一种治疗方法。基本原则包括：辨证配膳、保养脾胃、谨和五味、重视食禁。食疗康复的常用方法包括粥类、蜜丸、面饼、羹汤、饮汁、膏煎、药酒、菜肴等多种方式。

（三）传统体操康复

包括体操、五禽戏、八段锦、太极拳、易筋经、气功等。气功是调身、调息、调心三调合一的身心锻炼技能，是以呼吸的调整、身体活动的调整和意识的调整为手段，以强身健体、防病治病、健身延年、开发潜能为目的的一种身心锻炼方法。

（四）中药康复

中药康复包括内治、外治等，其中内治法常用于补虚劳、抗衰老等，外治法包括熏、蒸、洗、贴、敷等。

（五）针灸康复

针灸康复是传统中医康复的一个重要组成部分，具有很强的实践性和临床实用性，在眼病康复中广泛应用。针灸疗法是通过针刺或者灸作用于人体经络脏腑系统，采用局部取穴、邻近取穴、远端取穴、辨证取穴及随症取穴，起到治神守气、清热温寒、补虚泻实的作用，以疏通经络气血和调节脏腑阴阳平衡而达到康复目的。根据具体的部位又可分为体针、头针、耳针、腕踝针和皮内针等。艾炷灸是用艾绒制成圆锥状的艾团，点燃后放在施灸部位的方法。艾条灸法分为悬起灸和实按灸。悬起灸是指艾条点燃后与皮肤间隔一定距离施灸，实按灸是将艾条点燃直接按在皮肤上一段时间施灸。温针灸是将针刺与艾灸结合起来治疗疾病的方法。它将艾绒缠到针柄上或将艾条插到针柄上，点燃后施灸。

（六）力疗

力疗包括推拿、按摩、刮痧、拔罐等。推拿手法包括摆动类、摩擦类、挤压类、振动类和叩击类等，因眼部应用较少，此处不做详述。眼保健操是最常用的眼部按摩技术，是根据中国古代的医学推拿、经络理论，结合体育医疗综合而成的按摩法，主要是通过按摩眼部穴位，调整眼及头部的血液循环，调节肌肉，以改善眼的疲劳、预防近视等眼部疾病为目的。旧版眼保健操第一节为揉天应穴（攒竹下三分），以左右大拇指罗纹面接左右眉头下面的上眶角处。其他四指散开，弯曲如弓状，支在前额上；第二节挤按睛明穴，以左手或右手大拇指按鼻根部，先向下按、然后向上挤；第三节按揉四白穴，先以左右食指与中指并拢，放在靠近鼻翼两侧，大拇指支撑在下颚骨凹陷处，然后放下中指，在面颊中央按揉；第四节按太阳穴、轮刮眼眶（太阳、攒竹、鱼腰、丝竹空、瞳子髎、承泣等），拳起四指，以左右大拇指罗纹面按住太阳穴，以左右食指第二节内侧面轮刮眼眶上下一圈，上侧从眉头开始，到眉梢为止，下面从内眼角起至外眼角止，先上后下，轮刮上下一圈。新版眼保健操有多个版本，北京市2008年发布的版本为第一节按耳垂眼穴、脚趾抓地，第二节按揉太阳穴、刮上眼眶，第三节按揉四白穴，第四节按揉风池穴，第五节按头部督脉穴。

（七）热疗

热疗康复技术包括灸疗、热熨、熏洗等。热熨法是中医独特、有效的外治法之一，是将药物和辅料经过加热处理后，敷于患部或腧穴的一种治疗方法。它可借助温热之力，将药性由表及里，通过皮毛腠理循经运行，可以疏通经络、畅通气机、调整脏腑阴阳，从而达到治病的目的。熏洗法是用中药煎汤，趁热在患部熏蒸、淋洗和浸浴的方法，借助药力和热力，通过皮肤、黏膜作用于肌体，促使疏通腠理、调畅经络、调理气血，从而达到预防和治疗疾病的目的。

其他物理疗法包括局部冷敷、经络穴位电针、磁疗等。

三、常见老年眼病的中医康复技术

中医对于老年性眼病的康复治疗是长久且重视的。早在孙思邈《备急千金要方》中就曾提到羊肝治疗雀目的食疗方法，现代学者提出可以动静结合康复眼病，即适当的体育锻炼和休息劳逸结合，同时配合调节情志、饮食有节、按摩导引，这些都适用于大多数眼病的康复。其中导引也早有见著，南宋导引法中创立八段锦流传至今，其中攒拳怒目可以疏肝理气缓解眼部不适，而现在则编排了易筋经版本的眼保健操，包括按揉攒竹、按压睛明、按四白、按揉太阳穴轮刮眼眶、按揉风池、揉捏耳垂脚趾抓地，对于各种眼病都有预防治疗的作用。

中医康复在老年性眼病中应用广泛，其中气功在传统中医中历史悠久，至今仍应用于临床，如现有运眼练功法、明目增视功、青光眼保健功等各种气功新疗法治疗青光眼、白内障、屈光不正等各种眼病。再如隔核桃壳灸是灸法中的一种，将核桃壳提前浸泡在中药药液中，放在准备好的镜框上，将艾条插在核桃壳里，为患者眼穴施灸，可以使药力直达病所，改善眼周微循环，可治疗老年性白内障、视疲劳、干眼症等各种慢性眼病（图4-2-1）。

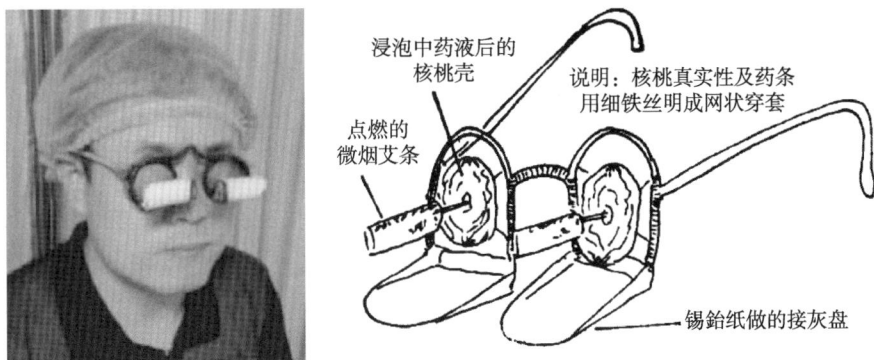

图4-2-1　核桃灸

下面介绍几种常见的老年性眼病的中医康复方法。

（一）老年性白内障

首先是定期检查，通过食疗，即多补充蛋白质和富含维生素C的食物，避免强光直接照射眼睛等行为预防白内障。同时，还可以应用针灸、砭石按摩、耳穴、离子导入、核桃灸等方法治疗老年性白内障。

耳穴方面，有学者运用耳针埋压法治疗早期老年性白内障，取眼、目1、目2、心、肝、肾、内分泌、交感中5个穴位，用揿针埋藏胶布固定，每天按压3~4次，每次按压30下；或使用耳穴结扎术，即使用中草药和酒精浸泡过的白丝线贯穿耳背肝穴附近，皮下结扎1针，治疗老年性白内障。

（二）青光眼视神经萎缩

针刺不仅能降低青光眼患者的眼压，还可使患者24小时的眼压波动趋于平稳，改善眼部血流和视网膜功能。对青光眼视神经萎缩的患者给予针刺穴位加电针刺激、艾条温和灸的方法，可以提高视力，有效治疗青光眼视神经萎缩。有学者将原发性开角型青光眼患者按治疗方法分为耳尖放血组、针刺组和综合治疗组（耳尖放血和针刺同用），统计3组患者治疗前后的眼压结果发现，3组都有治疗效果；有研究采用磁珠耳穴贴压治疗慢性单纯性青光眼，与对照组噻吗心安滴眼液相比，观察前后眼压、视力和症状，磁珠耳穴贴压疗效更好。

对于青光眼的中医康复治疗，还有中药离子导入、穴位贴敷等方法可进行辅助治疗，这些方法在临床上应用广泛，也不乏文献证明治疗效果更好。

（三）糖尿病视网膜病变

糖尿病视网膜病变是糖尿病最常见的微血管疾病之一，控制血糖、适当运动是预防糖尿病视网膜病变的主要途径，同时还要定期检查。中医在糖尿病视网膜病变治疗中具有一定优势。针药联合治疗是康复中最常见的，针刺取穴除眼穴外，还常取脾俞、膈俞穴，起到调节血糖、改善微循环的作用。此外，还有中药离子导入治疗、耳穴贴压和穴位注射等中医疗法。

（四）老年性黄斑病变

老年性黄斑病变多见于 45 岁以上的患者，是老年群体致盲的主要眼病，因而对于老年群体来说，定期检查很有必要。目前，西医除口服维生素基础治疗、抗血管内皮生长因子（vascular endothelial growth factor，VEGF）玻璃体腔注射治疗外，没有更好的治疗方式；中医康复采用针刺、穴位注射等，治疗老年性黄斑病变可取得一定效果。

（五）老视

除配镜治疗外，中医药治疗老视，刺激小，老年人接受度高，疗效及预防作用也较明显。中医康复治疗老视有多种方法，如中医食疗、按摩、热敷、针灸、穴位贴敷及耳穴按压等。老年群体日常可以多做眼保健操、极目操、用热毛巾敷眼周、常看远处、转动眼球及按摩足底等，以预防老视。

其中极目操包括远眺近看、集合运动、眼球运动和搓手熨目。远眺近看即注视 5 m 外目标 5 秒后，注视距离 40 cm 物体 5 秒，反复 30 组；集合运动即注视一可移动物体放置眼前 40 cm，迅速向眼前移动直至距离 10 cm，反复 30 组；眼球运动即眼睛左上、右上、右下、左下，顺时针转动 4 圈后，再逆时针转动 4 圈，反复 15 组；搓手熨目即将洗净的双手搓至温热，覆于眼上，反复 15 组。可以很好地调节眼睛屈光，预防和治疗老视。

调理老视可以从肝肾着手，多喝菊花泡水，多吃黑豆、黑芝麻、枸杞等补益肝肾的食物。临床上还可以通过耳穴贴压，穴位贴敷眼周或足三里，针刺太冲、行间、合谷、足三里、光明、三阴交、睛明等穴位，补益肝肾，调节目力。

（六）干眼

随着现代科技的发展，干眼也不局限于老年人，视疲劳也是干眼的常见症状，适当休息、热敷、按摩眼周穴位等，均可缓解和改善症状，西医治疗多对症治疗，因而中医康复被重视起来。

雷火灸疗法治疗干眼已被证实安全有效，有应用针刺结合雷火灸治疗干眼、中药熏眼结合雷火灸治疗干眼和视疲劳、中药超声雾化加棒灸疗（手法主要为旋转和啄式灸法治疗眼穴、耳穴）治疗干眼（图4－2－2），也有一指禅推法配合火龙疗法（用特制的药物通过火的性质疏通经络，使气血流通，再通过一指禅推法按摩眼周，促进泪液分泌）治疗干眼、针刺结合耳穴压丸治疗干眼、揿针埋针结合人工泪液治疗干眼、鬃针疗法（取上下泪点进针，调节眼部经络，稳定泪膜）治疗干眼、中药熏蒸治疗视疲劳、隔核桃壳灸结合中药离子导入治疗干眼和视疲劳等多种中医特色治疗。

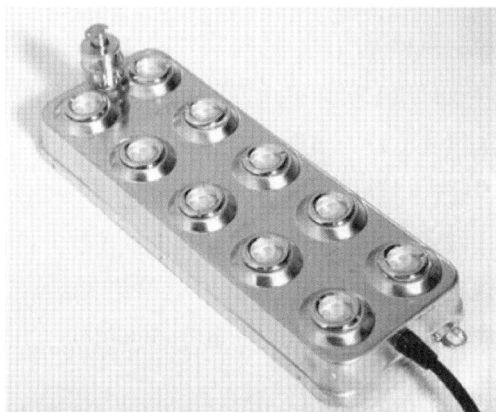

图4－2－2　超声雾化器

（七）麻痹性斜视

麻痹性斜视的中医康复治疗方法有许多，如针灸、推拿、电针、按摩和穴位注射等。梁凤鸣介绍了麻痹性斜视的针刺治疗，包括取穴、手法和注意事项。有学者研究发现，针刺治疗糖尿病麻痹性斜视疗效明确，优于常规药物治疗；应用针刺结合雷火灸的治疗优于单纯西药治疗。内直肌麻痹取睛明，外直肌麻痹取瞳子髎，上直肌麻痹取上明，下直肌麻痹取承泣，上斜肌麻痹取上睛明，下斜肌麻痹取球后，多条肌肉麻痹则多穴并取，穴位注射治疗。也有根据支配神经的不同选择不同的穴位，如外展神经麻痹取丝竹空，滑车神经麻痹取丝竹空和攒竹，动眼神经麻痹取丝竹空和受累眼肌的邻近穴位。

四、中医康复技术在老年常见眼病防治中的总结

中医康复技术在多种老年常见眼病的防治中应用广泛、疗效突出，对改善老年患者视觉相关生存质量具有重要价值，随着现代中医康复技术的进步，相信后续还会有更多中医康复适宜技术应用于临床。关于老年眼病的中医康复，笔者还想谈几点体会。

一是老年眼病的中医康复也应遵循基本的中医学理论体系，包括整体观念和辨证论治等，需结合患者年龄、基础疾病等全身情况，顺应自然、适应社会、整体调治，以促进视功能的恢复和改善为立足点，治疗方法上不拘泥于某一种，可根据实际情况合理选择一种或多种康复技术。

二是中医康复不可代替常规治疗，其适用于疾病的慢性迁延期，在急性期使用应谨慎，尤其对于眼压尚未控制正常的青光眼、眼部炎症活动期和眼底有新鲜出血等，应及时予以降眼压、抗炎和控制血糖等治疗，将疾病控制在早期轻症阶段，而不可过于重视康复而忽视急性期的治疗或只用中医而排斥西医。对于原发病控制欠佳的患者，应以积极治疗原发病为主，中医康复治疗为辅助，以免耽误病情。

三是应严格把握适应证，目前中医康复方法非常多，各种技术层出不穷，部分技术尚处于试验或探索阶段，尚未经过严格的疗效及安全性评价。医师在临床使用时应当首先熟悉技术原理，掌握规范的操作方法，选择合适的患者，做到心中有数后，方可施行。对于部分风险较高或有创的康复技术，尤其应当谨慎使用，在治疗过程中也应当密切随访，观察患者的疗效和潜在的不良反应。

四是中医康复技术的疗效和安全性宜采用现代规范的方法进行评价，力争采用随机对照试验等证据级别较高的临床研究来进行评价，对所得研究成果应加强学术交流和合作，使中医康复技术不断得到改进和规范化，以利于推广应用，为广大老年眼病患者提供更好的服务。

≫≫ 参 考 文 献 ≪≪

1. 陈永馥. 介绍眼保健操. 中国远程教育, 1982(2): 47.
2. 北京市教育委员会、北京市卫生局关于推广2008年新版眼保健操加强中小学生视力保护工作的通知. 京教体美[2008]第14号.
3. 高健生. 中医康复治疗在眼病中的应用. 中国中医眼科杂志, 1996(1): 50-52.
4. 李丹玉, 代金刚, 莫雅婷, 等. 中医导引术在眼病方面的治疗进展. 中国中医眼科杂志, 2021, 31(5): 358-361.
5. 吴晓云, 刘天君. 气功防治常见眼疾概况. 中医药导报, 2012, 18(10): 84-85.

6. 孔屹，张明明，刘慧，等. 核桃灸源流及在眼科领域研究进展. 中国中医眼科杂志，2020，30(10)：753－755.

7. 任远方，李梓萌，兰颖，等. 隔核桃壳灸治疗眼疾的临床研究论述. 中国民间疗法，2021，29(9)：123－125.

8. 李菊琦. 隔核桃壳灸并耳压法治老年性白内障疗效总结. 江西中医药，1991(5)：37.

9. 秦小永，侯全云，曹亚永，等. 隔核桃壳灸配合针刺治疗干眼症30例. 中国针灸，2016，36(10)：1088.

10. 袁志太. 隔核桃壳灸为主治疗白内障50例. 上海针灸杂志，1998(3)：31.

11. 马兆勤. 隔核桃壳灸治老年性白内障229只眼临床观察. 针刺研究，1992(4)：294.

12. 许淑兰，邹德运，刘力军，等. 耳针埋压法治疗老年早期白内障58例. 中国针灸，2001(2)：37.

13. 卢振明，向光明. 耳穴结扎治疗老年性白内障. 中西医结合眼科杂志，1998(1)：29.

14. 刘文，杨光，赵小静，等. 针刺对青光眼24小时眼压的影响. 中国针灸，2011，31(6)：518－520.

15. 韩兵，刘菲. 中医综合疗法治疗原发性开角型青光眼30例疗效分析. 中国疗养医学，2016，25(4)：367－369.

16. 孙新元. 磁珠耳穴贴压治疗慢性单纯性青光眼疗效观察. 上海针灸杂志，2012(6)：408.

17. 姜士军，曹晋宏. 川芎嗪离子导入治疗糖尿病视网膜病变疗效观察. 国际眼科杂志，2006(4)：941－942.

18. 戴淑香. 耳穴贴压联合中药离子导入法治疗气虚血瘀型糖尿病视网膜病变的临床疗效观察. 世界中西医结合杂志，2017，12(7)：978－981.

19. 汪佳丽. 中药穴位注射联合耳穴贴压治疗糖尿病视网膜病变患者的疗效观察. 临床医药文献电子杂志，2019，6(9)：59－60.

20. 焦乃军. 针刺治疗老年性黄斑变性疗效观察. 中国针灸，2011，31(1)：43－45.

21. 李桂敏，邵玉红，殷建权. "饿马摇铃"针法治疗早期老年黄斑变性：随机对照研究. 中国针灸，2017，37(12)：1294－1298.

22. 王芝艳，高景成. 复方樟柳碱注射液联合杞菊地黄丸治疗老年性黄斑变性的临床研究. 中国临床药理学杂志，2016，32(22)：2059－2062.

23. 张红伟. 中医药治疗老花眼的临床研究综述. 中国药物经济学，2016，11(10)：116－118.

24. 赵磊，左韬，王方媛，等. 眼周穴位雷火灸治疗干眼症的系统评价与Meta分析. 国际眼科杂志，2019，19(8)：1338－1343.

25. 孙林萍. 雷火灸为主综合治疗视疲劳综合征68例疗效观察. 新中医，2007(8)：59.

26. 刘斌，陈炎生. 中药超声凉雾法加棒灸疗治疗干眼症的临床观察. 时珍国医国药，2013，24(8)：1961－1962.

27. 马宏杰，冯磊，王家良，等. 揿针埋针对干眼症患者泪膜的影响. 中国针灸，2018，38(3)：273－276.

28. 张德玉，宋晓莉，邢雁飞，等. 鬓针疗法治疗干眼症的临床观察. 中国民间疗法，2018，26(11)：19－21.

29. 刘建利. 中药熏蒸治疗视屏终端综合征视疲劳症100例疗效观察. 中医杂志, 2015, 56(19): 1675 – 1677.

30. 梁凤鸣. 针刺治疗麻痹性斜视的临床体会. 中国中医眼科杂志, 2019, 29(3): 171 – 174.

31. 田风胜, 杨卫国, 宋惠丽, 等. 针刺治疗糖尿病麻痹性斜视: 随机对照研究. 中国针灸, 2008(2): 84 – 86.

32. 谭翊, 刘清国, 陈陆泉. 针刺结合雷火灸治疗后天性麻痹性斜视临床观察. 中国中医急症, 2014, 23(2): 342 – 343.

33. 吕明, 李敏. 复方樟柳碱联合电针穴位针刺治疗后天性麻痹性斜视的临床观察. 中国斜视与小儿眼科杂志, 2015, 23(4): 32 – 34.

34. 付景珂, 唐艳辉, 赵霞. 弥可保穴位注射治疗后天性麻痹性斜视临床观察. 中国斜视与小儿眼科杂志, 2010, 18(2): 88 – 89, 92.

（廖良）

各　论

第五章

眼表疾病

第一节　睑缘炎

睑缘炎又称烂眼边，是睑缘表面皮肤、睫毛毛囊、眼睑腺体组织的亚急性或慢性炎症。由于睑缘部位富含腺体组织和脂肪性分泌物，容易沾染尘垢，所以睑缘炎多由细菌感染引起，主要表现为病变处眼痒、刺痛、烧灼感。临床上分为鳞屑性、溃疡性和眦部睑缘炎，国外分为前、后型睑缘炎。

睑缘炎中医称之"睑弦赤烂"，主要表现为睑缘部充血、溃烂、刺痒。中医认为，本病多为实证、热证，症状是由脏腑功能失调和经络气血异常引起的。该病常双眼发病，病程长、易复发，以风、湿、热三邪为主，故临床主要采用祛风、清热、除湿的治疗原则。根据中医辨证论治，可口服汤剂，配合局部中药的熏洗、涂擦等疗法，及局部滴眼液或眼药膏的治疗来控制炎症，促进病情恢复。因本病病程较长，应预防其并发症。

睑缘炎用药疗效尚好，发病诱因多为理化因素、屈光不正、营养不良及不良卫生习惯等。病情容易反复，临床上主要是应用抗菌药物来进行治疗。

一、病因及病变机制

（一）中医病因病机

中医认为本病是"风弦赤烂""睑缘赤烂""眦帷赤烂"。在古代医籍中早已有相关论述，对其病因病机认识如下：本病常因脾胃蕴热，或者脾胃湿热，或者心火内盛，复受风邪，风湿热相搏，上攻睑弦而发作。风盛则痒，热盛则赤，湿盛则烂。溃疡性多属于脾经湿热，鳞屑性多属于血燔生风，眦部性多属于心脾郁热。

（二）西医病理改变

睑缘炎是由于睑皮脂腺及睑板腺分泌旺盛，皮脂溢出多导致睑板腺堵塞或由细菌感染引起。其中鳞屑性睑缘炎多由酵母样霉菌或糠疹癣菌引起，溃疡性睑缘炎多以葡萄球菌为主，眦性睑缘炎多由摩－阿氏双杆菌感染引起。其他如红斑痤疮、疱疹性皮炎、水痘－带状疱疹性皮炎、传染性软疣、过敏性皮炎、接触性皮炎、脂溢性皮炎、葡萄球菌性皮炎、寄生虫感染（如蠕形螨和眼睑阴虱）、风沙、烟尘、热、化学因素、屈光不正、眼疲劳、睡眠不足、全身抵抗力降低及营养不良（如维生素 B_2 缺乏等）都是引起睑缘炎的共同诱因。

二、临床表现

（一）症状

眼睑部有烧灼感，可有刺痒、刺痛、过度流泪及眼睑结痂和粘连。溃疡性睑缘炎症状更为严重，清晨尤甚。其他症状可有视力障碍，如畏光、视力模糊等。

（二）体征

睑缘炎是眼睑的慢性炎症，常发生在睫毛根部。睑缘及皮肤充血、潮红、肿胀。鳞屑性睑缘炎睑缘发红，睫毛根部可见鳞屑或痂皮；睫毛易脱落，但能再生。溃疡性睑缘炎有出血性溃疡及脓疱，病程迁延时，睫缘肥厚、秃睫或睫毛乱生；若鳞屑性和溃疡性睑缘炎长期不愈，可发生溢泪。眦部性睑缘炎表现为眦部皮肤浸渍或糜烂。三种类型睑缘炎如继发细菌感染，侵犯结膜、角膜、泪囊，可引起结膜炎、角膜炎、泪囊炎。

（三）实验室及其他辅助检查

取患者分泌物进行细菌培养。卵圆皮屑芽孢菌为鳞屑性睑缘炎，金黄色葡萄球菌为溃疡性睑缘炎，摩－阿氏双杆菌为眦部睑缘炎。同时结合裂隙灯检查进一步了解病情。

三、诊断及鉴别诊断

（一）西医诊断要点

根据病史、临床表现及眼科专科检查等进行诊断及鉴别诊断。

1. 通常根据患者病史、典型的临床表现（如眼痒、刺痛、烧灼感等）及相关检查进行诊断。

2. 临床分类。①鳞屑性睑缘炎：为睑缘湿疹皮炎，由睫毛毛囊及其附属腺体继发感染所致，多累及双眼。可表现为睑缘充血红肿、病变处灰白色、上皮鳞屑，甚至痂皮，去除鳞屑与痂皮后没有溃疡形成，睫毛易脱落但可再生。慢性病程者可致睑缘肥厚、后唇钝圆、泪小点肿胀、外翻、溢泪，也可导致泪膜稳定性下降。②溃疡性睑缘炎：是由于睫毛毛囊及其附属腺体被激发的化脓性炎症。可表现为睑缘红肿、皮脂分泌多、睫毛粘合成束、睫毛根部黄痂及小脓疱，除去痂皮后，可见睑缘皮肤溃疡。此种睑缘炎的毛囊被破坏，发生秃睫、倒睫或睫毛乱生，摩擦角膜。病程迁延者，有睑缘肥厚变形、下睑瘢痕收缩、眼睑外翻，泪点肿胀阻塞、溢泪，下睑湿疹等形成。继发葡萄球菌感染后，可引起内外睑腺炎及复发性睑板腺囊肿。③眦部睑缘炎：多由莫阿氏双杆菌所致。多为双侧发病。可出现外眦部睑缘和皮肤充血、肿胀、糜烂、浸渍，严重者累及内眦部，常合并眦部结膜炎。国外分类：国外将睑缘炎分为前型、后型。前部睑缘炎通常和葡萄球菌感染或皮脂分泌过多有关，后部睑缘炎是睑板腺功能异常继发的慢性炎症，前后两种睑缘炎可以同时发生，相互影响，引起睑板腺、结膜的炎症，并破坏泪膜稳定性。

（二）中医辨病要点

睑缘炎中医称之"睑弦赤烂"，主要表现为睑缘部充血、溃烂、刺痒。

（三）中医辨证分型

1. 风热外袭证　睑弦赤痒，灼热刺痛，睫毛根部有糠皮样鳞屑，或见发热、头痛、口干，舌质淡红，苔薄黄，脉浮数。

2. 湿热壅盛证　患眼痒痛并作，睑弦红赤糜烂，睫毛根部结痂，除去痂皮后可见出血、溃疡，黏液与睫毛胶结成束，睫毛乱生，或见胸脘痞闷、烦热口渴，或便溏，舌质红，苔黄腻，脉滑数。

3. 心火上炎证　眦部睑弦红赤、灼热刺痒，甚或睑弦赤烂、化脓出血，或见心胸烦热、口舌生疮、夜不成眠，小便短赤涩痛，大便秘结，舌尖红，苔黄腻，脉数。

4. 血虚风燥证　睑缘红赤反复发作，皮肤燥裂或有脱屑，痒涩不适，或见神情倦怠、气短乏力，皮肤瘙痒，大便秘结，舌淡，苔薄黄，脉细。

（四）鉴别诊断

主要与单纯疱疹病毒性睑缘炎和带状疱疹性睑皮炎等进行鉴别。

1. 单纯疱疹病毒性睑缘炎　病变多在上、下睑，以下睑多见，睑皮肤常成簇出现丘疹、半透明水泡。

2. 带状疱疹性睑皮炎　发病前有轻重不等的前驱症状，继而在病变区出现剧烈疼痛；而后在眼睑、前额和头皮出现潮红、肿胀，继而成簇透明小泡。

四、治疗

（一）治疗原则

主要治疗原则：①病原治疗；②保持局部清洁；③局部抗菌药物治疗；④对症支持治疗。最新版美国眼科学会（American Academy of Ophthalmology，AAO）发布的有关睑缘炎临床指南（Preferred Practice Pattern，PPP）指出，早上症状加重是典型的睑缘炎表现。治疗的关键取决于患者的依从性，因此应让患者充分明白，睑缘炎是一种典型的慢性眼表疾病，暂不可治愈。PPP 提出以下治疗方法可有效改善症状。

1. 热敷　可使用热毛巾、热水袋等在眼睑上热敷 5～10 分钟。起到软化附着的头皮屑、鳞屑和睑板腺分泌物的作用，利于分泌物的排出。但应注意局部温度，以免烫伤。

2. 眼睑清洁及睑板腺按摩　定期清洁眼睑，根据症状不同，每天或每周几次，可以减轻慢性睑缘炎的症状。眼睑清洁可以通过眼睑按摩完成，以排出睑板腺分泌物，通常每天按摩 1 次或 2 次。此外，对于青光眼患者，应避免用力按压眼睑导致眼压升高。

3. 局部和（或）全身抗生素治疗　局部抗生素治疗可有效缓解睑缘炎的症状，减少细菌滋生。在眼睑边缘局部使用抗生素软膏，每天 1 次或多次或睡前（根据睑缘炎的严重程度和治疗效果决定）。在治疗间歇期，可重复使用不同种类的抗生素进行治疗，以防产生耐药性。

4. 局部抗炎　如果合并严重结膜炎、边缘角膜炎等，可短期局部使用糖皮质激素，有助于控制眼表炎症。从最小有效剂量、低浓度、低渗透性的皮质类固醇药物开始使用，一旦炎症得到控制，须逐渐减少并停止使用，尽可能避免长期使用。同时，告知患者潜在的风险（如激素性青光眼和白内障等）。此外，有资料显示，0.05% 环孢霉素局部使用对某些后部睑缘炎患者有利。

（二）中医治疗原则

本病以祛风止痒、清热除湿为治疗原则。湿热偏盛者，则清热除湿；风热偏盛者，则祛风清热；而心火上炎者，则以清心泻火为主；血虚温燥者，以养血润燥为主；血虚风燥者，以养血祛风为主。同时局部可以联合相关外治法来提高疗效。

（三）中医辨证施治

1. 风热外袭证

表现：睑弦赤痒、灼热、刺痛，睫毛根部可见糠皮样鳞屑，或见发热头痛，口干。

舌脉：舌质红，苔薄黄，脉浮数。

治法：祛风清热止痒。

方药：银翘散（《温病条辨》）加减。常用药：金银花、连翘、薄荷、桔梗、荆芥穗、竹叶、牛蒡子、生甘草、淡豆豉、芦根、防风、白鲜皮、地肤子、羌活等。

2. 湿热壅盛证

表现：患眼痒痛并发，睑弦红赤、糜烂，睫毛根部可见结痂，除去痂皮后可见出血、溃疡，黏液与睫毛黏结成束，睫毛乱生，或见胸脘痞闷，烦热口渴，或便溏。

舌脉：舌质红，苔黄腻，脉滑数。

治法：清热除湿，祛风止痒。

方药：除湿汤（《眼科纂要》）加减。常用药有连翘、黄连、黄芩、滑石、车前子、枳壳、荆芥、防风、陈皮、木通、甘草、蒺藜、苦参、茯苓等。

3. 心火上炎证

表现：眦部睑弦红赤、灼热、刺痒，甚或睑弦赤烂、化脓出血，或见心胸烦热，口舌生疮，夜不成眠，小便短赤涩痛，大便秘结。

舌脉：舌红，苔黄腻，脉数。

治法：清心泻火。

方药：导赤散（《小儿药证直诀》）合黄连解毒汤（《外台秘要》）加减。常用药有生地黄、通草、竹叶、生甘草、黄连、黄芩、黄柏、栀子、地肤子、防风、蛇床子等。

4. 血虚风燥证

表现：睑缘红赤反复发作，皮肤燥裂或有脱屑，痒涩不适，或见神情倦怠，气短乏力，皮肤瘙痒，大便秘结。

舌脉：舌淡，苔薄黄，脉细。

治法：养血祛风润燥。

方药：四物汤（《太平惠民和剂局方》）加减。常用药有白芍、当归、川芎、生地黄、天冬、麦门冬、白鲜皮、防风、天花粉等。

（四）中成药

明目上清丸适用于风热外袭证，龙胆泻肝丸、熊胆丸适用于湿热壅盛证，黄连上清丸、黄连解毒片适用于心火上炎证，四物颗粒适用于血虚风燥证。

（五）中医适宜技术

药物外治：①熏洗法：千里光、白鲜皮、地肤子、苦参、野菊花、蛇床子、土茯苓等水煎熏洗睑缘皮肤。鳞屑性睑缘炎加荆芥、防风、蒺藜等，溃疡性睑缘炎加金银花、连翘、蒲公英等。②湿敷法：内服中药的药渣液用消毒纱布浸渍后湿敷。③涂药膏法：炉甘石50 g，火煅，研为细末，过200目筛，装瓶备用。用时取炉甘石粉适量，用麻油调匀，涂于睑缘上，每晚1次。④超声雾化法：根据病情，选择白芷、防风、菊花、黄连等药煎汤，置超声雾化器中喷雾患眼。

（六）饮食疗法

尽量避免食用油腻、辛辣刺激性食物，减少烟酒刺激。食用清淡、易消化的食物，保持大便通畅。注意加强营养，提高机体免疫力。

（七）情志疗法

多休息，保持心情愉快，遵医嘱，按时用药，定期复查。

五、评述与体会

临床上，应注意对睑缘炎患者的定期追踪观察。本病通常预后良好，但容易复发。反复发作及症状严重者，可导致细菌侵犯眼部其他结构，引起结膜炎、角膜炎等疾病。本病病情较顽固，病程长，时轻时重，通常需要患者在痊愈后坚持用药 2 周，以避免后期并发症的发生。

对于睑缘炎的治疗，应根据患者的个体化差异，选择最佳治疗方案。中医辨证论治对于睑缘炎的治疗具有很大潜力。

>>> 参 考 文 献 <<<

1. 李凤鸣. 中华眼科学. 北京：人民卫生出版社，2005：868 - 869.
2. 庄曾渊. 实用中医眼科学. 北京：中国中医药出版社，2016：105 - 113.
3. 曾庆华. 中医眼科学. 北京：中国中医药出版社，2003：113 - 114.

（罗金花）

第二节　睑腺炎

睑腺炎即麦粒肿，是指睑腺组织急性化脓性炎症。根据被感染的腺组织部位不同，有内腺和外腺之分。其中，睫毛毛囊及其附属的皮脂腺和变态汗腺［Moll 腺和（或）Zeis 腺］感染，称作外睑腺炎或外麦粒肿；如睑板腺受累，则称作内睑腺炎或内麦粒肿。

中医学中描述该病长于胞睑边缘，感受外邪后，胞睑边缘生小硬结，形状似麦粒，有红、肿、痒、痛症状，易形成脓包继而溃破，又名土疳、土疡、偷针。其症状早有简明的记载，"人有眼内眦，头忽结成疱，三五日间便生脓汁，世呼为偷针"。可单眼或双眼发作，多见于单眼。针灸、热敷治疗炎症初起时，可促使其吸收、消肿、止痛，但切忌挤压。

一、病因病机

（一）中医病因病机

古代医籍中对本病已有相关论述，中医称之为"土疳""土疡""睑生小疖"等，主要病因为心火上炎，或外感风热之邪，或食辛辣炙煿，脾胃蕴积热毒，使营卫失调，风热毒邪外袭，上攻胞睑，致局部脉络气血不畅，发为本病。素体虚弱或有不良卫生习惯者易患病。病因病机归纳如下。

1. 风为阳邪，热属火性，风热之邪入侵胞睑，滞留局部脉络，致气血凝滞，发为本病。

2. 平素喜食辛辣炙煿之物，致热壅脾胃或心肝之火循经上炎，火热毒邪上攻，热毒聚于胞睑，营卫失调，使胞睑局部酿脓甚至溃破。

3. 余邪未清或脾气虚弱者，健运无权，湿浊化热，气血不和，卫外不固，易反复发作。

（二）西医病理改变

外睑腺炎是一种睫毛毛囊根部皮脂腺（Zeis 腺）和睑缘腺体（Moll 腺）的急性化脓性炎症。内睑腺炎为睑板腺急性化脓性炎症或睑板腺囊肿继发感染，多为葡萄球菌感染。睑腺位于睑组织的深部，开口于睑缘处，感染的发生多由于葡萄球菌通过睑腺在睑缘的开口进入腺体，引起炎症。

二、临床表现

（一）症状

1. 眼睑患处具有红、肿、热、痛的典型急性炎症表现，部分邻近球结膜，可导致球结膜水肿。患处水肿程度越高，疼痛越明显。

2. 患处 3~5 天后大部分形成脓疱，出现黄色脓头。外睑腺炎发生于皮肤面，内睑腺炎发生于睑板腺，即结膜面。破溃排脓后，疼痛可缓解。

3. 重者伴有耳前、颌下淋巴结肿大、压痛，全身恶寒、发热等症状。

（二）体征

外睑腺炎主要位于睫毛根部的睑缘处，初起时痒感慢慢加剧，患处局部水肿、充血，有胀痛或触碰或眨眼时疼痛，伴有压痛。在近睑缘处可摸到硬结，外眦部睑腺炎疼痛特别显著，常伴有外侧球结膜水肿。炎症严重时，可致上睑或下睑弥漫性红肿。轻者可自行消退或硬结逐渐软化，软化后在睫毛根部可形成黄色脓头，脓头一旦破溃排出，红肿可迅速消退。重者常伴耳前或颌下淋巴结肿大、压痛，致病菌毒力强者或全身抵抗力弱者，可形成多个脓点，在眼睑皮下组织扩散，发展为眼睑蜂窝织炎。此时整个眼睑红肿，甚至波及同侧面部。眼睑睁开困难，触之坚硬，压痛明显，球结膜水肿剧烈，可暴露于睑裂之外。伴恶寒、发热等全身症状，一定要积极治疗。

睑板腺炎即局限于眼睑睑板腺内的炎症。眼睑红肿、疼痛，发炎的睑板腺被致密的睑板纤维组织包裹。红肿较外睑腺炎轻，但疼痛却更为明显。在脓肿尚未破溃之前，相应的睑结膜面充血，可隐见黄色脓头，部分可自行穿破。少数睑板腺炎的脓液可从睑板腺的管道自行向外排出，但更多的是脓液突破睑板和结膜的屏障后流入结膜囊内。脓液排出后，红肿即明显消退。如果致病菌毒性强烈或全身抵抗力弱，炎症可扩散，侵犯整个睑板而形成眼睑脓肿。

（三）实验室及其他辅助检查

无特殊实验室检查结果。重症伴有全身症状的患者，血常规检查可见白细胞总数及中性粒细胞比例增高。

其他辅助检查。如治疗效果不理想，可以考虑进行细菌培养。

三、诊断及鉴别诊断

（一）西医诊断要点

根据病史、临床表现及眼科专科检查等进行诊断及鉴别诊断。

1. 通常根据患者的病史及典型的临床表现（如患处红、肿、热、痛等）及查体见眼睑隆起、红肿，触诊可扪及硬结，边界清，伴有压痛，部分伴有球结膜水肿，一般不难诊断。

2. 根据被感染腺体的部位不同，可分为：①外睑炎或外睑腺炎：睫毛毛囊或其附属的皮脂腺或变态汗腺［Moll 腺和（或）Zeis 腺］感染；②内睑炎或内睑腺炎：系睑板腺感染。

（二）中医辨病要点

中医认为，该病由于脾胃气血不和，营卫失调，外感湿热，引起内毒，相煎生脓而起。本病首当辨别外、内睑腺炎，后辨清虚实。新病红赤重，且疼痛甚者为实；久病红赤轻，而疼痛微或不痛，为虚或虚实兼杂。

（三）中医辨证分型

1. **风热客睑证**　初起胞睑局限性肿胀、痒甚、微红，可扪及硬结、压痛。舌苔薄黄，脉浮数。辨证要点：风热之邪初犯胞睑，风邪为甚，气血壅阻，故辨证以胞睑肿胀、痒甚、舌脉为要点。

2. **热毒壅盛证**　胞睑局部红、肿、灼热、硬结渐大，疼痛拒按，或白睛红赤肿胀嵌于睑裂；口渴喜饮，便秘溲赤；舌红苔黄，脉数。故辨证以其局部红、肿、热、痛和脾胃积热为要点。

3. **脾虚夹实证**　病变反复发作，诸症不重，或见面色无华、神倦乏力，舌淡，苔薄白，脉细弱。辨证以病变反复发作和脾胃虚弱之全身症状为要点。

（四）鉴别诊断

睑腺炎常表现为眼部的红、肿、热、痛。主要与以下疾病相鉴别。

1. 睑板腺囊肿　属于非感染性的慢性肉芽组织炎症，表现为眼睑的无痛性可活动肿块，无明显压痛，局部红、肿、热、痛不明显。

2. 皮样囊肿　一般表现为皮下硬结，病变存在时间较长，无急性炎症表现。一般不会疼痛明显，且随着年龄增长，部分可能会呈缓慢性生长。

3. 睑腺炎　严重时可发展为眼眶蜂窝织炎，不同于睑腺炎，这是一种范围较大、较重的炎症，眼眶蜂窝织炎有可能会累及半侧或整个面部，全身可伴有发热，实验室检测白细胞可升高，而睑腺炎仅局限于眼睑局部。

四、治疗

（一）治疗原则

内睑腺炎和外睑腺炎治疗方法大致相同，治疗原则如下。

1. 早期局部热敷　可促使患处血液循环，以助炎症消散、硬结吸收，或促进化脓。

2. 局部滴眼　局部滴 0.5% 熊胆滴眼液或抗生素滴眼液及涂眼药膏，抗生素滴眼液一般常用广谱抗生素。

3. 手术治疗　如应用上述措施 2 周左右仍残留硬结者，可行手术切除。脓已成者，应行睑腺炎切开排脓术。外睑腺炎手术开口位于皮肤面，与睑缘平行，脓腔大，未能 1 次排净脓液者，应放入引流条，每天换药，至引流条无脓时取出。内睑腺炎在结膜面切开，切口垂直于睑缘。部分内睑腺炎脓肿向外生长，突破表面皮肤时，亦可在皮肤面做平行睑缘的切口。

局部炎症重者或伴淋巴结肿大者，可短期全身应用抗生素。顽固反复发作者，可做脓液细菌培养，结合药敏结果选用合适的抗生素。睑腺炎未成熟或已破溃出脓时，切忌挤压，避免感染扩散，引起蜂窝织炎、海绵窦脓栓等严重并发症。

（二）中医治疗原则

本病以疏风清热利湿，调和营卫为治疗原则。

（三）中医辨证施治

1. 风热客睑证

表现：初起胞睑为局限性肿胀、痒甚、微红，可扪及硬结、有压痛。

舌脉：舌苔薄黄，脉浮数。

治法：疏风清热，消肿散结。

方药：银翘散加减。可去方中淡豆豉，加赤芍、牡丹皮、当归以凉血活血、消肿散结；痒甚者，加桑叶、菊花以助祛风止痒。

2. 热毒壅盛证

表现：胞睑局部红、肿、灼热、硬结渐大，疼痛拒按，有黄白色脓点，或白睛红赤肿胀嵌于睑裂；口渴喜饮，便秘溲赤。

舌脉：舌红苔黄，脉数。

治法：清热解毒，消肿止痛。

方药：仙方活命饮加减。若意在消散硬结，可去方中攻破药物穿山甲、皂角刺。若胞睑红、肿、热、痛甚者，可与五味消毒饮合用，以增强清热解毒之功；大便秘结者，可加大黄以泻火通腑；若发热、恶寒、头痛者，为热重毒深或热入营血，可与犀角地黄汤配合应用，以助清热解毒，并凉血散瘀滞。

3. 脾虚夹实证

表现：病变反复发作，诸症不重，多见于儿童，面色少华，神倦乏力，好偏食，腹胀便结。

舌脉：舌淡，苔薄白，脉细数。

治法：健脾益气，扶正祛邪。

方药：四君子汤加减。可酌加当归、赤芍、山楂、神曲、白芷、防风等以助健脾益气、和血消滞、祛邪固表；若硬结小且将溃者，加薏苡仁、桔梗、漏芦、紫花地丁以清热排脓。

（四）针刺治疗

1. 针刺法　以泻法为主，以疏风清热、消肿止痛为目的。选取太阳、风池、合谷、丝竹空，脾虚者可加足三里、脾俞、胃俞。每天 1 次。

2. 放血法　①耳针疗法：取耳尖点刺放血，有泻热止痛消肿的效果。每天 1 次，每次留针 30 分钟，反复运针 20～30 次，5 次为 1 个疗程。反复发作者，可用王不留行籽贴压，每 3～5 天更换 1 次。②三棱针点刺患眼侧耳尖穴，挤出 8～10 滴血液后，用消毒干棉球压迫止血，并刺风池穴。③眼、肝、脾、耳尖强刺激，留针 20 分钟，期间运针 2 次，每天 1 次。亦可在耳尖、耳背小静脉刺络放血。

3. 针挑法　用于针眼反复发作的患者。于背部肺俞、膏肓俞、肩胛区附近寻找皮肤上的红点或颗粒样小点 1 个或数个，消毒后以三棱针挑破。隔天 1 次，10 次为 1 个疗程。

4. 拔罐疗法　取大椎穴，用三棱针刺出血后拔罐。

5. 艾灸疗法　患眼对侧耳郭上部或患处等用艾卷温灸，以施灸部位有温热感为度。每次灸 10～15 分钟，一般 1 次即可。

（五）饮食疗法

尽量避免食用油腻、辛辣刺激性食物，减少烟酒刺激。食用清淡、易消化的食物，保持大便通畅。注意加强营养，提高机体免疫力。

1. 患处局部表现为红、肿、热、痛，以及口苦、咽干等症状，呈热毒旺盛之证候时，宜选用清热凉血生津之瓜果、蔬菜或多饮水、菜汤等，使其毒热随小便而解。

2. 患处除局部烘热赤痛外，兼见发热、恶寒等全身不适症状时，宜以清淡、易消化吸收食物为主，忌食辛热炙煿、肥甘厚腻之物。

3. 经常反复发作者，多因脾虚气弱所致，平时宜用扶脾益气、养血和营之品，如山药、薏苡仁，以扶正托毒，驱邪外达。

4. 该病治疗应以凉散为原则，选用药食要有助于清热解毒，忌食腥臊发物，如公鸡、鲤鱼、虾、羊肉、猪头肉等，对辛辣煎炸刺激之品亦应忌之。

（六）情志疗法

多休息，保持心情愉快，遵医嘱，按时用药，定期复查。

五、评述与体会

临床上，应注意对睑腺炎患者的观察。本病通常预后良好，但容易复发。反复发作及症状严重者，应密切观察，反复发作的老年患者应警惕睑板腺癌，重症患者要避免发展为蜂窝织炎。对于睑腺炎的治疗，应根据患者的个体化差异，选择最佳的治疗方案。

>>> 参 考 文 献 <<<

1. 葛坚. 眼科学. 北京：人民卫生出版社，2005：122 – 123.
2. 曾庆华. 中医眼科学. 北京：中国中医药出版社，2003：107 – 109.
3. 高忻洙，胡玲. 中国针灸学词典. 南京：江苏科学技术出版社，2010：306.
4. 林琳，战雅莲，李红珠. 灸疗治百病. 北京：科学技术文献出版社，2007.

（罗金花）

第三节　眼睑痉挛

眼睑痉挛（blepharospasm，BSP）是一种临床上常见的眼表疾病，多发于中老年人，是以眼轮匝肌不自主频繁跳动为特征的疾病。痉挛多由一侧眼睑开始，范围扩大，整个面部及颈部肌肉发生抽动时称为 Meiger 综合征。BSP 可分为继发性眼睑痉挛

（secondary blepharospasm，SB）和良性特发性眼睑痉挛（benign essential blepharospasm，BEB）。临床上诊断的眼睑痉挛通常为原发性、特发性和自发性眼睑痉挛，皆属于 BEB。

BEB 多见于 50 岁以上中老年人，女性发病年龄较男性晚 4.7 年。该病平均每年发病率为 0.1%，其中男性为 0.07%，女性为 0.12%，生活在城市地区的人患病风险比生活在不发达地区的人更高。BEB 的治疗方式众多，包括口服西药、肉毒杆菌毒素局部注射、经颅磁刺激、中药内服、针刺治疗、热敷按摩、埋线治疗等。多年来，A 型肉毒毒素治疗为主要的治疗方式，局部注射可改善患者的症状，但长期使用可出现治疗抵抗。口服药物包括奥卡西平、安定类、苯妥英钠和托吡酯等，涉及多种药物类型，单独使用效果欠佳。无论哪种治疗方式，均存在不良反应大、维持时间短、易复发等缺点，因此越来越多的学者研究如何联合治疗，以取得更高的疗效。

BEB 属于中医学"胞轮振跳"范畴，又名"脾轮振跳""目瞤"。本病发于胞睑，病位主要涉及心、肝、脾等，病因病机与气血亏虚有关。中医辨证主要为虚证，以补益心脾、养血熄风为主要治疗原则。胞轮振跳轻者可自愈，重者可采用药物与其他物理治疗方式联合。

一、病因病机

（一）中医病因病机

临床归纳病因病机如下。

1. 肝脾血虚，血虚日久，虚风内动，上扰清窍，致胞睑不自主跳动。

2. 久病或过劳等损伤心脾，心脾亏虚，致气血两虚，筋脉失养，胞睑抽搐跳动。

（二）西医病理改变

BEB 的病理生理学非常复杂，人们对其了解甚少。早期研究使用基于体素的形态测量学来研究灰质异常，发现壳核灰质体积增加，随后的研究也发现，大脑皮层多个区域存在灰质异常。fMRI 和 PET 研究表明，丘脑、脑桥、小脑和感觉运动皮质存在异常。这些数据表明，异常的皮质－纹状体－丘脑环可能与 BEB 的病理生理学有关。

二、临床表现

（一）症状

眼睑不自主跳动，不随意闭合，多为双眼发作，可伴口角部抽动，痉挛的频率和时间不等，劳累后可加重。轻者局限于眼轮匝肌跳动，不影响睁眼，重者睁眼困难，影响视物，痉挛范围扩大，甚至涉及整个面部及颈肩部肌群。

（二）体征

眼部检查可见眼睑跳动，或可伴眉际、面颊跳动。

（三）实验室及其他辅助检查

CT 或 MRI 可排除颅内占位性病变。

三、诊断及鉴别诊断

（一）西医诊断要点

本病老年人多见，可能和基底神经节功能异常有关，多有情绪紧张和疲劳病史。眼部检查　眼睑跳动，不能自控，可伴口角部抽动。

（二）中医辨病要点

胞睑牵掣跳动，不能自主控制，重者振跳频繁，甚至可伴口角牵动。

（三）中医辨证分型

根据中华人民共和国中医药行业标准《中医内科病证诊断疗效标准》，胞轮振跳分为以下 3 个证型。

1. 血虚生风证　辨证要点为胞睑振跳不休，或伴口角牵动，头昏目眩，面色少华，舌淡红，苔薄，脉弦细。肝脾气血亏虚致虚风内动，筋脉失养，虚风上扰清窍致胞轮振跳。血虚不能濡养头面，见头昏目眩，面色少华。

2. 心脾两虚证　辨证要点为胞睑振跳，劳累时加重，可伴怔忡体倦，心烦健忘，纳呆眠差，舌质淡，脉细弱。心脾两虚致气血亏虚，不能濡养筋脉，见胞睑振跳，劳累时加重；心脾两虚，气血生化不足，故见怔忡体倦，心烦健忘，纳呆眠差，舌脉象为心脾两虚之候。

3. 肝风内动证　辨证要点为胞睑振跳，或伴面颊或口角抽动，耳鸣头胀，烦躁易怒，舌红，苔薄，脉弦。阴血亏虚，肝阳上亢，化燥生风，风性善动，则见胞睑振跳，或伴面颊或口角抽动，肝失疏泄，不能通畅气机，见耳鸣头胀，不能调畅情志，见烦躁易怒，舌脉象均为肝风内动之候。

（四）鉴别诊断

1. 半侧面肌痉挛　多为单侧发作，半侧面部痉挛，常与面神经被动脉瘤或肿瘤压迫有关，睡眠中可持续，暂时性神经肌肉阻滞剂有一定疗效。

2. 干眼综合征　干眼综合征中的角膜刺激、痉挛性内翻、倒睫和眼睑炎是可能导致眼睑痉挛反应的因素，如果滴入麻醉滴眼液后病情好转，则诊断为 BEB 的可能性较小。

3. 功能性或癔症性眼睑痉挛　年轻患者（25~40 岁）可能在创伤性情绪事件后出

现不自主痉挛，通常对心理治疗有反应。

四、治疗

（一）治疗原则

明确病因，积极治疗原发疾病，病因治疗和药物治疗无效时，根据患者意愿，可选择手术治疗。

（二）西医常规治疗

BEB 患者首先应排除有无精神方面的异常症状，如果有，精神治疗及生物反馈训练可能有效。西医治疗方式主要包括药物治疗和手术治疗，若患者不能耐受药物，可选择手术等其他治疗方式。

1. 口服西药　目前对于 BEB 的口服药物多属于中枢性药品，由于 BEB 的发病机理尚未完全明确，所以口服西药多属于辅助手段。对于患有面部肌肉活动障碍的帕金森病患者，使用诸如复方卡比多巴/左旋多巴、氯吡格雷或金刚烷胺等多巴胺激动剂治疗可能有效。也有学者使用抗胆碱能/解痉药物进行全身治疗，苯二氮䓬类药物和抗抑郁药虽然也被使用，但疗效不佳。

2. 肉毒杆菌毒素局部注射　多年来肉毒杆菌毒素 A 治疗为主要的治疗方式，在疾病的初级阶段使用，可减缓疾病进展。初始剂量应适中，并可在后续应用中重新调整，注射量取决于痉挛程度和待治疗的肌肉。每个部位的剂量不应超过 0.1 mL，以避免药物扩散到邻近肌肉。毒素应肌内注射，避免皮下注射，导致继发性上睑下垂。

3. 手术治疗　药物治疗无明显疗效的患者可选择手术治疗。选择性面神经划断术疗效确切，但由于神经解剖位置复杂，手术存在增加眼部后遗症的风险。眼周肌肉切开术能有效改善肌肉痉挛，且稳定不易复发，但该方法手术要求较高，容易损伤其他神经及肌肉。

4. 重复经颅磁刺激　重复经颅磁刺激是一种无痛、非创伤性的治疗方法，该方法利用设定好频率的磁信号，作用于大脑相应区域以达到治疗目的。有研究指出该方法能够改善 BEB 症状，但还需大量研究来证明该方法能否产生持久的效果。

（三）中医治疗原则

本病病位在心、肝、脾，治疗应从"心、肝、脾、风、血"论治，治宜补益心脾，养血熄风。

（四）辨证施治

1. 血虚生风证

表现：胞睑振跳不休，或伴口角牵动。头晕目眩，面色少华。

舌脉：舌淡红，苔薄，脉弦细。

治法：养血熄风。

方药：当归活血饮（《审视瑶函》）加减。组成：制苍术10g，当归身10g，川芎5g，薄荷5g，黄芪15g，熟地黄10g，防风5g，羌活10g，炙甘草5g，白芍10g。

方解：方中熟地、白芍、当归共为君药，补血养阴。黄芪为臣药，补脾益气，脾气健运，化生气血，可增强君药的补血作用。川芎、防风祛风散邪。苍术、羌活、薄荷为佐药，疏风散邪，可助川芎、防风祛风之力。甘草补中益气，调和诸药。全方配伍，共奏养血熄风之功，血足则风不生，风去则振跳止。

2. 心脾两虚证

表现：胞睑振跳，劳累时加重。可见怔忡体倦，心烦健忘，纳呆眠差。

舌脉：舌质淡，苔薄，脉细弱。

治法：补益心脾。

方药：归脾汤（《正体类要》）加减。组成：白术10g，党参10g，黄芪20g，当归10g，炙甘草10g，茯神15g，远志5g，酸枣仁10g，木香10g，龙眼肉10g，生姜5g，大枣5g。

方解：方中黄芪、龙眼肉为君药，黄芪甘温，可益气补脾，龙眼肉甘平，既可补脾，又可养心血以安神。党参、白术健脾益气，可助黄芪益气生血。当归为臣药，补血养心，可助龙眼肉养血安神。茯神、酸枣仁、远志具有宁心安神的功效。木香为佐药，理气醒脾，与益气健脾药配伍，使得全方补而不滞，滋而不腻。炙甘草补气调中，姜、枣调和脾胃，以资化源。全方共奏补益心脾，益气养血之功。

3. 肝风内动证

表现：胞睑振跳，或伴面颊或口角抽动。耳鸣头胀，烦躁易怒。

舌脉：舌红，苔薄，脉弦。

治法：平肝熄风。

方药：三甲复脉汤（《温病条辨》）加减。组成：炙甘草15g，干地黄15g，白芍15g，麦门冬10g，阿胶10g，火麻仁10g，生牡蛎15g，生鳖甲10g，生龟甲10g。

方解：方中阿胶滋阴养液，善于熄内风。地黄、白芍、麦门冬柔肝滋阴。龟板、牡蛎、鳖甲滋阴潜阳，善于止抽搐。炙甘草补心气以复脉，配伍白芍，酸甘化阴，增强滋阴熄风之力。火麻仁养阴润燥，助龟板、牡蛎、鳖甲滋阴潜阳。诸药配伍，共奏平肝熄风之功。

（五）针刺治疗

本病可用针刺疗法，常用穴位：攒竹、四白、头维、血海、三阴交、丝竹空、足三里（表5-3-1），留针15~30分钟，每天或隔天1次。

表5-3-1　眼睑痉挛针刺治疗常用穴位

穴名	取穴	释义
攒竹 BL2	眉头凹陷中，额切迹处	足太阳膀胱经；功效：祛风通络，清热明目
四白 ST2	面部，眶下孔处	足阳明胃经；功效：祛风明目，通经活络
头维 ST8	额角发际直上0.5寸，头正中线旁开4.5寸	足阳明胃经、足少阳胆经、阳维脉之交会穴；功效：除风，祛邪，明目
血海 SP10	髌底内侧端上2寸，股内侧肌隆起处	足太阴脾经；功效：化血为气，运化脾血
三阴交 SP6	内踝尖上3寸，胫骨内侧缘后际	足太阴脾经；功效：活血祛风，健脾利湿
丝竹空 TE23	眉梢凹陷处	手少阳三焦经；功效：祛风，明目，通络
足三里 ST36	犊鼻下3寸，胫骨前嵴外1横指处，犊鼻与解溪连线上	胃下合穴；功效：健脾益胃，补益气血

（六）中医适宜技术

穴位埋线也有一定疗效，选取丝竹空、攒竹、鱼腰、四白、太阳、合谷、三阴交、太冲、足三里等，每隔20天1次，1次1个疗程，可治疗3个疗程。临床上也可采用热敷按摩，2次/天，轻柔按摩眼睑及眼眶。

（七）饮食疗法

饮食方面应注意清淡饮食，减少摄入易导致病情加重的食物，如烟酒、辛辣食物、油腻腥膻食物等；可多摄入优质蛋白、维生素、纤维素和矿物质等，保持营养的均衡，适当饮水，有利于大便的通畅。

（八）情志疗法

由于眼睑痉挛病程长，症状明显，给日常生活、工作等造成不良影响，故而易使患者出现焦虑、紧张、抑郁、悲观、急躁等心理问题，故在治疗时应做好心理护理工作。多与其交流和沟通，解答患者的疑问，消除其心理顾虑，使其端正态度，积极面对疾病，配合治疗。

五、评述与体会

在临床上，并不是所有的眼睑痉挛都需要干预治疗，有些患者可自行好转。对于眼睑痉挛的治疗，药物治疗疗效不佳，肉毒杆菌毒素局部注射为首选治疗方式。在使用肉毒杆菌毒素局部注射治疗时，应特别注意剂量，注射后不要按摩，让药物自行吸收。除西医治疗外，中医治疗也有不错的疗效，值得推荐。

<h2>参 考 文 献</h2>

1. HALLETT M. Blepharospasm：recent advances. Neurology，2002，59(9)：1306 - 1312.

2. SUN Y，TSAI P J，CHU C L，et al. Epidemiology of benign essential blepharospasm：anationwide population-based retrospective study in Taiwan. PLoS One，2018，13(12)：e0209558.

3. HWANG C J，EFTEKHARI K. Benign essential blepharospasm：what we know and what we don't. Int Ophthalmol Clin，2018，58(1)：11 - 24.

4. 胞轮振跳的诊断依据、证候分类、疗效评定——中华人民共和国中医药行业标准《中医内科病证诊断疗效标准》. 辽宁中医药大学学报，2018，20(2)：217.

（姚小磊）

<h1>第四节　上睑下垂</h1>

上睑下垂是一种常见的眼科疾病，主要以单侧或双侧上眼睑下垂为特征，可由上睑提肌和 Müller 肌的无力引起，也可由支配肌肉的神经功能失常引起。上睑下垂在所有年龄中都很普遍，在成年人群中的发病率为 4.7%～13.5%，发病率随着年龄的增长而增加。按照发病年龄可分为先天性上睑下垂和获得性上睑下垂。获得性上睑下垂按照病因可分为肌源性上睑下垂、腱膜性上睑下垂、神经性上睑下垂、机械性上睑下垂、外伤性上睑下垂和假性上睑下垂。

上睑下垂的治疗因病因而异，在某些情况下，如重症肌无力，系统治疗可纠正上睑下垂。大多数情况下，上睑下垂患者需要通过手术矫正。在轻度患者中，应定期对患者进行病情进展监测。在儿童中，早期诊断可以预防弱视。在成人中，上睑下垂可能是威胁生命或导致视力丧失的疾病先兆。

上睑下垂在中医学中属于"上胞下垂"范畴，又名"侵风""眼睑下垂""胞衣""睢目"，严重者称为"睑废"，见于《眼科菁华录·卷上·胞睑门》。本病病位在肝、脾、肾，多属虚证，治宜补脾升阳。本病若因先天所致，药物治疗效果不佳，宜手术治疗；若因后天所致，宜内服中药，同时配合针灸治疗。

一、病因病机

（一）中医病因病机

对于胞睑下垂这一疾病，各大医家都有不同的观点和看法，其中主要的病因病机如下。

1. 脾气亏虚，中气不足，升阳无力，上胞提举无力。

2. 脾虚湿盛，聚而生痰，睑肤腠理开而受风，风邪客睑，风痰阻络，皮肤缓纵垂覆于目。

3. 命门火衰，先天不足，胞睑发育不全，不能升举。

（二）西医病理改变

先天性上睑下垂多为动眼神经核或上睑提肌发育不良，肌肉纤维功能异常，常染色体显性或隐性遗传。腱膜性上睑下垂是由于睑板提肌腱膜脱垂或裂开所致，患者可能出现上眼睑皱褶升高或缺失。神经源性上睑下垂多由影响神经肌肉接头、颅神经、脑干和交感神经节的神经系统疾病引起。机械性上睑下垂常继发于眼睑损伤，导致上睑重量过大，可由多种原因造成，包括感染、炎症和肿瘤等，这些疾病可通过体检和病史诊断出来。外伤性上睑下垂通常是继发于眼眶或面部创伤所致的肿胀和炎症增加。假性上睑下垂不是真正的上睑下垂，不是由眼睑的任何病理学改变引起，而是继发于眼球或周围皮肤异常，如皮肤松弛症、小眼症、无眼症和眼球结核等。

二、临床表现

（一）症状

1. 先天性上睑下垂可分为轻度、中度和重度。轻度上睑遮盖超过角膜上缘 3 mm，中度遮盖角膜 1/2，重度遮盖角膜超过 1/2，甚至全部角膜，重度患者可出现下巴向上、眉毛抬高的姿势，以额肌代偿上睑提肌的功能，患侧额部皮肤有明显横纹为主要表现。

2. 后天获得性上睑下垂多有与之相关的病史和其他症状。肌源性上睑下垂中，重症肌无力患者眼轮匝肌亦可被累及，早晨症状轻微，随后加重，可有复视。神经源性上睑下垂中，完全性第三神经麻痹的患者通常会有明显的上睑下垂和眼肌麻痹，可能导致复视，受影响的眼睛将出现在典型的"向下和向外"位置，瞳孔中度扩张且不活跃。Horner 综合征患者颈交感神经被压迫，使 Müller 肌麻痹，发生上睑下垂，一般下垂程度不超过 2 mm。假性上睑下垂患者皮肤松弛，眼睑皮肤下垂遮盖睑缘。

（二）体征

双眼自然睁开向前平视，上眼睑下垂遮盖角膜，有不同程度的睑裂变窄，可见张口扬眉，日久额部皮肤皱起。检查者拇指紧压眉弓，嘱患者上视，上睑抬举困难。

（三）实验室及其他辅助检查

上睑下垂患者应接受全身系统和神经系统检查，要注重视力和视野，眼底镜检查、眼外和面部运动及其他颅神经功能，可压眉弓测试上睑提肌功能，睑缘活动度 4 mm 以下提示肌力较差，5～7 mm 为中等，8 mm 以上为良好。一般情况下，患者应进行眼部检查，特别注意前房炎症。另外应检查眼睑是否对称、粗糙、可见损伤、增厚、变色和不自主运动及皮肤折痕的位置。还应注意眼睑在眼球运动期间的行为。通过要求患者在仰视下保持固定 60 秒，然后立即重新测量眼睑裂，可以找到疲劳的证据。眼肌型重症肌无力患者，甲基硫酸新斯的明 0.5 mg 皮下或肌肉注射后 15～30 分钟，可见上睑下垂症状减轻。

三、诊断及鉴别诊断

（一）西医诊断要点

1. 病史　多有眼睑病变或其他神经系统病变。

2. 眼部检查　双眼向前平视，上睑遮盖角膜上缘超过 2 mm，睑裂变窄。紧压眉弓时，上睑抬举困难，可伴仰头、眉毛高耸等特殊姿势。单侧上睑下垂者，可伴其他眼外肌麻痹、斜视、复视、瞳孔散大等症状。双侧上睑下垂者，朝轻暮重，劳累后加重，新斯的明试验阳性者，可能为重症肌无力。

（二）中医辨病要点

上胞无力不能抬举，睑裂变窄，遮盖部分或全部瞳神。

（三）中医辨证分型

根据中华人民共和国中医药行业标准《中医内科病证诊断疗效标准》，将上睑下垂分为 3 个证型。

1. 脾气虚弱证　辨证要点为上胞抬举无力，遮盖瞳神，朝轻暮重，劳累后加重，甚者眼珠转动不灵，视一为二，伴神疲乏力，纳差，甚至吞咽困难。舌淡苔薄，脉弱。脾虚清阳不升，午后阳气渐弱或劳累伤津耗气，致使上胞抬举无力，朝轻暮重，舌脉为脾气虚弱之象。

2. 风邪袭络证　辨证要点为上胞下垂，起病突然，多伴目珠转动失灵，目偏视，视一为二，眉额酸胀。舌红，苔薄，脉弦。睑肤腠理开而受风，风邪客睑，阻滞脉络，眼睑失养，故上胞下垂起病突然，目珠转动失灵，目偏视，视一为二，眉额酸胀。舌脉为风邪袭络之象。

3. 先天不足证　辨证要点为多自幼单侧或双侧上胞下垂，常与遗传有关。命门火衰，先天不足，胞睑发育不全，故胞睑不能升举。

（四）鉴别诊断

1. **霍纳综合征**　是后天形成的，它的特点是不仅有单侧上眼睑下垂，也包括下眼睑下垂（即下眼睑边缘轻度隆起）、同侧瞳孔缩小、面部无汗。苯肾上腺素或安普乐定对瞳孔有扩张反应。

2. **重症肌无力**　上睑下垂也可能是重症肌无力的早期症状，重症肌无力可能伴有外眼肌麻痹，可为单侧或双侧出现，晨轻暮重，症状随着疲劳而恶化，可以通过冰水试验或新斯的明试验的阳性反应（上眼睑抬高）识别。

3. **上眼睑下肿块**　评估眼周皮肤和软组织对于识别或排除上眼睑下肿块引起的继发性上睑下垂至关重要。应检查患者是否有可疑病变，如鳞状细胞癌，或皮肤下不寻常的肿块。泪腺肿块也可表现为上睑下垂，泪腺肿块的潜在病因包括淋巴瘤、腺样囊性癌或多形性腺瘤，所有这些都需要在手术前进行检查。

四、治疗

（一）治疗原则

上睑下垂的治疗应首先明确病因，治疗原发疾病，当药物治疗无效时，再考虑手术治疗。然而对于大多数上睑下垂患者，手术可能是唯一有效的治疗方式。

（二）西医常规治疗

1. **先天性上睑下垂**　主要治疗方式为手术治疗，手术应推迟到患者 4～5 岁，此时患者肌肉更大也更易配合，若伴弱视严重，应尽早手术治疗。手术方式宜选择上睑提肌缩短，切口分为皮肤切口和结膜切口两种，近年来主张联合手术切口进行上睑提肌缩短。当上睑提肌肌力较弱达不到要求时，可选择额肌悬吊术或者阔筋膜悬吊术。此类老年患者，往往是一直未治疗，到了 60 岁以后，病变加重。

2. **获得性上睑下垂**　根据病因进行治疗，必要时行手术治疗。对于伴有干眼的患者，或手术可能导致慢性角膜暴露的患者，不建议进行手术治疗。为上睑下垂患者选择最合适的手术方式，应研究两个临床特征：上睑提肌的功能和上睑下垂的严重程度。按手术技术可分为 3 组：额肌悬吊术、提上睑肌前入路和 Müller 肌后入路。

（三）中医治疗原则

本病病位在肝、脾、肾，多属虚证，治疗重在治脾，补脾升阳，阳气升则胞睑举。

（四）辨证施治

1. 脾气虚弱证

表现：上胞抬举无力，遮盖瞳神，朝轻暮重，劳累后加重，甚者眼珠转动不灵，视一为二。神疲乏力，纳差，甚至吞咽困难。

舌脉：舌淡苔薄，脉弱。

治法：补中健脾，升阳益气。

方药：补中益气汤（《内外伤辨惑论》）加减。组成：黄芪15 g，人参（党参）15 g，白术10 g，炙甘草15 g，柴胡12 g，当归10 g，陈皮6 g，升麻6 g，生姜9片，大枣6枚。

方解：方中黄芪味甘微温，为君药，入脾肺经，补中益气，升阳固表。配伍人参、炙甘草、白术为臣药，以健脾益气。当归、陈皮共为佐药，当归养血和营，助人参、黄芪补气养血之功；陈皮理气和胃，使诸药补而不滞。升麻、柴胡共为佐使，升阳举陷，以助黄芪升提下陷之中气，炙甘草调和诸药，全方共奏补中健脾、升阳益气之功，阳气升则胞睑举。

2. 风邪袭络证

表现：上胞下垂起病突然，多伴目珠转动失灵，目偏视，视一为二，眉额酸胀。可伴头痛、发热。

舌脉：舌红，苔薄，脉弦。

治法：祛风化痰，疏经通络。

方药：正容汤（《审视瑶函》）加减。组成：羌活10 g，防风15 g，秦艽15 g，僵蚕10 g，生姜15 g，半夏15 g，白附子15 g，胆南星15 g，木瓜20 g，松节20 g，甘草10 g。

方解：方用羌活、防风、生姜祛散风邪，羌活、秦艽、防风、白附子、胆南星、僵蚕、木瓜、甘草解经脉挛急，通调所滞之痰，松节舒筋通络利湿，防其血滞。全方共奏祛风化痰，疏经通络之功。

3. 先天不足证

表现：多自幼单侧或双侧上胞下垂，常与遗传有关。

治法：温补肾阳，填精补血。

方药：右归饮（《景岳全书》）加减。组成：熟地9 g，山药（炒）6 g，山茱萸3 g，枸杞6 g，炙甘草6 g，杜仲6 g，肉桂6 g，制附子9 g。

方解：方中熟地为君药，滋肾填精。山药、肉桂、山茱萸、附子共为臣药，山药健脾补肾益精，肉桂补命门不足，益火消阴，山茱萸补肝肾，涩精气，附子峻补元阳，益火之源。枸杞、杜仲共为佐药，枸杞滋养肝肾，补虚填精，杜仲养肝肾，壮筋骨，益精气。炙甘草为使药，调和诸药，温中健脾。诸药配伍，阴中求阳，共奏温补肾阳，填精补血之功。

（五）针刺治疗

上睑下垂可针刺辅助治疗，常用主穴：百会、阳白、攒竹、上星、丝竹空、鱼腰、风池（表5-4-1）。

表5-4-1　上睑下垂针刺治疗常用主穴

穴名	取穴	释义
百会 GV20	头顶正中线与两耳尖连线的交叉处，穴居巅顶	督脉；功效：升阳举陷，益气固脱
阳白 GB14	目正视，瞳孔直上，眉上1寸	足少阳胆经；功效：升举阳气
攒竹 BL2	眉头凹陷中，额切迹处	足太阳膀胱经；功效：祛风通络，清热明目
上星 GV23	前发际正中直上1寸	督脉；功效：清热散风，通窍明目
鱼腰 EX-HN4	额部，瞳孔直上，眉毛中	经外奇穴；功效：镇惊安神，疏风通络
丝竹空 TE23	眉梢凹陷处	手少阳三焦经；功效：祛风，明目，通络
风池 GB20	枕骨下，胸锁乳突肌与斜方肌上端之间凹陷处	足少阳胆经；功效：祛风解表，益气温阳，活血通经

（六）饮食疗法

忌食辛辣刺激性及肥甘厚腻食物，不饮酒，调整脾胃功能，保持二便通畅。若患者已行手术治疗，应进食新鲜蔬菜水果及营养易消化的食物，保持大便通畅，避免因大便用力造成伤口裂开。

（七）情志疗法

患者因容貌缺陷、视力障碍，存在着极强的自卑心理，内心有强烈的求医欲望。应主动与患者沟通，进行心理疏导，讲解治疗方式及预后，使其正确对待自己的疾病。

五、评述与体会

临床上睑下垂不难诊断，主要是明确造成上睑下垂的病因，积极控制原发疾病特别重要。对于先天性的上睑下垂，药物治疗及其他治疗方式疗效并不明显，手术治疗是首选治疗方式，也是本病的主要治疗方式。手术治疗后，要注意积极控制并发症，额肌瓣悬吊术式在治疗中排斥反应小，愈合较为良好，术后恢复较快，且此类手术操作相对简便，可避免术后皱额头及抬眉的影响，值得推荐。若患者或家属不愿意接受手术治疗，推荐中医特色疗法，如针灸配合中药治疗。上睑下垂可致患者焦虑、自卑，须及时给予心理疏导。目前很多老年患者也同样追求容貌的美观。

>>> 参 考 文 献 <<<

1. BACHARACH J, LEE W W, HARRISON A R, et al. A review of acquired blepharoptosis: prevalence, diagnosis, and current treatment options. Eye (Lond), 2021, 35(9): 2468-2481.

2. PATEL K, CARBALLO S, THOMPSON L. Ptosis. Dis Mon, 2017, 63(3): 74-79.

3. 上胞下垂的诊断依据、证候分类、疗效评定——中华人民共和国中医药行业标准《中医内科病证诊断疗效标准》. 辽宁中医药大学学报, 2018, 20(7): 206.

4. DIAZ-MANERA J, LUNA S, ROIG C. Ocular ptosis: differential diagnosis and treatment. Curr Opin Neurol, 2018, 31(5): 618-627.

（姚小磊）

第五节　倒睫和睑内翻

倒睫与睑内翻是常见的眼睑疾病，属眼睑位置异常。睑内翻达到一定程度后，睫毛甚至睑缘外皮会对眼球和角膜造成刺激。倒睫通常因睑内翻而继发，如睑缘炎，特别是溃疡性睑缘炎所致局部毛囊瘢痕收缩，从而导致倒睫；老年性下睑内翻倒睫在临床中较为常见，儿童也会出现先天性下睑内翻。此外，眼睑赘皮等也可导致倒睫。倒睫的常见临床症状为眼部异物感、疼痛感强烈、经常性流泪等，长期异物刺激会导致角膜炎症浸润、结膜充血、角膜浅层混浊、新生血管生长、角膜上皮角化，甚至形成角膜溃疡，从而导致失明。

倒睫的治疗有多种选择，主要目的是消除异常睫毛并提高患者的舒适度。临时措施包括眼部润滑剂、隐形眼镜和机械脱毛。其他治疗手段包括双极电解、射频消融、冷冻疗法、激光消融和外科手术等。本病经手术治疗可以治愈，但远期效果欠佳，存在复发可能。

倒睫，中医称之为"倒睫拳毛"，多因椒疮经久不愈，胞睑瘢痕挛缩内翻所致。是以睫毛倒长、内刺眼珠、畏光流泪为主要表现的外障类疾病。《眼科金镜》记载："倒睫拳毛之症，由弦紧皮松，故拳毛倒入刺睛，沙涩难开，扫成云翳，眼胞赤烂，痒而兼疼。"本病病位主要在脾胃，并与五脏相关。中医总以调中祛邪、通畅气血为主，使脾胃得以运化，水谷精微得以化生，胞睑得以濡养而饱满，则可减少本病的发生。

一、病因病机

（一）中医病因病机

睫毛附生于睑弦上，受胞睑的濡养，如土地中的树苗，受大地的滋养得以茁壮成长。五轮学说中，胞睑属肉轮，脾主肌肉，胃主受纳，脾胃为后天之本，气血生化之源，可将五脏精气、水谷之气转为精微之物。故胞睑得以五脏精气所化之水谷精微的濡养，方能肌肉不削，饱满充实。故有云："五轮者，皆五脏之精气所发。"因此，倒睫拳毛与脾胃关系密切，并与五脏相关。

历代多数医家认为此病主要为脾胃湿热内蕴所致，《审视瑶函》将此病归入脾病中，亦说明此病以脾家为主，并指出此病病因为"或酒或欲，或风霜劳苦，全不禁忌。"

《眼科金镜》记载："此乃脾热肝风合邪所致。"而《秘传眼科龙木论》中指出："此眼初患之时，皆因肝家受热，膈内风虚，眵多泪出。"肝开窍于目，脾热与肝风合而为病，亦能导致本病的发生。

（二）西医病理改变

倒睫因毛囊周围瘢痕收缩所致。凡能引起睑内翻的均能造成倒睫，其中以沙眼常见，特别是瘢痕性沙眼。此外，睑缘炎、睑腺炎、烧伤、外伤、手术等，均可通过瘢痕的形成，改变睫毛方向，使睫毛倒长。

二、临床表现

（一）症状

主要症状表现为自觉畏光、流泪、持续性异物感、刺痛、眼睑痉挛等。

（二）体征

睫毛刺激角膜可引起外伤性浅层点状角膜炎，角膜上皮脱落，荧光素染色可见角膜上皮点状着染，长期摩擦刺激角膜，可出现角膜混浊或继发感染角膜溃疡、血管新生、角膜白斑等，严重者影响视力致失明。

（三）实验室及其他辅助检查

本病诊断简单，在裂隙灯下即可观察、诊断。

三、诊断及鉴别诊断

（一）西医诊断要点

1. 病史　本病多发生于老年人，可有沙眼、睑缘炎、睑腺炎、睑外伤等病史。

2. 眼部检查　肉眼即可诊断，睑内翻、睫毛倒长，伴有异物感、眼红眼痛等自觉症状。

（二）中医辨病要点

倒睫拳毛多为实证。

1. 常为椒疮、睑缘赤烂等后遗症而来。

2. 自觉眼内沙涩不适，羞明难睁，眵泪相兼，拭擦不已，或痛或痒，时轻时重。可见眨眼或侧头睥睨。

3. 胞睑内翻，难于翻转，睫毛向内倒入，或生于上睑，或生于下睑，轻者一根或数根，称之为倒睫；重者整排倒入，称之为睑内翻；甚至上下睑睫毛均整排倒入，刺扫眼珠。久之则白睛红赤，黑睛生翳，影响视力。

（三）中医辨证分型

1. 脾经风热证　辨证要点为睫毛倒长，磨涩疼痛，羞明流泪，白睛红赤，舌质红，苔薄黄，脉浮数。

2. 脾胃湿热证　辨证要点为胞睑湿烂，睫毛倒入，磨涩难睁，泪粘多眵，可兼见脘腹痞闷，舌苔黄腻，脉濡数。

3. 脾气亏虚证　辨证要点为胞睑松弛，睫毛倒入，羞明流泪，食少倦怠，舌淡，脉弱。

（四）鉴别诊断

睑内翻肉眼即可确诊，不难鉴别。倒睫易与乱睫、双行睫相混淆。

1. 乱睫　结膜长得较杂乱，有些睫毛可能会向内生长，刺激角膜、结膜，出现瘢痕型结膜炎、角膜炎。

2. 双行睫　长出一行正常的睫毛后，在内侧又长出一排或者几根睫毛，也会刺激角膜和结膜。

四、治疗

（一）治疗原则

倒睫及睑内翻的治疗原则为矫正睑内翻，纠正睫毛生长方向，纠正其对角结膜的机械损害及炎症刺激。

（二）西医常规治疗

1. 拔睫毛法　对于少数倒睫毛可用拔睫毛镊子拔除，但拔除后不久又会再生。

2. 电解法　为避免倒睫再生，可用电解法破坏毛囊，以减少睫毛再生机会。

3. 手术　数多或密集的倒睫，乃由瘢痕性睑内翻引起，可行睑内翻矫正术。

（三）中医治疗原则

倒睫拳毛与脾胃气血等相关，配合中医汤药内治，扶正祛邪，可综合提高治疗效果。总以调中祛邪、通畅气血为主，使脾胃得以运化，水谷精微得以化生，胞睑得以濡养而饱满，则可减少本病的发生。"正气存内，邪不可干"，则风热等外淫之邪难以上攻目窍，风火难以相煽，而不致倒睫拳毛。若风热之邪上犯，体内脾胃、肝经积热，则应以疏散风热、清热凉血为主。老年性睑内翻倒睫患者亦有脾气亏虚，胞睑约束睫毛无力所致者，治宜补脾益气。

（四）辨证施治

1. 脾经风热证

表现：睫毛倒长，伴有眼部异物感。可见口干、口渴等症状。

舌脉：舌质红，苔薄黄，脉浮数。

治法：疏风清热。

方药：密蒙花散加减。组成：密蒙花、羌活、菊花、石决明、木贼、黄柏、蒺藜、黄芩、蔓荆子、青葙子、枸杞子各10 g。

方解：全方以密蒙花为君，菊花、蒺藜、蔓荆子、木贼及青葙子等药物为臣，疏风清热、清肝明目；黄柏、黄芩清热祛湿，配合枸杞子补益肝肾。全方共奏疏风清热之功。

2. 肝胆湿热证

表现：眼睑倒生，伴有眼部异物感。可见口干口苦、大便臭秽、小便短赤等症状。

舌脉：舌红，苔黄腻，脉数。

治法：疏风清热祛湿。

方药：龙胆泻肝汤加减。组成：龙胆草12 g，黄芩、栀子、泽泻、木通各10 g，当归、生地黄、柴胡、生甘草各6 g，车前子20 g。

方解：本方清肝胆实火，泻下焦湿热。方中龙胆草大苦大寒，能上清肝胆实火，下泻肝胆湿热，为君药。黄芩、栀子苦寒，泻火解毒，燥湿清热，用以为臣，以加强君药清热除湿之功。湿热壅滞下焦，故用渗湿泄热之车前子、木通、泽泻，导湿热下行，用以为佐。用生地黄养阴，当归补血，使祛邪而不伤正；柴胡疏畅肝胆，引诸药归于肝胆之经。

3. 脾气亏虚证

表现：睫毛倒长，伴有眼部异物感。可见疲劳无力、胃口不佳等症状。

舌脉：舌淡，苔薄白，脉细弱。

治法：补脾益气。

方药：补中益气汤加减。组成：黄芪15 g，党参12 g，白术、当归各10 g，陈皮、炙甘草各6 g，升麻、柴胡各3 g。

方解：本方治证为脾胃气虚。方中主药黄芪补中益气，升阳固表；辅以人参、白术、甘草益气健脾；佐以陈皮理气和胃，当归补血活血，取其补而不滞，气血相生；使以升麻、柴胡升清举陷。诸药合用，共奏补中益气，升阳举陷之功效。

（五）针刺治疗

倒睫常规针刺治疗以三棱针点刺放血法为主。东垣云："眼生倒睫拳毛，而两目紧急，皮缩之所致也，盖内伏热攻阴气外行，当去其内热并火邪，眼皮缓则眼毛立出，翳膜立退。用手攀出内睑向外，速以三棱针出热血，以右手拇指迎合针锋"。常用穴位为丝竹空。

（六）中医适宜技术

《眼科金镜》《审视瑶函》推崇各种外用膏药，如紧皮膏、五灰膏、起睫膏、金石斛膏等。当弦紧皮缓，拳毛倒刺，扫成云翳，汤剂配合紧皮膏、金石斛膏疗效较佳。紧皮膏：石燕一对，煅石榴皮、五倍子各两钱，黄连、明矾各一钱，刮铜绿五分，正阿胶、鱼胶、龟胶各三钱，以上六味共为末，用水四碗入铜勺内，文火煎熬，以槐柳枝搅为糊，入胶成膏，方入冰、麝各三分搅匀，瓷器收贮。将新笔涂上下眼皮，每天涂三五次，干了再涂，毛自出矣。凉天可行此法，三日见效。金石斛膏：金石斛一两，川芎一两，入砂锅或铜锅，文火熬百沸，去滓，再入锅内细火熬成膏，涂上下眼弦。亦治皮缓弦紧之症。

《奇效简便良方》记载："木鳖子一个（去壳），为末，绵裹塞鼻中（左眼塞右，右眼塞左），一二夜愈。或五倍子末，蜜调敷眼皮上。"可以治疗本病。

（七）饮食疗法

患病期间饮食宜以清淡食物为主，忌食辛辣刺激性及肥甘厚腻食物，不饮酒，调整脾胃功能，保持大便通畅，以防影响药效的发挥。

可以作为饮食治疗的药膳有雪梨鱼腥草。配料：梨200 g，鱼腥草100 g（鲜者250 g），冰糖适量。制作及食法：生梨洗净去核切块，鱼腥草加水600 mL烧开后改为文火煎20分钟，弃药渣，加梨、冰糖，文火炖至梨烂即可食用，每天2次，连服5天。功能：清肝明目、清热解毒，滋阴降火，对一切肺胃实热证均有效。

（八）情志疗法

患者要注意避免情绪激动，保持心情愉快和畅，遵医嘱，定期复查，按时服药。

五、评述与体会

临床上，轻中度倒睫常用中医汤药配合消炎滴眼液效果较好，对于重度倒睫，患者已有角膜擦伤并产生云翳，应尽快行手术治疗，减轻对视力的影响，术后可用中药调理，忌风寒日月光及烟火房室五辛，防止复发。张怀安根据前人的经验，结合临床，常采用祛风清热、泻火解毒、清热利湿、化痰散结、凉血散瘀、养血熄风、升阳益气、温补脾肾八法治疗胞睑疾病，疗效甚佳。在临床上可辨证施治。

>>> 参 考 文 献 <<<

1. FERREIRA I S, BERNARDES T F, BONFIOLI A A. Trichiasis. Semin Ophthalmol, 2010, 25(3): 66 – 71.

2. FEA A, TURCO D, ACTIS A G, et al. Ectropion, entropion, trichiasis. Minerva Chir, 2013, 68(6): 27 – 35.

3. 张鸽, 高天雨, 王素萍. 浅谈中医之拳毛倒睫. 光明中医, 2018, 33(22): 3306 – 3308.

4. 温利辉, 王俊, 詹磊, 等. 倒睫的治疗方式及进展. 医学综述, 2013, 19(3): 464 – 466.

（姚小磊）

第六节　睑外翻

　　睑外翻是睑缘离开眼球、向外翻转的异常状态。轻者睑缘与眼球分离，重者暴露睑结膜，甚至眼睑全部外翻。临床睑结膜常不同程度地暴露在外，常合并睑裂闭合不全。根据患者的病史及临床表现，易于诊断。

　　睑外翻可以分为麻痹性睑外翻、老年性睑外翻、瘢痕性睑外翻和先天性睑外翻。对于存在原发疾病者，需要针对原发病进行治疗。若长时间睑外翻无法恢复者，需通过药物治疗保护角膜、结膜；必要时需要通过手术治疗重建组织结构，恢复眼睑的正常生理位置和功能，避免出现严重角膜病变。睑外翻的预后与其症状严重程度及治疗时机相关，轻症患者多预后较好。眼睑外翻严重，且得不到及时治疗的患者，可能出现严重的角膜炎症甚至溃疡，预后不佳。

　　睑外翻属中医胞睑病范畴。五轮学说中，其病位在肉轮，属脾胃。脾胃湿热、复感风邪，肝风内动、肝郁乘脾，皆可导致本病的发生。中医治疗主要以祛风为先，结合病证，佐以除湿、清热、祛痰、健脾、益气之法。方证对应，方能取效。对于难治性的睑外翻，需要结合手术方式，中西医结合，以增强疗效。

一、病因病机

（一）中医病因病机

睑外翻在中医学中属"胞睑外翻""风牵出睑""脾翻粘睑"等范畴，病因病机如下。

1. 胞睑内应脾胃，脾胃湿热上蒸，气血瘀滞，复感风邪，风牵睑出，故睑皮外翻。
2. 肝风内动，挟痰阻络，外急内弛，风牵睑出。

（二）西医病理改变

1. 瘢痕性　由于眼睑外伤、烧伤、眼睑溃疡、眶骨骨髓炎或睑部手术不当等，所造成的皮肤瘢痕牵引所致。

2. 痉挛性　由于眼睑皮肤紧张，眶内容物充盈，眼轮匝肌痉挛压迫睑板上缘（下睑的睑板下缘）所致。常见于患泡性角结膜炎的小儿，或高度眼球突出的患者。

3. 麻痹性　仅见于下睑，由于面神经麻痹，眼轮匝肌收缩功能丧失，下睑依其本身的重量下垂而形成外翻。

4. 老年性　仅见于下睑，由于老年人的眼轮匝肌功能减弱，眼睑皮肤及外眦韧带较松弛，使睑缘不能紧贴眼球，终因下睑本身重量下坠而外翻。加上外翻引起的溢泪、慢性结膜炎，患者频频向下擦泪，加剧了外翻的程度。

二、临床表现

（一）症状

常见症状有眼睑外翻、溢泪。

（二）体征

1. 轻度　仅有睑缘离开眼球，但由于破坏了眼睑与眼球之间的虹吸作用而导致溢泪。

2. 重度　睑缘外翻，部分或全部睑结膜暴露在外，使睑结膜失去泪液的湿润，最初局部充血，分泌物增加，久之干燥粗糙，高度肥厚，呈现角化。下睑外翻可使泪点离开泪湖，引起溢泪。更严重时，睑外翻常有眼睑闭合不全，使角膜失去保护，角膜上皮干燥脱落，易引起暴露性角膜炎或溃疡。

（三）实验室及其他辅助检查

眼的一般检查即可诊断，主要为裂隙灯下眼附属器和眼前段检查。

三、诊断及鉴别诊断

（一）西医诊断要点

1. **病史**　睑外翻多发生于老年人，可伴外伤、神经系统疾病等病史。

2. **视力**　睑外翻致眼睑不能完全闭合影响角膜者，可致视力下降，甚至失明。

3. **眼部检查**　轻度睑外翻患者往往表现为睑缘与眼球分离，泪小点和眼球不能完全贴合，导致睫毛外翻，常伴有流泪、结膜干燥角化、睑缘糜烂变形、睫毛生长错乱，甚至出现脱落等症状。重度睑外翻患者除上述表现外，还可能出现角膜溃疡、白斑等症状，甚至失明。

（二）中医辨病要点

风牵睑出多由胃经积热，肝风内动，以致风痰湿热上攻，气滞血壅所致。由于睑弦翻转，眼睑不能闭合，患者常感眼部干燥涩痛，甚至发生角膜炎。多发于下睑。

（三）中医辨证分型

1. **脾胃湿热复感风邪**　辨证要点为下胞睑外翻，睑内红赤，白睛干燥，眵泪俱多。全身可有胸闷脘痞，食少倦怠，大便溏泄，小便短赤等症状。舌红，苔黄腻，脉滑数。

2. **肝风内动**　辨证要点为胞睑外翻，突然发生。久则白睛干燥发红，黑睛混浊生翳，泪出汪汪。常伴有手足不利，步态不稳，口眼㖞斜，舌红，苔薄黄，脉弦细。

（四）鉴别诊断

老年性睑外翻是由于老年人眼轮匝肌功能减弱，内外眦韧带松弛，对睑板的压力减弱，眼睑因重力作用而外翻，主要见于下眼睑。须与麻痹性睑外翻和瘢痕性睑外翻进行鉴别。

1. **麻痹性睑外翻**　麻痹性睑外翻也见于下睑，是由于面神经麻痹后，眼轮匝肌收缩功能丧失，下睑因重力作用而导致的外翻。

2. **瘢痕性睑外翻**　瘢痕性睑外翻是眼睑皮肤由于外伤、炎症的原因遗留瘢痕，瘢痕收缩牵拉导致的睑外翻。

四、治疗

（一）治疗原则

睑外翻治疗原则为矫正睑外翻，保护角膜及眼内容物。

（二）西医常规治疗

1. **瘢痕性**　睑外翻须手术治疗，游离植皮术是最常用的方法，原则是增加眼睑前层的垂直长度，消除眼睑垂直方向的牵引力。

2. 老年性　轻者，嘱其向上擦泪，以减少或防止外翻加剧。重者手术矫正，以缩短睑缘为原则，最简易的方法是在结膜睑板层及皮肤肌肉层各做 1 个三角形切除，然后缝合。另外，睑外翻也可行整形手术。

3. 麻痹性　轻者涂眼膏及眼垫包扎，重者应行眼睑缝合术以保护角膜。睑外翻关键在于治疗面瘫，可用眼膏、牵拉眼睑保护角膜和结膜，或做暂时性睑缘缝合术。依患者睑外翻的病因不同而选择相应的手术方式是至关重要的，合理的手术操作能达到手到病除的效果。术后需包扎，服用抗菌药物，依手术方式不同术后拆线时间各有长短。

（三）中医治疗原则

胞睑病为外障眼病，多由外邪侵袭、内外合邪所致。其中，睑外翻主要与脾胃湿热、肝风内动相关。本病以祛风为主要治则，属脾胃湿热复感风邪者，当治以清热疏风、健脾除湿；属肝风内动者，当治以祛风通络解痉。

（四）辨证施治

本病初期，眼感干涩不适，流泪不畅。胞睑向外翻转贴于外睑之上，致使胞睑不能完全闭合，白睛、黑睛不同程度暴露，日久白睛干燥发红，粗糙增厚。甚者黑睛干燥混浊，生翳溃陷，严重危害视力。

1. 脾胃湿热复感风邪

表现：下胞睑外翻，睑内红赤，白睛干燥，眵泪俱多。

治法：清热疏风，健脾除湿。

方药：除湿汤加减。组成：滑石 15 g，车前子 12 g，薏苡仁、生地黄各 20 g，茯苓 15 g，白鲜皮、苦参、连翘、金银花各 12 g，荆芥、防风各 10 g，甘草 6 g。若痒甚，加生地黄、赤芍、牡丹皮。若湿烂甚，加白芷、地肤子。

方解：方中滑石、车前子、薏苡仁、茯苓祛湿，荆芥、防风、连翘、金银花清热疏风。全方共奏清热疏风、健脾除湿之功。

2. 肝风内动

表现：胞睑外翻，突然发生。久则白睛干燥发红，黑睛混浊生翳，泪出汪汪。

治法：祛风通络，解痉。

方药：天麻钩藤饮加减。组成：天麻 15 g，钩藤（后下）15 g，石决明（先煎）20 g，川牛膝、杜仲各 12 g，益母草、桑寄生、夜交藤、茯神、栀子、黄芩各 10 g。

方解：方中天麻、钩藤平肝熄风，为君药。石决明咸寒质重，平肝潜阳，并能除热明目，与君药合用，加强平肝息风之力；川牛膝引血下行，并能活血利水，共为臣药。杜仲、桑寄生补益肝肾以治本；栀子、黄芩清肝降火，以折其亢阳；益母草合川牛膝活血利水，有利于平降肝阳；夜交藤、茯神宁心安神，均为佐药。本方以平肝熄风为主，佐以清热安神、补益肝肾之法，共奏祛风通络解痉之功。

对于病因治疗无效的睑外翻，应以手术治疗为主。

（五）针刺治疗

体针疗法：刺睛明、攒竹、承泣、太阳、合谷、足三里等穴，1次/天，留针30分钟，10次为1个疗程。

（六）饮食疗法

患病期间宜以清淡饮食为主，多食含维生素A、维生素C和胡萝卜素的食物，如新鲜的蔬菜、水果等；忌食辛辣刺激性及肥甘厚腻食物，不饮酒。保证营养均衡。

（七）情志疗法

患者要注意避免情绪激烈，保持心情愉快和畅，遵医嘱，定期复查，按时服药。

五、评述与体会

关于本病治疗，首先应针对病因进行治疗，消除引起眼睑痉挛或麻痹的因素。对于经过病因治疗无效的痉挛性、麻痹性或瘢痕性睑外翻，则须施行手术矫正。瘢痕性睑外翻或合并睑裂闭合不全者，须进行手术矫正。本病防护上需要注意防止眼球干燥，保护角膜，可在结膜囊内涂抗生素眼膏。

>>> 参 考 文 献 <<<

1. 赵相宜，郑梁，吴小蔚. 瘢痕性下睑外翻的治疗进展. 中国美容整形外科杂志，2017，28（2）：123 – 125.

2. 曾妍，范金财. 瘢痕性下睑外翻的外科治疗进展. 中国美容医学，2019，28（9）：160 – 164.

3. 张明亮，张健. 张怀安老中医治疗胞睑疾病八法. 陕西中医，1990（9）：387 – 404.

4. FEA A, TURCO D, ACTIS A G, et al. Ectropion, entropion, trichiasis. Minerva Chir, 2013, 68（6）：27 – 35.

（姚小磊）

第七节　结膜炎

结膜炎是指自身防御力降低或外界致病因素增强时，引发结膜组织炎症，并出现血管扩张、渗出及细胞浸润等病理表现的一种最常见的结膜疾病。以结膜充血、结膜分泌物增多、乳头增生、结膜下出血、膜或假膜形成为主要临床表现。根据病因可分为感染性和非感染性结膜炎，感染性结膜炎又可分为细菌性、病毒性及衣原体性结膜炎，非感染性结膜炎主要包括免疫性、干燥性结膜炎等；根据发病快慢可分为超急性、急性和慢性结膜炎；根据病理形态可分为肉芽肿性、瘢痕性、膜性、乳头性及滤泡性结膜炎。

　　结膜炎根据发病原因进行有针对性的局部治疗，甚至全身用药。处于急性期的结膜炎，切忌包扎患眼。在治疗过程中，需要注意个人用眼卫生，避免交叉感染。

　　结膜炎与中医某些白睛疾病和胞睑疾病联系密切，其病位多在脾、胃、肺、大肠。本病首辨虚实，实证多用清热解毒、疏风散热、泻火通腑、除湿止痒、凉血退赤等法；虚证常用益气生津、养阴润燥等法。根据治法，外用滴眼液滴眼及局部药物熏洗同样重要。在防治上，椒疮、风热眼、天行赤眼、天行赤眼暴翳、脓漏眼等疾病具有传染性，既要进行隔离治疗，注意个人卫生，以避"虚邪贼风"，也要依靠平素正气的护养，达到"正气内存，邪不可干"的身心状态。

一、细菌性结膜炎

　　正常人的结膜囊中也存在细菌，如表皮葡萄球菌、类白喉杆菌和厌氧的痤疮丙酸杆菌等，这些细菌构成结膜的正常菌群，能释放类似抗生素作用的物质和代谢产物，减少致病菌对结膜感染的可能。所以当正常菌群遭到破坏时（如长期使用广谱抗生素或类固醇皮质激素等），也容易造成结膜感染。按照发病快慢，细菌性结膜炎可分为超急性、急性和慢性结膜炎，临床上均有不同程度的结膜充血及脓性或黏脓性分泌物。其中，急性细菌性结膜炎具有自限性，病程往往在两周左右，局部给予敏感抗生素治疗后，能有效缩短病程；慢性细菌性结膜炎病因广泛多样，可由急性结膜炎治疗不当转变而来，治疗较为棘手；超急性细菌性结膜炎危害性最大，传染性也最强。

（一）急性细菌性结膜炎

　　急性细菌性结膜炎，又称"急性卡他性结膜炎"，俗称"红眼病"，多见于春秋季节，发病急，传染性强，常以手、毛巾、水为传播媒介，流行于学校、家庭、工厂等集体场所。潜伏期1~3天，发病急，双眼同时或相隔1~2天发病，具有自限性，病程多＜3周。《银海精微》将本病归为"暴风客热"范畴，又名"暴风"；《秘传眼科龙木论》称之为"暴风客热外障"。

　　1. 病因病机

　　（1）中医病因病机　外感风热之邪，风热相搏，客蕴于肺，上犯白睛，若素体阳盛内热则更甚。

　　（2）西医病因病理　多因肺炎双球菌、Koch-Weeks杆菌、流感嗜血杆菌、金黄色葡萄球菌等致病菌感染所致。

2. 临床表现

（1）症状　初起有异物感、干涩，继而出现流泪、分泌物增多、灼热、刺痛和异物感加重。晨起时，因黏脓性分泌物使上下睑毛粘在一起，而导致睁眼困难，清洗分泌物后，视力一般不受影响。

（2）体征　结膜充血，以穹隆部和睑结膜最为显著，结膜表面有分泌物，先为浆液性，后呈黏液性及脓性，偶有眼睑肿胀。致病菌若为肺炎双球菌、Koch-Weeks 杆菌，病情严重时，结膜表面可覆盖一层假膜，可发生结膜下出血，肺炎双球菌感染还可出现上呼吸道症状，但很少引起肺炎；若为金黄色葡萄球菌，可见大量黏脓性分泌物，多累及睑缘，引发睑缘炎。

（3）实验室及其他辅助检查　分泌物涂片或结膜刮片检查可发现细菌和大量多形核白细胞，进行细菌培养可见肺炎双球菌、Koch-Weeks 杆菌、流感嗜血杆菌和金黄色葡萄球菌等。

3. 诊断及鉴别诊断

（1）西医诊断要点

① 起病急，一般为双眼同时或先后发病，或有接触史。

② 以结膜高度充血，分泌物明显增多为主要症状。

③ 分泌物涂片或结膜刮片检查发现有细菌和大量多形核白细胞，细菌培养可见致病菌。

（2）中医辨病要点　本病病因主要涉及风、热两邪，病位主要累及肝肺两脏。患眼灼热痒痛，白睛红赤，眵多而黏，多为实证、热证。

① 骤然发病，多为双眼同时或先后发病，少数患者可见黑睛星翳，可演变为慢性，迁延不愈。

② 患眼眵涩，灼热痒痛，羞明流泪。

③ 眵多黏稠，白睛及胞睑内面红赤。

（3）中医辨证分型

① 风重于热证　辨证要点为白睛红赤，痒涩多眵，可伴有头痛恶风；舌质红，苔薄白或微黄，脉浮数。多由风邪外袭，夹热上犯白睛，风重于热，所以痒涩多眵，白睛红赤，且风为阳邪，开腠理，袭阳位，故出现头痛恶风，发热鼻塞等症状。

② 热重于风证　辨证要点为白睛红赤肿胀，眵多黄稠，热泪如汤，可伴口渴咽干，溲赤便秘；舌红，苔黄，脉数。肺素有积热，外感风邪，热邪为重，故白睛红赤肿胀，眵多黏稠；肺与大肠相表里，热邪灼烧津液，所以有口渴，便秘，溲赤等症状。

③ 风热俱盛证　辨证要点为患眼灼痛、痒涩交作，白睛红赤，可伴头痛发热，咽

干口渴，便秘溲赤；舌红，苔黄，脉数有力。素有内热，外感风邪，风热相搏，表里交攻，故风热之象皆有。

（4）鉴别诊断　见表5-7-1。

表5-7-1　脓漏眼、暴风客热、天行赤眼、天行赤眼暴翳的鉴别诊断

鉴别点	脓漏眼	暴风客热	天行赤眼	天行赤眼暴翳
病因	外感疫毒，夹肝肺胃火毒	外感风热之邪，客蕴于肺	外感疫疠之气，内合肺肝火旺	外感疫疠之气，内兼肺胃积热
病原体	淋病奈瑟菌	肺炎双球菌、金黄色葡萄球菌等	腺病毒8型、19型、29型和37型	70型肠道病毒 A24柯萨奇病毒
结膜	充血水肿	高度充血	充血水肿，滤泡、出血	充血水肿、滤泡、点片状出血
角膜损伤	浸润、溃疡、穿孔	一般无	少见，一般不留瘢痕	多见，可留瘢痕
分泌物	大量脓性分泌物	黏液性转脓性分泌物	浆液性分泌物	浆液性分泌物
传染性	传染性极强	有传染性，但不引起流行	传染性强，能引起流行	传染性强，能引起流行
预后	预后差，伴全身症状	一般较好	一般较好	可有角膜瘢痕

4. 治疗

（1）西医治疗原则　局部使用敏感抗生素滴眼液为主，病情急重时，应配合全身用药。

（2）西医常规治疗　局部抗生素的使用是该病的主要治疗方法，在不清楚致病菌的情况下，可首先滴用广谱抗生素，待到细菌培养得到确切致病菌结果后，再给予敏感抗生素。常用的广谱抗生素滴眼液有0.3%加替沙星滴眼液、0.3%妥布霉素滴眼液等。急性发作时，频滴滴眼液，每30分钟1次，待到病情控制后，可改为每天3次，用药2～3周。病情较重，或伴全身症状的患者，可口服敏感抗生素。

在治疗过程中切勿包扎患眼，以免局部温度升高，加快细菌繁殖，但可佩戴墨镜，减少光线刺激。

（3）中医治疗原则　内治以祛风清热为基本治则，外治则用清热解毒的药液熏洗或滴眼。

（4）辨证施治

① 风重于热证

证候：患眼涩痒不爽，白睛红赤，羞明流泪，眵多而黏，眼睑微肿等；可伴有恶风

发热，头痛鼻塞，咳嗽咽干。

舌脉：舌质红，苔薄白或微黄，脉浮数。

治法：祛风散热。

方药：羌活胜风汤（《原机启微》）加减。组成：白术 10 g，枳壳 10 g，羌活 10 g，独活 10 g，川芎 10 g，白芷 10 g，防风 10 g，前胡 10 g，薄荷 5 g，荆芥 10 g，桔梗 10 g，甘草 3 g，柴胡 10 g。

方解：方中白术、枳壳调胃气、实中焦，为君；羌活、川芎、白芷、独活、防风、前胡皆为治风之药，主升发，为臣；桔梗除寒热，薄荷、荆芥清利上焦，甘草调和诸药，为佐；柴胡行少阳、厥阴之经以解热，黄芩疗上热，主目中赤肿，为使。热服者，热性炎上，令在上散，不令流下也。

② 热重于风证

证候：患眼灼热疼痛，白睛红赤，热泪如汤，眵多黄稠，眼睑红肿；可兼有口渴、咽痛、溲黄、便结。

舌脉：舌质红，苔黄，脉数。

治法：清热疏风。

方药：泻肺饮（《眼科纂要》）加减。组成：石膏 15 g，炒黄芩 15 g，桑白皮 10 g，赤芍药 10 g，枳壳 6 g，木通 10 g，连翘 15 g，荆芥 10 g，防风 10 g，栀子 10 g，白芷 10 g，羌活 6 g，生甘草 3 g。

方解：方中石膏、黄芩、桑白皮清热泻肺，为君药；栀子、木通、生甘草清心导赤，羌活、防风、荆芥、连翘、白芷祛风散邪消结肿，共为臣药；赤芍活血止痛，加枳壳可行气导滞兼助泻热，共为佐药。诸药合用，共奏疏风泄热、解毒消肿之功。

③ 风热俱盛证

证候：患眼掀热疼痛，刺痒交作，白睛赤肿，畏热畏光，眵多干结；兼见恶风发热，头痛鼻塞，口渴咽干，便秘溲赤。

舌脉：舌质红，苔黄，脉数。

治法：祛风清热，表里双解。

方药：防风通圣散（《宣明论方》）加减。组成：防风 10 g，荆芥 10 g，麻黄 6 g，薄荷 5 g，栀子 10 g，滑石 15 g，酒大黄 10 g，芒硝（后下）10 g，石膏 15 g，连翘 10 g，黄芩 10 g，桔梗 10 g，川芎 10 g，当归 10 g，炒白芍 10 g，白术 10 g，甘草 10 g。

方解：方中麻黄、荆芥、防风、薄荷疏风解表，使外感风邪从汗而解；酒大黄、芒硝泻热通便，滑石、栀子清热利湿，使里热从二便分消；配伍石膏、黄芩、连翘清热泻火解毒，解肺胃之热，桔梗宣肺气，畅气机。如此则上下分消，表里并治。火热之邪，灼血耗气，汗下并用，亦易伤正，故用当归、白芍、川芎养血和血；白术、甘草益气和中，其中大量甘草甘以缓之，又能调和诸药。合而成方，汗下清利四法俱备，上中下三焦并治。

（5）针灸治疗

① 针刺：宜用泻法，选取少商、合谷、外关、曲池、攒竹、丝竹空、睛明、太阳、瞳子髎、风池等穴，每次选 3~4 穴，每天针刺 1 次。

② 点刺：选取耳尖、眉尖、眉弓、太阳穴放血，每次放血 2~3 滴，每天 1 次。

③ 耳针：选取眼、肝、目、肺穴，留针 30 分钟左右，每天针 1 次。

（6）中医熏洗　可将蒲公英、野菊花、金银花、紫花地丁、防风、黄连、黄芩、鱼腥草等清热解毒之药煎水熏洗眼睛，每天 3 次。

（7）饮食疗法　饮食宜以清淡而富有营养的食物为主，忌食辛辣刺激性及肥甘厚腻食物，可适当多饮水，保持二便通畅。

（8）中药眼膏点眼　睡前涂马应龙眼膏。

（二）慢性结膜炎

慢性结膜炎的发病原因有很多，症状也多种多样，以眼痒、刺痛、干涩、视疲劳为主要临床表现。相对急性结膜炎，慢性结膜炎病程较长，无自限性，结膜轻度充血，分泌物较清稀。还可有睑结膜增厚、乳头增生等症状。《审视瑶函》将本病称为"赤丝虬脉"，在《证治准绳》中又名"赤丝乱脉"。

1. 病因病机

（1）中医病因病机　多因暴风客热或天行赤眼治疗不彻底，风热之邪留客肺经；或饮食不节，过食辛辣，纵酒过度，偏嗜肥甘厚腻，致脾胃蕴积湿热，上熏于目；或肺阴不足，或热病伤阴，阴虚火旺，白睛失于濡养。

（2）西医病因病理　分为感染者和非感染者，感染者可以是毒力较弱的致病菌感染所致，可以是急性结膜炎发展而来，也可能是受周围组织炎症波及，如慢性泪囊炎、慢性睑缘炎、睑内翻倒睫等。最常见的病原体是金黄色葡萄球菌和摩拉克菌。非感染性，引起的原因可为有毒气体、强光、风沙、粉尘刺激，眼部长期使用刺激性药物，屈光不正，烟酒过度，睡眠不足等。

2. 临床表现

（1）症状　临床症状轻微或不明显，主要有眼痒、干涩、异物感和视疲劳。

（2）体征　结膜轻度充血，可伴有两眦白色泡沫状分泌物和睑结膜少量乳头增生和滤泡形成。病程较久者，可导致睑结膜肥厚，但无瘢痕和角膜血管翳。莫拉克菌可引起眦部结膜炎，出现外眦角皮肤结痂、溃疡形成及睑结膜乳头和滤泡增生等症状。金黄色葡萄球菌则易引起溃疡性睑缘炎或角膜周边点状浸润。

（3）实验室及其他辅助检查　分泌物涂片或结膜刮片检查发现嗜中性粒细胞和细菌，细菌培养可见金黄色葡萄球菌、卡他球菌、大肠杆菌、链球菌、变形杆菌和摩拉克菌等。

3. 诊断及鉴别诊断

（1）西医诊断要点

① 发病较慢，数天至数周，病程长。

② 症状较轻，以眼痒、干涩、异物感、视疲劳为主，结膜轻度充血。

③ 或有结膜炎病史，或有周围组织炎症。

④ 实验室及其他辅助检查符合诊断标准。

（2）中医辨病要点

患眼若痒涩不舒，白睛赤脉明显，或兼恶寒、脉浮，或兼溲赤便溏、苔黄而腻等，则为实证；若干痒为甚、赤脉隐隐，兼有口干、身热、脉细数等，多为虚证或虚实夹杂证。

① 可因其他外障病治疗不及时或不彻底演变而来，病程较长。

② 患眼干涩不舒，不耐久视，微痒眵稀，时轻时重，视力无损。

③ 白睛赤脉浮现，交错旋曲，粗细不等，疏密不均，久久不消。

（3）中医辨证分型

① 肺经风热证　辨证要点为白睛赤脉粗大盘错，可伴全身酸痛、恶寒发热；舌质红，苔薄黄，脉数或浮数。多由外障眼病失治误治，风热余邪未尽，客于肺络，而见上述之症。

② 肺胃湿热证　辨证要点为白睛污浊，赤脉纵横，溲赤便溏；舌质红，苔黄腻，脉滑。可由饮食不节，嗜食肥甘厚腻，致脾胃湿热蕴积，而出现舌苔黄腻、溲赤便溏等症状。

③ 阴虚火旺证　辨证要点为白睛赤脉短细，干涩不适，时发时止，或有五心烦热、口舌干燥；舌质红，少苔，脉细数。多因久视伤血或素体虚弱，使津液亏虚，内生虚火。

（4）鉴别诊断　沙眼　角膜上缘有垂幕状的血管翳，睑内可见滤泡形成和乳头增生，可伴有上穹窿部与上睑结膜瘢痕。

4. 治疗

（1）西医治疗原则　针对病因治疗和局部使用抗菌药物。

（2）西医常规治疗　按照病因，如果是细菌感染者，则按照急性细菌性结膜炎处理，若治疗效果不佳，可根据细菌培养和药敏试验选择敏感抗菌药物。如果是非感染者，首先去除病因，如远离沙尘、遮蔽强光、停用刺激性药物；再局部滴用 0.25%～0.5% 硫酸锌滴眼液或适量皮质类固醇眼药。若是干眼症患者，局部使用不含防腐剂的人工泪液制剂。

（3）中医治疗原则　首分虚实，实证宜疏风清热利湿，虚证宜滋阴降火润燥。

（4）辨证施治

① 肺经风热证

证候：眼内涩痒，有异物感，白睛稍红赤，眵多白稀。

舌脉：舌质红，苔薄黄，脉数。

治法：疏风清热。

方药：桑菊饮（《温病条辨》）加减。组成：桑叶 15 g，菊花 10 g，杏仁 12 g，连翘 10 g，薄荷 5 g，桔梗 12 g，芦根 12 g，甘草 6 g。

方解：方中桑叶、菊花甘凉轻清，疏散上焦风热，且桑叶善走肺络、清泻肺热，共为君药。辅以薄荷助桑、菊疏散上焦之风热，为臣药。杏仁、桔梗以宣肺；连翘苦寒清热解毒，芦根甘寒清热、生津止渴，共为佐药。甘草调和诸药，且有疏风清热作用，为使药。此方为辛凉轻剂，疏风热而不伤阴。

② 肺胃湿热证

证候：痒涩隐痛，有异物感，眵多黏结。病程缠绵难愈；可伴有口臭或口黏，尿黄便溏或秘结不爽，平素饮食不节。

舌脉：舌质红，苔黄腻，脉滑。

治法：清热利湿。

方药：三仁汤（《温病条辨》）加减。组成：杏仁 15 g，薏苡仁 15 g，白蔻仁 6 g，飞滑石 10 g，白通草 6 g，竹叶 6 g，厚朴 6 g，半夏 15 g。

方解：方中杏仁宣利上焦肺气，气行则湿化；白蔻仁芳香化湿，行气宽中，畅中焦之脾气；薏苡仁甘淡性寒，渗湿利水而健脾，使湿热从下焦而去；三仁合用，三焦分消，是为君药。滑石、通草、竹叶甘寒淡渗，加强君药利湿清热之功，是为臣药。半夏、厚朴行气化湿，散结除满，是为佐药。

③ 阴虚火旺证

证候：双眼干涩不爽，不耐久视，白睛稍红赤，病情迁延，或伴有五心烦热，口干咽燥。

舌脉：舌质红，苔少，脉细数。

治法：滋阴降火润燥。

方药：知柏地黄丸（《医宗金鉴》）加减。组成：知母 10 g，黄柏 10 g，生地黄 15 g，山茱萸 15 g，山药 15 g，茯苓 15 g，泽泻 10 g，牡丹皮 10 g。

方解：方中重用生地黄大补真阴，为君药；辅以山茱萸补肾养肝，山药滋肾补脾，黄柏苦寒，泻相火，以坚真阴，知母苦寒上清热润肺，下滋润肾阴，共为臣药；与君药相合，大补肾阴，增加培本之力。佐以泽泻，泻肾降浊，牡丹皮清散肝火，茯苓健脾渗湿，与君臣合用，补泻并用，培本清源。诸药相合，共奏滋阴降火之功。

（5）中药熏洗　选用金银花、野菊花、大青叶、板蓝根、蒲公英等清热解毒之品煎水清洗。

（6）饮食疗法　饮食宜以易消化富有营养的食物为主，忌食辛辣刺激性及肥甘厚腻食物，使脾胃运化得宜，适量服食山药、百合等滋润之品。

（三）超急性细菌性结膜炎

超急性细菌性结膜炎主要由淋病奈瑟菌和脑膜炎奈瑟菌引起，是一种传染性极强，病情进展极快，破坏性很大的急性化脓性结膜炎。其中以淋菌性结膜炎多见，能引起结膜充血水肿并伴有大量脓性分泌物，且炎症容易波及角膜，治疗不及时可出现角膜混浊、浸润，甚则溃疡、穿孔，造成严重视力危害。偶可由脑膜炎奈瑟球菌引起，称"脑膜炎奈瑟菌性结膜炎"，其最主要的感染途径是血源性传播，也可经呼吸道分泌物传播，最大的并发症为脑膜炎。两者临床症状相似，且致病菌皆能引起全身症状，可经细菌培养和糖发酵试验来诊断。现存中医古籍中无本病的相关记载，后世根据其病症特点，将淋菌性结膜炎命名为"脓漏眼"，本节仅讲解淋菌性结膜炎。

1. 病因病机

（1）中医病因病机　外感淋病疫毒，致肺胃火毒炽盛，引肝火上炎，上袭于目。

（2）西医病因病理　为淋病奈瑟菌感染。淋菌性结膜炎的成人患者主要通过生殖器－眼直接或间接接触传播而感染。

2. 临床表现

（1）症状　患眼红、热、痛、肿，畏光，流泪，伴大量分泌物，视力下降。

（2）体征　初起时，眼睑和结膜轻度水肿，继而症状迅速加重，可有假膜形成。分泌物由最初的浆液性，很快转为黄色脓性，量多，不断从睑裂流出，故称为"脓漏眼"，是引起耳前淋巴结肿大的唯一细菌性结膜炎，可见耳前淋巴结肿大和压痛。因为有大量脓性分泌物，炎症易波及周围组织，并发泪腺炎、眼睑脓肿、角膜溃疡和穿孔等。角膜穿孔后极易导致眼内炎，甚至可能出现眼球萎缩而失明。

（3）实验室及其他检查　分泌物涂片和结膜刮片检查，可见革兰染色阴性双球菌。急性期血常规检查可发现白细胞总数明显增加，中性粒细胞比例上升。

3. 诊断及鉴别诊断

（1）西医诊断要点

① 有淋病史或淋病患者接触史，发病迅速。

② 眼睑和结膜红肿明显，伴大量脓性分泌物。

③ 结膜刮片或分泌物涂片见革兰染色阴性双球菌。

（2）中医辨病要点

患眼赤肿灼痛甚，眵多如脓，为疫毒火邪所侵，多为实证。

① 有淋病史或接触史，病情危笃。

② 眼内灼热疼痛，热泪如涌。

③ 胞睑及白睛高度红赤臃肿，眵多如脓，部分患者黑睛溃烂，甚者穿孔。

（3）辨证分型

① 疫毒犯目证　辨证要点为白睛红肿较甚，甚者高出黑睛，眵泪带血，或有恶寒发热、便秘溲赤；舌质红，苔薄黄，脉浮数。是为疫毒上壅于肺，肺气郁滞，气滞血停，故白睛红肿较甚，眵泪带血。全身症状与舌脉表现为疫毒侵犯之候。

② 火毒炽盛证　辨证要点为白睛赤脉粗大深红，眵多如脓，不断外涌，或见黑睛溃破穿孔；舌绛，苔黄，脉数。肺胃火毒炽盛，夹带肝火上升，侵犯于目，以致气血两燔，热毒深重。

（4）鉴别诊断　见表5－7－1。

4. 治疗

（1）西医治疗原则　抗生素局部治疗与全身用药并重。

（2）西医常规治疗

① 分泌物量多时，首先要用生理盐水或1/1 000高锰酸钾或3%硼酸溶液高频率冲洗结膜囊，每15～30分钟1次，至分泌物消失，能有效减轻炎症反应，但冲洗时应注意头偏患侧，防止交叉感染。

② 眼局部频滴抗生素眼液，10分钟1次，首选5 000～10 000 U/mL青霉素滴眼液，青霉素过敏者，可用头孢噻肟钠注射液皮试阴性后，稀释冲洗结膜囊及滴眼，也可采用左氧氟沙星滴眼液滴眼，其他滴眼液还有0.3%妥布霉素、0.1%利福平、0.5%氯霉素、15%磺胺醋酰钠等。睡前可使用0.5%四环素眼膏、红霉素眼膏或氧氟沙星眼膏。用药时，注意头偏向患侧，以防感染健眼。

③ 全身用药　成人宜大剂量抗生素肌注或静脉滴注，首选青霉素或头孢类药物，如伴有角膜感染者，需加大剂量1～2 g/天，连续5天；青霉素过敏者，可用大观霉素或喹诺酮类药物。约有30%的淋球菌性结膜炎患者伴有衣原体感染，应补充对衣原体

敏感的抗生素，如阿奇霉素、红霉素、多西环素等。

（3）中医治疗原则　清热泻火解毒。

（4）辨证施治

① 疫毒犯目证

证候：患眼灼热疼痛，畏光难睁，眵泪带血，拭之即有，源源不断，胞睑红赤肿胀，内可见假膜形成，白睛红肿浮壅，甚至高于黑睛，黑睛星翳点点或连点成片；伴恶寒发热、便干溲赤。

舌脉：舌质红，苔薄黄，脉浮数。

治法：清热解毒，消肿散结。

方药：普济消毒饮（《东垣试效方》）加减。组成：黄芩 10 g，黄连 6 g，板蓝根 15 g，金银花 15 g，野菊花 15 g，连翘 10 g，夏枯草 10 g，赤芍 10 g，升麻 10 g，柴胡 10 g，甘草 6 g。

方解：方中黄连、黄芩清热泻火，祛上焦头面热毒，为君药；板蓝根、金银花、野菊花增强清热解毒之功，为臣药；连翘、夏枯草助解毒散结，赤芍、柴胡活血行气泻热，共为佐药；升麻引药上行于头面，甘草调和诸药，共为使药。

② 火毒炽盛证

证候：白睛脉赤粗大，胞睑与白睛赤肿不堪，黑睛溃烂，甚至穿孔；伴头痛身热，口渴咽干，喜冷饮，小便短赤，大便干结。

舌脉：舌绛，苔黄燥，脉数。

治法：清热泻火，凉血解毒。

方药：黄连解毒汤合五味消毒饮（《肘后备急方》）加减。组成：黄芩 10 g，黄连 6 g，栀子 10 g，黄柏 10 g，金银花 15 g，蒲公英 15 g，野菊花 10 g，薄荷 5 g，生甘草 3 g。

方解：方中黄连清心兼泻中焦之火，重用金银花、蒲公英清热解毒，共为君药；黄芩善清中上之火，黄柏泻下焦之火，栀子清三焦之火并导热下行，引邪热从小便而出，为臣药；野菊花、薄荷入肝经，专清肝胆之火，甘草调和诸药，共为佐使。两方合奏，清利三焦、肺胃肝胆火热，使疫毒得清，气血燔热得平。

（5）饮食疗法　忌食辛辣刺激性及肥甘厚腻食物。

二、病毒性结膜炎

病毒性结膜炎是由病毒引起的一种结膜炎症。可由多种病毒引起，因致病病毒的毒力和个体免疫力的不同，患者临床表现有很大不同，轻度的病毒性结膜炎有自限性，严重者可能会有后遗症状。根据发病与病程，临床上分为急性和慢性两类：急性类以结膜滤泡形成为特点，包括流行性角结膜炎、流行性出血性结膜炎、咽结膜热、单纯疱疹病毒性结膜炎和新城鸡瘟结膜炎；慢性类包括水痘－带状疱疹性睑结膜炎、麻疹性角结膜炎和传染性软疣睑结膜炎等，此类患者除结膜炎的临床表现外，还伴有眼睑、角膜及全身的临床表现。在此仅介绍两种临床常见的病毒性结膜炎。

（一）流行性角结膜炎

流行性角结膜炎是一种急性传染性眼病，常由腺病毒感染所致。临床特点是滤泡或假膜形成、结膜下出血、耳前淋巴结肿痛及角膜上皮细胞下浸润。《古今医统大全·眼科》曰："此因运气所加，风火淫郁，大概患眼赤肿，泪出而痛，或致头额俱痛，渐生翳障，蔽盖瞳仁。"并将此病命名为"天行赤眼暴翳"，《银海精微》又称其为"大患生后翳"。

1. 病因病机

（1）中医病因病机　外感疫疠之气，内合肺肝火旺，上攻于目而发病。

（2）西医病因病理　主要由腺病毒 8 型、19 型、29 型和 37 型（人腺病毒 D 亚组）感染引起。

2. 临床表现

（1）症状　眼红、疼痛、异物感、畏光、流泪，有浆液性分泌物，或伴有视力下降。

（2）体征　初起时眼睑、球结膜水肿，结膜充血，继而充血水肿严重，可伴有耳前淋巴结肿大并有压痛；48 小时内可出现结膜下出血及滤泡形成，或形成伪膜；数天后，角膜上皮可出现弥散的斑点状损伤，2 周后发展为局部上皮下浸润，若治疗不当，浸润最终形成瘢痕，造成永久的视力损伤。

（3）实验室及其他检查　分泌物涂片检查发现单核细胞增多；病毒培养有腺病毒 8 型、19 型、29 型和 37 型；裂隙灯检查示角膜上皮有点状浸润。

3. 诊断及鉴别诊断

（1）西医诊断要点

① 发病急，常有接触史。双眼先后或同时发病，后发病的患眼症状较轻。

② 耳前淋巴结肿大压痛、结膜滤泡形成及炎症后期的角膜上皮下浸润是本病的最大特点。

③ 分泌物涂片发现单核细胞增多；病毒培养有腺病毒 8 型、19 型、29 型和 37 型；有假膜形成时，可出现中性粒细胞数增加。

（2）中医辨病要点　患眼若赤肿疼痛较甚，黑睛星翳点点，或兼头身疼痛、脉浮而数，或兼口苦咽干、苔黄脉弦等，则为实证；若干涩微痛，星翳少许，而病程日久，兼见身热乏力、口干津少，则为虚证。

① 起病迅速，多为双眼发病，有接触史。

② 碜涩疼痛，羞明流泪，眵稀，自觉视力下降。

③ 白睛红赤，睑内粟粒丛生，黑睛星翳点点，耳前出现肿核，按之疼痛。

（3）辨证分型

① 疫气犯目证　辨证要点为白睛红赤浮肿，睑内粟粒丛生，黑睛点点星翳，恶寒发热，头身疼痛；舌质红，苔薄白或薄黄，脉浮数。疫气侵犯肺金，引动肝火，故见白睛红赤，黑睛星翳点点，全身症状及舌脉象符合疫气侵袭之候。

② 肺肝火炽证　辨证要点为白睛混赤，黑睛星翳簇生，或有口干口苦；舌质红，苔黄，脉弦数。是为肺内蕴热，肺凌肝木，肝胆火炽，上攻于目，故有黑睛星翳簇生，口苦口干，脉弦数等症状。

③ 阴虚邪恋证　辨证要点为目珠干涩微痛，黑睛尚有星翳，可伴有身热乏力，口渴咽干；舌红少津，脉细数。多因热邪渐退，仍有余存，津液已伤，故出现目珠干涩微痛，身热乏力等症状。

（4）鉴别诊断　见表5-7-1。

4. 治疗

（1）西医治疗原则　以局部抗病毒治疗为主。

（2）西医常规治疗

① 局部冷敷和使用血管收缩剂，以减轻症状。

② 常用的局部抗病毒药有0.1%阿昔洛韦滴眼液或眼膏、0.1%利巴韦林滴眼液、0.15%更昔洛韦眼用凝胶等，每小时1次。

③ 病情严重或伴有全身症状时，可口服阿昔洛韦片，200 mg/次，每天5次，连服1～2周。

（3）中医治疗原则　肝肺同治以达泻火退翳之功。

（4）辨证施治

① 疫气犯目证

证候：患眼羞明流泪，干涩不舒，眵多清稀，胞睑微肿，白睛红赤，黑睛星翳，伴有发热恶寒、头痛鼻塞。

舌脉：舌质红，苔薄白或薄黄，脉浮数。

治法：疏风清热，退翳明目。

方药：银翘散（《温病条辨》）加减。组成：连翘15 g，金银花15 g，桔梗10 g，薄荷6 g，淡竹叶9 g，生甘草3 g，荆芥穗10 g，淡豆豉10 g，牛蒡子10 g，芦根15 g。

方解：方中重用金银花甘寒芳香，清热解毒，辟秽祛浊，连翘苦寒，清热解毒，轻宣透表，共为君药；薄荷辛凉，发汗解肌，除风热而清头目，荆芥、豆豉虽属辛温之品，但温而不燥，与薄荷相配，辛散表邪，共为臣药；牛蒡子、桔梗、生甘草宣肺解表，清热消肿，竹叶、芦根甘寒轻清，透热生津，均为佐药；生甘草除清热解毒消肿外，还能调和诸药，兼为使药。合而用之，共成疏风清热、解毒之剂。

② 肺肝火炽证

证候：患眼干涩刺痛，流泪畏光，白睛混赤，黑睛星翳簇生，视力受碍，伴咽干口苦，便结溲赤。

舌脉：舌质红，苔黄，脉弦数。

治法：清肝泻肺，退翳明目。

方药：洗肝散（《审视瑶函》）加减。组成：当归尾 10 g，川芎 5 g，防风 10 g，薄荷（后下）5 g，生地黄 15 g，苏木 10 g，红花 5 g，菊花 10 g，刺蒺藜 10 g，蝉蜕 5 g，羌活 10 g，木贼 6 g，赤芍 10 g，甘草 5 g。

方解：方中羌活、防风、薄荷、菊花祛风散热，泻肝经实火，共为君药；赤芍、川芎、苏木、红花活血化滞，实火所伤，损伤阴血，当归、生地黄养血滋阴，邪去而不伤阴血，共为臣药；刺蒺藜、蝉蜕、木贼退翳明目，共为佐药；甘草调和诸药，共为佐使药。

③ 阴虚邪恋证

证候：目珠涩痒，白睛稍赤，黑睛星翳渐退，伴口渴难解、气少神疲。

舌脉：舌红少津，脉细数。

治法：补益肝肾，滋阴祛风。

方药：滋阴退翳汤（《眼科临症笔记》）加减。组成：玄参 15 g，知母 10 g，生地黄 12 g，麦门冬 10 g，蒺藜（炒）10 g，木贼 10 g，菊花 10 g，青葙子 10 g，蝉蜕 6 g，菟丝子 10 g，甘草 3 g。

方解：方中知母、生地黄、菟丝子滋肝肾、育阴液，共为君药；辅以麦门冬、玄参，助君药之功，为臣药；再添刺蒺藜、木贼、菊花、青葙子、蝉蜕，祛风退翳除障，共为佐药；甘草调和诸药，配合蝉蜕、菊花，使药力上达于目，共为使药。全方共奏滋阴退翳之功。

（5）针灸治疗、中医熏洗法及饮食疗法　同急性细菌性结膜炎。

（二）流行性出血性结膜炎

流行性出血性结膜炎是一种暴发流行的自限性眼部传染病，有显著结膜下出血，多数患者有滤泡形成，伴角膜上皮炎及耳前淋巴结肿大。常见致病菌为 70 型肠道病毒，偶见 A24 型柯萨奇病毒。传染性极强，刺激症状重，预后良好，曾在全球多地发生过大流行，多发于夏秋季，属于我国丙类传染病。该病疫情在我国稳中有降，但仍呈现每隔 3~5 年发病 1 次的高峰态势，老年人发病数占比呈上升趋势。《银海精微》称之为"天行赤眼"，又名"天行后赤眼外障""天行赤目""天行气运"等。

1. 病因病机

（1）中医病因病机　外感疫疠之气，内兼肺胃积热，肺金凌木，交攻于目而发病。

（2）西医病因病理　多由 70 型肠道病毒感染所致，少数为 A24 柯萨奇病毒。

2. 临床表现

（1）症状　患眼眼红明显、刺痛剧烈，兼有异物感、畏光、流泪及浆液性分泌物。

（2）体征　眼睑及结膜充血水肿，球结膜下出血明显，呈点状或片状，多从上方球结膜向下方球结膜蔓延，并伴有睑结膜滤泡形成、耳前淋巴结肿大等。可出现一过性、细小点状的上皮型角膜炎。

（3）实验室及其他检查　分泌物涂片或结膜刮片检查可见以单核细胞为主。

3. 诊断及鉴别诊断

（1）西医诊断要点

① 发病急，病程大多在 2 周以内，双眼先后或同时发病，有接触史。

② 有显著的球结膜下出血，睑结膜有滤泡形成，眼睑、结膜水肿。

③ 耳前淋巴结肿大，压痛轻或不明显。

（2）中医辨病要点　患眼白睛赤肿、溢血成片，苔黄脉数，多为实证。

① 处于流行季节，起病急骤，有接触史，多为双眼发病。

② 患眼碜涩灼痛，羞明流泪，眵稀不多。

③ 白睛红赤，其下有点片状溢血，耳前或颌下可扪及肿核。

（3）辨证分型

① 疫气犯目证　辨证要点为白睛红赤，羞明流泪，白睛下有点片状溢血，或有头痛鼻塞，恶寒发热；舌质红，苔薄黄，脉浮数。多因疫气上犯于目，呈风热之象，内热不盛，故症状尚浅。

② 热毒炽盛证　辨证要点为白睛红肿，溢血成片，黑睛星翳，伴口渴身热，便秘溲赤；舌质红，苔黄，脉数。此为火毒入里，或素有内热，外合疫气，使火热邪毒炽盛，伤津扰神。故出现上述症状。

（4）鉴别诊断　详见表 5-7-1。

4. 治疗

（1）西医治疗原则　同流行性角结膜炎。

（2）常规治疗。

（3）中医治疗原则 以疏风清热、泻火解毒为主。

（4）辨证施治

① 疫气犯目证

证候：患眼碜涩羞明，灼热流泪，胞睑微红微肿，白睛红赤且有点片状溢血，伴头痛发热、鼻塞流涕，耳前、颌下能扪及肿核。

舌脉：舌质红，苔薄黄，脉浮数。

治法：疏风清热，凉血解毒。

方药：驱风散热饮子（《审视瑶函》）加减。组成：连翘10g，牛蒡子10g，羌活10g，薄荷5g，酒大黄10g，赤芍药10g，防风10g，当归尾10g，山栀仁10g，川芎10g，甘草3g。

方解：方中用连翘、防风祛风清热解毒，为君药；羌活、牛蒡子、薄荷疏风散邪消肿，山栀仁、大黄凉血清热解毒，共为臣药；因疫毒壅滞脉络，故用当归尾、赤芍、川芎以凉血活血，为佐药；甘草调和诸药，薄荷畅调气机清利头目，共为使药。诸药合用，共奏疏风清热、凉血解毒之功。

② 热毒炽盛证

证候：患眼灼痛难忍，热泪如汤，胞睑红肿，白睛赤肿浮壅，其下溢血成片，黑睛星翳点点，伴口渴、身热、神烦。

舌脉：舌质红，苔黄，脉数。

治法：泻火解毒，凉血退赤。

方药：泻肺饮（《眼科纂要》）加减。组成：石膏20g，赤芍10g，炒黄芩15g，桑白皮10g，枳壳5g，木通10g，连翘15g，荆芥10g，防风10g，栀子10g，白芷10g，羌活5g，甘草3g。

方解：方中石膏、黄芩、桑白皮清热泻肺，为君药；栀子、连翘清热解毒消肿，助君药之功，羌活、防风、荆芥、白芷祛风散邪止痛，共为臣药；木通、甘草清心导赤，赤芍活血止痛，枳壳行气导滞共为佐使药。全方以清热泻肺为主，辅以祛风邪、利小便、退血热，方能热去赤消。

（5）针灸治疗、中医熏洗及饮食疗法 同急性细菌性结膜炎。

三、衣原体性结膜炎

介于细菌与病毒之间，还有一种容易导致感染性结膜炎的微生物，名为衣原体，归于立克次纲，衣原体目，属Ⅰ，又称沙眼衣原体。沙眼衣原体种有三个亚种，包括眼血清型、生殖血清型和性病性淋巴肉芽肿血清型，可分别导致沙眼、包涵体性结膜炎和性病淋巴肉芽肿性结膜炎 3 种衣原体性结膜炎。本节仅介绍沙眼。

沙眼是由沙眼衣原体的眼血清型（A、B、Ba、C）感染所致的一种慢性传染性结膜角膜炎。临床以睑结膜瘢痕、角膜血管翳为特有体征，潜伏期 5~12 天，多为双眼发病。急性沙眼感染主要发生于学龄前及低学龄儿童，至 20 岁时，早期的瘢痕并发症开始显现，且女性的瘢痕化程度较男性高，推测这种差别与母亲和急性感染儿童亲密接触相关。因此病导致睑结膜表面粗糙不平，形似沙砾，故名沙眼。中医《证治准绳》中，因其外观状若花椒而命名为"椒疮"，《审视瑶函·椒疮症》也描述道："此症生于脾内，红而坚者是。"并将其病机归纳为"血滞脾家火，胞上起热疮"。沙眼感染率与当地卫生条件、医疗条件及个人生活习惯密切相关。全世界有 3~6 亿人感染沙眼，在我国 50 年代时，沙眼曾是致盲的首要病因。随着生活水平、医疗环境和个人卫生、意识的不断提升，沙眼发病率大大降低。

（一）病因病机

1. 中医病因病机　外感风热毒邪，内有脾胃蕴热，致气血失和，上壅胞睑。

2. 西医病因病理　由沙眼衣原体的眼血清型（A、B、Ba、C）感染所致，可通过直接接触或污染物间接传播，也可通过节肢昆虫传播。

（二）临床表现

1. 症状　初起时可无自觉症状或轻微异物感，继而可出现畏光、流泪，异物感加重，分泌物增多，眼红眼痛，眼睑红肿灼痛。最后其他症状减轻，仅有眼痒干涩，异物感，上睑下垂感，可伴有视物模糊，甚至失明。

2. 体征　首先可出现以上睑结膜、穹隆部结膜明显的充血肿大、乳头增生及滤泡形成，可伴有角膜上皮下浸润、耳前淋巴结肿大，随着病情进入慢性阶段，结膜充血逐渐减轻，结膜污秽肥厚，角膜上缘有垂幕状的血管翳，最终结膜病变被结缔组织取代，形成瘢痕。瘢痕最先在上睑结膜的睑板下沟处形成，称为 Arlt 线，随着病程的发展，瘢痕从线状到网状再到整个上睑结膜。角膜缘滤泡也可形成瘢痕，名为 Herbert 小凹，是沙眼的特异性体征之一。

沙眼晚期的瘢痕化可导致睑内翻倒睫、角膜混浊、角膜翳、上睑下垂、睑球粘连、实质性结膜干燥症和慢性泪囊炎等，导致视力下降，甚者失明，反复感染合并细菌感染时，症状可更加严重。

3. 实验室及其他检查　分泌物涂片检查有淋巴细胞、浆细胞、多形核白细胞，结膜刮片染色检查可发现沙眼包涵体。

（三）诊断及鉴别诊断

1. 西医诊断要点

（1）发病慢，或有接触史。

（2）上睑结膜与上穹窿部结膜充血明显，血管模糊，伴有乳头增生、滤泡形成。

（3）具有角膜血管翳，角膜缘滤泡或 Herbert 小凹，上皮下角膜炎等体征。

（4）上睑结膜和上穹窿部结膜瘢痕。

（5）结膜刮片染色有沙眼包涵体。

根据 WHO 沙眼诊断要求，至少需要满足以下 2 项标准：①上睑结膜 5 个以上滤泡；②角膜缘滤泡或 Herbert 小凹；③广泛的角膜血管翳；④典型的睑结膜瘢痕。

2. 中医辨病要点

患眼睑内赤肿、颗粒丛生或有瘢痕成片，黑睛赤膜下垂，乃气血失和所致，多为实证。

（1）发病缓慢，家中或有该病患者。

（2）自觉磣涩不适，或有灼热感，甚者沙涩难睁，视物模糊。

（3）上睑内可见颗粒累累，细小色红而坚，或有白色瘢痕，黑睛上方有赤脉下垂。

1979 年第二届中华医学会眼科学会制定了统一的沙眼分期（表 5-7-2）。国际上还有较为通用的 MacCallan 分期法，具体如下。

Ⅰ期——浸润初期：以上睑结膜与上穹隆结膜为主的充血肥厚，可伴有初起滤泡和早期角膜血管翳。

Ⅱ期——活动期：有明显的活动性病变，即血管模糊、滤泡形成、乳头增生。

Ⅲ期——瘢痕前期：同我国Ⅱ期。

Ⅳ期——完全结瘢期：同我国Ⅲ期。

表 5-7-2　沙眼分期表

分期	依据	分级	活动性病变占上睑结膜面积
Ⅰ期	上睑结膜和上穹窿部结膜有活动性病变（血管模糊、滤泡形成、乳头增生）	轻（＋） 中（＋＋） 重（＋＋＋）	＜1/3 1/3~2/3 ＞2/3
Ⅱ期	有活动性病变，同时有瘢痕出现	轻（＋） 中（＋＋） 重（＋＋＋）	＜1/3 1/3~2/3 ＞2/3
Ⅲ期	仅有瘢痕而无活动性病变		

3．辨证分型

（1）风热客睑证　辨证要点为患眼微痒不适，上睑内面、两眦部稍红赤，有少量颗粒出现，或有发热头痛；舌质红，苔薄黄，脉浮数。风热初犯，睑内感邪尚浅，故只有少量颗粒，且出现头痛发热等风热表证。

（2）血热壅滞证　辨证要点为胞睑红肿灼热，内面颗粒累累，黑睛上缘赤膜下垂；舌质暗红，苔黄，脉数。此为热入血分，壅塞胞睑，故胞睑红肿灼热，火热邪毒入血耗血，使血液滞停，出现舌暗、颗粒丛生等症状。

4．鉴别诊断

（1）包涵体性结膜炎　滤泡以下眼睑结膜和下穹窿部结膜为主；无角膜血管翳；可通过免疫荧光检测来鉴别抗原血清型，进而与沙眼鉴别。

（2）慢性滤泡性结膜炎　下眼睑结膜和下穹窿部结膜滤泡排列整齐，不融合；有结膜分泌物，结膜充血，但不肥厚，一般不留瘢痕；无角膜血管翳，只见滤泡而无充血、分泌物等炎症表现，称为结膜滤泡症，一般无须治疗。

（3）巨乳头性结膜炎　乳头增生和滤泡形成与沙眼难以鉴别，但有明确的角膜接触镜配戴史。

（四）治疗

1．西医治疗原则

局部治疗配合全身治疗，积极治疗并发症。

2．西医常规治疗

（1）局部可交替滴用 0.5% 左氧氟沙星滴眼液、10%～15% 磺胺醋酰钠滴眼液。

（2）滤泡多者，可使用滤泡挤压术。

（3）严重或急性期的沙眼患者可全身应用抗生素治疗，可口服四环素 $1～1.5$ g/d，分 4 次服用，持续 1 个月。

（4）出现睑内翻倒睫时，应及时矫正，防止视力下降甚至致盲；合并细菌感染时，加用敏感的抗生素滴眼液；结膜干燥时，滴用人工泪液等滴眼液。

3．中医治疗原则

以疏风清热、凉血活血为主，辅以外治。

4．辨证施治

（1）风热客睑证

证候：患眼干痒涩痛，有眵，上睑微肿，内面脉络红赤模糊，可见少量颗粒，粒小色红而坚，状如花椒，黑睛上缘有赤脉垂落，或伴有头痛，咽干，发热恶寒。

舌脉：舌质红，苔薄黄，脉浮数。

治法：疏风清热，退赤散结。

方药：银翘散（《温病条辨》）加减。组成：连翘 15 g，金银花 15 g，桔梗 10 g，薄荷 5 g，淡竹叶 9 g，生甘草 3 g，荆芥穗 12 g，淡豆豉 10 g，牛蒡子 10 g，芦根 15 g。

方解：方中重用金银花甘寒芳香，清热解毒，辟秽祛浊，连翘苦寒，清热解毒，轻宣透表，共为君药；薄荷辛凉，发汗解肌，除风热而清头目，荆芥、豆豉虽属辛温之品，但温而不燥，与薄荷相配，辛散表邪，共为臣药；牛蒡子、桔梗、甘草宣肺祛痰，解毒利咽，竹叶、芦根甘寒轻清，透热生津，均为佐药；甘草能调和诸药，以为使。合而用之，共成疏风清热、解毒之剂。

（2）血热壅滞证

证候：患眼灼热疼痛，羞明流泪，眵多而黏，胞睑红肿，重坠难睁，内见颗粒累累，或有白色瘢痕，黑睛赤脉包裹，上有星翳点点，视物不清。

舌脉：舌质暗红，苔黄，脉数。

治法：清热凉血，活血消肿。

方药：当归红花散（《审视瑶函》）加减。组成：当归 15 g，红花 6 g，大黄 9 g，栀子 15 g，黄芩 12 g，赤芍 12 g，炙甘草 3 g，白芷 12 g，防风 12 g，生地黄 12 g，连翘 15 g。

方解：方用红花活血散瘀，当归补血活血，共为君药；连翘、栀子解毒散结，为臣药；大黄、赤芍清热凉血，散瘀止痛；白芷、防风散风祛湿，通窍止痛；生地黄凉血生津，防药物燥伤阴血，炙甘草补脾益气，缓急止痛，调和诸药，共为佐使。全方协同，共奏活血散瘀、补血调经之效。

5. 中医外治

睑内颗粒累累成片者，可用海螵蛸棒摩擦法。

6. 饮食疗法

饮食有节，少食辛辣刺激之物，戒烟酒。

四、免疫性结膜炎

免疫性结膜炎是结膜对某种致敏原的一种超敏性反应。致敏原范围广泛，如植物花粉、动物毛发、药物、尘埃、某些化学物质及微生物等。免疫性结膜炎可分两种类型，一是由体液免疫介导的速发型免疫性结膜炎，如春季结膜炎、季节性过敏性结膜炎、异位性结膜炎；二是由细胞免疫介导的迟发型免疫性结膜炎，如泡性结膜炎。此外，还有兼具速发型和迟发型两种类型的过敏性结膜炎，此处仅介绍过敏性结膜炎。

过敏性结膜炎分为速发型和迟发型两种，速发型常在接触致敏原后数分钟发病，迟发型常在接触致敏原后 24~72 小时发病。前者过敏原有花粉、清洁液、角膜接触镜等，后者常见过敏原为药物、化妆品、染发剂等。此病与中医"目痒证"类似。

（一）病因病机

1. 中医病因病机　或先天禀赋不足；或后天脏腑失调，外感风热，内蕴湿热上攻于目；或血虚不荣，内生风动。

2. 西医病因病理　速发型致敏原有花粉、清洗液、角膜接触镜等，常见迟发型致敏原有各种药物、化妆品、染发剂等。

（二）临床表现

1. 症状　眼部瘙痒、畏光，有灼烧感、异物感，眼睑肿胀，分泌物增多。

2. 体征　结膜充血水肿，眼睑皮肤红肿，其周围可伴有小丘疹；或眼睑皮肤急性湿疹、皮革样变，睑结膜乳头增生、滤泡形成，下睑为甚。伴少量浆液性和黏液性分泌物，极少数患者出现角膜实质损伤或虹膜炎。

3. 实验室及其他检查　分泌物涂片或结膜刮片检查可见嗜酸性粒细胞增多。

（三）诊断及鉴别诊断

1. 西医诊断要点

（1）过敏史，药物或其他过敏原接触史。

（2）临床表现与上述相符。

（3）脱离过敏原后，症状迅速消退。

（4）分泌物涂片发现嗜酸性粒细胞增多。

2. 中医辨病要点

患眼若瘙痒难耐，白睛胞睑赤肿较甚，胞睑及眼周皮肤溃破、湿疹丛生，多为实证；若眼痒势轻，时发时止，胞睑皮缘增厚，兼有面色少华，脉细，则为虚证。

（1）过敏史，过敏原接触史，脱离过敏原后症状迅速消退。

（2）患眼瘙痒为主，白睛胞睑赤肿，或见湿疹旁生，或见胞睑皮肤增厚。

3. 辨证分型

（1）风热外袭证　辨证要点为患眼瘙痒不堪，发病迅速，白睛、胞睑红赤肿胀，睑内可见少量颗粒；舌质红，苔薄白，脉浮数。为风热上攻，故有瘙痒、红肿等风热之象。

（2）湿热熏蒸证　辨证要点为患眼奇痒，羞明灼热，眵多质黏，胞睑赤肿糜烂或上有湿疹；舌质红，苔黄腻，脉数。湿热熏蒸于上，故眼感灼热，胞睑易红肿、溃破，舌脉为湿热之象。

（四）治疗

1. 西医治疗原则

以脱离致敏原，局部短期应用糖皮质激素为主。

2. 西医常规治疗

（1）查找并去除致敏原。

（2）短期局部应用糖皮质激素滴眼液，如0.1%地塞米松、0.5%醋酸氢化可的松滴眼液，也可用抗组胺药物，如2%色甘酸钠滴眼液等；如眼睑皮肤红肿、渗液严重，可用血管收缩剂与3%硼酸溶液湿敷来缓解症状。

（3）过敏严重者可配合全身抗过敏药物治疗。

3. 中医治疗原则

祛风、清热、除湿、养血以止痒。

4. 辨证施治

（1）风热外袭证

表现：眼痒难忍，羞明灼热，眵黏如丝，白睛水肿红赤，胞睑肿胀，内见卵石样颗粒。

舌脉：舌质红，苔薄白，脉浮数。

治法：祛风止痒。

方药：消风散（《外科正宗》）加减。组成：防风10 g，蝉蜕6 g，荆芥6 g，羌活6 g，茯苓10 g，党参10 g，当归10 g，僵蚕10 g，蛇床子9 g，藿香10 g，甘草3 g。

方解：荆芥、防风、蝉蜕之辛散透达，疏风散邪，使风去则痒止，共为君药；配伍羌活祛风燥湿，茯苓、藿香理中利湿，蛇床子、僵蚕祛湿止痒，以上俱为臣药；然风热内郁，易耗伤阴血，湿热浸淫，易瘀阻血脉，故以党参、当归补气养血，并寓"治风先治血，血行风自灭"之意，为佐药；甘草清热解毒，和中调药，为佐使药。

（2）湿热熏蒸证

表现：眼部奇痒，羞明流泪，眵多黏稠，眼睑红肿，上有湿疹，内有卵石样颗粒，白睛红赤，有胶样隆起。

舌脉：舌红，苔黄腻，脉数。

治法：清热除湿，疏风止痒。

方药：除湿汤（《眼科纂要》）加减。组成：连翘、白茯苓各12 g，滑石15 g，车前子、枳壳、黄芩、木通各9 g，黄连、防风、荆芥各6 g，甘草、陈皮各3 g。

方解：方中黄连、黄芩、连翘清热燥湿，兼以解毒，治目赤烂，为君药；滑石、木通、车前子清利湿热，使热从小便出，茯苓健脾祛湿，荆芥、防风散风清头目，止目痒，共为臣药；枳壳、陈皮、甘草健脾理气逐湿，为佐使药。全方共奏清热除湿、疏风止痒之功。

（3）血虚生风证

表现：眼痒势轻，时发时止，白睛稍红，眼睑皮肤干燥、增厚，或伴面色少华。

舌脉：舌淡，苔薄白，脉细。

治法：养血活血，息风止痒。

方药：四物汤（《太平惠民和剂局方》）加减。组成：熟地黄 12 g，当归 10 g，白芍 12 g，川芎 8 g。

方解：方中熟地黄滋阴养血填精，白芍补血敛阴和营，当归补血活血调经，川芎活血行气开郁。四物相配，补中有通，滋阴不腻，温而不燥，阴阳调和，使营血恢复。

5. 针灸治疗

针刺取外关、合谷、光明、承泣等穴，每天 1 次，10 天为 1 个疗程。

6. 中药熏洗

选用艾叶、苦参、蛇床子、地肤子各 15 g，煎水湿敷或熏洗患眼。

7. 饮食疗法

饮食宜以清淡而富有营养的食物为主，远离致敏原，忌食辛辣刺激性及肥甘厚腻食物。

五、评述与体会

结膜炎是临床较为常见的眼部疾病，老年人抵抗力下降易罹患此病。本病的治疗需要针对病因进行辨证论治，在局部用药的同时，必要时需进行全身用药。该病具有一定的传染性，一定要注意个人用眼卫生和手卫生，避免交叉感染及形成公共卫生突发事件的可能。

>>> 参 考 文 献 <<<

1. 段俊国，毕宏生. 中西医结合眼科学. 3 版. 北京：中国中医药出版社，2016.

2. HOPE P K F, LYNEN L, MENSAH B, et al. Appropriateness of antibiotic prescribing for acute conjunctivitis: a cross-sectional study at a specialist eye hospital in ghana, 2021. Int J Environ Res Public Health, 2022, 19(18): 11723.

3. 李云龙. 羌活胜风汤加减联合无环鸟苷治疗单纯疱疹病毒性角膜炎的临床分析. 国际医药卫生导报，2019(8): 1296 – 1298.

4. 彭清华. 中医眼科学. 北京：中国中医药出版社，2016.

5. LESSING J N, SLINGSBY T J, BETZ M. Hyperacute gonococcal keratoconjunctivitis. J Gen Intern Med, 2019, 34(3): 477-478.

6. JENKINS T L, ZHANG M M, PATEL N S, et al. Dacryoadenitis due to gonococcal conjunctivitis complicated by corneal perforation. Orbit, 2019, 38(1): 84-86.

7. 葛坚, 王宁利. 眼科学. 3版. 北京: 人民卫生出版社, 2017.

8. FUKUSHIMA A, MIYAZAKI D, KISHIMOTO H, et al. Efficacy of proactive topical antihistamine use in patients with seasonal allergic conjunctivitis. Adv Ther, 2022, 39(12): 5568-5581.

（陈向东）

第八节　结膜囊肿

结膜囊肿是较为常见的眼部肿瘤，小的结膜囊肿常由于结膜皱褶异位引起，而较大的结膜囊肿常因外伤、手术或者炎症导致结膜上皮种植在结膜上皮下的基质之中，并进行性异常增生。多见于下睑穹隆部、内外眦部结膜。主要分为先天性结膜囊肿、上皮植入性结膜囊肿、上皮内生性结膜囊肿、腺体滞留性结膜囊肿和寄生虫性结膜囊肿等。

结膜囊肿在中医中未有明确的对应病名，但中医眼科有相关文献记载。《审视瑶函》"状若鱼胞"篇云："白睛裂肉起，鱼胞状浮膘。缘因肺火相搏，致为目祸苗。清凉宜早治，依旧复平消。此症气轮肿起，不紫不赤，或水红或白色，状若鱼胞，乃气分之病，不用开导，惟宜清凉，自然消复。"《目经大成》"气胀篇"云："白睛浮于黑，虚势渐高。圆长中忽断，邪正一相淆。会结珠几颗，无妨鱼子泡……此症睛无苦，但气轮一处二处虚虚壅起，而不红不紫，或圆或长，或中断，隐若鱼腹中之白泡。"根据上述文献记载，均与结膜囊肿发生的部位及临床症状相似。结膜分为球结膜、睑结膜和穹隆部结膜，根据中医五轮学说，结膜属气轮或肉轮，归属于肺脾。

一、病因病机

（一）中医病因病机

结膜属五轮学说之中的肉轮或气轮，内应于脾肺。脾为生痰之源，肺为贮痰之器。外感湿邪郁久不去或恣食肥甘厚味，脾失健运，肺失通调水道，宣降失司，而致气机不利，水液运行和排泄受阻，湿痰内聚，上阻眼部脉络，而成囊肿。

（二）西医病理改变

其病因分为先天与后天两种。

1. 先天因素　目前认为多与胚胎发育异常有关。

2. 后天因素　由于结膜组织直接与外界接触，发生炎症反应及上皮性肿瘤的可能性较大，其次眼部手术和炎症刺激等可促进杯状细胞的分泌而形成囊肿；球结膜组织内淋巴管较多，当手术造成眼球表面组织移位，淋巴管受阻即形成潴留性囊肿，表现为清晰、透明、水样小泡；外伤及手术导致球结膜上皮细胞植入结膜上皮下，并进行增生，可形成囊肿。老年人多为此类。

二、临床表现

（一）症状

患者一般无明显不适感，随着囊肿的增大，会有异物感，但不影响视力；囊肿小者，仅有轻微的不适感；囊肿大者，有异物感，有紧胀感等。

（二）体征

眼部可扪及圆形、光滑肿物，呈囊性，有波动感，可推动，但无压痛；囊肿有光泽且较透明；或见囊肿周围有轻微充血。

（三）实验室及其他辅助检查

1. 实验室检查　根据病因的不同，囊腔中的液体成分分析结果则不同，如炎性细胞、淋巴液、猪囊尾蚴等。

2. 辅助检查　B超探查为囊性暗区，CT显示为圆形、均质的含液囊肿，其密度类似眼眶脂肪组织，接近玻璃体。

三、诊断及鉴别诊断

（一）西医诊断要点

1. 病史　老年患者多数有眼部炎症刺激、手术史或外伤史等。

2. 症状　患者一般无明显不适感，随着囊肿的增大，患者会有异物感，但不影响视力；囊肿小者，仅有轻微的不适感；囊肿大者，有异物感、紧胀感等。

3. 体征　眼部可扪及圆形、光滑肿物，呈囊性，有波动感，可推动，但无压痛；小如米粒，大如小黄豆；有光泽且较透明；或见囊肿周围有轻微充血等。

4. 实验室检查　B超探查为囊性暗区，CT显示为圆形、均质的含液囊肿，其密度类似眼眶脂肪组织，接近玻璃体。

（二）中医辨病要点

患眼胞睑肿胀成囊、边界清晰，可见苔腻，脉滑，是为痰湿积聚而成，为实证。

1. 白睛上可见圆形、囊性肿物，有波动感，推之可动。

2. 囊肿表面有光泽且透亮，或伴有周围白睛红赤。

3. 一般无明显不适感，随着囊肿的增大，会有异物感，但不影响视力。

（三）中医辨证分型

痰湿阻滞证：辨证要点为白睛或胞睑内面可见圆形、光滑肿物，呈囊性，有波动感，可推动，有光泽且较透明；或见囊肿周围有轻微红赤，小者无明显异物感，大者有明显异物感。舌淡红，苔腻，脉滑。

（四）鉴别诊断

睑板腺囊肿：相当于中医学的胞生痰核，是睑板腺特发性无菌性慢性肉芽肿性炎症，一般是由纤维结缔组织包囊，囊内含有睑板腺分泌物及包括巨细胞在内的慢性炎症细胞浸润。常表现为眼睑皮下圆形肿块，一般无疼痛，与肿块对应的睑结膜局限性充血，呈紫红色或灰红色病灶。

四、治疗

（一）西医治疗原则

以针对病因的治疗和手术治疗为主。

（二）西医常规治疗

1. 手术治疗　囊肿较小，体征不明显者可观察；囊肿较大，应进行手术切除，注意取净囊壁。

2. 对因治疗　如抗炎治疗等。

3. 囊腔注射　如无水乙醇等。

4. 手术治疗　寄生虫性者在切开结膜后，虫体即自行逸出。

（三）中医治疗原则

主要以健脾理肺、化痰散结通络为治法。

（四）辨证施治

痰湿阻滞证

表现：白睛或胞睑内面可见圆形、光滑肿物，呈囊性，有波动感，可推动，有光泽且较透明；或见囊肿周围有轻微红赤，小者无明显异物感，大者有明显异物感。

舌脉：舌淡红，苔腻，脉滑。

治法：化痰散结，健脾理肺。

方药：化坚二陈丸（《医宗金鉴》）加减。组成：陈皮、半夏（制）、茯苓、僵蚕各9 g，川黄连、甘草（生）各3 g。

方解：方中制半夏辛散温燥，善温化寒湿痰饮，寒湿去则脾胃升降调顺，津液四布，痰无由生，肺复宣肃，故为君药；陈皮辛香行散，苦燥温化，善理气健脾、燥湿化痰，助君药燥化痰湿、理气和胃，故为臣药；茯苓甘平淡渗，善健脾渗湿，既助君臣药利湿化痰，又能健脾，使生痰无源，故为佐药；甘草甘平润和，既润肺和中，又调和诸药，故为使药。白僵蚕软坚散结，黄连清热祛湿。诸药合用，共奏化痰散结之功。

（五）针刺治疗

宜泄法，可采用耳尖点刺放血，每次 2 ~ 3 滴，每天 1 次。

（六）饮食疗法

患病期间宜清淡饮食，忌肥甘厚味。

五、评述和体会

结膜囊肿绝大多数通过手术切除治疗，但术后易复发。无论囊肿较小还是较大，都可以通过中医辨证治疗进行干预，部分患者可以免除手术痛苦，并保证结膜的完整性，且中药复方费用低廉，患者也更加乐于接受。

>>> 参 考 文 献 <<<

1. 刘楚玉. 菊花泻白散治疗结膜囊肿. 云南中医学院学报, 1997, 20(4): 28 – 29, 37.
2. 彭清华. 中医眼科学. 北京：中国中医药出版社, 2016.
3. 杨培增, 范先群. 眼科学. 北京：人民卫生出版社, 2018.
4. 彭清华, 龙达. 中西医结合眼表疾病学. 长沙：湖南科学技术出版社, 2021: 10.
5. 白大勇, 苏学刚, 崔燕辉, 等. 儿童结膜囊肿 13 例临床分析. 中国斜视与小儿眼科杂志, 2020, 28 (1): 26 – 29, 32.
6. 郭庆国. 无水酒精硬化治疗 1 例巨大结膜囊肿的患者报道. 中国校医, 2019, 33(04): 320.
7. 王洪峰, 王恩荣. 结膜囊肿 44 例治疗分析. 中华眼外伤职业眼病杂志, 2012(06): 456 – 458.
8. 鲍迅. 无水乙醇囊腔注射治疗结膜囊肿. 中国医药指南, 2009, 7(04): 111.

（陈向东）

第九节　翼状胬肉

翼状胬肉是一种与结膜相连的纤维血管样组织，侵袭角膜，因形似昆虫翅膀而得名。多双眼发病，以鼻侧常见。当其长入角膜，会导致散光，当覆盖瞳孔区时，会引起明显的视力障碍。本病中老年人多发，具体发病原因不明，可能与紫外线照射、烟尘有一定关系，患病率为 0.30%~37.46%。近地球赤道部和渔民、农夫等户外工作人群发病率较高，我国北方农村局部地区老年居民患病率为 8.01%。

翼状胬肉属于中医学"胬肉攀睛"范畴。与素体热，外感风热邪气，或阴虚火旺，脉络瘀滞相关。

一、病因病机

（一）中医病因病机

胬肉攀睛在古代医籍中已有相关论述，病因病机如下。

1. 心肺蕴热，风热外乘，致风热壅盛，进而热郁血滞，形成胬肉。
2. 素嗜食肥甘厚味、五辛酒浆，致使脾胃蕴积湿热，壅滞于眦部而成胬肉。
3. 过度劳欲，暗耗阴血，肾精亏虚，虚火上炎，脉络瘀滞。
4. 日光、风沙、烟尘等长期刺激，脉络瘀滞，发为本病。

（二）西医病理改变

翼状胬肉基质浅层多表现为增生，成纤维细胞活跃增生，大量新生血管形成；新生血管周围见浆细胞、淋巴细胞、巨细胞、中性粒细胞浸润。基质深层主要表现为变性，多见卷曲样、颗粒状、碎片状排列紊乱的变性物质，为胶原纤维的弹性样变性，有时可见蛋白样物质、酸性黏多糖和钙质沉积。

二、临床表现

（一）症状

一般无明显自觉症状，或有轻度异物感、眼红，或视力下降。

（二）体征

裂隙灯检查可以明确病变，可见睑裂区肥厚的球结膜及其下纤维血管组织呈倒三角形向角膜侵入。典型的翼状胬肉可分为头部、颈部、体部。体部通常起自球结膜，偶尔起自半月皱襞或穹窿部结膜，颈部为角巩膜缘部分的翼状胬肉，头部为角膜部分的翼状胬肉，三者没有明显的分界。

根据翼状胬肉的发展情况，可以分为进行性和静止性两种。进行性翼状胬肉头部隆起，前端浸润，可见色素性铁线（Stock's 线），体部充血、肥厚，向角膜内逐渐生长。静止性翼状胬肉头部平坦，体部菲薄，静止而不发展。

（三）实验室及其他辅助检查

无。

三、诊断及鉴别诊断

（一）西医诊断要点

根据病史、临床症状、眼科专科检查等进行诊断及鉴别诊断。

1. 病史　多见于长时间从事户外工作的人，或热带地区的居民。

2. 临床症状　患者有异物感、眼红或视力下降等症状。

3. 裂隙灯检查　睑裂区呈翼状的纤维血管组织侵入角膜。

（二）中医辨病要点

1. 眦部白睛肥厚隆起，略呈倒三角形，尖端攀附于黑睛表面。

2. 隆起之处络脉相伴，或隐隐可辨，或粗大红赤。

（三）中医辨证分型

根据本病的眼部改变和全身症状，中医证型主要分为 3 型。

1. 风热壅盛证　辨证要点为患眼痒涩不适，多眵多泪，胬肉初生或进展，集布赤脉，舌淡红，苔薄黄，脉浮数。

2. 脾胃积热证　辨证要点为患眼痒涩不适，甚或痒痛难睁，眵多黏结，胬肉头部隆起，体部肥厚，赤瘀如肉，进展迅速，溺赤便秘，舌红苔黄，脉数。

3. 阴虚火旺证　辨证要点为患者时有眼部痒涩，胬肉时淡时红，五心烦热，口舌干燥，舌质红，苔薄黄或无苔，脉细而数。

（四）鉴别诊断

1. 假性胬肉　多有角膜溃疡或外伤、手术等病史，伤及角膜边缘区域，导致结膜与角膜粘连。可发生于角膜的任何位置，胬肉没有清晰的头部、颈部、体部。

2. 睑裂斑　位于睑裂区角膜两侧的球结膜，微隆起，呈黄白色的三角形外观，通常不充血，很少侵入角膜。

四、治疗

（一）治疗原则

翼状胬肉小而静止时一般不需要治疗，减少紫外线、烟尘等刺激，预防其进展。如果胬肉进行性发展，侵及角膜，可以手术切除，但有一定的复发率。

（二）西医常规治疗

针对进行性发展的翼状胬肉，手术方式有单纯胬肉切除或结膜瓣转移术，或胬肉切除＋球结膜瓣转移或羊膜移植术，联合角膜缘干细胞移植术、自体结膜移植和局部使用丝裂霉素等，可以减少胬肉复发。文献报道称，术后使用含有激素成分的滴眼液和人工泪液可以降低翼状胬肉的复发率。

（三）中医治疗原则

改善眼局部及全身症状，控制病情进展，胬肉发展较快时，采用手术治疗。

（四）辨证施治

1. 风热壅盛证

表现：患眼痒涩不适，多眵多泪，胬肉初生或进展，集布赤脉。

舌脉：舌淡红，苔薄黄，脉浮数。

治法：祛风清热，祛瘀消滞。

方药：栀子胜气散（《原机启微》）加减。组成：蛇蜕 5 g，决明子 10 g，川芎 5 g，荆芥穗 10 g，蒺藜（炒）10 g，谷精草 10 g，菊花 10 g，防风 10 g，羌活 10 g，密蒙花 10 g，甘草（炙）5 g，蔓荆子 10 g，木贼 10 g，山栀子 10 g，黄芩 10 g。

方解：方中蛇蜕咸寒，决明子咸苦为君，为味薄者通，通其经络也；川芎、荆芥穗辛温，蒺藜、谷精草苦辛温，菊花苦甘平，防风甘辛为臣，为气辛者发热，发热而升其阳也；羌活苦甘温，密蒙花甘微寒，甘草甘平，蔓荆子辛微寒为佐，为气薄者发泄，清利其诸关节也；木贼甘微苦，山栀子、黄芩微苦寒为使，为厚味者泄，攻其壅滞有余也。方中蛇蜕，《审视瑶函》作蝉蜕。

2. 脾胃积热证

表现：患者眼部痒涩不适，甚或痒痛难睁，眵多黏结，胬肉头部隆起，体部肥厚，赤瘀如肉，进展迅速。溺赤便闭。

舌脉：舌红苔黄，脉数。

治法：清泻积热，祛瘀消滞。

方药：泻脾除热饮加减（《银海精微》）。组成：黄芪 15 g，防风 6 g，茺蔚子 9 g，桔梗 9 g，大黄 9 g，黄芩 9 g，黄连 6 g，车前子 9 g，芒硝 9 g。

方解：方中大黄、芒硝、黄连、黄芩泻热通腑；车前子、茺蔚子泻热利湿；防风、桔梗疏风散邪，载药上行。诸药合用，共奏泻热通滞，散邪明目之效。

3. 阴虚火旺证

表现：时有眼部痒涩，胬肉时淡时红。五心烦热，口舌干燥。

舌脉：舌质红，苔薄黄或无苔，脉细数。

治法：滋阴降火，祛瘀消滞。

方药：知柏地黄丸（《医宗金鉴》）加减。组成：知母 10 g，黄柏 10 g，熟地黄 10 g，山药 10 g，山茱萸 10 g，茯苓 10 g，牡丹皮 10 g，泽泻 10 g，蒺藜 10 g，赤芍 10 g，当归 10 g，红花 10 g。

　　方解：方中重用熟地黄滋阴补肾、填精益髓，为君药。山茱萸滋养肝肾、涩精止遗；山药健脾补虚、涩精固肾，补后天以充先天，共为臣药。泽泻淡渗泄浊，并防熟地黄之滋腻恋邪；牡丹皮清泻相火，并制山茱萸之温涩；茯苓渗湿健脾，既助泽泻以泻肾浊，又助山药之健运以充养后天；黄柏、知母滋阴泻火，均为佐药。蒺藜活血祛风，赤芍凉血活血，当归、红花活血化瘀消滞。

（五）中医外治法

1. 胬肉红赤，涩痒多眵，可选用八宝退云散、马应龙八宝眼膏。
2. 胬肉色白或淡红者，可用消朦眼膏。

（六）针刺治疗

　　翼状胬肉可行针灸治疗。常用穴位见表5-9-1。每次局部、远端取穴各2~3个，留针10~15分钟。

表5-9-1　翼状胬肉针灸治疗常用穴位

穴名	取穴	释义
太阳 EX-HN5	眉梢与眼外眦之间向后1寸凹陷处	经外奇穴；功效：清热消肿，止痛舒络
睛明 BL1	眼内眦内1分许	手太阳小肠经、足太阳膀胱经、足阳明胃经、阳跷脉与阴跷脉的会穴；功效：祛风，清热，明目
光明 GB37	外踝尖上5寸，腓骨前缘	足少阳胆经络穴；功效：疏肝明目，活络消肿
丝竹空 TE23	额骨颧突外缘，眉梢外侧凹陷处	手少阳三焦经；功效：清肝泻火，明目退翳，祛风通络，安神定志
攒竹 BL2	眉头内侧凹陷处	足太阳膀胱经；功效：清热明目，散风镇痉
合谷 LI4	拇食指张开，以另手拇指关节横纹放在虎口边缘上拇指尖到达处	手阳明大肠经；功效：清热解表，明目聪耳，通络镇痛
少商 LU11	拇指爪甲桡侧缘和基底部各做一线，相交处取穴，去指甲角0.1寸	手太阴肺经井穴；功效：清肺止痛、解表退热
足三里 ST36	外膝下3寸，胫骨外侧约1横指处	足阳明胃经；功效：和胃健脾，通腑化痰，升降气机
风池 GB20	颈后枕骨下，与乳突下缘相平，大筋外侧凹陷处	足少阳胆经；功效：平肝熄风，清热解表，清头明目

（七）中成药

　　中成药由于服用方便，若辨证准确，证型相合，则疗效肯定，临床上也为医者所习用。

活血祛风丸：每次 10 g，1 天 3 次，适用于翼状胬肉术后。

（八）中医适宜技术

耳尖放血：耳尖及耳背面小静脉放血，对于减轻症状、抑制胬肉发展有一定作用。

（九）饮食疗法

患病期间饮食宜清淡，忌烟酒和刺激性食物。

五、评述与体会

临床上，翼状胬肉手术治疗有一定的复发率，应选择合适的术式降低复发率。术后做好针对性防护，如注意眼部卫生，减少紫外线、烟尘等的刺激，忌烟酒和刺激性食物。

>>> 参 考 文 献 <<<

1. MOHAMMED I. Treatment of pterygium. Ganka, 2011, 10(3)：197 - 203.

2. 刘利莉，王文田，张丰，等. 张家口市赤诚县农村老年居民翼状胬肉的流行病学调查. 国际眼科杂志，2013，13(1)：153 - 155.

3. 唐由之，肖国士. 中医眼科全书. 北京：人民卫生出版社，1996：776 - 777.

4. 胡乃民，李海，巫宇舟，等. 眼翼状胬肉临床病理分析. 现代医药卫生，2005，21(23)：34 - 35.

5. 葛坚. 眼科学. 北京：人民卫生出版社，2005：171.

6. 张勇峰. 妥布霉素地塞米松联合聚乙烯醇滴眼液预防翼状胬肉术后复发的疗效及安全性. 临床合理用药杂志，2021，14(12)：119 - 121.

7. 施艳，喻京生，颜家朝，等. 祛风活血丸治疗翼状胬肉术后 108 例疗效观察. 湖南中医杂志，2015，31(2)：66 - 67.

（李欣）

第十节　慢性泪囊炎

慢性泪囊炎是临床中较常见的眼病，患者表现为持续性溢泪、溢脓，多继发于泪道狭窄或阻塞，因泪液滞留伴发细菌感染而引起。常见致病菌为革兰阳性球菌。慢性泪囊炎是眼部的感染病灶，对眼球尤其内眼手术有潜在威胁。多单侧发病，女性较男性高发，中老年人群发病率较高。黄种人由于鼻指数较大（鼻宽×100/鼻高），患病率高。

慢性泪囊炎为泪道阻塞或不畅时，毒邪滞留泪道，可导致真睛破损等黑睛疾病，内眼手术时易引起眼珠灌脓等恶候。

一、病因病机

（一）中医病因病机

慢性泪囊炎属于中医学"漏睛"范畴，在古代医籍中早已有相关论述，对其病因病机的认识如下。

1. 外感风热，邪留泪窍，日久溃而成脓。

2. 心有伏火，脾蕴湿热，心脾湿热之邪壅滞于泪窍，经络受阻，气血瘀滞，聚而成脓。

3. 先天泪道狭窄或阻塞，或素有椒疮等疾患，邪毒侵及泪窍，久酿成脓为患。

（二）西医病理改变

慢性泪囊炎多继发于泪道狭窄或阻塞。后者的发病原因尚未明确，可能与结膜炎、泪道外伤、鼻炎、泪道结石、泪道肿瘤等相关。在泪道阻塞的基础上感染细菌，形成慢性泪囊炎。有研究通过基因测序法鉴定慢性泪囊炎患者的泪囊分泌物，其中革兰阳性菌占72.2%，革兰阴性菌占27.8%。革兰阳性菌中以球菌为多，包括葡萄球菌属、链球菌属、微球菌属等；其次为革兰阳性杆菌，主要包括棒状杆菌。革兰阴性菌中杆菌偏多，包括肠杆菌科大肠埃希菌、不动杆菌属、假单胞菌属；其次为革兰阴性球菌，以奈瑟菌属为主。通过对慢性泪囊炎患者的泪囊壁进行活检发现，泪囊最常见的组织病理学表现是伴或不伴纤维化的慢性非特异性炎症。泪囊最常见的病理改变是泪囊上皮坏死、炎症和纤维化。泪囊的炎症状态及病理学表现对于疾病的治疗和预后有重要的指导意义。

二、临床表现

（一）症状

持续性溢泪、溢脓。皮肤可见潮红、糜烂。

（二）体征

1. 裂隙灯 结膜充血，用手指挤压泪囊区，有黏液或黏液脓性分泌物自泪小点流出。下睑皮肤可见湿疹。

2. 泪道冲洗 冲洗液上冲下返、下冲上返，同时有黏液脓性分泌物排出。

（三）实验室及其他辅助检查

1. 泪囊造影 经泪道注入造影剂后，行鼻窦CT或X线检查，可以显示泪道阻塞的位置和泪囊的大小，可指导手术方式的选择。

2. 泪囊部超声 泪囊注水前后行泪囊超声，可以测量泪囊大小，判断泪囊内回声及泪囊壁情况。

3. 其他泪小点分泌物行革兰染色和血琼脂培养＋药敏试验进行细菌鉴定，以指导用药。

三、诊断及鉴别诊断

（一）西医诊断要点

根据临床表现及泪道冲洗情况等进行诊断及鉴别诊断。

1. 临床表现 溢泪，挤压泪囊区可有黏性或脓性分泌物溢出。

2. 泪道冲洗 冲洗液自上下泪小点反流，同时有黏液脓性分泌物。

（二）中医辨病要点

1. 无时泪下，内眦部皮色如常。

2. 压迫睛明穴下方或冲洗泪道，可见黏脓性分泌物自泪窍溢出。

（三）中医辨证分型

根据眼部表现和全身症状主要分为 3 型，临床应根据患者眼部体征及全身症状进行综合判断。

1. 风热外袭证 辨证要点为患者无时泪下，内眦部皮色如常或稍红，微胀不适；或局部轻隆起，按之不痛，但有黏液自泪窍溢出；或见恶寒发热，头身疼痛，舌红苔白，脉浮数。

2. 心脾湿热证 辨证要点为患者无时泪下，内眦下方微肿痛，脓液自泪窍溢出；身热口渴欲饮，小便黄赤，舌红苔黄腻，脉滑。

3. 正虚邪留证 辨证要点为病程迁延，患者无时泪下，内眦部时肿胀；按压睛明穴下方可见脓液自泪窍溢出；全身可见体倦乏力，或面色少华，舌淡或有齿痕，苔薄白，脉细数。

（四）鉴别诊断

1. 泪小管炎 是泪小管的慢性炎症，发病率不高。压迫泪小管处皮肤或冲洗泪道，有脓性分泌物自泪点溢出，但泪道冲洗通畅，部分患者原冲原返。

2. 泪道阻塞 本病亦表现为溢泪，泪道冲洗不通畅；但本病未见黏脓性分泌物。泪道阻塞治疗不及时，会发展为慢性泪囊炎。

四、治疗

(一) 治疗原则

慢性泪囊炎的治疗原则是药物控制炎症后,择机行手术治疗。

(二) 西医常规治疗

1. 局部用药　抗生素滴眼液滴眼,或泪道冲洗后注入抗生素滴眼液,以缓解局部炎症。

2. 手术治疗　是主要的治疗手段。临床常用的手术方法有激光泪道成形术联合人工泪管植入术,鼻腔泪囊吻合术,泪囊摘除术。术前行泪道冲洗、泪囊造影、泪囊部超声等检查,判断泪道阻塞位置,泪囊大小,鼻中隔和鼻甲之间的空间,对于术式的选择有重要意义。

(三) 中医治疗原则

改善眼部局部及全身症状,控制病情进展。

(四) 辨证施治

1. 风热外袭证

表现:患者时有流泪,内眦部皮色或稍红、微胀;或睛明穴下方轻度隆起,按之不痛,但有黏性分泌物自泪窍溢出;或见恶寒发热,头身疼痛。

舌脉:舌红,苔薄,脉浮数。

治法:疏风清热,祛瘀消滞。

方药:白薇丸(《审视瑶函》)加减。组成:白薇 15 g,石榴皮 9 g,防风 9 g,蒺藜 9 g,羌活 9 g,蒲公英 15 g,川芎 9 g,皂角刺 9 g,王不留行 9 g。

方解:方中白薇、蒺藜、防风、羌活祛风透邪;石榴皮收涩止泪;蒲公英清热解毒、消肿散结,皂角刺消肿托毒排脓;川芎、王不留行活血消滞。全方疏风清热、祛瘀消滞。

2. 心脾湿热证

表现:患者时有流泪,内眦下方微肿痛,按压睛明穴下方有脓液自泪窍溢出;口渴欲饮,小便黄赤。

舌脉:舌红苔黄腻,脉滑。

治法:清心利湿,祛瘀消滞。

方药:竹叶泻经汤(《原机启微》)加减。组成:柴胡 10 g,栀子 8 g,羌活 10 g,升麻 10 g,甘草 10 g,黄芩 10 g,黄连 10 g,大黄 10 g,茯苓 10 g,赤芍 8 g,泽泻 8 g,决明子 10 g,车前子 10 g,淡竹叶 10 g。

方解：方中淡竹叶、黄连清泻心火；大黄、栀子、黄芩、升麻清脾泻热；泽泻、车前子、淡竹叶一并清热利湿；茯苓、甘草理脾渗湿；柴胡、决明子清肝泻热；羌活祛风除湿，赤芍凉血祛瘀。全方清心利湿、祛瘀消滞。

3. 正虚邪留证

表现：病程迁延，时有流泪，内眦部反复肿胀；或无肿胀，按压睛明穴下方有脓液自泪窍溢出；倦怠乏力，或面色少华。

舌脉：舌质淡或边有齿痕，苔薄白，脉细数。

治法：扶正祛邪，消滞排脓。

方药：托里消毒散（《医宗金鉴》）加减。组成：黄芪 10 g，皂角刺 10 g，金银花 10 g，甘草 10 g，桔梗 10 g，白芷 10 g，川芎 10 g，当归 10 g，白芍 10 g，白术 10 g，茯苓 10 g，党参 10 g。

方解：方中党参、茯苓、白术、甘草、黄芪健脾益气扶正；当归、白芍、川芎养血和营；金银花清热解毒；白芷、桔梗、皂角刺消肿托毒排脓。

（五）中医适宜技术

耳尖放血：耳尖及耳背面小静脉放血，对于减轻炎症有一定作用。

（六）饮食疗法

患病期间饮食宜清淡，忌烟酒和刺激性食物。

（七）情志疗法

患者要注意避免焦虑和紧张，保持心情愉快和舒畅；积极配合手术，定期复查。

五、评述与体会

临床上，慢性泪囊炎一般采取手术治疗，预后较好。术前综合泪道冲洗情况、泪囊造影和泪囊超声，结合病程、病情、患者年龄、依从性等因素，选择合适的术式。

>>> 参 考 文 献 <<<

1. 安娜，刘先宁，刘超. 基因测序法对 410 例慢性泪囊炎致病菌种属鉴定及耐药性分析. 中国实用眼科杂志，2015，33（1）：50 − 53.

2. 刘爽，陶海，王伟. 泪道阻塞性疾病的流行病学研究进展. 国际眼科杂志，2008，8（1）：140 − 143.

3. 唐由之，肖国士. 中医眼科全书. 北京：人民卫生出版社，1996：77.

4. KOTUROVIC Z, KNEZEVIC M, RASIC M D. Clinical significance of routine lacrimal sac biopsy during dacryocystorhinostomy：a comprehensive review of literature. Bosn J Basic Med Sci, 2017, 17（1）：1 − 8.

5. YANG X, WANG L, LI L, et al. The imbalance of lymphocyte subsets and cytokines：potential immunologic

insights into the pathogenesis of chronic dacryocystitis. Invest Ophthalmol Vis Sci, 2018, 59 (5)：1802 – 1809.

6. 白亚亚，贺经，杜青卫. 慢性泪囊炎的病理学研究进展. 国际眼科杂志，2020，20(12)：2092 – 2095.

7. 葛坚. 眼科学. 北京市：人民卫生出版社，2005：151.

（李欣）

第十一节　干眼

干眼是以泪膜稳态失衡为主要特征并伴有眼部不适症状的多因素眼表疾病，泪膜不稳定、泪液渗透压升高、眼表炎症与损伤及神经感觉异常是其主要的病理生理机制。干眼根据泪膜的结构与功能分为水液缺乏型干眼、蒸发过强型干眼、黏蛋白缺乏型干眼、泪液动力学异常型干眼和混合型干眼。但在临床应用中，目前没有方便的检测泪液黏蛋白的方法，因而判断黏蛋白异常性干眼存在一定难度。

年龄越大，干眼患病率越高，女性发病率高于男性。Beaver Dam 眼科研究结果表明40 岁以上正常人5 年内发病率为13.3%，10 年内发病率为21.6%。英国的数据显示9% 的20 ~ 87 岁女性在过去的2 年内有过干眼症状，同期干眼发病率为3.8%。

干眼是常见的眼表疾病，也是临床研究的热点。治疗方法包括局部药物、睑板腺物理治疗、湿房镜、强脉冲光、治疗性角膜接触镜和手术等，其中局部药物治疗主要包括人工泪液、类固醇皮质激素类药物、自体血清药物和中药。不同严重程度的干眼治疗目标不同，轻度干眼患者主要是缓解眼部症状，而严重干眼患者则主要是保护视功能。

中医古代并没有干眼病名的记载，但在一些疾病的记述中，将干眼症状描述为因泪液减少，甚至枯竭，致使白睛、黑睛干燥失润，自觉干涩不适，甚至黑睛混浊等。

一、病因病机

（一）中医病因病机

干眼属中医学"白涩症""神水将枯"等病范畴。在古代医籍中有相关论述，对其病因病机的认识如下。

1. 外感燥热邪气，损伤气血津液，阴津耗损，气血亏虚不能上荣于目，目失濡养，发为干眼。

2. 风热赤眼或天行赤眼治疗不彻底，余热未清，隐伏肺脾之络，余热灼液，泪液枯少。

3. 饮食不节，嗜烟饮酒，偏好辛辣之品，使脾胃蓄积湿热，气机不畅，目窍失养。

4. 肺阴不足，白睛失于濡养，发为干眼。

5. 肝肾不足，阴血亏损，目失濡养，或肝肾阴虚，虚火上炎，津液亏损，或郁热化火，上攻于目，灼津耗液，泪液减少，出现干眼。

6. 劳倦内伤，可致阴血亏虚、气血耗伤，从而引发干眼。

7. 思则气结，过度思虑，肝郁不舒，气机紊乱，脏腑功能失调，五脏六腑之精气不能上承于目，目失濡养而致眼干涩昏花。

8. 房事过度，肾精亏损，肾主一身之水，水少则不能上承于目，眼则干涩昏花。

（二）西医病理改变

干眼发病的核心机制是泪膜稳定性的下降。各种原因引起的泪膜不稳定均可导致泪液渗透压升高，高渗的泪液可激活眼表炎症信号通路，使炎症介质分泌增加，从而引起眼表上皮细胞损伤（包括细胞凋亡增加、杯状细胞丢失及黏蛋白分泌异常等）。这种损伤可导致泪膜不稳定，并进一步使泪液高渗恶化，形成恶性循环。

炎症在干眼发生发展中起着重要的作用，干眼的炎症是基于免疫异常而出现的非感染性炎症。干眼和炎症互为因果，相互消长，易形成恶性循环。如果泪液分泌及排出系统出现异常，就会引起眼表的炎症；同时，炎症也可推动干眼的疾病进展，影响整个泪膜功能单位的结构与功能，并进一步破坏泪膜的稳定性。

二、临床表现

（一）症状

眼部不适感，干涩，视物疲劳，严重者出现视物模糊、视觉活动受限。

（二）体征

结膜充血，黏液性分泌物，泪河窄，泪液中出现碎屑，角膜上皮粗糙。

（三）实验室及其他辅助检查

1. 荧光素染色　荧光素可渗透至细胞间隙，染色阳性提示角膜上皮缺损或角膜上皮细胞膜破坏、细胞间连接缺失，主要评价上皮细胞的屏障功能。

2. 泪膜破裂时间（tear break-up time，TBUT）　TBUT 是常用的检测泪膜稳定性的方法，是裂隙灯下用钴蓝光观察最后 1 次瞬目后自然平视，睁眼后，荧光素在泪膜中出现第 1 个随机分布干斑所需时间，正常 TBUT >10 秒，<10 秒为泪膜不稳定。

3. 泪液分泌试验（Schirmer test）　泪液分泌试验是目前最常用的定量检测水液性泪液分泌的方法。临床上较常采用的为非表面麻醉下的 Schirmer I 试验，可间接检测泪腺分泌功能，测量的是主副泪腺的基础和反射性泪液分泌及泪河容量。Schirmer I 试验正常值为 >10 mm/5 min，≤5 mm/5 min 为异常。

4. 激光角膜共聚焦显微镜　是一种具有高分辨率的新型非侵入性的眼表成像仪器，使临床对活体角膜各层进行细胞水平的观察成为可能。

5. 其他检查　结膜印迹细胞学检查、泪液成分检查、血清学检测等。

三、诊断及鉴别诊断

（一）西医诊断要点

1. 有干燥感、异物感、烧灼感、疲劳感、不适感、视疲劳或视力波动等主观症状之一和 TBUT≤5 秒或 Schirmer I 试验≤5 mm/5 min，可诊断为干眼。

2. 有干燥感、异物感、烧灼感、疲劳感、不适感等主观症状之一和 TBUT≤10 秒或 Schirmer I 试验≤10 mm/5 min 时，同时有角结膜荧光素染色阳性，可诊断为干眼。

（二）中医辨病要点

中医对于干眼的诊断标准借鉴了现代医学的一些客观指标，总结为以下 5 条。

1. 目珠干燥失却莹润光泽，白睛微红，有皱褶，眵黏稠呈拉丝状，黑睛暗淡、生翳。

2. 眼干涩、磨痛、畏光、视力下降，同时口鼻干燥，唾液减少。

3. 泪液分泌量测定，多次泪液分泌试验少于 5 mm/5 min。虎红染色试验阳性，荧光素染色试验阳性。

4. 双侧发病，常伴有多发性关节炎。多见于 50 岁左右的女性。

5. 必要时做自身抗体［类风湿因子（rheumatoid factor，RF）、抗核抗体］及免疫球蛋白 IgG、IgM、IgA 测定，红细胞沉降率检查。

（三）中医辨证分型

迄今为止，尚未建立统一的干眼基本证型。根据本病的眼表症状和全身症状，将中医证型主要分为 7 型。

1. 肝经郁热证　辨证要点目珠干涩，灼热刺痛，或白睛微红，或黑睛星翳，或不耐久视，口苦咽干，烦躁易怒，或失眠多梦，大便干，小便黄，舌红，苔薄黄或黄厚，脉弦滑数。

2. 邪热留恋证　辨证要点患风热赤眼或天行赤眼之后期，微感畏光流泪，有少许眼眵，干涩不爽，白睛少许赤丝细脉而迟迟不退，睑内亦轻度红赤；舌质红，苔薄黄，脉数。

3. 脾胃湿热证　辨证要点眼内干涩隐痛，眼眦部常有白色泡沫状眼眵，白睛稍有赤脉，病程持久难愈；可伴有口黏或口臭，便秘不爽，溲赤不爽，舌苔黄腻，脉濡数。

4. 肺阴不足证　辨证要点眼干涩不爽，不耐久视，白睛如常或稍有赤脉，黑睛可有细点星翳，反复难愈；可伴口干鼻燥，咽干，便秘，苔薄少津，脉细无力。

5. 肝肾阴虚证　辨证要点眼干涩畏光，双目频眨，视物欠佳，白睛隐隐淡红，久视则诸症加重，全身可兼见口干少津，腰膝酸软，头晕耳鸣，夜寐多梦，舌质红，苔薄，脉细数。

6. 气阴两虚证　辨证要点病情迁延不愈或年老体衰，或过用目力，劳瞻竭视，导致气阴双亏，精血不足，目失滋养，气虚亦不能升腾津液上荣于目，则目内干涩不爽，目燥乏泽，甚者视物昏蒙，舌淡，脉细弱。

7. 肝郁阴虚证　辨证要点基于中医理论"泪为肝液"，阴津亏虚致神水将枯，肝经郁结，神水（泪液）生成输布障碍，致阴液亏虚，郁而津亏，故目中干涩。

（四）鉴别诊断

鉴于许多疾病的症状和体征与干眼相似，干眼也常与许多疾病相伴发，须仔细问诊和全面检查，有助于鉴别诊断。临床常见的易混淆疾病包括眼表过敏、结膜炎、倒睫、球结膜松弛和视疲劳等（表5-11-1）。

表5-11-1　常见眼表疾病的鉴别诊断特征

眼表疾病	病因	主要症状	常见体征	辅助检查
干眼	泪液的质和量异常或流体动力学障碍	眼部干涩感、异物感、烧灼感等	泪膜功能异常，眼表细胞染色阳性	泪膜破裂时间、泪液分泌试验
眼表过敏	接触过敏原	眼痒、眼红	结膜充血，睑结膜乳头增生，黏丝状分泌物	过敏原测试，结膜刮片染色
视疲劳	屈光参差，集合调节功能异常，屈光度数欠矫或过矫	眼畏光、酸胀，眼疲劳	眼部体征轻微	集合调节功能检查，综合验光检查
慢性结膜炎	各种原因引起的结膜组织慢性炎性反应	眼部异物感、灼烧感、痒、畏光，流泪	结膜有渗出物，乳头或滤泡增生，假膜或真膜，耳前淋巴结肿大等	结膜刮片细胞学检查
神经痛	眼表高渗状态，角膜神经损伤	眼部症状明显，但缺乏干眼体征	角膜知觉过敏	共焦显微镜检查神经结构

四、治疗

（一）治疗原则

根据干眼的类型和程度给予长期和个体化治疗，同时使患者适应慢病管理体系。治疗方案的基本选择原则是从简单到复杂、从无创到有创。

（二）西医常规治疗

1. 润滑眼表和促进修复　人工泪液的主要功能是润滑眼表，对症治疗，为治疗干眼的一线用药，适用于各种类型干眼。促进泪液分泌药物的作用机制是刺激眼表上皮细胞分泌黏蛋白，对水液和脂质分泌也具有一定促进作用。自体血清和小牛血去蛋白提取物眼部制剂的作用为促进眼表上皮修复，改善眼表微环境，适用于伴有眼表上皮损伤及角膜神经痛等多因素的中、重度干眼。

2. 抗炎治疗　糖皮质激素用于伴眼部炎性反应的中、重度干眼。免疫抑制剂主要适用于伴眼部炎性反应的中、重度干眼，尤其适用于免疫相关性干眼。非甾体抗炎药是非类固醇激素类抗炎药物，具有外周镇痛及消炎作用，抗炎作用低于糖皮质激素，适用于轻、中度干眼的抗炎治疗，也可用于中、重度干眼维持期的治疗。

3. 抗菌药物治疗　局部用抗菌药物主要用于睑缘炎和伴炎性反应的睑板腺功能障碍，全身用抗菌药物适用于脂质异常型干眼。

4. 物理治疗　清洁睑缘可减少脂质等有害产物堆积，并清除螨虫等相关病原体。热敷熏蒸可通过局部加热使黏稠度增高的睑脂重新具有流动性，利于排出，以改善或恢复睑板腺腺体功能。睑板腺按摩通过机械挤压睑板腺，疏通堵塞的睑板腺开口，排出睑板腺内的异常睑脂。

5. 强脉冲光治疗　可通过减轻睑缘炎性反应、热效应、杀菌除螨及光调节作用等，缓解睑板腺功能障碍及相关干眼的症状和体征。

6. 泪道栓塞或泪点封闭　通过暂时或永久性封闭泪小点或泪小管，部分或全部封闭泪液排出通道，使自然泪液在眼表面停留更长时间。

7. 湿房镜　通过提供一个密闭的空间，减少眼表暴露和空气流动所致的泪液蒸发，达到保存泪液、改善泪膜的目的。

8. 治疗性角膜接触镜　短期内可改善干眼的症状和体征，但长期配戴存在感染风险，需严格按期复查并遵医嘱用药，密切关注角膜损伤情况。

9. 手术治疗　对于泪液分泌量明显减少、常规治疗方法效果不佳且有可能导致视力严重受损的严重干眼，可考虑行手术治疗。

（三）中医治疗原则

应注意分辨实证和虚证，实证应祛邪存阴；病情日久，迁延难愈，反复发作者，多为虚证，以滋补肝肾、益气养阴、疏肝益阴等为法。注意补肺气，益肝阴，养阴精。

（四）辨证施治

1. 肝经郁热证

表现：眼目干涩，睁眼不适，眼胀，可伴流泪，结膜充血。胁肋胀痛，口干心烦。

舌脉：舌质红，苔薄黄，脉弦数。

治法：清肝解郁，养阴明目。

方药：丹栀逍遥散（《内科摘要》）加减。牡丹皮、栀子、当归、白芍、柴胡、白术、茯苓、甘草、薄荷。口干甚者，可加百合、生地黄以增养阴生津之力；黑睛星翳者，加密蒙花、菊花、珍珠母以明目退翳，或可选鬼针草以清热解毒，助清肝之力。

方解：本方为逍遥散加牡丹皮、栀子而成。方中逍遥散疏肝解郁，养血健脾，牡丹皮用以清热凉血、祛瘀，栀子用于泻火除烦、清热利湿、凉血解毒。诸药合用，共奏清肝解郁，养阴明目之功。

2. 邪热留恋证

表现：目珠干涩、疼痛，眵少羞明，伴轻微畏光流泪，白睛赤丝少但久不消退。口干欲饮水，小便偏黄，大便略干。

舌脉：舌红，苔薄黄，脉浮数。

治法：清热利肺。

方药：桑白皮汤（《审视瑶函》）加减。桑白皮、地骨皮、泽泻、麦门冬、玄参、黄芩、甘草、茯苓、桔梗、菊花、旋覆花。热证甚者，可加金银花、赤芍，以增清热解毒、凉血散瘀之力；若阴伤而无湿者，可去方中茯苓、泽泻，加石斛、玉竹以养阴生津。

方解：方中重用桑白皮为君药，泻肺平喘，利水消肿；地骨皮、黄芩、旋覆花清降肺中伏热；茯苓、泽泻渗湿清热，玄参、麦门冬清肺润燥；菊花清利头目，桔梗载药上浮，引药入经；甘草调和诸药，全方共奏清热利肺之功。

3. 脾胃湿热证

表现：眼内干涩、隐痛，内眦可见白色泡沫状的分泌物。口臭，脘腹嘈杂，便秘溲赤。

舌脉：舌红，苔黄腻，脉滑数。

治法：清利湿热，通畅气机。

方药：三仁汤（《温病条辨》）加减。苦杏仁、滑石、通草、淡竹叶、白蔻仁、厚朴、薏苡仁、半夏。脘腹嘈杂，恶心嗳气者，可加黄连、吴茱萸以清热化湿，和胃消痞；便秘不爽，溲赤不爽者，可加黄柏、赤小豆、桑白皮等以清热燥湿。

方解：本方杏仁苦辛，宣利上焦肺气，气化则湿化；白蔻仁芳香化湿，行气，调中；薏苡仁甘淡，渗利下焦湿热，健脾，三仁合用为君，能宣上、畅中、渗下，而具清利湿热、宣畅三焦气机之功。半夏、厚朴辛开苦降，化湿行气，散满消痞，为臣。滑石、淡竹叶、通草甘寒淡渗，利湿清热，为佐使。全方共奏清利湿热，通畅气机之功。

4. 肺阴不足证

表现：目珠干涩、灼痛。口干鼻燥，大便干结。

舌脉：舌红少津，脉细数。

治法：养阴清肺，生津润燥。

方药：养阴清肺汤（《重楼玉钥》）加减。生地黄、麦门冬、甘草、玄参、川贝母、牡丹皮、薄荷、白芍。兼有气少懒言等气虚表现者，加太子参、五味子以益气养阴；黑睛有细点星翳者，可加蝉蜕、密蒙花、菊花以明目退翳。

方解：方中重用生地黄甘寒入肾，滋阴壮水，清热凉血，为君药。玄参滋阴降火，麦门冬养阴清肺，共为臣药。佐以牡丹皮清热凉血，散瘀消肿；白芍敛阴和营泄热；川贝母清热润肺，化痰散结；少量薄荷辛凉散邪。甘草清热解毒，并调和诸药，以为佐使。诸药配伍，共奏养阴清肺，生津润燥之功。

5. 肝肾阴虚证

表现：目珠干涩，痒痛，烧灼感，羞明。眩晕耳鸣，口咽干燥，手足心发热，盗汗，心胸烦闷，失眠。

舌脉：舌红少苔或舌质干燥等，脉细或弦细。

治法：补益肝肾，滋阴养血，明目。

方药：杞菊地黄丸（《医级》）加减。枸杞子、菊花、熟地黄、山茱萸、山药、茯苓、牡丹皮、泽泻。口苦咽干者，可加百合、黄精以增养阴生津之力；黑睛星翳者，加蝉蜕、密蒙花、决明子、珍珠母以明目退翳。

方解：方中枸杞子甘平质润，补肾益精，养肝明目；菊花甘苦，微寒，散风清热，平肝明目；熟地黄滋阴补血，益精填髓；山茱萸补益肝肾，涩精固脱；山药补脾养胃，生津益肺，补肾涩精，并防熟地黄之滋腻；牡丹皮清泻肝火，并制山茱萸之温涩；泽泻泄肾中湿浊；茯苓健脾渗湿，以助山药之补脾。诸药合用，滋补与清泄兼顾，扶正与祛邪同治，共奏补益肝肾，滋阴养血明目之效。

6. 气阴两虚证

表现：目珠干燥无光泽，磨涩，畏光，易疲劳，视物模糊，甚至眼睑痉挛。神疲乏力，口干少津。

舌脉：舌淡红，苔薄，脉细。

治法：益气养阴，滋补肝肾。

方药：生脉散（《医学启源》）合杞菊地黄丸（《医级》）加减。麦门冬、人参、五味子、枸杞子、菊花、熟地黄、山茱萸、山药、茯苓、牡丹皮、泽泻。兼有血虚者，可加白芍、当归养血和营，使目得血荣；黑睛生翳者，可加密蒙花、蝉蜕以退翳明目；白睛隐隐淡红者，可加地骨皮、白薇以清热退赤。

方解：生脉散方中人参益元气，补肺气，生津液；麦门冬养阴清热，润肺生津，人参、麦门冬合用，则益气养阴之功益彰；五味子敛肺止汗，生津止渴，三药合用，一补一润一敛，益气养阴，使气复津生。杞菊地黄丸方中熟地黄滋阴补肾，生血生精；山茱萸温肝逐风，涩精秘气；牡丹皮泻君相之浮火，凉血退蒸；山药清虚热于肺脾，补脾固肾；茯苓渗脾中湿热，而交通心肾；泽泻膀胱水邪，而聪耳明目；枸杞子、菊花以养肝明目。两方合用，加减配伍，共奏益气养阴，滋补肝肾之功。

7. 肝郁阴虚证

表现：双目干涩，眼红，畏光，视疲劳。口干喜饮，眠差，胸胁隐痛，大便干。

舌脉：舌红少津，苔薄黄，脉弦细。

治法：疏肝养阴。

方药：逍生散加减（谢立科经验方）。柴胡、白芍、当归、党参、五味子、麦门冬、生地黄、薄荷。白睛赤丝少而久不消退者，酌加菊花、桑叶以疏散外邪；大便干结者，可酌情加决明子润肠通便；胸闷、胁肋隐痛者，酌加香附、枳壳、川芎以行气解郁。

方解：逍生散以逍遥散和生脉饮为基本方，其中逍遥散出自《太平惠民和剂局方》，功用疏肝解郁、养血健脾，为疏肝健脾之良方；生脉饮出自李东垣《内外伤辨惑论》，用治气阴两虚之证，为养阴生津之首方。在两个方药的基础上，提取出重点作用药物而成逍生散。方中柴胡疏肝解郁，使肝气条达；白芍养血敛阴，柔肝缓急，共为君药。当归养血和血，为血中之气药；党参益气生津；生地黄养阴润目，共为臣药。麦门冬养阴润肺；五味子敛肺生津，共为佐药。薄荷散郁遏之气，引药上行为使药。诸药合用，共奏疏肝养阴之功，使肝气条达，阴津充沛，则目窍得养，睛珠润泽。

（五）针灸治疗

针灸是"针"和"灸"两种治疗方法的合称，包括针法和灸法。针灸治疗干眼可达到疏通经络，调理气血之效。其治疗方式具有多样性，可单纯针刺，如电针、揿针、埋针或鬃针，或运用雷火灸、隔核桃灸等艾灸治疗方法。

1. 针法　中医认为，眼与脏腑之间的有机联系主要依靠经络连接贯通，使眼不断得到经络输送的气、血、津、液濡养，才能维持正常功能，说明眼与经络有着密切联系。因而可通过针刺穴位，改善眼周血液循环，调节经气，平衡阴阳，改善眼部营养状况，增加泪液分泌，缓解干眼症状。

从临床试验研究及文献分析针法具有以下优势：①抑制炎症因子促炎活性反应；②抑制泪腺组织细胞凋亡；③修复泪腺细胞；④促进泪液中黏蛋白表达；⑤促进乙酰胆碱神经递质释放；⑥调节性激素水平。

电针是用电针器输出脉冲电流，将毫针刺激与电生理效应相结合而发挥作用。单纯毫针刺穴后，徒手刺激持续时间短，费力费时，运用现代技术方法代替手法针刺，临床取得了较好疗效。揿针埋针能改善泪液分泌质量，延长泪膜破裂时间，提高视觉质量，甚至能在一定程度上修复角膜损伤。耳针是在耳廓穴位或病理性压痛点采用皮内针或王不留行籽等，按压刺激按摩耳穴，以治疗眼病的方法。此法操作方便，治疗范围较广，适用于更年期分泌不足型干眼。

2. 灸法　中医认为，精血濡于目，目得气血而能视。雷火灸、核桃眼镜灸热熏眼部周围，面积扩大包括泪腺在内的十二经络走行区，艾灸药物经眼表渗透到眼周围腧穴内，通过经络腧穴传导调节眼部气血，减轻眼表损害程度，改善干眼症状，疗效良好。灸疗的温煦作用能够产生理疗效应，促进泪腺的分泌。

雷火灸是传统中医技术疗法延展外治法，以针灸经络学为理论，改进古时的"雷火针灸"，以现代医学研究为根据，采用独特的中药配方，运用药物燃烧时产生的热量及药气，将"实按灸"改为"悬灸"，刺激眼周及眼部穴位，使眼周毛细血管扩张，血液循环加速，促进眼周新陈代谢和各腺体分泌功能，有活血祛瘀、疏通经络、调和阴阳的作用，适用于睑板腺功能障碍引起的干眼。核桃眼镜灸是将核桃壳嵌入眼镜框内，插入艾炷在固灸钢条上，点燃艾炷进行温通施灸，通过艾灸的养眼温通，醒脑明目，通鼻开窍，以达到缓解视疲劳的疗效。适用于视疲劳引起的干眼症状。

艾灸除了改善血液循环，还有改善炎症渗出、促进机体细胞免疫及体液免疫功能恢复的作用。另外气味的芳香走窜还能够增强神经敏感性及提高面神经兴奋性。因此灸具有创伤小、渗透力强、操作便捷、安全性及依从性高的优点。

（六）中药超声雾化、熏蒸

1. 药物超声雾化效应是将中药液体击散为更小的分子，通过血-房水屏障而不进入结膜囊，运用蒸汽热量刺激眼表，可增加药液的渗透力，直接作用于眼局部，促进血液及泪液循环，从而增加泪液分泌，改善眼部组织营养状况，发挥中药清热解毒作用，有效消除眼表炎症。雾化能起清洁作用，清洁睫毛根部的油性分泌物，防止睑板腺开口阻塞。同时超声雾化可以使药物发挥更好的作用，避免长期局部滴眼药可能产生的依赖性和不良反应，避免内服药对全身产生的不良影响，不添加防腐剂，降低滴眼剂的眼表毒性反应，有不良反应小、起效快、缩短病程、提高患者生活质量、无痛苦、使用方便等优势，适用于结膜炎、睑板腺功能障碍等引起的干眼。

2. 药熏法是将药液煮沸后热气蒸腾上熏眼部，除利用药液的温热，使眼部气血流畅，疏邪导滞外，还通过药物直接作用于眼，以祛邪解毒、疏通经络、调和气血、退红消肿、定痛止痒、收泪。可将内服药渣再煎而作熏用。

（七）眼贴疗法

中医认为，人体经络在体表循行有一定路线，而中医在透皮治疗中常采用芳香开窍、活血化瘀类中药，这些药物有利于皮肤吸收。经络学说作为中医外治法的主要理论基础，在指导透皮给药方面结合整体观念及辨证施治理论，作用于相应经络、腧穴而获得奇妙疗效，为中医优势之所在。中药复方眼贴是对眼局部经脉的穴位进行刺激，通过透皮吸收效应，使药物经眼周肌肤吸收，缓解局部眼肌痉挛和改善血供，促进视疲劳的恢复。并通过眼贴在遮盖贴敷过程中，强制眼睛休息，缓解用眼过程产生的疲劳。

（八）刮痧疗法

应用中医刮痧器皿在眼部及眼周围穴位刮痧，或对背部膀胱经、脾经、胃经、肝经等辨证刮痧，促进经络疏通，改善睑板腺阻塞，适用于分泌不足或睑板腺功能障碍引起的干眼。或穴位按摩，用指按压头及眼部穴位，可反复数次，适用于睑板腺功能障碍引起的干眼。

（九）拔罐疗法

拔罐是以杯罐作为工具，借热力排气产生负压，使之吸于皮肤上造成局部瘀血。作用于人体背部腧穴时，可先闪罐再拔罐治疗，根据辨证可选择泻热血罐等手法治疗。拔罐有行气止痛、散寒除湿之功效，可治疗中医各种干眼证型。

（十）预防和调护

1. 起居有常，避免熬夜，保持充足的睡眠。

2. 保持室内一定湿度，避免环境干燥（如使用空调，避免正对空调机吹风，增加周围环境的湿度），外出时避免风沙烟尘刺激。

3. 避免目力过用。避免长时间使用电脑和手机，每使用电脑 1 小时应注意闭目、远眺或做眼保健操来缓解视疲劳，切忌"目不转睛"，应该给眼睛充分休息的时间。

4. 保持眼部清洁，注意用眼卫生，勿滥用滴眼液。

5. 多进食富含维生素的新鲜蔬菜、水果，忌食辛辣炙煿之品，以免化热伤阴。

6. 保持心情舒畅，避免不良情志刺激。

五、评述与体会

近年来，研究者越来越热衷于对干眼的探究，指出干眼与体质、睡眠、焦虑抑郁状态和风湿免疫疾病等方面均有密切关系。中医药治疗眼病有着独特的传统优势，通过内外治法结合，可达到脏腑功能均衡，气血津液充足，化生泪液有源的目的。全国各地中医眼科专家根据多年临床经验，结合干眼的发病机制，创制了密蒙花滴眼液、密蒙花颗粒（密蒙花、枸杞子、菊花等）、润目灵、逍生散、养阴润目丸等许多制剂，并进行了临床疗效观察和相关机制研究。实验研究证实，中药制剂密蒙花颗粒可以通过抑制去势雄兔泪腺组织中炎性因子白细胞介素6（interleukin，IL-6）、IL-12、肿瘤坏死因子 α（tumor necrosis factor-α，TNF-α）、IL-1β 的表达，减轻泪腺组织的炎症，以达到治疗干眼的目的。因此，在中医治疗干眼的研究中，要坚持中医整体观，在辨证施治的同时结合中医特色外治方法，制定符合中医特点的疗效评价标准，探索干眼特效中药制剂及疗法，开展大样本、多中心的临床研究，以阐明中医药治疗干眼的疗效及机制。

>>> 参 考 文 献 <<<

1. 刘祖国. 干眼. 北京：人民卫生出版社，2017：79.

2. PAULSEN A J, CRUICKSHANKS K J, FISCHER M E, et al. Dry eye in the beaver dam offspring study：prevalence, risk factors, and health-related quality of life. Am J Ophthalmol, 2014, 157(4)：799-806.

3. VEHOF J, KOZAREVA D, HYSI P G, et al. Prevalence and risk factors of dry eye disease in a British female cohort. Br J Ophthalmol, 2014, 98(12)：1712-1717.

4. 欧晨，彭清华，陈向东. 浅析《审视瑶函》论治干眼. 时珍国医国药，2019，30(4)：1025-1026.

5. 傅彦江，黄欣. 中医对干眼症的认识. 中医杂志，2011，52(22)：1978-1979.

6. 宋蕊. 中医对干眼症的认识及治疗. 中国现代医生，2008(18)：102-108.

7. 李云娇，易思豆，赵颖，等. "白涩症"名词源流考. 湖南中医杂志，2019，35(11)：106-107.

8. 中国干眼专家共识：检查和诊断(2020年). 中华眼科杂志，2020，56(10)：741-747.

9. 中国干眼专家共识：治疗(2020年). 中华眼科杂志，2020，56(12)：907-913.

10. 孙继飞，邵霖霖，褚文丽，等. 针灸治疗干眼的作用机制及疗效研究进展. 中国中医眼科杂志，2020，30(4)：281-284.

11. 颜承凤，万红棉. 针灸治疗干眼研究进展. 针灸临床杂志，2019，35(6)：96-99.

12. 夏雪文，姚靖. 中医外治法治疗干眼的临床研究进展. 中医眼耳鼻喉杂志，2016，6(3)：157-160.

13. 武静，马晓昀，何琳萍. 揿针埋针治疗干眼症临床疗效. 长春中医药大学学报，2016，32(5)：

1033 – 1036.

14. 李琼, 李青, 吴文捷, 等. 耳穴压贴治疗围绝经期干眼症的临床观察. 海峡药学, 2016, 28(12): 71 – 73.

15. 陆寿康. 刺法灸法学. 北京: 中国中医药出版社, 2007.

16. 赵磊, 左韬, 王方媛, 等. 眼周穴位雷火灸治疗干眼症的系统评价与 Meta 分析. 国际眼科杂志, 2019, 19(8): 1338 – 1343.

17. 付伟伟, 张国亮, 刘志顺, 等. 核桃壳眼镜灸改善干眼症状随机对照试验. 中国针灸, 2018, 38 (11): 1177 – 1182.

18. 张明明, 庄曾渊, 谢立科. 干眼病的中医辨证思路探讨. 辽宁中医杂志, 2009, 9(36): 1491 – 1493.

19. 覃艳莉, 王芳, 范润平, 等. 中药熏蒸治疗干眼症疗效的系统评价. 湖南中医杂志, 2019, 35(6): 122 – 127.

20. 李仕明, 甄毅, 熊瑛, 等. 中药眼贴对视频终端视疲劳患者的治疗效果. 中华眼科医学杂志(电子版), 2011, 1(1): 69 – 73.

21. 任芳, 胡晓丹, 南洋. 头面部刮痧疗法治疗肝肾阴虚型干眼临床观察. 现代中西医结合志, 2020, 29(15): 1616 – 1619, 1626.

22. 隋毅, 聂赞. 经络学说与透皮给药系统. 中国中医基础医学杂志, 2003, 9(1): 53 – 54.

23. 彭晓芳, 彭清华, 彭俊, 等. 密蒙花滴眼液对去势雄兔干眼结膜炎性因子 IL-1β 和黏蛋白 5AC 及 P38MAPK 表达的影响. 国际眼科杂志, 2020, 20(3): 426 – 431.

24. 蒋鹏飞, 彭俊, 彭清华. 密蒙花颗粒对去势诱导的干眼症兔泪腺细胞 IL-12 及 IL-6 的影响. 北京中医药大学学报, 2019, 42(6): 477 – 482.

25. 彭俊, 欧阳云, 谭涵宇, 等. 密蒙花颗粒剂对去势雄兔泪腺细胞 TNF-α 及 IL-1β 表达的影响. 中华中医药杂志, 2018, 33(3): 874 – 877.

26. 吴改萍, 郝晓凤, 罗金花, 等. 谢立科疏肝养阴法治疗干眼临床经验. 辽宁中医杂志, 2022, 49 (2): 12 – 14.

（谢立科）

第十二节　角膜炎

各种因素导致的角膜炎症反应统称为角膜炎, 是常见的眼表疾病之一, 也是我国主要致盲的眼病之一, 以视物模糊、疼痛、畏光和流泪等刺激症状为主要表现。眼前节检查可见角膜光泽下降、透明度降低、溃疡形成等, 严重者可继发角膜穿孔、眼内感染甚至失明。按照致病原因, 角膜炎可分为感染性和非感染性角膜炎。非感染性角膜炎包括免疫性、营养不良性、神经麻痹性和暴露性等。感染性角膜炎是由于病原微生物感染角膜, 导致局部组织结构损伤、功能破坏, 进而引起角膜刺激症状及视力下降的一类疾病，主要病原微生物包括细菌、病毒、真菌和阿米巴等。

感染性角膜炎发病率与经济水平、医疗技术等密切相关，我国属发展中国家，据研究报告，我国感染性角膜炎的发病率约是发达国家的 5 倍，达 0.192% 。我国的感染性角膜炎致盲率亦不低，是目前眼球摘除的最重要病因。在临床实践中，老年性感染性角膜炎的特点是发作易反复、病程长、程度重，且往往存在早期诊治不及时、后期治疗难度大的问题，加之部分患者尤其是农村地区患者，由于经济条件限制、医疗知识欠缺等因素，治疗不充分甚至放弃治疗，终至丧失视力甚至摘除眼球。故我们应重视老年性感染性角膜炎的诊断及治疗，加强相关感染性角膜炎的卫生防治宣教，积极降低感染性角膜炎的致盲率，从而改善患者的生活自理能力和劳动能力。

角膜在中医理论中被称为黑睛，角膜炎属于中医黑睛疾病范畴，包括聚星障、凝脂翳、湿翳、混睛障、疳积上目、花翳白陷等。本病病机主要涉及湿、火等，病位主要在肝、胆、肺等。中医辨证多为本虚标实或实邪侵犯，内治治则为祛邪退翳，防止传变，初期常以祛风清热法治标为主，中期常以清肝泻火、清热利湿、通腑泄热等治法，后期则予退翳明目法缩小瘢痕翳障。同时，本病位于眼球表面，应配合滴眼液、眼膏和局部熏洗，必要时采用手术等外治法，以提高疗效。

一、细菌性角膜炎

（一）病因病机

1. 中医病因病机

细菌性角膜炎中医学属"凝脂翳"范畴，在《诸病源候论》《证治准绳》等古籍中早有记载，现结合临床对其病因病机的认识如下。

（1）黑睛外伤，风热邪毒侵袭。

（2）或素有漏睛，邪毒久伏，遇外伤而复发。

（3）外邪入里，蕴而化热。

（4）或嗜食辛辣，脏腑热盛，肝胆热毒上灼黑睛。

（5）久病气阴耗伤，正气不足以祛邪外出，故邪留致黑睛溃陷，且缠绵难愈。

2. 西医病理改变

细菌性角膜炎多因角膜外伤后感染细菌而引发急性化脓性炎症反应。起病急骤，发展迅速，常在细菌感染后 24～48 小时发病。我国最常见的致病菌有铜绿假单胞菌、表皮葡萄球菌、金黄色葡萄球菌及链球菌等，常发生在角膜上皮结构受损后，如角膜擦伤或角膜异物剔除术后。在角膜上皮缺损时，相邻的结构，如结膜或睑缘等部位的细菌可黏附到角膜上皮导致感染。此外，泪膜不稳定、神经营养性角膜病变、慢性泪囊炎、长期配戴角膜接触镜、倒睫、长期使用免疫抑制剂及糖尿病等，亦为本病的危险因素。细菌性角膜炎可发生在角膜的任何部位，其中发生在中心或中心旁角膜的感染对视力的影响最大。未经治疗或程度较重的细菌性角膜炎有角膜穿孔的风险，并有继发眼内炎甚至失明的可能。细菌性角膜炎进展的速度取决于所感染的细菌毒性和患者机体条件。毒性高的细菌，如铜绿假单胞菌、肺炎链球菌或淋病奈瑟菌，可迅速破坏组织，而其他微生物，如非结核分枝杆菌和链球菌，则通常病程进展较缓慢。

（二）临床表现

1. 症状

眼部刺痛或异物感、畏光、流泪、眼红、分泌物增多、视力骤降、患侧头痛等。

2. 体征

眼睑水肿及痉挛、混合性充血；角膜可见黄白色浸润灶，边界模糊，周围角膜组织水肿，或病灶溃疡，表面常有坏死组织覆盖；伴发虹膜睫状体炎，角膜后沉着物（kerato-precipitates，KP），房水浑浊，前房纤维素样渗出，或伴前房积脓等。

3. 实验室及其他辅助检查

（1）角膜病灶刮片和培养　角膜溃疡需采集标本涂片行革兰染色检查，进行细菌培养和药物敏感性试验。由于细菌培养阳性率低，培养结果显示阴性者应重复培养，并采用排除法进行鉴别诊断。

（2）共焦显微镜　在细胞水平扫描不同层面的角膜，虽然共焦显微镜不能发现细菌，但可用来排除真菌性或阿米巴性角膜炎。

（三）诊断及鉴别诊断

1. 西医诊断要点

（1）结合角膜外伤史或长期配戴角膜接触镜、长期使用免疫抑制剂等病史。

（2）临床表现及角膜刮片和细菌培养，其中病灶细菌培养为最终诊断标准，共焦显微镜可用来进行排除诊断。

2. 中医辨病要点

本病起病急骤，常在黑睛外伤后 24～48 小时起病。初起眼内灼热刺痛、畏光流泪，眵黄黏稠，或视物模糊，甚者头目剧痛，目涩难睁，热泪如汤，视力骤降。查眼部可见胞睑肿胀，白睛混赤，黑睛生翳，色灰白，边缘不清，中部凹陷，上覆薄脂，若病情进展，可见黑睛变薄，甚至穿孔，黄仁漏出。

3. 中医辨证分型

根据本病的局部和全身症状，中医证型主要分为 3 型，临床上应根据患者眼部体征、症状及病变阶段综合判断。

（1）风热壅盛证　辨证要点为发病初起，头目疼痛，羞明流泪，视力减退，抱轮红赤，黑睛生翳如星，色灰白，上覆薄脂，舌质红，苔薄黄，脉浮数。多由黑睛损伤，风热毒邪侵袭，蕴结于黑睛而成。

（2）里热炽盛证　辨证要点为头目剧痛，羞明难睁，热泪如汤，眵黄黏稠，视力骤降。胞睑肿胀，白睛混赤，黑睛生翳，中部凹陷深阔，大片凝脂，神水浑浊，黄液上冲，黄绿色眵泪。常伴口渴发热，便秘溲赤，舌质红，苔黄厚，脉弦数或数有力。多由外邪入里化热，或脏腑素有积热，内热炽盛，上攻黑睛，为热盛腑实之候。

（3）气阴两虚证　辨证要点目不甚痛，干涩，畏光，黑睛溃陷，凝脂变薄，但日久难敛。常伴口干舌燥，体倦，便溏，舌红，脉细数，或舌淡脉弱。多因病情日久，气阴耗伤，无力抗邪，正虚邪留所致。

4. 鉴别诊断

引起细菌性角膜炎的细菌有很多种，不同细菌引起的症状不尽相同，以下是 2 种常见细菌性角膜炎的鉴别（表 5 - 12 - 1）。

表 5 - 12 - 1　肺炎链球菌性角膜炎与铜绿假单胞菌性角膜炎的鉴别

项目	肺炎链球菌性角膜炎	铜绿假单胞菌性角膜炎
潜伏期	1 ~ 2 天	6 ~ 24 小时
刺激症状	重	极重
分泌物	较少，黄白色，脓性	多，淡绿色，脓性，有臭味
溃疡形态	圆盘形，一侧匐行性扩展，呈新月状，坏死组织呈黄色脓疡状	圆形或半圆形，黄白色，周围浓密环形浸润圈，坏死组织半透明油脂状
前房积脓	较多	大量
分泌物刮片	可发现革兰阳性双球菌	可发现革兰阴性杆菌

（四）治疗

1. 治疗原则

细菌性角膜炎的治疗原则为寻找发病原因，积极去除病因，尽早进行抗感染治疗等，尽可能改善预后。

2. 西医常规治疗

（1）抗感染治疗　早期使用广谱抗菌滴眼液，一般首选氟喹诺酮类滴眼液或氨基糖苷类滴眼液；对疑诊为葡萄球菌感染者，可联合 5% 头孢唑啉钠溶液滴眼；已有细菌培养和药物敏感性试验结果者，按药物敏感性结果执行；淋球菌角膜炎患者应全身应用青霉素治疗；用药48小时后无好转者，应调整治疗方案；对于怀疑绿脓杆菌、淋球菌引起的角膜炎或糖尿病血糖无法控制者，要尽早频点抗菌药物治疗，避免角膜穿孔眼内炎的发生。

（2）散瞳　伴发虹膜睫状体炎者，可联用散瞳剂，如复方托吡卡胺滴眼液和阿托品滴眼液等，防止虹膜后粘连。

（3）手术治疗　包括病灶清创联合结膜瓣遮盖术、羊膜移植和角膜移植术等。

（4）其他　局部溃疡面烧灼疗法，穿孔者可配戴亲水性软性角膜接触镜以保护溃疡面。

3. 中医治疗原则

中医治疗注重分期治疗，以早期疏风祛邪、中期泻火解毒、后期补气养阴为法。

4. 辨证施治

（1）风热壅盛证

表现：羞明流泪，视力减退，抱轮红赤，黑睛生翳如星。发病初起，头目疼痛，口干，小便黄。

舌脉：舌质红，苔薄黄，脉浮数。

治法：疏风清热，退翳明目。

方药：新制柴连汤加减。组成：柴胡10g，黄连5g，黄芩10g，赤芍10g，蔓荆子10g，山栀子10g，龙胆草10g，木通10g，甘草5g，荆芥10g，防风10g。

方解：方中黄连、黄芩、山栀子、龙胆草清肝泻热，蔓荆子、荆芥、防风祛风散邪止痛；柴胡既辛凉祛风，又引药入肝经；赤芍配木通清热活血，退赤止痛；甘草清热和中。诸药共起疏风清热、退翳明目之功效。

（2）里热炽盛证

表现：头目剧痛，羞明难睁，热泪如汤，眵黄黏稠，视力骤降，胞睑肿胀，白睛混赤，黑睛生翳，中部凹陷深阔，大片凝脂，神水浑浊，黄液上冲，黄绿色眵泪。口渴发热，便秘溲赤。

舌脉：舌质红，苔黄厚，脉弦数或数有力。

治法：泻火解毒，退翳明目。

方药：四顺清凉饮子加减。组成：当归身12g，龙胆草12g，黄芩12g，桑白皮12g，车前子12g，生地黄12g，赤芍12g，枳壳12g，炙甘草5g，熟大黄10g，防风10g，川芎10g，川黄连10g，木贼10g，羌活10g，柴胡10g。

方解：方中龙胆草、柴胡清肝胆之火，黄芩、桑白皮清肺火，川黄连清心火；生地黄、赤芍清血热，辅以当归、川芎行气活血，消血分壅滞；羌活、防风、木贼祛风退翳；车前子清利小便；熟大黄、枳壳通利大便；炙甘草调和诸药。全方共同发挥泻火解毒、退翳明目的功效。

（3）气阴两虚证

表现：目不甚痛，干涩，畏光，黑睛溃陷，凝脂变薄，但日久难敛。常伴口干舌燥，体倦，便溏。

舌脉：舌红，脉细数，或舌淡，脉弱。

治法：偏阴虚者，滋阴退翳；偏气虚者，益气退翳。

方药：偏阴虚者，滋阴退翳汤或海藏地黄散加减；偏气虚者，托里消毒散加减。滋阴退翳汤组成：知母10g，生地黄15g，玄参15g，麦门冬10g，蒺藜10g，菊花5g，木贼5g，菟丝子10g，蝉蜕5g，青葙子10g，甘草5g。海藏地黄散组成：当归10g，酒大黄10g，生地黄10g，熟地黄10g，蒺藜10g，沙苑子10g，谷精草10g，玄参10g，木通10g，羌活10g，防风10g，蝉蜕10g，木贼10g，水牛角10g，甘草10g。托里消毒散组成：生黄芪6g，皂角刺6g，金银花5g，甘草3g，桔梗6g，白芷5g，川芎6g，当归6g，白芍6g，白术6g，茯苓6g，人参6g。

方解：滋阴退翳汤：方中酒地黄、当归、酒白芍补血养肝，生地黄亦有育阴清热之效；麦门冬、知母生津润肺，三味共奏除热之功；木贼平肝退翳明目，玄参滋肾养阴护瞳。诸药合用，滋养阴津，明目退翳。海藏地黄散：方中水牛角粉防风清热，大黄、木通驱邪从二便而去，生地黄养血益阴；熟地黄、玄参、当归滋养阴血，且可防苦燥伤阴；谷精草、木贼、蒺藜增疏风清热之功。全方平肝滋阴，退翳明目。托里消毒散：方中黄芪、白术、茯苓、甘草健脾益气；当归、白芍、川芎活血补血；白芷、皂角刺消肿排脓。诸药合用，共奏补益气血、托里排脓之功。

5. 中成药

本病结合全身症状，有风热者可予银翘解毒片，热毒较重者可予牛黄解毒丸。

6. 中医适宜技术

临床可根据患者症状及证型，适当选用中药熏洗、湿热敷、贴敷疗法等。

7. 饮食疗法

患病期间，饮食宜以清淡而富有营养的食物为主，忌食辛辣刺激性及肥甘厚腻食物，多食蔬菜等，保持二便通畅，引火下泻。

8. 情志疗法

患病期间注意避免情绪激动、波动，保持心态平和，遵医嘱，定期复查。

二、病毒性角膜炎

（一）病因病机

1. 中医病因病机

病毒性角膜炎属"聚星障"范畴，病名首见于《证治准绳》，结合古籍记载及现代临床经验对其病因病机归纳如下。

（1）外感风热，邪上犯目，客于黑睛，致生翳障。

（2）外邪入里化热，或素体热盛，肝经伏火，内外合邪，上蒸于黑睛。

（3）恣食肥甘厚味，脾胃运化失常，湿热壅滞于黑睛。

（4）素体阴虚，正气不足，或热病之后，阴伤液亏，复感风邪致病。

2. 西医病理改变

病毒性角膜炎是目前最常见的感染性角膜炎，由病毒感染角膜引起。引起病毒性角膜炎的病毒有单纯疱疹病毒、带状疱疹病毒、麻疹病毒、EB病毒（epstein barr virus，EBV）、柯萨奇病毒和腺病毒等，其中单纯疱疹病毒性角膜炎（herpes simplex keratitis，HSK）是全球患病率最高的感染性角膜病，在我国的患病率约为0.11%。

HSK是由单纯疱疹病毒Ⅰ型（herpes simplex virus type 1，HSV-1）感染所致，可通过密切接触传播，目前研究发现，其可在三叉神经节中潜伏，在机体免疫力降低时可下行至角膜复发感染，形成复发性HSK。目前认为，单纯疱疹病毒可侵犯角膜上皮、基质、内皮、神经甚至角膜全层。长期慢性的感染可能引起神经营养性角膜病变。

腺病毒可引起角膜上皮下炎性细胞聚集，炎症消退后，常遗留点状上皮下混浊。带状疱疹病毒感染沿三叉神经末梢颞支分布，往往伴发患侧上睑及颞部皮肤疱疹，且皮肤病变不超越中线，若带状疱疹病毒侵及鼻尖部，可引起角膜或葡萄膜炎症。牛痘病毒性角膜炎，往往有接种或接触过牛痘疫苗的病史。以上两种病毒感染常呈树枝状角膜炎，浸润常有溃疡形成，甚者引起虹膜睫状体炎，在裂隙灯检查下可见KP，甚至有前房积脓。随着病情进展，溃疡面扩大，可呈盘状或地图状，少数患者还可引起角膜穿孔，或角膜葡萄肿、继发性青光眼等，最终导致失明。

（二）临床表现

1. 症状

眼红刺痛，畏光流泪，视力下降，眼睑浮肿，异物感等，部分可伴有口鼻周围或眼睑皮肤疱疹等。

2. 体征

（1）结膜混合充血或睫状充血，可伴有口鼻部或眼睑周围皮肤疱疹。

（2）角膜水肿，有树枝状、地图状、圆形或不规则形等溃疡，溃疡累及上皮或基质层，累及角膜内皮层可形成相应部位的基质水肿，新生血管、云翳或斑翳形成。

（3）KP，角膜知觉减退，耳前淋巴结肿大等。

3. 实验室及其他辅助检查

（1）病原学检查　病原学诊断是本病诊断的重要标准，包括角膜刮片行病毒分离、荧光抗体染色及聚合酶链反应（polymerase chain reaction，PCR）荧光定量等。

（2）共焦显微镜　在细胞水平扫描不同层面的角膜，镜下可见病变处角膜上皮细胞体积增大，常伴大量树突状细胞浸润，上皮层神经数量减少甚至消失，基质细胞活化高反光，未见真菌或阿米巴等病原体。

（三）诊断及鉴别诊断

1. 西医诊断要点

根据反复发作的病史及典型的角膜改变，结合病原学及共焦显微镜检查结果可进行诊断。

2. 中医辨病要点

本病常在感冒发热好转或病愈后出现，或在劳累后发病。常单眼起病，亦可双眼发作，易复发。轻者目涩羞明，微痛不适，畏光流泪；重者灼痛羞明，碜涩痛剧，热泪如汤，视力可有不同程度下降。

3. 中医辨证分型

根据本病的局部和全身症状，中医证型主要分为以下几型。

（1）风热客目证　辨证要点为患眼涩痛，羞明流泪，抱轮微红，黑睛浅层可见点状星翳，或疏或密，视物模糊；可伴恶风发热，头痛鼻塞，口燥咽痛。舌质红，苔薄黄，脉浮数。多由风热之邪初犯于目所致。

（2）肝胆火炽证　辨证要点为患眼胞睑难睁，碜涩痛甚，烧灼畏光，热泪如汤，视物模糊，白睛混赤，黑睛生翳，形如树枝或地图；可兼头痛胁痛，口苦咽干，烦躁溺赤。舌质红，苔黄，脉弦数。多由肝胆火热炽盛，邪热深重，上灼黑睛所致。

（3）湿热犯目证　辨证要点为患眼热泪黏稠，抱轮红赤，视物模糊，黑睛生翳呈地图状，或黑睛深层翳如圆盘，肿胀色白；或病情缠绵难愈，反复发作；可伴头重胸闷，口黏纳呆，腹满便溏。舌质红，苔黄腻，脉濡数。多由脾胃运化失调，湿热蕴结，熏蒸黑睛所致。

（4）阴虚夹风证　辨证要点为眼内干涩不适，羞明较轻，视物稍模糊，抱轮微红，黑睛生翳日久，迁延不愈，或时愈时发；常伴口干咽燥，舌红少津，脉细或细数。多由素体阴虚或久病伤阴，阴虚复感风邪所致。

4. 鉴别诊断

HSK 可与真菌性角膜炎相鉴别，具体见表 5 - 12 - 2。

表 5 - 12 - 2　病毒性角膜炎与真菌性角膜炎的鉴别

项目	单纯疱疹病毒性角膜炎	真菌性角膜炎
潜伏期	3 ~ 9 天	2 天以上
刺激症状	轻	较重
分泌物	水样分泌物	分泌物少，呈黏液脓性
溃疡形态	点状、树枝状、地图状、圆盘状	不规则圆形，微隆起，有菌丝、伪足、卫星灶、免疫环，坏死组织表面干燥，呈豆腐渣状
前房积脓	较少	约50%
分泌物涂片、刮片	可发现病毒，病毒检测阳性	可发现真菌菌丝

（四）治疗

1. 治疗原则

病毒性角膜炎的治疗原则为控制病毒在角膜内的复制，减轻炎症反应引起的角膜损害等。

2. 西医常规治疗

以单纯疱疹病毒为例说明病毒性角膜炎的治疗应按照不同分型，选择相应的抗病毒及其他治疗。

（1）抗病毒治疗　在浅层角膜上皮病变时，选用阿昔洛韦滴眼液或眼膏、更昔洛韦凝胶等，期间禁用糖皮质激素，防止病变扩散；对于侵犯在深基质层及内皮的患者，可联合全身抗病毒治疗，并适当使用糖皮质激素眼液，减轻角膜炎症破坏，必要时可予球结膜下注射。

（2）散瞳　伴发虹膜睫状体炎者，可联用散瞳剂，如复方托吡卡胺滴眼液、阿托品滴眼液等，防止虹膜后粘连。

（3）非甾体消炎药　普拉洛芬滴眼液、双氯芬酸钠滴眼液等。

（4）手术治疗　适用于角膜穿孔者，包括病灶清创联合结膜瓣遮盖术、角膜移植术等；病毒性角膜炎引起角膜白斑患者在病变稳定半年以上者可行角膜移植，但术后有一定的复发及排斥反应。

（5）其他　注意防治细菌或真菌感染，对可疑患者及时行相关检查，可予广谱抗生素眼液进行预防性治疗。

3. 中医治疗原则

中医治疗应注意分辨患病新久，新发者以祛邪为主，病情日久，迁延难愈，反复发作者，应考虑扶正祛邪为法。

4. 辨证施治

（1）风热客目证

表现：患眼涩痛，羞明流泪，抱轮微红，黑睛浅层可见点状星翳，或疏或密，视物模糊。可伴恶风发热，头痛鼻塞，口燥咽痛。

舌脉：舌质红，苔薄黄，脉浮数。

治法：疏风清热，退翳明目。

方药：银翘散加减。组成：连翘9g，金银花9g，苦桔梗6g，薄荷6g，竹叶4g，生甘草5g，荆芥穗5g，淡豆豉5g，牛蒡子9g。

方解：方中连翘、金银花辛凉解表，清热解毒，芳香辟秽，两者为君药。薄荷、牛蒡子疏散风热，清利头目，解毒利咽；荆芥穗、淡豆豉发散解表，助君药发散表邪，透热外出，共为臣药。竹叶清热除烦，专清上焦热邪，生津止渴；苦桔梗宣肺止咳，两者同为佐药。生甘草调和诸药。全方疏风清热，退翳明目。

（2）肝胆火炽证

表现：患眼胞睑难睁，碜涩痛甚，烧灼畏光，热泪如汤，视物模糊，白睛混赤，黑睛生翳，形如树枝或地图。可兼头痛胁痛，口苦咽干，烦躁溺赤。

舌脉：舌质红，苔黄，脉弦数。

治法：清肝泻火，退翳明目。

方药：龙胆泻肝汤加减。组成：龙胆草6g，黄芩9g，山栀子9g，泽泻12g，木通9g，车前子9g，当归8g，生地黄20g，柴胡10g，生甘草6g。

方解：方中龙胆草大苦大寒，专泻肝胆实火，且利下焦湿热，故为君药。黄芩、山栀子性寒泻热，助君药清泻实火，共为臣药。泽泻、木通、车前子清利湿热，使湿热从小便而去；当归、生地黄养血益阴以滋肝阴，以上五者共为佐药。柴胡疏肝气，引诸药入肝经。甘草调和诸药，两者共为佐使。诸药合用，共奏清肝泻火、退翳明目之功。

（3）湿热犯目证

表现：患眼热泪黏稠，抱轮红赤，视物模糊，黑睛生翳呈地图状，或黑睛深层翳如圆盘，肿胀色白；或病情缠绵难愈，反复发作。可见头重胸闷，口黏纳呆，腹满便溏。

舌脉：舌质红，苔黄腻，脉濡数。

治法：清热除湿，退翳明目。

方药：三仁汤加减。组成：杏仁 15 g，飞滑石 18 g，通草 6 g，竹叶 6 g，豆蔻 6 g，厚朴 6 g，薏苡仁 18 g，半夏 15 g。

方解：方中白蔻仁辛香性温，可行气化湿，作用于上中二焦；杏仁味苦性温，专开上焦，宣畅肺气，通调水道；生薏苡仁甘淡微寒，主渗利湿热，色白入肺，味甘入脾，味淡渗湿，性寒泻热。以上三药共为君药。厚朴、半夏味苦性温，可燥湿化痰；滑石、通草甘淡性寒，可清利湿热；竹叶辛淡甘寒，轻清透热，淡渗化湿。以上诸药共为臣使药。全方宜上畅中渗下，可治湿邪弥漫三焦。

（4）阴虚夹风证

表现：眼内干涩不适，羞明较轻，视物稍模糊，抱轮微红，黑睛生翳日久，迁延不愈，或时愈时发。常伴口干咽燥。

舌脉：舌红少津，脉细或细数。

治法：滋阴祛风，退翳明目。

方药：加减地黄丸。组成：生地黄 30 g，熟地黄 30 g，牛膝 12 g，当归 12 g，枳壳 12 g，杏仁 12 g，羌活 12 g，防风 12 g。

方解：方中地黄大补肾阴为君药，肾水不足者，相火必盛，生熟二地黄同用以滋阴退火。牛膝活血化瘀，当归活血养血，两者共为臣药。枳壳理气和胃，杏仁滋阴润燥，两者共为佐药。羌活、防风升发清阳，祛风明目，共为使药。诸药合用，共奏滋阴祛风、退翳明目之功。

5. 中成药

本病结合全身症状，有风热者可予抗病毒冲剂，肝火旺盛者可予牛黄解毒丸。

6. 中医适宜技术

临床可根据患者症状及证型，适当选用中药熏洗、湿热敷、贴敷疗法等。

7. 饮食疗法

发病期间饮食宜以清淡而富有营养的食物为主，忌食辛辣刺激性及肥甘厚腻食物，多食蔬菜等。

8. 情志疗法

平素应调畅情志，作息规律，积极防治感冒，避免过劳，遵医嘱，定期复查。

三、真菌性角膜炎

（一）病因病机

1. 中医病因病机

真菌性角膜炎在中医属"湿翳"范畴。多因稻谷、麦芒、植物枝叶擦伤黑睛，或角膜接触镜戴取不慎损伤黑睛，或黑睛手术造成轻度黑睛外伤等，均可使湿毒之邪乘伤侵入，湿遏化热，熏灼黑睛而致病。

2. 西医病理改变

真菌性角膜炎是一种由致病真菌引起的致盲率极高的感染性角膜病，多发于炎热潮湿的气候环境，又以夏秋收割季节更常见。多单眼发病，且病程较长，可反复发作，严重者会引起黑睛毁坏而失明。丝状真菌（镰孢属、曲霉属为主）是我国真菌性角膜炎的主要致病菌，其引起的角膜感染多见于农民或户外工作人群，其工作生活环境多潮湿，外伤是最主要的诱因，其他还包括长期使用激素或抗菌药物、过敏性结膜炎及配戴角膜接触镜等。2017—2019 年一项活体共焦显微镜的研究显示，真菌性角膜炎的真菌菌丝主要侵犯角膜上皮层或浅基质层，随着病变严重程度增加，基底膜下神经密度呈下降趋势。真菌通过上皮细胞的缺陷进入角膜基质，引起组织坏死和炎症反应。真菌毒素和蛋白水解酶加重了组织损伤。真菌不能穿透完整的角膜上皮，它们需要穿透性损伤或早前的上皮缺损才能进入角膜。然而，一旦进入角膜，它们就能够通过角膜通道增殖和扩散。

部分菌属引起的角膜感染有一定特征性。镰刀菌性角膜炎病程进展迅速，病情严重，易向角膜深部组织浸润，数周内引起角膜穿孔及恶性青光眼等严重并发症。曲霉菌性角膜炎的症状及进展速度较茄病镰刀菌慢，药物治疗效果较好。弯孢菌属角膜感染特点为局限于浅基质层的羽毛状浸润，进展缓慢。

丝状真菌穿透性强，菌丝能穿过深层基质侵犯角膜后弹力层，甚至进入前房侵犯虹膜和眼内组织，形成顽固的真菌性虹膜炎及瞳孔膜闭，可继发青光眼。此外，可导致并发性白内障及真菌性眼内炎。

（二）临床表现

1. 症状

眼内渐觉砂涩，继而疼痛不适，畏光流泪，眵泪黏稠，视物模糊。病程较长，可达 2~3 个月。

2. 体征

角膜浸润灶呈白色或乳白色，致密，表面欠光泽，呈牙膏样或苔垢样外观，溃疡周围可见羽毛状混浊或卫星样浸润灶，角膜内皮面可有灰白色斑块状沉着物。前房可伴灰白色积脓，黏稠或呈糊状。

3. 实验室及其他辅助检查

（1）角膜病灶样本涂片镜检及培养　微生物学诊断方法仍是诊断的"金标准"。

（2）角膜组织涂片检查　可通过观察镜下真菌菌丝或孢子形态特征来初步诊断真菌性角膜炎。

（3）真菌培养及药敏　在严重的真菌性角膜溃疡和疑似真菌性角膜炎患者中，是必要的诊断步骤。

（4）活体共焦显微镜　可在显微结构水平上对角膜组织进行实时成像，可直接发现病灶内的真菌病原体。

（5）分子诊断学方法　PCR 目前正在越来越多地应用于病原体感染的早期诊断，其敏感性高于真菌培养，特异性约为 88%。

（三）诊断及鉴别诊断

1. 西医诊断要点

临床上可根据植物性角膜损伤后的感染史，结合角膜病灶的特征做出初步诊断。实验室检查找到真菌和菌丝可以确诊。

2. 中医辨病要点

（1）多有稻谷、麦芒、树枝、树叶等植物性黑睛外伤史。

（2）黑睛生翳，表面微隆，外观似豆腐渣样，眵泪黏稠。

3. 中医辨证分型

（1）湿重于热证　辨证要点患眼畏光流泪，疼痛较轻，抱轮微红，黑睛之翳初起，表面微隆，形圆而色灰白，多伴脘胀纳呆，口淡便溏，舌淡，苔白腻而厚，脉缓。

（2）热重于湿证　辨证要点患眼羞涩不适，疼痛畏光，热泪黏稠，白睛混赤，黑睛生翳，表面隆起，状如豆腐渣，干而粗糙，或见黄液上冲，常伴便秘溺赤，舌红，苔黄腻，脉濡数。

4. 鉴别诊断

本病常与 HSK 相鉴别，详见表 5 - 12 - 2。

（四）治疗

1. 治疗原则

西医治疗以抗真菌治疗为主。

2. 西医常规治疗

（1）局部使用抗真菌药物　目前 0.15% 两性霉素 B、5% 那他霉素滴眼液、特比萘芬滴眼液、伊曲康唑是治疗真菌性角膜炎的重要药物。丝状菌属感染，则首选 5% 那他霉素或特比萘芬滴眼液；酵母菌属感染则可选用 0.15% 两性霉素 B，2% 氟康唑，5% 那他霉素或 1% 氟胞嘧啶。抗真菌药物联用有协同作用，可减少药物用量，降低毒副作用，目前较为肯定的联用方案有氟胞嘧啶联合两性霉素 B 或氟康唑，利福平联合两性霉素 B 等。抗真菌药物局部使用频率为每 0.5 ~ 1 小时滴 1 次，为增加病灶区药物浓度，晚上涂抗真菌眼膏。感染控制后逐渐减少使用次数。

（2）非甾体消炎药　溴芬酸钠、普拉洛芬或双氯芬酸钠滴眼液辅助抗炎。

（3）散瞳　并发虹膜睫状体炎者，可辅助使用复方托吡卡胺滴眼液散瞳，以缓解睫状肌刺激引起的眼痛；忌用糖皮质激素。

（4）手术治疗　包括角膜清创术、结膜瓣遮盖术、羊膜移植术和角膜移植术等。

3. 中医治疗原则

治疗当以清热祛风、化湿解毒、退翳明目为主。

4. 辨证施治

（1）湿重于热证

表现：畏光流泪，疼痛较轻，抱轮微红，黑睛之翳初起，表面微隆，形圆而色灰白。多伴脘胀纳呆，口淡便溏。

舌脉：舌淡，苔白腻而厚，脉缓。

治法：化湿清热。

方药：三仁汤（《温病条辨》）。组成：杏仁 15 g，飞滑石 18 g，通草 6 g，白蔻仁 6 g，竹叶 6 g，厚朴 6 g，薏苡仁 18 g，半夏 15 g。

方解：方中杏仁宣利上焦肺气，气行则湿化；白蔻仁芳香化湿，行气宽中，畅中焦之脾气；薏苡仁甘淡性寒，渗湿利水而健脾，使湿热从下焦而去，三仁合用，三焦分消，共为君药。飞滑石、通草、竹叶甘寒淡渗，加强君药利湿清热之功，共为臣药。半夏、厚朴行气化湿，共为佐药。体现了宣上、畅中、渗下，三焦分消的配伍特点。泪液黏稠者，可加黄芩、茵陈以清热利湿；口淡纳呆较重者，常加茯苓、苍术以健脾燥湿。

（2）热重于湿证

表现：羞涩不适，疼痛畏光，眵泪黏稠，白睛混赤，黑睛生翳，表面隆起，状如豆腐渣，干而粗糙，或见黄液上冲。常伴便秘溺赤。

舌脉：舌红，苔黄腻，脉濡数。

治法：清热祛湿。

方药：甘露消毒丹（《温热经纬》）。组成：飞滑石 15 g，黄芩 10 g，茵陈 10 g，藿香 8 g，连翘 12 g，石菖蒲 12 g，白蔻仁 12 g，薄荷 8 g，木通 6 g，射干 12 g，川贝母 15 g。

方解：方中重用飞滑石、茵陈，配木通，以清热利湿；黄芩、连翘合川贝母、射干以清热解毒，利咽散结；石菖蒲、白蔻仁、藿香、薄荷芳香化湿，宣畅气机。共成清热利湿，化浊解毒之功。黄液上冲较甚者，可加薏苡仁、桔梗、玄参以清热解毒排脓；大便秘结者，可加大黄、芒硝、生石膏以通腑泄热。

5. 中医适宜技术

熏眼治疗：可用苦参、白鲜皮、车前草、金银花、苍术、秦皮等水煎，待温度适宜时熏眼，每天 2 ~ 3 次。

6. 中成药

可选用甘露消毒丸口服。

7. 饮食治疗

宜食可抗菌消炎或增强人体免疫力的食物，如芦荟、柠檬、银耳。忌食刺激性、富含油脂或不容易消化的食物，如白酒、猪油、年糕。

8. 预防调护

尽量避免黑睛外伤。一旦意外伤及黑睛，不可滥用抗菌药物、激素及免疫抑制剂。及时治疗本病，积极控制病情发展，预防并发症的发生。

（五）评述与体会

角膜炎属黑睛疾病，主要表现为黑睛翳障，造成患者眼部剧烈不适，影响视力，严重者可致角膜穿孔，甚至需摘除眼球。但本病是可防可治的重要致盲性眼病，故临床早期诊断对患者的预后非常重要，遇到角膜炎患者应及时寻找病因，明确相关诊断。在初诊时应根据症状、溃疡形态等及时给予经验性给药，做到尽早、足量给药，此后在治疗的各个阶段密切观察病情变化，及时调整治疗方案，其中应注意糖皮质激素在各种类型角膜炎中的应用。临床上亦有多种病原微生物同时感染或先后感染的情况，应注意甄别。

角膜炎的治疗往往需要采取中西医结合的方式才能取得最佳疗效，尤其是病毒性角膜炎与机体免疫力密切相关，易在机体感冒、劳累、发热等后复发。而老年人随着年岁增长，脏腑渐亏，正虚则邪入，更易复发，故在预防减少复发上，老年人尤其离不开中医药，故中医药在老年人角膜炎防治方面的潜力值得进一步探索。

➤➤➤ 参 考 文 献 ◄◄◄

1. BROWN L, LECK A K, GICHANGI M, et al. The global incidence and diagnosis of fungal keratitis. Lancet Infect Dis, 2021, 21(3): e49 - e57.

2. 孔令宇, 肖凤枝, 郑素惠, 等. 老年人感染性角膜炎病因及病原学特征分析. 中国实用眼科杂志, 2015, 33(9): 1063 - 1066.

3. LIN A, RHEE M K, AKPEK E K, et al. Bacterial keratitis preferred practice pattern(R). Ophthalmology, 2019, 126(1): P1 - P55.

4. 谢立信. 感染性角膜病临床诊疗专家共识(2011 年). 中华眼科杂志, 2012(1): 72 - 75.

5. KOGANTI R, YADAVALLI T, NAQVI R A, et al. Pathobiology and treatment of viral keratitis. Exp Eye Res, 2021, 205: 108483.

6. 韦振宇, 王乐滢, 陈前坤, 等. 活体共聚焦显微镜下真菌性角膜炎炎症细胞浸润与角膜神经损伤相关性研究. 中华眼科杂志, 2021, 57(8): 580 – 588.

7. KUMAR RADHIKA L, CRUZAT A, HAMRAH P. Current state of in vivo confocal microscopy in management of microbial keratitis. Seminars in Ophthalmology, 2010, 25(5 – 6): 166 – 170.

（吴宁玲）

第十三节　角膜溃疡

蚕食性角膜溃疡（Mooren ulcer）是一种自发性、慢性、边缘性、进行性、疼痛性角膜溃疡。可单眼或双眼发病，溃疡进展缘呈穿凿状，可沿角膜缘或向角膜中央进展，最终导致角膜变薄、瘢痕化及血管化，甚至引起穿孔，是目前临床上治疗最为棘手的致盲性眼病之一。蚕食性角膜溃疡以剧烈眼痛、畏光、流泪及视力下降为主要症状。多发于成年人，单眼溃疡常见于老年人。病情多进展缓慢，而双眼发病者，进展迅速，治疗效果差，常伴有寄生虫血症。确切病因不清，可能的因素包括外伤、手术或感染（寄生虫感染、带状疱疹、梅毒、结核、丙型肝炎等）。

1849 年 Bowman 首次描述了蚕食性角膜溃疡，而 Mooren 的名字之所以与蚕食性角膜溃疡联系起来，是由于他在 1863 年发表的文章中，首次将该病作为一类独立的角膜病变进行阐述，并详细描述了临床特征。本病在老年人与青壮年中的发病率不同。1971 年 Wood 和 Kaufman 报道了 9 例蚕食性角膜溃疡患者，并将该病分为良性型和恶性型。良性型通常为单眼发作，症状轻到中度，药物治疗和手术治疗效果好，该型的患者多为老年人，是典型的或局限性的蚕食性角膜溃疡。恶性型通常为双眼发病，疼痛较重，药物治疗和手术治疗效果差，多发于年轻人，是非典型性的蚕食性角膜溃疡。Schanzlin 报道显示良性型蚕食性角膜溃疡多见于老年人，25% 为双眼发病；恶性型多见于年轻人，75% 为双眼发病。

我国蚕食性角膜溃疡约占初诊眼科患者的 0.03%，由于其病情的严重性及复发性等特点，受到临床眼科医师的关注，常见的并发症有角膜穿孔等。

蚕食性角膜溃疡的治疗方法多种多样，主要分为药物治疗和手术治疗两大类。药物治疗主要是类固醇激素、免疫抑制剂、环孢素、他克莫司、胶原酶抑制剂、环磷酰胺、自体血清、干扰素等。手术治疗方法主要是结膜切除、羊膜移植术、板层角膜移植术、穿透性角膜移植术和角巩膜移植术，其中板层角膜移植术应用较为广泛。目前该病的治疗方法在不断改进，但仍有很大比例的患者不能治愈或复发，甚至遗留严重的视力损害。

该病名首载于《秘传眼科龙木论·花翳白陷外障》，书中在记载其症状特征时说："此眼初患之时，发歇忽然，疼痛泪出，黑睛立时遽生白翳如珠，与枣花白陷，铺砌鱼鳞相似。"本病属黑睛病范畴，常为聚星障等证失治而来。病证特点是眼珠刺痛，甚或头目剧痛，畏光流泪；望诊则见抱轮红赤或白睛混赤，黑睛生翳，其周高起，色灰白或微黄，重者则见瞳神紧小，黄液上冲。

一、病因病机

（一）中医病因病机

中医将蚕食性角膜溃疡归纳为"花翳白陷"，即黑睛生白翳，四周高起，中间低陷，状如花瓣的眼病。隋代《诸病源候论·目肤翳覆瞳子候》："此言肝脏不足，为风热之气所干"，说明外感风热为其发病主因。《太平圣惠方·治眼生花翳诸方》中谓："此为肝肺积热，脏腑壅实，而生此疾。"《古今医统·眼科》阐述花翳白陷的病机为："肝风太盛，血气俱虚"。由此可见，古代医家已认识到脏腑积热为花翳白陷的重要病机。中医认为本病多因外感风热毒邪，肝胆火炽于内，内外相搏，攻冲黑睛，灼伤风轮，故黑睛骤起白翳内陷，局部气血壅滞，红赤疼痛，羞明流泪。病机归纳如下。

1. 风热外袭，肺先受之，金盛克木，肺疾犯肝，邪热循经而上攻黑睛。

2. 脏腑积热，复感外邪，入里化热，邪热炽盛，内外相搏而上冲于目，导致黑睛溃陷。

3. 素体羸弱，脏腑阳虚，或过用凉药，阳气不足，寒邪凝结于足厥阴肝经，导致黑睛生翳。

（二）西医病理改变

蚕食性角膜溃疡是一种慢性、匍行性的周边角膜溃疡。本病的发病，老年人与青壮年存在差异。单眼溃疡常见于老年人，病情进展较为缓慢；而可能发生于青壮年的双眼溃疡，进展迅速，治疗效果差。本病发病机制十分复杂，目前还不完全清楚，可能为某些炎症或感染因素诱导改变了角膜上皮及结膜的抗原性，从而使机体产生自身抗体，进一步导致补体激活、中性粒细胞浸润、胶原酶释放的免疫反应。角膜开始坏死，释放更多的已改变的角膜抗原，病程进展直至角膜基质破坏。近年来，免疫病理研究已经显示，本病的发病机制可能与细胞间黏附因子-1 表达、GPR91 mRNA 表达和巨噬细胞抗原呈递反应等有关。

临床观察发现，男性和病情较重者需接受手术治疗，但这也是蚕食性角膜溃疡复发的危险因素。组织病理学研究显示该病的发病是一个免疫过程，目前认为病变的角膜缘组织由 3 个部分组成：表层基质血管化，伴有浆细胞和淋巴细胞浸润；中间基质中成纤维细胞增生活跃，胶原板层排列紊乱；深层基质结构完整，但存在严重的巨噬细胞浸润，后弹力层和内皮薄弱。

二、临床表现

（一）症状
患眼疼痛，干涩不适，畏光流泪，视物模糊，严重者常伴头目剧痛。

（二）体征
抱轮红赤或白睛混赤，初起黑睛四周边际生翳，色灰白或微黄，略微隆起。后逐渐向黑睛中央侵蚀，翳处日益宽阔溃陷，而黑睛中部尚清，可见瞳神，整个黑睛四周高、中间低，状似花瓣；或溃陷从黑睛一边开始，如蚕蚀之状，形如新月，渐侵中央。溃陷向中央部蔓延的同时，周边部溃陷区逐渐修复，并有赤脉伸入，终成广泛瘢痕翳障，遮掩瞳神。复感毒邪者，溃陷也可向深层进展，引起黄液上冲、瞳神紧小，甚或黑睛穿孔、黄仁脱出，变生蟹睛等恶候。

（三）实验室及其他辅助检查
1. 角膜病变组织刮片　病原体培养可找到致病菌。
2. 免疫学检查　可见病变邻近区域的结膜抑制性 T 细胞减少，IgA 水平升高，浆细胞、淋巴细胞增多，结膜上皮中免疫球蛋白及补体增加，大量的宿主细胞表达人类白细胞抗原（human leukocyte antigen，HLA）-Ⅱ类抗原等。

三、诊断及鉴别诊断

（一）西医诊断要点
根据病史、临床表现及眼科专科检查等进行诊断。
1. 病史　慢性进行性角膜炎症病史。
2. 临床表现　角膜炎刺激症状及严重的眼部疼痛，疼痛程度往往与眼部症状不相符；典型的潜掘状角膜周边溃疡形态。

（二）中医辨病要点
本病属黑睛病范畴，常为聚星障等证失治而来。其病证特点是眼珠刺痛，甚或头目剧痛，畏光流泪，视物模糊。望诊则见抱轮红赤或白睛混赤，黑睛生翳，其周高起，中间低陷，色灰白或微黄，证重者瞳神紧小，黄液上冲。2% 荧光素钠溶液染色呈阳性。

（三）中医辨证分型
传统的辨证分型主要包括肺肝风热证、热炽腑实证和阳虚寒凝证。后研究者们通过临床实践观察，又总结出肝经实热、气阴两亏证型，需根据本病的眼部改变和全身症状进行分型。

1. **肺肝风热证**　辨证要点患眼视物模糊，碜涩疼痛，畏光流泪，抱轮红赤，黑睛边际骤生白翳，渐渐扩大，四周高起，中间低陷，舌边尖红，苔薄黄，脉浮数。

2. **热炽腑实证**　辨证要点患眼视力下降，头目剧痛，碜涩畏光，热泪频流，胞睑红肿，白睛混赤，黑睛生翳色黄溃陷，从四周蔓生，迅速侵蚀整个黑睛，遮掩瞳神，或见黄液上冲，瞳神紧小。多伴发热口渴，溲黄便结，舌红，苔黄，脉数有力。

3. **肝经实热证**　辨证要点畏光流泪，角膜边缘聚起白翳，状如白花瓣，中央低陷，白睛红赤，疼痛难睁，或见头痛不适，或性情急躁，面红，眼前节混合充血，角膜边缘上皮缺损、溃疡，呈潜掘状，略隆起，荧光素钠染色裂隙灯显微镜下呈月牙状染色。舌质红，苔黄厚，脉弦数。

4. **气阴两亏证**　辨证要点角膜边缘聚起白翳，进展缓慢，状如白花瓣，白睛微红，黑睛生翳，或见全身乏力，口干不欲饮，角膜边缘上皮缺损部分修复，基质溃疡面形成浓密的纤维血管膜，导致角膜瘢痕化，血管化。舌质红少津，苔少，脉细数。

5. **阳虚寒凝证**　辨证要点患眼视力下降，头眼疼痛，白睛暗赤，黑睛生翳溃陷，状如蚕食。迁延不愈，常兼四肢不温。舌淡无苔或白滑苔，脉沉细。

（四）鉴别诊断

西医认为，在诊断过程中常需与类风湿性关节炎、肉芽肿性血管炎和系统性红斑狼疮等全身免疫性疾病伴发的周边溃疡性角膜炎相鉴别，另需与葡萄球菌边缘性角膜炎、局部感染性角膜炎和 Terrien's 角膜变性等相鉴别。

1. **类风湿性关节炎**　类风湿性关节炎是周边溃疡性角膜炎的常见病因，该病引起的角膜周边溃疡的临床表现并不特殊，但往往伴有巩膜炎症，这一特点可与蚕食性角膜溃疡相鉴别。类风湿性关节炎患者出现眼部病变时，往往全身病变症状也明显加重。患者的临床表现和阳性的血清学指标（主要是 RF）有助于与蚕食性角膜溃疡进行鉴别。

2. **肉芽肿性血管炎（Wegener's 肉芽肿）**　Wegener's 肉芽肿是一种少见的多系统肉芽肿性坏死性血管炎，伴有上下呼吸道和肾部病变，58% 的患者眼部受累，主要表现为眼眶受累引起的眼突、伴或不伴周边溃疡性角膜炎的巩膜炎、单独发生的周边溃疡性角膜炎、葡萄膜炎和血管炎。仔细询问病史和体格检查可以发现上呼吸道或者下呼吸道的一些症状和体征，或其病史（鼻出血、鼻窦炎、流鼻涕、声嘶、吞咽困难、咳嗽、胸膜炎等）及血管炎引起的镜下血尿或皮肤损害。同时，血清抗中性粒细胞胞浆抗体阳性也有助于鉴别。

3. **葡萄球菌边缘性角膜炎**　葡萄球菌边缘性角膜炎可以表现为周边角膜浸润伴有

局部上皮破坏。角膜浸润与角膜缘之间有清楚的透明带，常伴有眼睑炎。患者常主诉畏光和刺激症状，但无蚕食性角膜溃疡常见的严重疼痛，少量激素治疗通常可得到快速且明显的临床改善，可与本病鉴别。

4. 局部感染性角膜炎　尽管微生物性角膜炎最常见于角膜中央区或旁中央区，但应通过临床病史询问、检查和微生物培养等方法排除感染因素。所有角膜溃疡的患者均需进行角膜刮取物涂片显微镜下检查和微生物培养，来排除微生物感染。

5. Terrien's 角膜变性　是一种无痛性、非溃疡性、非炎症性病变。通常双眼发病，但病变程度不对称。Terrien's 角膜变性通常从角膜上方开始发病，角膜周边病变区与角膜缘之间有清楚的透明带，变薄区周边边界坡度较缓，而中央边界则较锐利且有明显的脂质白线，病变区上皮保持完整，变薄的基质膨出导致严重的散光，从而影响视力。而蚕食性角膜溃疡多从睑裂区开始发病，表现为轻微的角膜基质斑点状混浊，逐渐沿角膜缘或向中央发展形成潜掘状溃疡，与角膜缘间无透明带，通过典型的病变形态可与角膜变性进行鉴别。

四、治疗

（一）治疗原则

目前大部分专家认为，蚕食性角膜溃疡的治疗应遵循"阶梯性治疗"的原则，即根据患者病情的严重程度、进展快慢和对治疗的反应调整治疗方案。而所有治疗的目的就是要阻断组织被破坏的进程和促进角膜上皮的修复和再生。

（二）西医常规治疗

本病治疗相当棘手，目前尚缺乏有效的治疗方法，临床多采用糖皮质激素治疗，同时加用胶原酶抑制剂等，此外可以联合应用非甾体抗炎药。若有继发感染，应联合应用抗菌药物；合并有葡萄膜炎时，应进行散瞳治疗；对疗效欠佳或重症患者，可采取手术和药物治疗相结合的措施。

1. 局部应用糖皮质激素　本病初始治疗应从局部应用糖皮质激素开始，常用的有1% 醋酸泼尼松龙滴眼液和妥布霉素地塞米松滴眼液，1 小时 1 次，联合局部用睫状肌麻痹剂和预防性应用抗菌药物。若2~3 天角膜上皮不修复，则局部激素改为每30 分钟1 次；一旦角膜上皮修复，局部激素的剂量就可以逐渐减少，治疗期持续几个月。

2. 结膜切除及其联合治疗　若应用激素后患者病情仍在进展，就应进行结膜切除术治疗。蚕食性角膜溃疡患者的结膜切除可以在眼表面麻醉联合结膜下麻醉下进行，术中沿角膜周边方向切除溃疡外约2 点钟位的球结膜和角膜缘外约 4 mm 的球结膜，溃疡的角膜端边缘也应切除。

3. 系统性免疫抑制剂治疗　不能通过上述疗法治愈的双眼发病或进展性蚕食性角膜溃疡患者，需用系统性细胞毒性药物来阻止不断加重的角膜破坏。最常用的药物是环磷酰胺 [2 mg/（kg·d）]、氨甲蝶呤（7.5 ~ 15 mg，每周 1 次）和咪唑硫嘌呤 [2 mg/（kg·d）]。对此类药物的使用时机，目前尚存在争议。部分学者认为，免疫抑制剂的治疗效果不如其他疗法确切，建议只在最严重和最顽固的患者中使用，而另一些学者认为，有充分的证据表明系统性免疫抑制剂对进展性双眼蚕食性角膜溃疡有效，免疫抑制剂应该尽早应用在患者身上。

4. 其他手术治疗　当上述治疗步骤均失败时，可考虑进行一些手术治疗，主要有板层角膜移植术、穿透性角膜移植术、角巩膜移植术及人工角膜移植术等。其中，板层角膜移植术应用较为广泛，根据病变区域的形态及面积可以行新月形板层移植术、全板层移植术和指环状板层移植术等。对于本病的常见并发症角膜穿孔，多数学者采用各种改良的板层角膜移植术来治疗蚕食性角膜溃疡穿孔。对于严重恶性型蚕食性角膜溃疡，也有报道应用角巩膜移植术和人工角膜术治疗，以挽救眼球。

（三）中医治疗原则

本病有虚实之分，以实证为多，初起多系肺肝风热，治宜疏风清热；若病邪入里，多系热炽腑实，治宜泻热通腑。虚证宜养阴、扶正。外治以清热解毒和退翳明目为要，常结合热敷，以减轻症状，缩短病程。

（四）辨证施治

1. 肺肝风热证

表现：患眼视物模糊，磣涩疼痛，畏光流泪，抱轮红赤，黑睛边际骤生白翳，渐渐扩大，四周高起，中间低陷。口干易怒，鼻燥。

舌脉：舌边尖红，苔薄黄，脉浮数。

治法：疏风清热。

方药：加味修肝散（《银海精微》）。组成：羌活 10 g，防风 10 g，桑螵蛸 10 g，栀子 10 g，薄荷 5 g，当归 10 g，赤芍 10 g，甘草 5 g，麻黄 5 g，连翘 10 g，菊花 10 g，木贼 5 g，刺蒺藜 10 g，川芎 5 g，大黄（后下）10 g，黄芩 10 g，荆芥 10 g。

方解：方中羌活、麻黄、荆芥、薄荷、防风辛散外风，消肿止痛；栀子、黄芩、连翘、大黄清热泻火解毒，降火通便；菊花、木贼、刺蒺藜祛风散热，退翳明目；当归、赤芍、川芎活血行滞，退赤消肿；《银海精微》认为桑螵蛸能祛风明目散翳；甘草调和诸药。诸药配合，祛风清热并重，并能活血退翳。若火盛于风，酌减麻黄、羌活；若肺火偏盛，去麻黄、羌活，加桑白皮 10 g，生石膏 10 g，以清肺热；白睛混赤者，加桑白皮以助清肺热；角膜溃疡面渐大者，加龙胆草 10 g，以助清肝热；角膜新生血管多者，加生地黄 15 g，赤芍 10 g，红花 5 g，以凉血散瘀。

2. 热炽腑实证

表现：患眼视力下降，头目剧痛，碜涩畏光，热泪频流，胞睑红肿，白睛混赤，黑睛生翳，色黄溃陷，从四周蔓生，迅速侵蚀整个黑睛，遮掩瞳神，或见黄液上冲、瞳神紧小。多伴发热口渴，溲黄便结。

舌脉：舌红，苔黄，脉数有力。

辨证分析：风热邪毒外侵，入里化热，加之肺肝素有积热，脏腑火炽，热盛腑实，灼蚀黑睛，故见黑睛生翳，色黄溃陷，进展迅速，遍蔓黑睛，累及黄仁，以致黄液上冲、瞳神紧小等；发热口渴、溲黄便结及舌脉表现，均为热炽腑实之候。

治法：通腑泄热。

方药：银花复明汤（《中医眼科临床实践》）。组成：金银花 30 g，蒲公英 30 g，蜜桑白皮 10 g，天花粉 12 g，黄芩 10 g，黄连 10 g，龙胆草 10 g，生地黄 12 g，知母 12 g，大黄 12 g，玄明粉 12 g，木通 5 g，蔓荆子 10 g，枳壳 10 g，甘草 3 g。

方解：庞氏银花复明汤以金银花、蒲公英为君，佐以大黄清胃中实火，以助清肝；黄连、木通清心火以泻肝经之子（实则泻其子）。尤其蒲公英治热性目疾有神效。白睛混赤严重者，可加牡丹皮、赤芍、夏枯草，以清热凉血退赤；伴黄液上冲者，可加用且重用栀子、生石膏、天花粉，以清热泻火；大便秘结，酌情加重大黄用量；头痛剧烈不止，加荆芥、防风各 10 g；孕妇加当归、白芍各 10 g；小儿去生地黄、知母、木通，药量酌减。

3. 肝经实热证

表现：畏光流泪，角膜边缘聚起白翳，状如白花瓣，中央低陷，白睛红赤，疼痛难睁，或见头痛不适，或性情急躁，面红，眼前节混合充血，角膜边缘上皮缺损、溃疡，呈潜掘状，略隆起，荧光素钠染色裂隙灯显微镜下呈月牙状染色。口苦咽痛，小便黄。

舌脉：舌质红，苔黄厚，脉弦数。

治法：清肝泻火。

方药：龙胆泻肝汤（《医方集解》）。组成：龙胆草 10 g，炒栀子 10 g，柴胡 5 g，黄芩 10 g，生地黄 10 g，车前子 10 g，泽泻 10 g，当归 10 g，金银花 10 g，连翘 10 g，赤芍 10 g，牡丹皮 10 g，甘草 5 g。

方解：方中龙胆草泻肝经实火、除下焦湿热；黄芩、炒栀子助龙胆草以增强清肝胆实火之效；泽泻、车前子清热利湿，使其从小便而出；柴胡疏肝清热，甘草和中解毒；当归、生地黄养血益阴以和肝，可防肝胆火盛而耗损阴液，使邪去而正存；加金银花、连翘亦可增强清热解毒的作用。前房积脓、溃疡面大、尿赤便结、口苦苔黄、脉弦数者，加生大黄 12 g、玄明粉 9 g、蒲公英 15 g、连翘 10 g、皂角刺 10 g；溃疡面缩小、尿赤便结、口苦苔黄等肝胆毒热表现减轻者，去玄明粉、生石膏、木通、栀子、天花粉，加青葙子、密蒙花、木贼、蝉蜕等退翳明目药；年老体虚或久服本方后自觉体倦乏力、面色无华、脉沉而缓者，酌加黄芪 10 g、党参 10 g、枸杞 10 g。一旦病情好转，即减去通泻及苦寒诸药，以免伤耗津液及过度克伐正气。

4. 气阴两亏证

表现：角膜边缘聚起白翳，进展缓慢，状如白花瓣，白睛微红，黑睛生翳，角膜边缘上皮缺损部分修复，基质溃疡面形成浓密的纤维血管膜，导致角膜瘢痕化，血管化。或见全身乏力，口干不欲饮。

舌脉：舌质红少津，苔少，脉细数。

治法：益气养阴，退翳明目。

方药：益气养阴退翳汤（经验方）。组成：黄芪 20 g，玄参 10 g，麦门冬 10 g，生地黄 10 g，太子参 10 g，当归 10 g，蝉蜕 6 g，木贼 10 g，赤芍 10 g，牡丹皮 10 g，刺蒺藜 10 g，甘草 5 g。

方解：本方重用黄芪补气行气，入肝经以清肝明目，用玄参、麦门冬生津养阴；佐以生地黄、当归、太子参补肝肾、益气养阴以治其本；蝉蜕、木贼、刺蒺藜清肝明目直达病位以治标，赤芍、牡丹皮祛邪热。全方共奏益气养阴、明目退翳之功。热甚者，加黄芩、葛根以泄热。

5. 阳虚寒凝证

表现：视力下降，头眼疼痛，白睛暗赤，黑睛生翳溃陷，状如蚕食。迁延不愈，常兼四肢不温。

舌脉：舌淡无苔或白滑苔，脉沉细。

治法：温阳散寒。

方药：当归四逆汤（《伤寒论》）。组成：当归 12 g，桂枝 9 g，芍药 9 g，细辛 3 g，通草 6 g，大枣 8 枚，炙甘草 6 g。

方解：用甘温之当归，归经入肝，为温补肝经要药；桂枝辛温，温阳通脉，以祛经脉中客留之寒邪而畅通血行，两味共用为君，是为温通之法。以芍药、细辛为臣，细辛辛温，外温经脉，内温脏腑，通达表里，以散寒邪，可助桂枝温经散寒；芍药养血和营，与当归相合，补益营血，与桂枝相伍，内和气血。通草为佐，以通经脉。炙甘草、大枣味甘，益气健脾，调和诸药，重用大枣，防桂、辛之燥烈太过，免伤阴血，是以为使。诸药合用，温而不燥，补而不滞，共奏温阳散寒之功效。常于方中加丹参、红花以活血通脉，加木贼、蝉蜕、防风以退翳明目。

（五）中医适宜技术

熏眼及湿热敷：可用金银花、蒲公英、黄连、当归尾、防风、杏仁、龙胆草等水煎，过滤药汁，待温度适宜时熏眼，或作湿热敷，每天 3 ~ 4 次。

（六）中成药

有风热表现者，可用银翘解毒片，热毒重者，口服牛黄解毒丸。

（七）饮食疗法

节制饮食，忌食辛辣刺激之品，不饮酒，宜以清淡而富有营养的食物为主，调整脾胃功能，保持二便通畅，以防影响药效的发挥。

可作为饮食治疗的药膳有银菊葛根粥，用金银花 30 g，菊花 15 g，葛根 25 g，粳米 50 g，冰糖适量。前三味煎水取汁，与粳米煮成粥，入冰糖适量，每天 2 ~ 3 次，用于清热解毒。

（八）情志疗法

患者要注意避免情绪激动和波动，保持心情愉快和舒畅，遵医嘱，定期复查，按时服药。

五、评述与体会

蚕食性角膜炎的分型不同，良性多发于老年人，单眼发病，症状相对较轻，浸润较局限，药物或手术治疗部分痊愈。部分患者局部应用糖皮质激素效果不佳，此时应引起重视。应用免疫抑制剂疗效不能肯定，且不良反应较大，对老年患者尤为不适用。

目前治疗严重角膜溃疡的常用手术方法有角膜移植、羊膜移植和结膜瓣遮盖术等，但基层医院常因材料与技术匮乏，难以大面积开展，特别对于老年患者，因其体质弱且常合并全身其他病变，视力恢复的可能性更小。有研究认为，对老年严重角膜溃疡的患者实施深板层角膜切除联合自体全角膜结膜筋膜瓣遮盖术，可明显提高治愈率与患者视力，为临床医生提供一定的参考。

为找到更有效的治疗方法，多年来常采用中药内服外敷熏眼法治疗本病。老年人体质特殊，常见气阴两虚证与阳虚寒凝证。《黄帝内经》言："女子七七，任脉虚，太冲脉衰少，天癸竭，地道不通，故形坏而无子也。男子七八……天癸竭，精少，肾藏衰，形体皆极。"老年人肾气渐衰，精血不足，日久多见气阴两亏之白睛微红，黑睛聚起白翳，状如白花瓣，全身乏力，口干不欲饮，舌质红少津，苔少，脉细数；或肾气渐衰，日久阳气不足，易受寒邪，寒袭厥阴，循经上犯于目则见阳虚寒凝之白睛暗赤，黑睛生翳溃陷，状如蚕食，迁延不愈，常兼四肢不温，舌淡无苔或白滑苔，脉沉细。可予对应的益气养阴退翳汤和当归四逆汤等方剂加减辨证施治。中医根据患者的个体化差异，辨证论治，对蚕食性角膜溃疡的治疗具有很大潜力。

≫≫ **参 考 文 献** ≪≪

1. SHARMA N, SINHA G, SHEKHAR H, et al. Demographic profile, clinical features and outcome of peripheral ulcerative keratitis: a prospective study. Br J Ophthalmol, 2015, 99(11): 1503 – 1508.

2. 项俊, 徐建江. 难治性蚕食性角膜溃疡的新药物治疗. 中国眼耳鼻喉科杂志, 2010, 10(4): 258 – 260.

3. BOWMAN W. Case 12, pll2 in The parts concerned in the operations of the eye (1849), cited by Nettleship E: chronic serpiginous ulcer of the cornea (Mooren's ulcer). Trans Ophthalmol Soc UK, 1902, 22: 103 – 144.

4. WOOD T O, KAUFMAN H E. Mooren's ulcer. Am J Ophthalmol, 1971, 71(1 Pt 2): 417 – 422.

5. ROBIN J B, SCHANZLIN D J, VERITY S M, et al. Peripheral corneal disorders. Surv Ophthalmol, 1986, 31(1): 1 – 36.

6. 袁晓彤, 张花治, 王永涛, 颉瑞萍. 蚕食性角膜溃疡的治疗进展. 中医临床研究, 2020, 12(22): 134 – 137.

7. 董燕玲. 蚕食性角膜溃疡临床特征与治疗效果的远期观察及复发危险因素分析. 青岛大学, 2016.

8. CHOW C Y, FOSTER C S. Mooren's ulcer. Int Ophthalmol Clin, 1996, 36(1): 1 – 13.

9. 王宇雷. 深板层角膜切除联合自体全角膜结膜筋膜瓣遮盖术治疗老年严重角膜溃疡. 中外医疗, 2015, 34(22): 97 – 99.

（吴宁玲）

第十四节　巩膜炎

巩膜炎是以眼部疼痛、巩膜充血为主要症状的巩膜基质层炎症，通常与系统性免疫疾病相关，会导致眼球结构的破坏和视功能损害，多发于中青年，女性多于男性，多数累及双眼，易反复发作。

巩膜炎按照受累部位可分为前部巩膜炎和后部巩膜炎。前部巩膜炎中医病机主要为痰热互结，累及血分，病位涉及肺、肝等。中医辨证多以清泻肺肝之热为主，酌加活血散瘀之品，同时注意扶正祛邪。

一、病因病机

（一）中医病因病机

前部巩膜炎属于中医学"火疳"范畴，在古代医籍中有相关论述，对其病因病机的认识如下。

1. 积火热邪毒，致气血瘀滞，结聚于白睛而成本病。

2. 风湿热邪阻滞目络，郁积于白睛里层而成本病。

3. 妇人血热，行经之时，血热上逆，壅滞于白睛。

4. 体质素虚，外感寒邪，凝滞目络，结聚于白睛。

5. 肺经郁热日久伤阴，虚火上犯白睛。

6. 继发于全身性疾病，如杨梅结毒、痨瘵等。

（二）西医病理改变

巩膜炎可能与免疫或感染有关，细胞浸润、胶原破坏、血管重建是其主要的病理特征。以直肌附着点为界，巩膜炎分为前部巩膜炎和后部巩膜炎。前部巩膜炎进一步分为弥漫性、结节性和坏死性3类。弥漫性前部巩膜炎的病理改变主要为巩膜局灶或全部弥漫性充血、水肿、增厚，可伴有角膜炎、葡萄膜炎及眼后节炎症。结节性前部巩膜炎病灶局部结节状隆起、充血、水肿、触痛。角膜炎、葡萄膜炎并发症少，眼底多正常。坏死性前部巩膜炎的主要病理改变为病灶处巩膜坏死、变薄，又可分为伴有炎症型和巩膜软化穿孔型。前者坏死周围巩膜充血、浸润、增厚，后者主要表现为巩膜贫血、坏死及巩膜软化穿孔。坏死性前部巩膜炎常伴有角膜炎、葡萄膜炎及眼后节炎症。后部巩膜炎的主要病理改变为后部巩膜的弥漫性或局部水肿增厚，以及脉络膜、视网膜、视神经的炎性充血、水肿等。

二、临床表现

（一）症状

眼红、眼痛是巩膜炎的主要症状，可伴有头痛、面部及下颌疼痛，夜间明显。其中弥漫性前部巩膜炎临床症状最轻，坏死性前部巩膜炎的疼痛最为剧烈。另外可出现眼球运动痛或复视等症状。当病变累及角膜、葡萄膜或玻璃体、视网膜、脉络膜时，会出现视力下降、飞蚊症、视物变形、暗点等症状。当伴有全身疾病时，可出现发热、乏力、关节酸痛、皮疹等症状。

（二）体征

1. 前部巩膜炎　病变位于直肌附着点之前，呈进展性，常沿受累区域环形发展。

（1）弥漫性前部巩膜炎　临床最常见的类型，患者眼球有触痛及转动痛，裂隙灯检查可见巩膜弥漫性紫色、蓝色或橙红色充血，球结膜水肿。严重者可有突眼、眼球运动障碍、复视。病变累及角膜时，可见周边溃疡性角膜炎；累及葡萄膜时，可见 KP、前房浮游细胞、前房闪辉等；累及后节时，可见玻璃体混浊，脉络膜、视网膜水肿、脱离，黄斑水肿，视盘炎等后节炎症的表现。炎症消退后，由于胶原纤维重排，病变区域巩膜呈半透明或灰蓝色。25%～45%的弥漫性前部巩膜炎患者伴有系统性疾病。

（2）结节性前部巩膜炎　病变区巩膜单个或多个炎性结节样隆起，呈暗红色或紫红色，充血肿胀，质硬，有压痛，不能推动。角膜炎、葡萄膜炎并发症少，眼底多正常。44%～50%的结节性前部巩膜炎患者伴有系统性疾病，类风湿性关节炎最为常见。

（3）坏死性前部巩膜炎　较少见，但病情进展迅速，是最具有破坏力的一种巩膜炎。60%的患者出现眼部或全身并发症，40%的患者丧失视力，少数患者5年内死亡。眼痛剧烈与炎症表现不成比例。巩膜局部炎症性斑块，病灶边缘炎症重于中央。病灶可迅速向周围蔓延，甚至波及整个眼球前段和周边角膜，可继发角膜溃疡、葡萄膜炎、青光眼。严重者可形成角膜变薄、软化、坏死，或葡萄肿。50%～81%的坏死性前部巩膜炎患者合并肉芽肿性血管炎、复发性多软骨炎及风湿性关节炎等严重自身免疫性疾病。炎症表现不明显的坏死性巩膜炎称作穿孔性巩膜软化症，主要特点为临床症状不明显，进行性巩膜变薄、软化。异常血管分布于变薄区，随着眼压升高，出现巩膜葡萄肿。

2. 后部巩膜炎　临床少见，为发生于直肌附着点后方的肉芽肿性炎症。多单眼发病，眼前段无明显临床体征，一些辅助检查有助于诊断。大多数后部巩膜炎患者不伴有系统性疾病，但可伴有眼眶炎性假瘤。

（三）实验室及其他辅助检查

1. 实验室检查　是明确巩膜炎病因的重要手段。对于怀疑有感染因素存在的患者，可行巩膜刮片，或脓液涂片、培养，对房水或玻璃体液进行PCR以检测病毒DNA，明确病原菌并指导用药。结核菌素皮肤试验，或梅毒、肉样瘤病、弓形体病等相关血清学试验，可以帮助明确病因。对于考虑自身免疫性疾病患者，需完善血尿常规、红细胞沉降率、C反应蛋白（C-reactive protein，CRP）、RF、抗核抗体及人类白细胞抗原-B27等相关检查。

2. 眼部超声　眼部B超可通过观察巩膜增厚（≥200 μm）、结节，视盘水肿，脉络膜皱襞，及脉络膜、视网膜脱离等病理变化，以明确诊断和判断病情。在后部巩膜炎中，后部Tenon's囊膜下与视神经周围因积液造成的"T"形暗区，即"T"形征，是明确诊断的可靠佐证。

3. 超声生物显微镜（ultrasound biomicroscopy，UBM）　能探测表层巩膜或巩膜的增厚、水肿程度。

4. OCT 巩膜炎合并眼后节炎症　OCT可检测黄斑水肿、视网膜等病变程度。

5. 眼底血管造影　后部巩膜炎时，眼前段病理变化一般不明显，通过荧光素眼底血管造影（fluorescein fundus angiography，FFA）和ICGA可以发现视网膜血管渗漏，黄斑水肿、色素上皮改变及渗漏等情况。

6. **眼眶 CT/MRI**　能够显示巩膜和脉络膜增厚，协助诊断，并能与泪腺肥大、眶内占位等病变进行鉴别。

三、诊断及鉴别诊断

(一) 西医诊断要点

根据临床症状、眼科专科检查及系统性疾病病史等进行诊断及鉴别诊断。

1. **临床症状**　眼痛，眼红，可伴有一定程度视力下降。

2. **眼科专科检查**　眼球压痛，巩膜深层血管丛扩张、充血、扭曲，或出现无血管区，巩膜水肿；或巩膜局部炎性结节隆起；或巩膜局部变薄、软化。可伴有角膜溃疡、葡萄膜炎、青光眼、巩膜葡萄肿等体征，或玻璃体混浊，脉络膜、视网膜水肿、脱离，视网膜出血、渗出等。眼部 B 超示巩膜增厚，"T"形征有助于后部巩膜炎的诊断。

3. **系统性疾病病史**　很多患者合并类风湿性关节炎、肉芽肿性血管炎、复发性多软骨炎、系统性红斑狼疮和白塞病等。

(二) 中医辨病要点

1. 眼痛，羞明流泪。

2. 白睛里层局限性紫红色结节，推之不移，压痛明显。

3. 病程迁延，可伴有黑睛白翳、瞳神紧小、瞳神干缺等病症。

4. 病变易反复，常伴有痹症、历节风、瘰疬等。

(三) 中医辨证分型

根据本病的眼部改变和全身症状，中医证型主要分为七型，临床可根据患者眼部体征及全身症状综合判断。

1. **肺经郁热证**　辨证要点为眼痛，入夜加剧，白睛里层紫红色结节隆起，全身兼见咽痛、咳嗽、便结溺赤，舌红苔黄脉数。

2. **火毒炽盛证**　辨证要点为目痛剧烈，按之痛极，视物不清，白睛里层可见赤红结节，白睛混赤，甚或黑睛周围环赤高肿，或见瞳神紧小。全身可有心烦口燥，便结溺赤，舌红苔黄，脉弦数有力等症状。

3. **风湿凌目证**　辨证要点为目珠胀痛，白睛结节秽赤，病程迁延，全身可兼见肢节窜痛，身重酸楚，舌红，苔白腻，脉濡或滑。

4. **湿热困阻证**　辨证要点为眼痛，白睛深层暗红结节，病程缠绵，易反复，全身兼见胸闷纳呆，肢节酸软，舌红，苔黄腻，脉濡数。

5. **妇女血热证**　辨证要点为行经之际眼痛，白睛混赤，白睛深层紫红色结节隆起，消退较快，周期性复发。多见于中年妇女。

6. 体虚寒凝证 辨证要点为隐隐目痛，冷泪不休，白睛深层结节色淡，病程迁延，全身兼见肢冷畏寒，神疲纳差，小便清长，舌淡，苔白滑，脉迟缓或沉细。

7. 久病伤阴证 辨证要点为病至后期，眼干痛，白睛深层结节红赤难消，全身可见口燥咽干，舌红苔净，脉细数。

（四）鉴别诊断

1. 巩膜外层炎 其下巩膜没有炎症和水肿，结节可移动，巩膜浅层血管充血，呈鲜红色，血管走行未见迂曲。

2. 眶蜂窝组织炎 也可出现眼痛、眼红等症状，但眼球突出、眼睑及球结膜充血水肿明显，眼球运动障碍甚至固定。眼眶 CT 检查可见眶密度增高，超声检查可见回声增强、眼外肌增粗。

3. 葡萄膜炎 也可出现眼红、眼痛的症状，但充血为混合充血，有 KP、前房浮游细胞、前房闪辉、瞳孔后粘连等临床表现。

四、治疗

（一）治疗原则

积极寻找病因，进行针对性治疗。对于非感染性病因，选择非甾体抗炎药、激素、免疫抑制剂及生物制剂。视巩膜炎类型及病情严重程度，采取阶梯式逐步升级的方法进行药物选择，并可全身或局部用药，单一或联合用药。

（二）西医常规治疗

对轻、中度的结节或弥漫性巩膜炎，首选口服非甾体抗炎药（吲哚美辛等），若消炎每次服 25～50 mg，2～3 次/天，合并醋酸泼尼松龙滴眼液；1～2 周无效时，加用全身激素，泼尼松 0.5 mg～1.5 mg/（kg·d）。中、重度的非坏死性前部巩膜炎或后部巩膜炎需全身激素治疗。激素无效或效果不佳时，加用免疫抑制剂，有抗代谢药物氨甲蝶呤、硫唑嘌呤、霉酚酸酯和 T 淋巴细胞抑制剂环孢素 A。顽固患者对上述治疗反应不佳或不良反应大时，可进一步考虑生物制剂，如利妥昔单抗（抗 CD20 单抗）、抗肿瘤坏死因子（英夫利昔单抗和阿达木单抗）、抗炎症因子（IL-6 和托珠单抗）等。对于坏死性巩膜炎，建议使用大剂量激素与免疫抑制剂，反应不佳时加用生物制剂。特别对肉芽肿性血管炎，传统及经典治疗是激素与环磷酰胺合用。由于眼科医师对免疫抑制剂与生物制剂的剂量管控与不良反应都缺乏经验，因此必须在内科或风湿免疫科医师的密切配合下治疗。

感染性巩膜炎加用抗菌药物。形成脓肿时，需切开排脓、清除腐烂组织。角膜缺损或即将穿孔时，及时手术修补。

（三）中医治疗原则

以清泻肺肝之热为本，酌加活血散结之品，并重视扶正祛邪。

（四）辨证施治

1. 肺经郁热证

表现：眼痛，砂涩流泪，畏光羞明，入夜加剧，白睛里层紫红色结节隆起。咽痛、咳嗽、便结溺赤。

舌脉：舌红，苔黄，脉数。

治法：清泻肺热。

方药：泻白散（《小儿药证直诀》）加减。组成：地骨皮10 g，桑白皮10 g，甘草10 g，桔梗10 g，葶苈子10 g，杏仁10 g，牛蒡子10 g，浙贝母10 g，蒲公英10 g，红花10 g。

方解：方中桑白皮清利肺气，地骨皮泻肺中伏火，桔梗、牛蒡子宣肺散热，葶苈子、杏仁泻肺降气，浙贝母清热化痰散结，蒲公英清热解毒散结，红花活血化瘀，甘草养护胃气。全方清泻肺热，散结化瘀。

2. 火毒炽盛证

表现：目痛剧烈，按之痛极，视物不清，白睛里层可见赤红结节，白睛混赤，甚或黑睛周围环赤高肿，或见瞳神紧小。心烦口燥，便结溺赤。

舌脉：舌红苔黄，脉弦数有力。

治法：清火解毒。

方药：四顺清凉饮子（《审视瑶函》）加减。组成：龙胆草10 g，黄芩10 g，柴胡10 g，羌活10 g，木贼10 g，黄连6 g，桑白皮10 g，车前子10 g，生地黄10 g，赤芍10 g，枳壳10 g，炙甘草10 g，熟大黄6 g，防风10 g，蒲公英15 g，夏枯草10 g。

方解：方中龙胆草、柴胡清肝胆之火，黄芩、桑白皮清泻肺热，黄连清心泻火，生地黄、赤芍清热凉血，羌活、防风、木贼祛风退翳；车前子清利小便，熟大黄、枳壳通利大便，使热邪从二便出，炙甘草调和诸药。加蒲公英、夏枯草，加强清热解毒之效。全方具有清热泻火解毒的功效。

3. 风湿凌目证

表现：目珠胀痛，白睛结节矇赤，病程迁延。肢节酸痛，身重酸楚。

舌脉：舌红，苔白腻，脉濡或滑。

治法：祛风除湿。

方药：散风除湿活血汤（《中医眼科临床实践》）加减。组成：羌活9 g，独活9 g，防风9 g，当归9 g，川芎4.5 g，赤芍9 g，鸡血藤9 g，苍术9 g，白术9 g，忍冬藤9 g，红花 6 g，枳壳 9 g，甘草 3 g，瓜蒌 9 g，菊花 9 g，石决明 12 g。

方解：方中羌活、独活、防风散风除湿，苍术、白术健脾祛湿，枳壳、甘草理气和胃，当归、川芎、赤芍、红花活血化瘀；鸡血藤养血，忍冬藤清热，两者并治关节浮肿疼痛；瓜蒌清热散结，菊花、石决明清肝明目。全方祛风清热除湿、活血散结。

4. 湿热困阻证

表现：眼痛，白睛深层暗红结节，病程缠绵，易反复。胸闷纳呆，肢节酸软。

舌脉：舌红，苔黄腻，脉濡数。

治法：清热化湿。

方药：三仁汤（《温病条辨》）加减。组成：杏仁 15 g，滑石 18 g，通草 6 g，竹叶 6 g，白蔻仁 6 g，厚朴 6 g，薏苡仁 18 g，半夏 15 g，茵陈 10 g，草薢 10 g，黄芩 10 g，栀子 6 g。

方解：方中杏仁通利肺气，白蔻仁化湿醒脾，薏苡仁渗泄湿热，三仁合用祛除上中下三焦湿邪。半夏、厚朴行气化湿；滑石、通草、竹叶淡渗利湿；加茵陈、草薢、黄芩、栀子清热除湿。诸药合用，疏利三焦、宣畅气机、清热利湿。

5. 经行血热证

表现：多见于中年妇女，行经之际眼痛，白睛混赤，白睛深层紫红色结节隆起，消退较快，周期性复发。

舌脉：舌红或有瘀斑，脉滑数。

治法：清肝泻火。

方药：洗肝散（《审视瑶函》）加减。组成：当归 9 g，生地黄 9 g，白芍 9 g，菊花 9 g，木贼 9 g，蝉蜕 9 g，甘草 9 g，羌活 9 g，防风 9 g，薄荷 9 g，川芎 9 g，苏木 9 g，红花 9 g，蒺藜 9 g，牡丹皮 6 g，柴胡 9 g。

方解：当归、生地黄、白芍、牡丹皮清肝凉血；菊花、薄荷、柴胡、蒺藜清热疏肝；木贼、蝉蜕疏风散热退翳；羌活、防风祛风散邪；川芎、红花、苏木活血化瘀。全方清肝泻热，活血化瘀。

6. 体虚寒凝证

表现：隐隐目痛，冷泪不休，白睛深层结节色淡，病程迁延。肢冷畏寒，神疲纳差，小便清长。

舌脉：舌淡，苔白滑，脉迟缓或沉细。

治法：温经散寒。

方药：温经益元散（《目经大成》）加减。组成：人参 10 g，黄芪 10 g，白术 10 g，枸杞子 10 g，当归 10 g，鹿茸 10 g，酸枣仁 10 g，肉桂 8 g，附子 10 g，丁香 10 g。

方解：方中肉桂、附子、丁香温中散寒止痛；人参、黄芪、白术、当归益气活血；枸杞子、酸枣仁补心肾；鹿茸补阳益精血。全方温阳散寒、益气活血。

7. 久病伤阴证

表现：病至后期，眼干痛，白睛深层结节红赤难消。口燥咽干。

舌脉：舌红苔净，脉细数。

治法：养阴清热。

方药：养阴清肺汤（《重楼玉钥》）加减。组成：白芍 10 g，生地黄 15 g，玄参 10 g，麦门冬 10 g，贝母 10 g，牡丹皮 10 g，知母 10 g，石斛 10 g，甘草 3 g。

方解：麦门冬、贝母、玄参、甘草清肺解毒；生地黄、牡丹皮、白芍养阴凉血；知母、石斛以助养阴凉血之功。

（五）针刺治疗

巩膜炎可行针灸治疗。常用穴位：列缺、尺泽、合谷、曲池、攒竹、丝竹空、太阳等（表 5 - 14 - 1）。每次局部、远端取穴各 2 ~ 3 个，留针 10 ~ 15 分钟。

表 5 - 14 - 1　巩膜炎针灸治疗常用穴位

穴名	取穴	释义
丝竹空 TE23	额骨颧突外缘，眉梢外侧凹陷处	手少阳三焦经；功效：清肝泻火，明目退翳，祛风通络，安神定志
攒竹 BL2	眉头内侧凹陷处	足太阳膀胱经；功效：清热明目，散风镇痉
太阳 EX-HN5	眉梢与眼外眦之间向后 1 寸凹陷处	经外奇穴；功效：清热消肿，止痛舒络
合谷 LI4	拇食指张开，以另手拇指关节横纹放在虎口边缘上拇指尖到达处	手阳明大肠经；功效：清热解表，明目聪耳，通络镇痛
曲池 LI11	屈肘成90°，横纹线外侧终点	手阳明大肠经；功效；清热疏风，消肿止痛
列缺 LU7	腕上 1.5 寸，两手虎口交叉，一手食指押在另一手的桡骨茎突上，当食指尖到达之凹陷处	手太阴肺经络穴；功效：疏风解表，宣肺利气
尺泽 LU5	仰掌，微曲肘，肘横纹上，肱二头肌腱桡侧缘凹陷中	手太阴肺经合穴；功效：清肺泻火，通络止痛

（六）中成药

中成药由于服用方便，若辨证准确，证型相合，则疗效肯定，临床上也为医者所习用。如清热消疳丸（中国中医科学院眼科医院院内制剂）：每次 6 g，1 天 3 次，适用于火毒炽盛证。

（七）饮食疗法

患病期间忌食辛辣刺激性及肥甘厚腻食物，不饮酒。同时要注重营养，改善全身情况。

（八）情志疗法

患者要注意避免情绪激动、波动，保持心情愉快和畅，遵医嘱，定期复查，按时服药。

五、评述与体会

临床上，前部巩膜炎易于诊断治疗，后部巩膜炎由于缺乏直观的体征，往往不易诊断，要联合眼部超声、OCT、眼眶 CT/MRI 协助诊断。本病易合并系统性疾病，因而积极寻找病因，进行针对性治疗很重要。

>>> 参 考 文 献 <<<

1. 唐由之，肖国士. 中医眼科全书. 北京：人民卫生出版社，1996：783 - 786.
2. 王文吉. 巩膜炎. 中国眼耳鼻喉科杂志，2021，21（2）：79 - 85.
3. 葛坚. 眼科学. 北京：人民卫生出版社，2005：205 - 207.

（李欣）

第六章

晶状体疾病

第一节　老年性白内障

老年性白内障又称年龄相关性白内障，是最常见的白内障类型，多见于50岁以上的中老年人，随年龄增加，发病率明显升高。老年性白内障是晶状体老化后的退行性改变，是多种因素综合作用的结果。年龄、职业、性别、紫外线辐射、糖尿病、高血压和营养不良等均是白内障的危险因素。在我国，西藏地区因紫外线辐射较多而皮肤癌发病率最高。本病随年龄增长，患病率增高且晶状体混浊加重。可一眼或两眼先后或同时发病，病程一般较长。

一、病因病机

（一）中医病因病机

中医"圆翳内障"相当于西医学的老年性白内障，或称年龄相关性白内障。圆翳内障是指随年龄增长而晶状体逐渐混浊，视力缓慢下降，终致失明的眼病。本病最早见于《外台秘要·出眼疾候》，书中描述了本病的发生和漫长的发展过程及后果："眼无所因起，忽然膜膜，不痛不痒，渐渐不明，久历年岁，遂致失明。令观容状，眼形不异，唯正当眼中央小珠子里，乃有其障，作青白色，虽不辨物，犹知明暗三光，知昼知夜"。《证治准绳·杂病·七窍门》对晶状体完全混浊的圆翳内障记载尤为准确："瞳神中白色如银也……重则瞳神皆雪白而圆亮"。古人还根据晶状体混浊的部位、形态、程度及颜色等不同，分别命名为浮翳、沉翳、冰翳、横翳、散翳、枣花翳、偃月翳、白翳黄心和黑水凝翳等。对其病因病机的认识如下。

1. 年老体衰，肝肾亏虚，精血不足，气血虚弱，不能上荣于目。

2. 脾胃虚弱，五脏六腑之津液不能上输于目。

3. 肝热上扰，致晶状体逐渐混浊。

（二）西医病理改变

白内障是指晶状体透明度降低或颜色改变所导致的光学质量下降的退行性改变。白内障的发病机制较为复杂，是机体内外各种因素对晶状体长期综合作用的结果。晶状体处于眼内液体环境中，任何影响眼内环境的因素，如老化、遗传、代谢异常、外伤、辐射、中毒、局部营养障碍及某些全身代谢性或免疫性疾病，都可以直接或间接破坏晶状体的组织结构，干扰其正常代谢而使晶状体混浊。流行病学研究表明，紫外线照射、糖尿病、高血压、心血管疾病、外伤、过量饮酒及吸烟等均与白内障的形成有关。

二、临床表现

（一）症状

1. 视力逐渐减退。

2. 对比敏感度下降。

3. 屈光改变。

4. 单眼复视或多视。

5. 眩光。

6. 色觉改变。

7. 视野缺损。

（二）体征

晶状体混浊可在肉眼、聚光灯或裂隙灯显微镜下观察并定量。根据晶状体开始出现混浊的部位，老年性白内障分为皮质性、核性和后囊下白内障。

1. 皮质性白内障　是最常见的老年性白内障类型，典型的皮质性白内障按其病变发展可分为 4 期。

（1）初发期　在裂隙灯下，晶状体皮质中可见到空泡和水隙形成。水隙从周边向中央扩大，在晶状体周边前、后皮质形成楔形混浊，呈羽毛状，尖端指向中央。前、后皮质的楔形混浊可在赤道部汇合，最后形成轮辐状混浊。散大瞳孔后应用检眼镜检查，可见红光反射中有轮辐状或片状阴影。早期较周边的混浊并不影响视力，病程发展缓慢，经数年才发展到下一期。

（2）膨胀期　或未成熟期，晶状体混浊加重，因渗透压的改变导致皮质吸水肿胀，晶状体体积增大，前房变浅，有闭角型青光眼体质的患者此时可诱发青光眼急性发作。晶状体呈灰白色混浊，以斜照法检查时，投照侧虹膜在深层混浊皮质形成新月形阴影，称为虹膜投影，虹膜投影为此期的特点。患者视力明显下降，眼底难以清楚观察。

（3）成熟期　晶状体内水分溢出，肿胀消退，体积变小，前房深度恢复正常，此时晶状体完全混浊，呈乳白色，部分患者的囊膜上还可看到钙化点，患者视力可降至手动或光感，眼底不能窥入。

（4）过熟期　如果成熟期持续时间过长，经数年后晶状体内水分持续丢失，晶状体体积缩小，囊膜皱缩，有不规则的白色斑点及胆固醇结晶形成，前房加深，虹膜震颤。晶状体纤维分解液化，呈乳白色。棕黄色晶状体核沉于囊袋下方，可随体位变化而移动，称为 Morgagnian 白内障。当晶状体核下沉后，视力可以突然提高。

过熟期白内障囊膜变性，通透性增加或出现细小的破裂，导致液化的皮质容易渗漏到晶状体囊膜外，可发生晶状体蛋白诱发的葡萄膜炎。长期存在于房水中的晶状体皮质可沉积于前房角，也可被巨噬细胞吞噬后堵塞前房角而引起晶状体溶解性青光眼。由于晶状体悬韧带变性，晶状体容易出现脱位或移位，囊膜破裂也可使核脱出，若脱位的晶状体或晶状体核堵塞瞳孔区，也可引起继发性青光眼。上述情况引起的葡萄膜炎和青光眼均须立即进行手术治疗。

2. 核性白内障　此型发病较早，进展缓慢。核的混浊从胎儿核或成人核开始，初期核为黄色，与正常人的核硬化不易区分。核硬化是生理现象，由于晶状体终身生长，随着年龄增大，晶状体核密度逐渐增加，颜色变深，但对视力无明显影响。核性白内障随病程进展，核的颜色逐渐加深而呈黄褐色、棕色、棕黑色甚至黑色。早期由于核屈光力的增强，患者可出现晶状体性近视，远视力下降缓慢。后期因晶状体核的严重混浊，眼底不能窥见，视力极度减退。

3. 后囊下白内障　晶状体后囊膜下浅层皮质出现混浊，由许多致密小点组成，其中有小空泡和结晶样颗粒，外观似锅巴状。由于混浊位于视轴，所以早期就会出现明显视力障碍。后囊膜下白内障进展缓慢，后期合并晶状体皮质和核混浊，最后发展为完全性白内障。

（三）实验室及其他辅助检查

1. 眼部检查　①检查患者的视力、光感及光定位、红绿色觉。②裂隙灯、检眼镜检查，记录角膜、虹膜、前房、视网膜及晶状体混浊情况，排除眼部活动性炎症等病变。

2. 特殊检查　①眼压。②角膜曲率及眼轴长度测量，计算人工晶状体度数。③角膜内皮细胞计数。④眼部 B 超等。

3. 全身检查　①对高血压、糖尿病患者控制血压和血糖。②心、肺、肝、肾等脏器功能检查，确保可耐受手术，必要时请内科会诊。

三、诊断及鉴别诊断

（一）西医诊断要点

根据病史、临床表现及眼科专科检查等进行诊断及鉴别诊断。

1. 病史　本病多见于老年人，视力逐渐下降，对比敏感度下降，可合并近视、单眼复视或多视；眩光、色觉改变、视野改变。

2. 视力及眼部检查　视力下降，与病程长短及晶状体混浊部位密切相关。病程越长，视力下降越明显，混浊在瞳孔部位，视力多有下降，最终视力仅为手动或光感。晶状体可见不同形态、部位、颜色和程度的混浊，如晶状体皮质、核或后囊下混浊等。在病变早期，用药物散瞳可见晶状体周边呈点状或冰凌状混浊，后渐向中心发展为全混浊。

（二）中医辨病要点

1. 多见于老年人。

2. 视力渐降，渐至盲不见物。

3. 晶状体混浊。

（三）中医辨证分型

1. 肝热上扰证　辨证要点为视物不清，视力渐降，晶状体混浊，或有眵泪，目涩胀，时有头昏痛，口苦咽干，便结，舌红苔薄黄，脉弦或弦数。辨证要点：肝热上扰头目，热灼晶状体，故辨证以晶状体混浊、头时昏痛等全身症状及舌脉为要点。

2. 肝肾不足证　辨证要点为视物昏花，视力减退，晶状体混浊，或头昏耳鸣，少寐健忘，腰酸腿软，口干，舌红苔少，脉细。或见耳鸣耳聋，潮热盗汗，虚烦不寐，口咽干痛，小便黄少，大便秘结，舌红少津，苔薄黄，脉细弦数。辨证要点：肝肾亏虚，精血不足，晶状体失于充养而渐变混浊；或阴虚火内生，上炎晶状体而致晶状体渐渐混浊。故辨证当以晶状体混浊及全身症状为要点。

3. 脾气虚弱证　辨证要点为视物模糊，视力缓降，或视近尚明而视远模糊，晶状体混浊，伴面色萎黄，少气懒言，肢体倦怠，舌淡苔白，脉缓弱。辨证要点：脾虚运化失健，水谷精微输布乏力，不能上营晶状体，晶状体失养而混浊；或脾虚水湿不运，上犯晶状体而混浊。故辨证以晶状体混浊及全身症状为要点。

（四）鉴别诊断

1. 并发性白内障　由其他眼病引起的晶状体混浊，具有以下特点：①白内障须伴有其他眼病；②往往发病年龄更早；③晶状体混浊多始于晶状体囊膜下，可表现为特征性的玫瑰花瓣状。

2. 外伤性白内障　有明确的眼外伤史，晶状体混浊的发展速度较快。

3. 药物及中毒性白内障　长期应用某些药物或接触某些化学药品引起的白内障。

药物包括皮质类固醇、氯丙嗪、抗肿瘤药物、缩瞳剂和避孕药等。化学物质包括苯及其化合物、萘、金属等。初期往往表现为晶状体前后囊下的混浊。根据药物或化学药品接触史、混浊形态和年龄，可以与老年性白内障相鉴别。

4. 放射性白内障　微波、红外线、紫外线、X 线等射线可被晶状体吸收，引起晶状体混浊。白内障的形态根据射线不同，表现也不同。可以根据明确的放射线接触史进行鉴别。

5. 代谢性白内障　由于一些代谢性因素异常而引起的晶状体混浊。主要包括糖尿病性白内障、半乳糖性白内障、低血糖性白内障、低血钙性白内障和 Wilson 病。可以根据发病年龄、血液检测及其他全身异常表现来鉴别。

四、治疗

（一）治疗原则

白内障手术治疗仍然是各种白内障的主要治疗手段。通常采用在手术显微镜下施行的白内障超声乳化术或白内障囊外摘除联合人工晶状体植入术，可以获得满意的效果。

（二）西医常规治疗

1. 手术适应证　①白内障手术的主要适应证是视功能不能满足患者的需要，而手术后可改善患者视功能并提高生活质量。②白内障摘除也适用于因晶状体混浊而妨碍眼后节疾病的最佳治疗，如视网膜脱离、糖尿病视网膜病变和眼内炎等。③因晶状体引起的其他眼部病变，如晶状体引起的炎症（晶状体溶解和晶状体过敏反应）和晶状体膨胀诱发的闭角型青光眼。④虽然患眼已丧失视力，但成熟或过熟的白内障使瞳孔区变成白色，影响外观时，可以在患者同意的前提下进行手术。

2. 手术禁忌证　①患者不愿意手术，不能获得患者或其代理人的知情同意。②视功能没有受到影响，或能够通过眼镜或者其他辅助装置获得患者需要的视力。③患者同时患有其他严重疾病，不能安全完成手术。

3. 术前检查和准备

（1）眼部检查：①检查患者的视力、光感、光定位及红绿色觉。②裂隙灯、检眼镜检查，记录角膜、虹膜、前房、视网膜及晶状体混浊情况，排除眼部活动性炎症等病变。

（2）特殊检查：①眼压。②角膜曲率及眼轴长度测量，计算人工晶状体度数。③角膜内皮细胞计数。④眼部 B 超等检查。

（3）全身检查：①对高血压、糖尿病患者控制血压和血糖。②心、肺、肝、肾等脏器功能检查，确保可耐受手术，必要时请内科会诊。

4. 白内障术后视力预测　①光定位检查。是判断视网膜功能是否正常的一种简单有效的方法，当光定位不准确时，提示患眼的视网膜功能可能较差。②视觉电生理检查。电生理检查包括 ERG 检查和 VEP 检查，ERG 检查可反映视网膜视锥细胞和视杆细胞功能，VEP 检查可反映黄斑病变和视神经功能异常。③激光干涉仪检查。激光干涉仪能够穿过混浊的晶状体在视网膜上形成二维单色干涉条纹，可测出人眼视力的分离值，患者能够分辨出条纹的能力与黄斑视功能密切相关。

5. 术前准备　包括术前冲洗结膜囊和泪道，用散瞳剂扩大瞳孔等。

6. 手术方法　我国及印度等国家在一千多年以前就有针拨术治疗白内障的记载。近 200 年来，白内障的手术技术得到了快速发展。尤其近几十年内，显微手术和人工晶状体植入技术的发展应用，使白内障手术有了质的飞跃，白内障手术成为现代眼科学中发展最快、最新的领域之一。

（1）白内障针拨术　用器械将混浊晶状体的悬韧带离断，使晶状体脱入玻璃体腔，但因术后并发症较多已被淘汰。

（2）白内障囊内摘除术　是将混浊的晶状体及囊袋完整摘除的手术。手术操作简单，对手术设备及技巧要求不高。但手术需在大切口下完成，玻璃体脱出发生率高，易造成玻璃体疝而引起青光眼、角膜内皮损伤、黄斑囊样水肿和视网膜脱离等并发症。在我国目前很少应用。

（3）白内障囊外摘除术　是将混浊的晶状体核和皮质摘除而保留后囊膜的术式。手术需在显微镜下完成，对术者手术技巧要求较高。因为完整保留了后囊膜，减少了对眼内结构的干扰和破坏，减少了玻璃体脱出及其引起的并发症，同时为顺利植入后房型人工晶状体创造了条件。不过术中保留的后囊膜术后易发生混浊，形成后发性白内障。

（4）超声乳化白内障吸除术　是应用超声能量将晶状体核和皮质乳化后吸除、保留晶状体后囊的手术方法。超声乳化技术自 20 世纪 60 年代问世以来，发展迅速，配合折叠式人工晶状体的应用，技术趋于成熟。目前在美国，95% 以上的白内障手术是通过超声乳化完成的，在我国也有日益推广的趋势。超声乳化技术将白内障手术切口缩小到 3 mm 甚至更小，具有组织损伤小、切口不用缝合、手术时间短、视力恢复快、角膜散光小等优点，并可在表面麻醉下完成手术。随着超声乳化技术的发展，近年来出现了微切口超声乳化术，该技术的最大优点是将白内障手术切口缩小 1.5 ~ 2 mm，大大减少了组织损伤和术后角膜散光，术后视力恢复更快。

（5）人工晶状体植入术　人工晶状体为无晶状体眼屈光矫正的最好方法，已得到普遍应用。人工晶状体按植入眼内的位置主要分为前房型和后房型，按制造材料可分为硬质和软性（可折叠），均为高分子聚合物，具有良好的光学物理性能和组织相容性。植入后可迅速恢复视力、双眼单视和立体视觉。近几年，人工晶体发展迅速，散光晶体、多焦晶体和三焦晶体的出现，使手术能满足人们对更高视功能的要求。

（三）中医治疗原则

初患圆翳内障者，可用药物治疗，尚能控制或减缓晶状体混浊的发展。晶状体混浊程度较甚或完全混浊者，药物治疗无效，应尽早行手术治疗。

（四）辨证施治

1. 肝热上扰证

表现：视物不清，视力减退，晶状体混浊，或有眵泪，目涩胀。时有头昏痛，口苦咽干，便结。

舌脉：舌红苔薄黄，脉弦或弦数。

治法：清热平肝，明目退翳。

方药：石决明散（《普济方》）加减。组成：石决明 20 g，决明子 15 g，赤芍 10 g，青葙子 10 g，麦门冬 10 g，羌活 10 g，栀子 10 g，木贼 5 g，大黄 10 g，荆芥 10 g。

方解：方中石决明、决明子清热平肝、明目退翳障为君；栀子、大黄、赤芍凉血清热，导热下行为臣；木贼、青葙子明目退翳障；荆芥、羌活祛风；麦门冬养阴，共为佐使。诸药合用，共奏清热平肝、明目退障之功效。因邪热为患，口苦便结者，可去方中性味辛温的羌活；肝热不甚，无口苦便结者，可去方中栀子、大黄；肝热夹风，头昏痛者，可酌加黄芩、桑叶、菊花、蔓荆子、钩藤、刺蒺藜，以助清热平肝、明目退障之功；若口干咽干甚者，加生地黄、玄参以清热生津。

2. 肝肾不足证

表现：视物昏花，视力减退，晶状体混浊，或头昏耳鸣，少寐健忘，腰酸腿软，口干。或见耳鸣耳聋，潮热盗汗，虚烦不寐，口咽干痛，小便黄少，大便秘结。

舌脉：舌红少津，苔薄黄，脉细弦数。

治法：补益肝肾，清热明目。

方药：杞菊地黄丸（《医级》）加减。组成：枸杞子 12 g，菊花 12 g，熟地黄 24 g，山茱萸 12 g，山药 12 g，泽泻 9 g，茯苓 9 g，牡丹皮 9 g。

方解：方中熟地黄补血滋肾、填精，枸杞子滋补肝肾精血，共为君药；山药益脾肾之阴而固精，山茱萸酸温益肝肾精血，共为臣药；佐以茯苓淡渗脾湿，牡丹皮清泄肝火，泽泻泄肾中湿浊，菊花清肝明目。诸药合用，滋补与清泄兼顾，扶正与祛邪并行，共奏补益肝肾、明目之功效。对于肝血不滋，阴精不荣于上，少寐口干者，宜加女贞子、墨旱莲；若阴亏虚火上炎，潮热虚烦，口咽干燥者，可用知柏地黄丸加地骨皮。

3. 脾气虚弱证

表现：视物模糊，视力缓降，或视近尚明而视远模糊，晶状体混浊，面色萎黄，少气懒言，肢体倦怠。

舌脉：舌淡苔白，脉缓弱。

治法：益气健脾，利水渗湿。

方药：四君子汤（《和剂局方》）加减。组成：人参 9 g，白术 9 g，茯苓 9 g，炙甘草 6 g。

方解：方中人参为君，甘温益气，健脾养胃；臣以苦温之白术，健脾燥湿，加强益气助运之力；佐以甘淡茯苓，健脾渗湿，苓术相配，则健脾祛湿之功益著；使以炙甘草，益气和中，调和诸药。四药配伍，共奏益气健脾之功。若大便稀溏者，宜加薏苡仁、扁豆、车前子以利水渗湿；纳差食少者，加山药、神曲、鸡内金、薏苡仁等以补脾和胃渗湿。

（五）滴眼液

如麝珠明目滴眼液和吡诺克辛滴眼液等。

（六）针刺治疗

本病初、中期可行针刺治疗。主穴太阳、攒竹、百会、四白、完骨、风池、足三里。配穴：肝热上扰证选蠡沟、太冲，肝肾不足证选肝俞，脾气虚弱证选脾俞、三阴交。根据虚实，施以补泻。每天 1 次，留针 30 分钟，30 天为 1 个疗程。虚像明显者，可在肢体躯干穴加施灸法。

（七）中成药

根据不同证型，可选用复明片、杞菊地黄丸、知柏地黄丸及石斛夜光丸等。

五、评述与体会

老年性白内障目前暂无有效的药物治疗方法，手术摘除联合人工晶状体植入是其治疗的主要方法。

（褚利群）

第二节　代谢性白内障

因代谢障碍引起的晶状体混浊称为代谢性白内障。

一、糖尿病性白内障

糖尿病性白内障是糖尿病的并发症之一，分为真性糖尿病性白内障和糖尿病患者的年龄相关性白内障。

（一）病因

晶状体的能量来自房水中的葡萄糖。晶状体糖代谢主要通过无氧酵解途径。在己糖激酶作用下，葡萄糖被转化为6-磷酸葡萄糖；而在醛糖还原酶和辅酶Ⅱ的作用下，葡萄糖被转化为山梨醇。糖尿病时血糖增高，晶状体内葡萄糖增多，己糖激酶作用饱和，葡萄糖转化为6-磷酸葡萄糖受阻。此时醛糖还原酶作用活化，葡萄糖转化为山梨醇。山梨醇不能透过晶状体囊膜，在晶状体内大量积聚，使晶状体内渗透压增加，吸收水分，纤维肿胀变性，导致晶状体混浊。

（二）临床表现

真性糖尿病性白内障多见于Ⅰ型的青少年糖尿病患者。多为双眼发病，发展迅速，可于短时间内发展为完全性白内障。常伴有屈光改变，血糖升高时，血液中无机盐含量下降，房水渗入晶状体使之变凸，出现近视；血糖降低时，晶状体内水分渗出，晶状体变扁平，而出现远视。

（三）诊断

根据糖尿病的病史和白内障的形态可做出诊断。

（四）治疗

在糖尿病性白内障的早期，应积极治疗糖尿病，晶状体混浊可能会部分消退，视力有一定程度的改善。当白内障明显影响视力，妨碍患者的工作和生活时，可在血糖控制良好的情况下进行白内障摘除术。如无增生期糖尿病性视网膜病变，可植入后房型人工晶状体。术后应注意积极预防感染和出血。

二、半乳糖性白内障

为常染色体隐性遗传病。

（一）病因

患儿缺乏半乳糖-1-磷酸尿苷转移酶和半乳糖激酶，使半乳糖不能转化为葡萄糖而在体内积聚。组织内的半乳糖被醛糖还原酶还原为半乳糖醇。醇的渗透性很强，晶状体内的半乳糖醇吸收水分后，引起晶状体混浊。

（二）临床表现

可在出生后数日或数周内发生，多为绕核性白内障。

（三）诊断

对于先天性白内障患儿，应当对尿中半乳糖进行筛查。测定红细胞半乳糖-1-磷酸尿苷转移酶的活性，可明确诊断半乳糖-1-磷酸尿苷转移酶是否缺乏。应用放射化学法可测定半乳糖激酶的活性，有助于诊断。

（四）治疗

给予无乳糖和低半乳糖饮食，可控制病情发展。

三、手足搐搦性白内障

又称低钙性白内障，由血清钙过低引起。低钙患者常有手足搐搦。

（一）病因

多由先天性甲状旁腺功能不足，或甲状腺切除时误切了甲状旁腺，或因营养障碍，导致血清钙过低。低钙增加了晶状体囊膜的渗透性，导致晶状体内电解质平衡失调，影响了晶状体代谢。

（二）临床表现

患者有手足搐搦、骨质软化和白内障 3 项典型改变。双眼晶状体前、后皮质内有辐射状或条纹状混浊，与囊膜间有透明带隔开，囊膜下可见红、绿或蓝色结晶微粒。混浊逐渐发展至皮质深层。如果间歇发作低血钙，晶状体可有板层混浊，发展为全白内障或静止不发展。

（三）诊断

有甲状腺手术史或营养障碍史，血钙过低，血磷升高，以及全身和眼部的临床表现可有助于诊断。

（四）治疗

给予足量的维生素 D、钙剂，纠正低血钙，有利于控制白内障发展。当白内障明显影响视力时，可进行白内障摘除术。术前应纠正低血钙。术中容易出血，应当予以注意。

（褚利群）

第三节　其他晶状体疾病

一、晶状体位置异常

正常情况下，晶状体由晶状体悬韧带悬挂于睫状体上。晶状体的前后轴与视轴几乎一致。如果晶状体悬韧带部分或全部破裂或缺损，可使悬挂力减弱，导致晶状体的位置异常，晶状体不在正常位置，称为晶状体异位。若出生后由于先天因素、外伤或一些疾病使晶状体位置改变，称为晶状体脱位。

（一）病因

先天性悬韧带发育不全或松弛无力；外伤引起悬韧带断裂；眼内一些病变，如葡萄肿、牛眼或眼球扩张使悬韧带机械性伸长；眼内炎症，如睫状体炎使悬韧带变性，均能导致晶状体脱位或半脱位。

（二）临床表现

外伤性晶状体脱位者有眼部挫伤史及眼外其他损伤体征。先天性晶状体脱位多见于一些遗传病，如马方综合征、马切山尼综合征和同型胱氨酸尿症等。

1. 晶状体全脱位晶状体悬韧带全部断裂，晶状体可脱位至下列部位。

（1）前房内　晶状体多沉在前房下方，晶状体直径比位于正常位置时小，但凸度增加，边缘带金色光泽而使透明晶状体呈油滴状，混浊的晶状体则呈白色盘状物。虹膜被脱位的晶状体挤压，阻塞前房角，房水外流受阻而致眼压急性升高。

（2）玻璃体腔内　呈一透明的球状物，早期尚可活动，后期固定于下方，并与视网膜粘连。日久后晶状体变混浊。可导致晶状体过敏性葡萄膜炎和继发性青光眼。

（3）晶状体嵌于瞳孔区　晶状体一部分突至前房内，影响房水循环而致眼压急性升高。

（4）晶状体脱位于眼球外　严重外伤时角巩膜缘破裂，晶状体可脱位至球结膜下，甚至眼外。

当晶状体全脱位离开瞳孔区后，患眼的视力为无晶状体眼视力，前房加深，虹膜震颤。脱位早期，晶状体可随体位的改变而移动。

2. 晶状体半脱位瞳孔区可见部分晶状体，散大瞳孔后可见部分晶状体赤道部，该区悬韧带断裂。所出现的症状取决于晶状体移位的程度。如果晶状体的前后轴仍在视轴上，则仅出现由于悬韧带松弛、晶状体凸度增加而引起的晶状体性近视。晶状体半脱位后可产生单眼复视，一个像为通过晶状体区所形成，另一个像较小，为通过无晶状体区所见。

（三）诊断

根据病史、症状和裂隙灯显微镜下检查结果，可以做出较明确的诊断。

（四）治疗

1. 非手术治疗　针对晶状体尚透明、未引起严重并发症的晶状体不全脱位或玻璃体腔脱位者，需密切随访，部分患者用凸透镜或角膜接触镜矫正以获得部分有用视力。

2. 手术治疗　随着现代玻璃体视网膜显微手术技术的发展，晶状体脱位手术治疗的适应证范围日益扩大。脱位的晶状体发生溶解、混浊，引起严重并发症，以及脱位于前房和瞳孔嵌顿的晶状体均需及时手术治疗。

二、晶状体形成异常

晶状体形成异常包括先天性无晶状体和晶状体形成不全等。

（一）病因及临床表现

1. 先天性无晶状体胚胎早期未形成晶状体板，为原发性无晶状体，极为罕见。当晶状体形成后发生退行变性，使其结构消失，仅遗留其痕迹者为继发性无晶状体，多见于小眼球和发育不良的眼球。

2. 晶状体形成不全晶状体泡与表面外胚叶分离延迟时，会发生角膜混浊和后部锥形角膜及晶状体前部圆锥畸形。晶状体纤维发育异常时可发生晶状体双核或无核或晶状体内异常裂隙。

（二）诊断

根据裂隙灯下晶状体的形态可做出诊断。

（三）治疗

无特殊治疗。

三、晶状体形态异常

（一）临床表现

1. 球形晶状体　又名小晶状体，多为双侧。晶状体呈球形，直径较小，前后径较长，充分散大瞳孔后晶状体赤道部和悬韧带完全暴露。由于晶状体悬韧带松弛，晶状体前移，容易导致瞳孔阻滞而发生闭角型青光眼。滴用缩瞳剂后可使睫状肌收缩，晶状体悬韧带更松弛，晶状体前移而加重瞳孔阻滞。

球形晶状体屈光力增大，可致高度近视。常发生晶状体不全脱位，有时可发生全脱位。由于晶状体悬韧带延长牵拉力减弱，因而无调节功能。

2. 圆锥形晶状体　晶状体前面或后面突出，呈圆锥形，通常为皮质突出，多发于胎儿后期或出生后。前圆锥为少见的晶状体先天异常，常伴有先天性白内障和高度近视。

3. 晶状体缺损　多为单眼，也可为双眼。晶状体下方偏内赤道部有切迹样缺损，形状大小不等。缺损处晶状体悬韧带减少或缺如。晶状体各方向屈光力不等，呈近视散光。

4. 晶状体脐状缺陷　极为少见。在晶状体前表面或后表面有一小的凹陷。

（二）诊断

根据裂隙灯下晶状体的形态可做出诊断。

（三）治疗

无症状和无并发症时一般不必治疗。球形晶状体者忌用缩瞳剂，合并晶状体脱位、白内障者可手术治疗，有弱视者应积极治疗弱视。

（褚利群）

第七章

玻璃体疾病

第一节　玻璃体混浊

玻璃体是透明的胶状体，由纤细的胶原结构、亲水的黏多糖和透明质酸组成。当玻璃体内出现各种形状混浊物，患者眼前出现点、片状或云雾状漂浮物时，称为玻璃体混浊。引起玻璃体混浊的原因很多，可以由玻璃体液化、变性、后脱离或眼内炎症、出血等引起。随着年龄的增长，玻璃体的生理、生化特性会发生改变，表现为玻璃体液化、胶原纤维凝聚和玻璃体后脱离（posterior vitreous detachment，PVD）等。本节主要阐述老年性玻璃体变性引起的玻璃体混浊。

玻璃体混浊属于中医学"云雾移睛"范畴。本病中医病机多为肝肾亏虚或气血不足导致目窍失养或由于湿热熏蒸，浊气上泛等引起。治疗上虚则补之，实则泻之，根据患者的全身症状及玻璃体混浊的性状进行治疗。

一、病因病机

（一）中医病因病机

1. 肝肾亏虚，精血不足，精微物质不能上承目窍，目窍失养。

2. 气血不足，气虚不能生血，血虚不能化气，玻璃体失去濡养。

3. 脾胃湿热内蕴，浊邪上泛，蒙蔽目窍。

（二）西医病理改变

玻璃体可受各种因素影响而发生变性。常见于老年人，高度近视，玻璃体邻近组织的炎症、感染，玻璃体内药物注射，以及激光、冷凝等手术治疗后。病理表现主要是玻璃体凝胶出现了液化和凝缩，这是黏多糖解聚的结果。玻璃体液化部位呈液体填充的光学腔隙，玻璃体结构解体，凝缩部位密度高，和液化部位形成不同的光学反差而自觉眼前黑影，会有玻璃体内各种性状的漂浮物等。玻璃体液化好发生于玻璃体中心部位，出现玻璃体凝胶破坏和多个液体充满的腔隙，当液化的玻璃体进入到视网膜前界膜和玻璃体后界膜之间后，就形成了 PVD。玻璃体和视盘、黄斑部及视网膜基底部结合紧密，在眼球转动的过程中，液化的玻璃体可以摆动，并作用于潜在的玻璃体视网膜粘连处，引起闪光感。在此过程中，有可能并发视网膜裂孔和视网膜脱离等疾病。

二、临床表现

（一）症状
眼前可见蚊蝇状或黑影飘动，可伴随有闪光感。视力常不受影响。

（二）体征
1. 玻璃体不同程度的混浊。

2. PVD 者在视盘附近可以看到混浊环。

（三）实验室及其他辅助检查
B 超检查：玻璃体内有点状、片状和团块状高回声。

三、诊断及鉴别诊断

（一）西医诊断要点
1. 病史　最常见于老年人和（或）高度近视患者。此外，眼外伤、无晶体眼等亦常发生。

2. 症状　视力没有明显影响，眼前出现各种形状的漂浮物。

3. 检查　散瞳后玻璃体可见点状、尘状、条索状等混浊，眼底检查未发现明显异常。眼部 B 超有助于诊断。

（二）中医辨病要点
早期突然发病，眼前以片状、雾状混浊者为主，多实证，多责之于痰湿；晚期发病较缓，量少，以点、线状为主者，以虚证为主，多责之于肝肾、气血亏虚。

（三）中医辨证分型
根据本病的眼部表现及全身症状，中医证型主要分为 3 型。

1. 肝肾亏虚证　辨证要点为眼前黑影飘动，可伴闪光感或近视，视物昏蒙；全身可伴有头晕耳鸣，腰酸遗泄；舌红苔薄，脉细。

2. 气血不足证　辨证要点为眼前黑影飘动，不耐久视，劳累后加重；常伴面色无华，神疲乏力，少气懒言；舌质淡嫩，脉细弱。

3. 湿热蕴蒸证　辨证要点为眼前黑影飘动，视物昏蒙；常伴有胸闷纳呆，食欲不振，头重神昏；舌质红，苔黄腻，脉滑。

（四）鉴别诊断

1. 玻璃体炎症性混浊　玻璃体混浊可由邻近组织炎症引起，常伴随有眼前节如房水、眼后节如视网膜等有相应的炎症表现，玻璃体腔多可见炎症细胞或白色或脓性混浊物。

2. 玻璃体积血　玻璃体腔内有黄色尘状或泥沙状混浊物或凝血块，积血不严重者，可见视网膜表面出血病灶等。

四、治疗

（一）治疗原则

玻璃体混浊的治疗原则是查出病因，治疗原发病。

（二）西医常规治疗

玻璃体混浊如果是由年龄增长及近视等导致的变性，通常眼底正常。因此，对于单纯玻璃体液化和后脱离的，无须治疗。但是对于有明显诱因引起者，要积极治疗原发病；对于突然出现或增多的眼前漂浮物或伴有闪光感者，要仔细散瞳检查眼底，排除有无视网膜裂孔及视网膜脱离，必要时可以对视网膜裂孔行激光治疗。同时要告诫患者避免剧烈运动，出现黑影突然增多时，及时复查眼底。

（三）中医治疗原则

根据全身及局部辨证，采取虚者补之，实则泻之的方法。通过补肝肾，养气血，祛湿浊的方法进行辨证治疗。

（四）辨证施治

1. 肝肾亏虚证

表现：视力稍有下降或正常，眼前黑影飘动，可伴闪光感或近视，玻璃体内可见点、片状混浊物，眼底检查正常。头晕耳鸣，腰酸遗泄。

舌脉：舌红苔薄，脉细。

治法：补益肝肾，明目。

方药：杞菊地黄汤（《医级》）加减。组成：熟地20 g，山茱萸15 g，山药15 g，泽泻10 g，茯苓10 g，牡丹皮15 g，丹参10 g，菊花9 g，枸杞子15 g。

方解：方中熟地、山茱萸、山药之三补，补肝肾脾；牡丹皮、茯苓、泽泻之三泻，渗湿浊，清虚热。上六味共用，为六味地黄丸，既发挥滋补肝肾之功，又防止滋阴滞涩之弊，为滋补肝肾之良方。现增加枸杞子、菊花以清肝明目。八味合用，起到补肝肾、明目的效果。

2. 气血不足证

表现：视力正常，或轻度减退，眼前黑影飘动，不耐久视，劳累后加重，玻璃体内可见点片状混浊物，面色无华，神疲乏力，少气懒言。

舌脉：舌质淡嫩，脉细弱。

治法：益气养血。

方药：八珍汤（《正体类要》）加减。组成：人参9 g，白术9 g，茯苓9 g，当归9 g，白芍9 g，川芎9 g，熟地黄9 g，炙甘草9 g。

方解：方中以人参与熟地相配，益气养血；白术、茯苓健脾利湿，协助人参益气补脾；当归、白芍养血和血，助熟地滋阴养血；川芎，血中气药，活血行气，使补而不腻；炙甘草调和诸药。以上药物应用四物联合四君子汤气血双补，共同达到治疗的效果。

3. 湿热熏蒸证

表现：视物不清，眼前黑影飘动，视物昏蒙，玻璃体腔可见各种形状混浊物。常伴有胸闷纳呆，食欲缺乏，头重神昏等症状。

舌脉：舌质红，苔黄腻，脉滑。

治法：清热除湿，化痰散结。

方药：三仁汤（《温病条辨》）加减。组成：杏仁12 g，滑石18 g，通草6 g，白蔻仁6 g，竹叶6 g，厚朴6 g，生薏苡仁18 g，半夏10 g。

方解：方中杏仁宣上焦肺气，肺主一身之气，气化则湿化；白蔻仁芳香化湿，行气宽中，畅中焦之脾气；薏苡仁利湿热而健脾，导湿热从下焦小便而解；配伍滑石清热利水；通草、竹叶以助清利湿热之力；半夏、厚朴行气化湿，散结除痞。以上药物共同应用，达到宣上畅中渗下，使湿热从三焦祛除，达到治疗的目的。

（五）中成药

1. 石斛夜光丸　每次6~8 g，1天2次，适用于肝肾亏虚证。

2. 明目地黄丸　每次6~8 g，1天2次，适用于肝肾亏虚证。

3. 香砂六君子丸　每次6~8 g，1天2次，适用于湿热蕴蒸证。

（六）中医适宜技术

临床可以局部用三七、丹参、安妥碘等离子导入治疗。

（七）饮食疗法

患病期间饮食宜清淡，忌食辛辣刺激性食物。宜选用具有软坚散结、化痰及含碘的食材，如海藻、紫菜、海带、海苔等做菜，或做粥。或根据患者体质选用一些药食同源的中药进行调理，如肝肾亏虚者，可以用枸杞子、菟丝子炖乌鸡煲汤；对于气血不足者，可以选用黄芪、党参、山药、红枣、糯米等熬粥以辅助治疗。

（八）情志疗法

平素要保持心情愉悦，避免精神紧张、烦躁易怒，保证充足的睡眠。一旦发现视力骤降或频繁出现闪光感，应当及时去医院诊治，以免延误病情。

（九）激光治疗

可以采用玻璃体激光消融术，治疗眼前黑影明显，且玻璃体明显浑浊的患者。

五、评述与体会

玻璃体混浊是多种原因导致玻璃体透明凝胶状态发生改变，使玻璃体内出现各种形状的混浊物，伴随玻璃体变性、液化及后脱离，眼前出现飞蚊及点片状黑影飘动。有明确病因可查者，要针对病因进行治疗。对于单纯玻璃体混浊，眼底没有出现损害者，西医认为治疗效果不好，多不干预。但在临床中，有不少老年患者除了眼前出现大量飘动的黑影之外，往往伴随有乏力、神疲、纳差、身困、失眠等全身症状，通过中医辨证，采用补肝肾、益气血、化痰湿等方法，往往能减轻患者的眼部症状，不少患者眼前的黑影还会消失。因此，对于由于玻璃体变性导致混浊的老年患者，除了认真检查眼底，排除视网膜裂孔、视网膜脱离等病变外，采用中医治疗往往也会收到很好的效果。

（周尚昆）

第二节　玻璃体积血

玻璃体积血是由眼内组织疾病或眼外伤导致眼内血管破裂出血，血液进入玻璃体腔，导致屈光间质混浊，影响光线抵达视网膜，引起视力下降、视物不清等视功能障碍的一类疾病。引起玻璃体积血的原因比较复杂，包括外伤性、血管性、炎性、肿瘤和视网膜裂孔等。

随着我国逐渐步入老龄化，玻璃体积血原发病的发病率逐年上升，而玻璃体积血作为伴随症状也逐渐增多。玻璃体本身无血管，不会导致出血，玻璃体腔的积血均为眼内邻近组织的血液溢入玻璃体腔所致。大量玻璃体积血的存在，使眼底不能直视，很难诊断出血原因，只有在出血吸收或经过玻璃体切割手术，清理出积血后才能明确诊断。对侧眼的眼底检查和全身及实验室诊断，可以提供有意义的诊断线索。玻璃体积血长期不吸收，可以引起玻璃体变性、后脱离甚至增生期玻璃体视网膜病变、眼底机化膜形成和视网膜脱离等严重并发症，最终导致永久视功能损伤。

　　玻璃体积血属于中医学"暴盲""视瞻昏渺""云雾移睛""撞击伤目"等范畴，结合眼部体征可归属于血证范畴。本病病机，多由热入血分，迫血妄行，或气滞血瘀，脉络受损，血溢脉外等引起。中医辨证多为局部辨证和全身辨证相结合，根据不同的病因辨证分型，进行分期治疗。早期止血，中期活血化瘀，晚期宁血通络；络损出血者，以凉血止血为主；气滞血瘀者，以活血化瘀为主；气不摄血者，以补气健脾为主。

一、病因病机

（一）中医病因病机

本病病因复杂，古文献没有相关记载，根据现代医家的认识主要有以下几个方面。

1. 情志不舒，肝气郁结，郁久化热，或肝胆火炽，火热上炎，火灼脉络，络损出血。

2. 肝肾亏虚，阴虚火旺，虚火上炎，血不循经，溢于脉外而出血。

3. 脾气虚弱，目失所养，气虚统摄血液功能减退，气不摄血，血自外溢。

4. 外伤撞击伤目或真睛破损或手术，直接损伤血管，或气血不和，气滞血瘀，血溢脉外。

（二）西医病理改变

　　正常玻璃体没有血管，任何原因导致的葡萄膜、脉络膜和视网膜血管及其新生血管破裂，血液进入玻璃体腔内，则形成玻璃体积血。如眼外伤和眼内手术，可以导致玻璃体积血，眼底疾病如糖尿病视网膜病变，视网膜裂孔，PVD，视网膜中央或分支静脉阻塞可伴随有新生血管形成，以及视网膜静脉周围炎、Coats 病、息肉样脉络膜视网膜病变和眼内肿瘤等视网膜脉络膜血管大量出血时，均可溢入玻璃体腔，导致玻璃体积血。此外，全身性疾病如血液病、蛛网膜下腔出血等，也可引起。

　　玻璃体积血可以破坏玻璃体凝胶状态，使黏多糖分解，胶原纤维聚集，出现液化和凝缩，引起或加重玻璃体脱离；血液中炎性细胞进入玻璃体后，可以产生轻度的炎症反应，导致邻近组织血管扩张，房水闪辉，部分可以出现瞳孔轻度粘连；积血长期不吸收，血浆成分和血中的炎性细胞可以刺激转化为纤维细胞，形成机化纤维膜，严重者导致玻璃体内增殖，对视网膜造成牵拉；玻璃体积血后，变性的红细胞还会堵塞房角，吞噬了血红蛋白的巨噬细胞、血红蛋白及蜕变的红细胞等，也可阻塞房角引起青光眼等。

二、临床表现

（一）症状

　　眼前可见暗影飘动或黑影遮挡，视力损伤程度根据玻璃体积血量的不同，表现为视力下降或者仅存光感。

（二）体征

1. 少量积血时，玻璃体内可见尘状、块状、条索状、絮状漂浮物或凝血块，眼底隐约可见视盘和视网膜血管。

2. 大量积血时，玻璃体内可见浓厚出血所导致的混浊，看不见视盘和视网膜血管，仅可见眼底红光反射或红光反射消失。

（三）实验室及其他辅助检查

1. B超检查　玻璃体积血量少，可见玻璃体内有均匀点状、尘状和团块状高回声；积血量多，可见大量致密的高回声。

2. FFA　对于玻璃体积血较少，眼底视盘、血管隐约可见，由血管性疾病引起的患者，应积极进行FFA检查，以明确诊断；对于玻璃体积血较多，眼底看不清者，待积血大部分吸收或玻璃体切割手术后，要进一步进行FFA检查，以明确病因，指导下一步治疗。

三、诊断及鉴别诊断

（一）西医诊断要点

1. 病史　有引起玻璃体积血的原发病，如外伤史或手术史，或有视网膜出血病变如糖尿病视网膜病变、视网膜静脉阻塞和视网膜静脉周围炎等。

2. 症状　视力下降，眼前有黑影遮挡或漂浮物。

3. 检查　眼前节多正常，玻璃体内有点状、尘状、条索状、块状黄色或棕黄色混浊物或凝血块等出血混浊。

（二）中医辨病要点

玻璃体腔见血性块状、黄色泥沙样混浊物，根据发病缓急，可以从虚实上辨证，实者多火，以络损、血瘀、痰湿证多见，虚证以阴虚多见。

1. 眼前突然黑影飘动，视物模糊，玻璃体内新鲜出血，以络损出血、气滞血瘀、火热上炎证为主。

2. 玻璃体内血性混浊，泥沙状，发病较久，以阴虚火旺、气虚血瘀证为主。

（三）中医辨证分型

玻璃体积血属于眼科血症，根据本病的眼部表现及全身症状，中医证型主要分为4型。

1. 络损出血证　辨证要点为视力突然下降，眼前黑影飘动，玻璃体腔可见尘状或点状、絮状血性混浊物，或兼眼底出血性病变；全身可伴有头晕耳鸣，腰膝酸软，口干便秘，舌红少苔，脉沉细或数。

2. 气滞血瘀证　辨证要点为视力突然下降，眼前黑影飘动，玻璃体积血，混浊物色红或黄，或可见眼底静脉迂曲扩张，或视网膜有片状出血；常伴有情志不舒，烦躁易怒，胸闷胁胀，舌质暗红，苔薄黄，脉弦。

3. 痰浊瘀阻证　辨证要点为视力突然下降，眼前黑影飘动，玻璃体积血，混浊物淡黄或灰白；常伴有头重头晕，烦躁胸闷，舌质暗红，苔薄腻，脉滑。

4. 气虚血瘀证　辨证要点为视力下降，迁延日久，玻璃体内积血久不吸收，或出血反复发作；常伴有神疲乏力，舌淡，苔薄白，脉细无力。

（四）鉴别诊断

1. 玻璃体炎症性混浊　玻璃体混浊多由邻近组织如葡萄膜、视网膜的炎症引起，混浊物呈白色点状、絮状或积脓，眼前节如房水、眼后节如视网膜等有相应的炎症表现。

2. 退行性玻璃体混浊　该病为生理性，常见于高度近视等，多双眼发病，玻璃体内混浊物虽然也可以表现为尘状、点状、絮状，但没有出血，也较少引起视力突然下降。

四、治疗

（一）治疗原则

玻璃体积血的治疗原则是初发时止血，积血稳定后，给予促进血液分解吸收的药物，也可以根据眼底和出血的严重程度进行玻璃体切割手术，清除积血。

（二）西医常规治疗

非外伤性玻璃体积血初发时可给予止血药，如卡巴克络片（安络血片）、凝血酶等。数天后玻璃体内积血停止，没有新鲜出血者，可给予促进血液分解吸收的药物，如沃丽汀、普罗碘铵等。一般情况下，少量的玻璃体积血（能看到视盘、血管者）不需要治疗，可以自行吸收；大量反复出现的玻璃体积血，治疗数周甚至1～2个月不能完全吸收，或经眼部B超发现眼底有并发症，如增生期视网膜病变、机化条索、视网膜脱离或有发展的趋势时，要及早进行玻璃体切割手术。对原因不明的玻璃体积血，如怀疑由视网膜裂孔引起的出血，需要尽快进行玻璃体切割手术，术中及时封闭视网膜裂孔，防止视网膜脱离和增生期玻璃体视网膜病变的发生。

（三）中医治疗原则

根据全身及局部辨证，采取急则治其标，缓则治其本的方法。出血早期，以止血为主；出血稳定后，以活血化瘀为主。同时治疗原发病，根据辨证进行针对性治疗。

（四）辨证施治

1. 络损出血证

表现：视物模糊，视力下降，玻璃体腔可见尘状或点状、絮状血性混浊物，或兼眼底出血性病变；头晕耳鸣，腰膝酸软，口干便秘。

舌脉：舌红少苔，脉沉细或数。

治法：凉血止血，化瘀。

方药：生蒲黄汤（《中医眼科六经法要》）加减。组成：生蒲黄 25 g，墨旱莲 30 g，藕节 30 g，丹参 20 g，牡丹皮 15 g，生地黄 15 g，郁金 15 g，荆芥炭 10 g，栀子 10 g，川芎 6 g，甘草 6 g。

方解：方中生蒲黄、墨旱莲滋阴止血；藕节、荆芥炭，牡丹皮、生地黄、郁金凉血止血，化瘀；丹参凉血消痈、活血通经；栀子清热泻火，釜底抽薪，火祛则血止；川芎活血行气，使止血而无留瘀之弊，甘草调和药性。全方在滋阴凉血止血的基础上，让溢出之瘀血尽快吸收，达到治疗的效果。

2. 气滞血瘀证

表现：视物不清，视力下降，玻璃体积血，混浊物色红或黄，或可见眼底静脉迂曲扩张，或视网膜有片状出血；情志不舒，烦躁易怒，胸闷胁胀。

舌脉：舌质暗红，苔薄黄，脉弦。

治法：行气活血，化瘀止痛。

方药：血府逐瘀汤（《医林改错》）加减。组成：茜草 30 g，桃仁 10 g，红花 10 g，川芎 15 g，赤芍 15 g，生地黄 15 g，当归 10 g，桔梗 10 g，枳壳 15 g，牛膝 10 g，柴胡 10 g，甘草 6 g，三七粉 3 g。

方解：方中桃仁破血行滞而润燥，红花活血祛瘀；赤芍、川芎助桃红活血祛瘀，牛膝引血下行；生地黄、当归养血益阴，清热活血；桔梗、枳壳，一升一降，宽胸行气；柴胡疏肝解郁，升达清阳，与桔梗、枳壳同用，尤善理气行滞，使气行则血行；甘草调和诸药；再配合茜草凉血止血，三七化瘀止血。合而用之，使血活瘀化气行，又可以预防再出血。

3. 痰浊瘀阻证

表现：视物昏蒙，不伴疼痛，玻璃体积血，混浊物淡黄或灰白；头重头晕，烦躁胸闷，胁肋不舒。

舌脉：舌质暗红，苔薄腻，脉滑。

治法：化痰软坚，活血化瘀。

方药：二陈汤（《太平惠民和剂局方》）合桃红四物汤（《医宗金鉴》）加减。组成：陈皮 10 g，法半夏 10 g，茯苓 18 g，炒山楂 15 g，鸡内金 6 g，桃仁 10 g，红花 10 g，当归 15 g，川芎 15 g，赤芍 15 g，熟地 15 g，甘草 6 g。

方解：方中半夏辛温性燥，善能燥湿化痰，陈皮消痰理气，茯苓健脾渗湿，甘草健脾和中，以上四药合用，共为二陈汤，渗湿以助化痰之力，健脾以杜绝生痰之源。在二陈汤的基础上加用性甘温的桃仁、红花破血化瘀；具有补血、养血、活血、行气功效的熟地、当归、芍药、川芎，活血行气，调畅气血，以助活血；炒山楂、鸡内金活血化瘀，软坚散结。以上药物共同应用，达到化痰软坚、活血化瘀的目的。

4. 气虚血瘀证

表现：视物不清，玻璃体内积血久不吸收或出血反复发作；神疲乏力，少气懒言，纳差便溏。

舌脉：舌淡，苔薄白，脉细无力。

治法：益气健脾，化瘀摄血。

方药：归脾汤（《正体类要》）加减。组成：人参 9 g，生黄芪 30 g，白术 15 g，甘草 6 g，当归 10 g，茯苓 15 g，葛根 10 g，丹参 15 g，三七粉 3 g。

方解：方中以人参、黄芪、白术、甘草等甘温之品补脾益气以生血，使气旺而血生；当归甘温补血养心，茯苓补气健脾安神；葛根益气升阳，活血化瘀；丹参活血养血通络，三七粉活血化瘀。在大量益气健脾药中增加少量养血活血化瘀之药，恢复中焦运化之功，又能防大量益气补血药滋腻碍胃，使补而不滞，滋而不腻。

（五）中药注射液

在玻璃体积血停止期，可以配伍中药注射液点滴，如葛根素注射液和血栓通注射液等。

1. 葛根素注射液可用于冠心病、心绞痛、心肌梗死、急性视网膜动脉阻塞或静脉阻塞的辅助治疗。用量用法：每次 200~400 mg，加入 5% 葡萄糖注射液 500 mL 中静脉滴注，每天 1 次，10~15 天为 1 个疗程。

2. 血栓通注射液可活血祛瘀、扩张血管、改善血液循环，用于视网膜中央静脉阻塞、脑血管病后遗症、内眼病及眼前房出血等的治疗。用量用法：静脉滴注，每次 2~5 mL，用 10% 葡萄糖注射液 250~500 mL 稀释后使用，每天 1~2 次，10 天为 1 个疗程。

（六）中成药

1. 云南白药胶囊　每次 0.25 g，1 天 4 次，适用于玻璃体积血早期，络损出血证。

2. 活血明目片　每次 5 片，1 天 3 次，适用于出血停止期及其他各期。

3. 血府逐瘀丸　每次 10 粒，1 天 3 次，适用于气滞血瘀证。

4. 复方血栓通胶囊　每次 2~4 粒，1 天 3 次，适用于气虚血瘀证。

（七）中医适宜技术

出血停止后，可局部用丹参、川芎等注射液行离子导入，促进瘀血吸收，治疗玻璃体积血。

（八）饮食疗法

患病期间饮食宜清淡，忌食辛辣刺激及肥甘厚腻食物。宜选用具有清热凉血、养阴明目活血作用的炒山楂、柚子、海带、莲子心、山药等代茶饮或煎汤或熬粥以辅助治疗。如伴有全身症状（如肝肾不足者），可以用枸杞子、桑葚、决明子、糯米熬粥；心脾两虚者，可以用桂圆、山药、炒山楂、薏米煮粥等。

（九）情志疗法

患者要避免焦虑，保持性格开朗、乐观的心态，医生要耐心讲解病情，交代预后，给患者治病的信心，积极主动配合治疗。

五、评述与体会

玻璃体积血是眼内血管性疾病如糖尿病视网膜病变、老年性黄斑变性、视网膜裂孔及外伤及手术等多种原因导致视网膜及邻近组织出血，血液溢入到玻璃体腔后引起。出血早期，以止血为主，可以采用凉血止血法，结合患者全身状况辨证治疗；出血停止，眼底隐约可见者，以活血化瘀为主，促进眼底积血吸收。若出血量大，仅能看到红光反射者，在采用中西医药物治疗的基础上，要充分重视原发病可能对眼底造成的影响，及时进行眼部 B 超检查了解眼内情况，避免增生期视网膜病变和牵拉性视网膜脱离的发生。积血致密不能及时吸收，超过 1 个月者，建议进行手术治疗。对于反复出血者，要仔细辨证，针对患者体质及原发病进行治疗，同时注意患者的情绪变化和饮食调理。

（周尚昆）

第三节　增生期玻璃体视网膜病变

增生期玻璃体视网膜病变是孔源性视网膜脱离或视网膜脱离复位手术后或眼球穿通伤后，由于视网膜表面和玻璃体后面广泛纤维膜、增殖膜增生和收缩造成牵拉性视网膜脱离的病变。

增生期玻璃体视网膜病变根据患者视力减退、视网膜受牵拉后视物变形等症状，可以归属于"视瞻昏渺""视直如曲"等范畴。玻璃体内增殖为有形之物，本病中医病机和癥瘕积聚病机相似，主要为气血阻滞，瘀血内结。治疗上，选用软坚散结、行气化痰、散瘀通络法。疾病发展到一定阶段，累及黄斑，影响视力，则需要借助手术。

一、病因病机

（一）中医病因病机

本病多因痰瘀互结于玻璃体腔、视网膜前，形成有形之物引起。

（二）西医病理改变

增生期玻璃体视网膜病变起始于细胞的移行，主要是视网膜色素上皮细胞和神经胶质细胞在趋化因子的作用下移行到脱离的视网膜表面和下方，以及脱离的玻璃体后表面形成膜。一般认为，膜的收缩导致视网膜皱缩、固定皱褶及牵拉性视网膜脱离。

二、临床表现

（一）症状

不同程度的视力下降、视物变形或视野缺损。

（二）体征

病变早期增殖程度较轻，仅表现为玻璃体色素颗粒样混浊；随着病情发展，视网膜表面皱褶形成，视网膜边缘翻转，严重时视网膜出现全层皱褶，视网膜活动度降低，可累及整个视网膜，以致发生视网膜漏斗状脱离。根据病情发展程度和临床表现，1983年国际视网膜学会命名委员会提出以下分级方法。A 级（轻度）：玻璃体出现色素颗粒样混浊；B 级（中度）：视网膜皱褶，血管迂曲，裂孔边缘翻卷；C 级（重度）：脱离的视网膜出现全层皱褶。其中 C-1 级：累及 1 个象限，C-2 级：累及 2 个象限，C-3 级：累及 3 个象限；D 级（极重度）。其中 D-1 级：宽漏斗状脱离，可见后极 35^0 视网膜；D-2 级：在窄漏斗状视网膜脱离时可见视盘；D-3 级：闭漏斗状视网膜脱离，看不到视盘。

（三）实验室及其他辅助检查

B 超检查：玻璃体内有不规则点状、斑块状或条索状回声。

三、诊断及鉴别诊断

（一）西医诊断要点

1. 病史　有孔源性视网膜脱离、视网膜多次手术、外伤、眼内炎等。

2. 症状　视物昏蒙或视力下降。

3. 检查　玻璃体出现增殖病灶，视网膜前表面、后表面形成视网膜表面膜、视网膜下增殖膜、黄斑前膜、视网膜全层固定皱褶及漏斗状视网膜脱离等。

（二）中医辨病要点

玻璃体及视网膜前增殖等多为实证，多责之于痰瘀。

（三）中医辨证分型

痰瘀互结证：辨证要点为视物下降或视物变形或一定程度的视野缺损，玻璃体腔可见色素颗粒混浊，视网膜表面皱褶；全身可伴头重头晕，烦躁胸闷，舌质暗红，苔薄腻，脉滑。

（四）鉴别诊断

玻璃体增殖：主要表现为玻璃体内增殖膜，可牵拉视网膜脱离，但增殖程度与视网膜脱离程度无关；增生期玻璃体视网膜病变主要是视网膜和玻璃体后界膜下面生长了广泛的增殖膜，增殖越严重，视网膜脱离越重。

四、治疗

（一）治疗原则

以手术治疗为主，手术前后可用中药辅助治疗。

（二）西医常规治疗

增生期玻璃体视网膜病变的治疗取决于增殖程度和范围。后部增生期玻璃体视网膜病变较轻，C-2级以下者，可用常规视网膜脱离手术治疗；C-3级以上和前部增生期视网膜病变，需要玻璃体切割手术联合巩膜环扎术。

（三）中医治疗原则

主要用于症状较轻，有视网膜及玻璃体增殖膜产生，但没有出现牵拉性视网膜脱离者，主要治疗原则为软坚散结，活血化瘀。

（四）辨证施治

痰瘀互结证

表现：视物不清，视力下降或变形，玻璃体腔可见色素颗粒混浊，视网膜皱褶，视网膜尚没有发生牵拉性脱离；头重头晕，烦躁胸闷。

舌脉：舌质暗，苔腻，脉沉涩。

治法：活血化瘀，化痰散结。

方药：涤痰汤（《奇效良方》）联合桃红四物汤（《医宗金鉴》）加减。组成：胆南星10g，半夏10g，陈皮9g，茯苓9g，枳实10g，竹茹6g，昆布10g，海藻10g，桃仁12g，红花10g，当归10g，赤芍10g，川芎10g，甘草6g。

方解：方中胆南星、陈皮、半夏利气燥湿而祛痰；茯苓健脾利湿化痰，枳实破痰利膈，竹茹清燥开郁，使痰消火降；昆布、海藻软坚散结化痰；再配合桃红四物汤活血化瘀；共同达到活血化瘀，化痰散结，延缓疾病发展的功效。

（五）饮食疗法

患病期间饮食宜清淡，可配合一些具有软坚散结、活血化痰的中药，如山楂、昆布、海藻、川贝等代茶饮。

（六）情志疗法

要保持性格开朗，坦然面对病情，增强治病的信心，积极配合医生进行治疗。

五、评述与体会

增生期玻璃体视网膜病变常见于巨大视网膜裂孔、多发性视网膜裂孔、长期孔源性视网膜脱离，多次内眼手术、眼外伤、眼内炎及过强的冷冻、电凝及钝挫伤后，视网膜表面和玻璃体后面广泛的纤维增殖膜收缩、牵拉，常引起视网膜脱离或手术后的再脱离。该病的治疗取决于增殖的程度、范围和严重程度。中医主要用于增生期玻璃体视网膜病变早期，视网膜表面有膜状物生长，视网膜轻度皱褶，但没有引起视网膜脱离；对已引起视网膜脱离的重度增生期视网膜病变，需要进行手术治疗。

>>> 参 考 文 献 <<<

1. 张承芬. 眼底学. 2 版. 北京：人民卫生出版社，2010.

2. 陈家琦，李凤鸣. 实用眼科学. 3 版. 北京：人民卫生出版社，2010.

3. 段俊国. 中西医结合眼科学. 北京：中国中医药出版社，2005.

4. 张伯礼，高学敏，金明. 常见病中成药临床合理使用丛书. 眼科分册. 北京：华夏出版社，2015.

5. 谢阳谷，曹洪欣. 北京常见病证诊疗常规. 北京：中国中医药出版社，2007.

6. 赵家良. 眼科诊疗常规. 北京：中国医药科技出版社，2010.

7. 金明. 现代中医眼科学. 北京：中国中医药出版社，2020.

8. 王明芳，谢学军. 中医眼科学. 北京：中国中医药出版社，2004.

9. 彭清华. 中西医结合眼科学. 北京：人民卫生出版社，2019.

（周尚昆）

第八章

葡萄膜病

葡萄膜炎是葡萄膜的炎症，常反复发作，是常见的致盲性眼病之一。多发生于青壮年，常合并系统性自身免疫病，病情易反复，常因严重的并发症而致盲。狭义的葡萄膜炎仅指原发于葡萄膜部位的炎症，广义的葡萄膜炎则包括发生在葡萄膜、视网膜、视网膜血管和玻璃体的炎症。

葡萄膜炎的流行病学表明，欧美国家年发病率为 17/10 万 ~ 52/10 万，门诊人次达500 万/年，每年支付费用为 1.17 亿 ~ 2.43 亿美元，致盲率高达 10%（致盲第三位）。印度患病率为 204/10 万 ~ 714.3/10 万。我国葡萄膜炎患者至少 300 万，孙桂城、杨增义等 1958 年报道称，我国葡萄膜炎的发病率为 5.7% ~ 8.2%，致盲率为 1.1% ~ 9.2%。

葡萄膜炎是一个比较复杂的疾病，诊断复杂，治疗棘手，容易反复，容易致盲，常常伴有全身疾病。其临床分类多样，以解剖位置可分为前葡萄膜炎、中间葡萄膜炎、后葡萄膜炎和全葡萄膜炎；根据病程可分为急性（< 3 个月）、慢性（> 3 个月）和复发性；根据病理可分为肉芽肿性葡萄膜炎和非肉芽肿性葡萄膜炎；根据病因可分为感染性葡萄膜炎和寄生虫感染性葡萄膜炎（阿米巴、弓形体等），其中感染性葡萄膜炎包括细菌性葡萄膜炎或眼内炎（结核、麻风、梅毒螺旋体等）、真菌性葡萄膜炎或眼内炎（组织胞浆菌、念珠菌等）和病毒性葡萄膜炎［HSV、HIV、巨细胞病毒（cytomegalo virus, CMV）、水痘 - 带状疱疹病毒（varicella-zoster virus, VZV）等病毒］。非感染性葡萄膜炎主要包括：风湿免疫疾病伴有的葡萄膜炎（如类风湿关节炎、系统性红斑狼疮、贝赫切特综合征、系统性血管炎、溃疡性结肠炎等）、创伤（外伤或手术）所致葡萄膜炎、伪装综合征（如视网膜母细胞瘤、颅脑或眼部淋巴瘤、眼内黑色素瘤和眼部转移性恶性肿瘤等）、药物性葡萄膜炎（如莫西沙星、利福布汀、西多福韦、唑来膦酸、疫苗等）。

葡萄膜炎与免疫有着密切的关系，葡萄膜是免疫应答的好发部位。葡萄膜富有血管和色素，分布有较多免疫活性物质，血管内有较多的网状内皮细胞，血管周围含有较多的肥大细胞、浆细胞和淋巴细胞等。葡萄膜细胞内或间质中的某些成分如黑色素相关抗原等，可能是葡萄膜组织的主要抗原物质。属于视网膜抗原的有：可溶性的 S 抗原、非溶性的 P 抗原和光感受器间维生素 A 类结合蛋白。因此，不管是感染性还是非感染性，最终都引起葡萄膜部位的免疫反应，引起炎症反应。内因性的多属自身免疫性疾病，感染或外伤也可引起某种内源性抗原暴露，或者抗原交叉反应，继发自身免疫反应。

中医学上，葡萄膜炎属于"瞳神紧小""瞳神干缺""抱轮红赤""视瞻昏渺""云雾移睛"和"狐惑病"等范畴。病机属正气不足，外邪侵袭，脏腑失调，阴阳失衡。正气主要指卫气，卫气行于皮肤分肉之间，具有保卫机体的屏障作用，又流注于脏腑之间，清除内脏邪气，卫气不足，则六淫外乘或脏腑失调，内生五邪，引起眼病。在发病起因、过程及病症转归中，主要与"虚""瘀""热""毒""湿"五因相关，在不同的发病原因、发病过程中，把握好这 5 个因素的程度、比例及相关关系，对治疗这种免疫性眼病非常关键。

常规西医治疗主要使用糖皮质激素、免疫抑制剂及对症治疗，具有起效快，作用强等优点，但也具有不良反应大、易复发、不能完全去除病因等不足。中医药在治疗此类免疫性眼病方面具有一定优势，主要从整体观入手，调节全身的免疫状况，从个体化入手，根据患者情况辨证施治，具有效果肯定、不良反应小、复发率低等特点。因此，中西医结合防治葡萄膜炎，是目前治疗该类疾病的理想方案。

葡萄膜炎是一种容易反复发作的免疫性疾病，病因复杂，顽疾难愈，极易再发。如其他风湿、哮喘、银屑病、红斑狼疮等自身免疫病一样，目前的西医治疗主要是免疫抑制的对症治疗，并未达到像治疗感染性疾病的对因治疗。如同扑灭广袤的野火，容易死灰复燃。疾病预后就是正邪相搏的结果，而复发多是在免疫抑制治疗不彻底，自身抵抗力较低，再加一定的诱发因素激发而造成的。因此，治疗葡萄膜炎，应注意驱邪务尽，扶助正气，消除宿根，避免诱因，才能减少疾病的复发。

第一节 前葡萄膜炎

前葡萄膜炎，炎症主要发生部位在虹膜、睫状体，类型主要有虹膜炎、虹膜睫状体炎、前部睫状体炎、角膜前葡萄膜炎和巩膜虹膜睫状体炎等。从流行病学调查看，前葡萄膜炎是葡萄膜炎中最常见的类型，孙世珉 1988 年报告 600 例内因性葡萄膜炎，其中前葡萄膜炎最多，占 45.7%。杨培增等统计的 1 752 例葡萄膜炎患者中，前葡萄膜炎占 46.5%。

从发病年龄看，各年龄均有。急性前葡萄膜炎和血清阴性脊柱关节病所伴发的前葡萄膜炎多发生于青壮年，幼年型关节炎伴发的前葡萄膜炎和视网膜母细胞瘤所致伪装综合征多见于儿童。而淋巴瘤或眼部其他肿瘤引起的伪装综合征更多见于中老年人。

中医对前葡萄膜炎早有认识，明代王肯堂《证治准绳·杂病·七窍门·瞳神紧小》首次以"瞳神紧小"命名本病，并描述本病"瞳子渐渐细小如簪脚，甚则小如针，视尚有光，早治可以挽住，复故则难"。诸多眼科古文献对本病命名不一，但多大同小异，如明代葆光道人《秘传眼科龙木论》称为"瞳仁缩小"，明代傅仁宇《审视瑶函》称为"瞳神缩小"，明代邓苑《一草亭目科全书》称为"瞳神焦小"，清代颜筱园《眼科约编》称为"瞳神细小"，明代佚名《银海精微》称为"瞳神锁紧"。清代佚名《眼科捷径》称本病为"肝决"，意指本病可致瞳神极度缩小如粟米。元代倪维德《原机启微》则称为"强阳搏实阴之病"，盖瞳神属肾主水，属阴，而瞳神内有神水充盈，故为实阴，又此病多因外感风热或火热内炽，燔灼黄仁，属强阳，强阳与实阴相搏，致瞳仁缩小发病。

西医治疗一般采用抗炎、散瞳及对症处理的原则，抗炎多用中强度糖皮质激素眼药，散瞳主要预防虹膜后粘连，同时有减轻炎症反应的作用，对症处理主要针对眼压、角膜损伤等因素。

预后方面，单纯前葡萄膜炎的总体致盲率较低，视力预后通常较好，但由某些全身性疾病或眼后段炎症伴发的前葡萄膜炎，易导致较严重的视力下降。长期慢性炎症状态或有糖皮质激素眼药使用史，可能引起并发性白内障、继发性青光眼或角膜损伤等疾病，可能影响视功能。

一、病因病机

（一）中医病因病机

中医学"瞳神紧小病"或"瞳神干缺病"，病因病机比较复杂，但可概括为虚实两个方面。实者乃因外感热邪或肝郁化火，致肝胆蕴热，火邪攻目，黄仁受灼，强阳搏实阴，瞳神展缩失灵，则瞳神紧小；虚者为劳伤肝肾或病久伤阴，肝肾阴亏，虚火上炎，黄仁失养且受火灼，拘急收引则瞳神紧小。嗜食辛热炙煿、肥甘厚味，酿成脾胃湿热，或感受风湿之邪，郁久化热，上蒸于目，熏灼黄仁而发病。另外，撞击伤目也可致黄仁受损。

该病在眼科古籍中属于"强阳搏实阴之病"，盖瞳神属肾主水，属阴，而瞳神内有神水充盈，故为实阴，又此病多因外感风热或火热内炽，燔灼黄仁，属强阳，强阳与实阴相搏，致瞳仁缩小发病。葡萄膜炎的病因主要是热、毒、湿、瘀、虚五因，它们之间互为因果。因此，确立"清热解毒，利湿化瘀"为葡萄膜炎治疗的根本原则，在不同的发病原因、发病过程中，把握好这五个因素的程度、比例及相互关系，对治疗这种免疫性眼病非常关键。

（二）西医病理改变

前葡萄膜炎在病理改变方面，主要分为肉芽肿性葡萄膜炎和非肉芽肿性葡萄膜炎。肉芽肿性葡萄膜炎以增生期病变为主，有结节形成。多隐匿或缓慢发病，病程较长，或迁延不愈。临床通常红肿热痛炎症表现不明显，病理检查可见类上皮细胞、巨噬细胞形成的肉芽肿。见于原田氏病、交感性眼炎、结核性葡萄膜炎、梅毒性葡萄膜炎及类肉瘤性（结节病）葡萄膜炎等。非肉芽肿性葡萄膜炎急性发病，进展快，病程一般较短，也可有自限性。炎症症状明显，容易复发，病理检查炎症细胞多为淋巴细胞、浆细胞、中性粒细胞。见于贝赫切特综合征、强直性脊柱炎、银屑病、溃疡性结肠炎、Reiter综合征、幼年型慢性关节炎等伴发的葡萄膜炎，还有青光眼睫状体炎综合征、急性视网膜坏死、单纯疱疹病毒性葡萄膜炎等。

葡萄膜免疫结构和功能的异常主要表现为免疫耐受性的损害、超敏反应和自身免疫反应。葡萄膜组织中的HLA Ⅱ类抗原的表达与免疫调节有重要关系，其正常表达，体现细胞的免疫调节和防御功能。眼组织内某些细胞在体外合适条件下可被诱导表达出HLA Ⅱ类抗原，由此影响眼内正常免疫反应的稳定性，使之引发自身免疫性反应和病理损害。葡萄膜炎的发病与各种炎症介质有关，其中与IL、TNF-α和前列腺素（prostaglandin，PG）关系最为密切。实验证明，外源性和内源性前列腺素均能导致血－房水屏障功能的破坏。当眼受到化学或机械性刺激时，则引起眼内前列腺素的合成与释放。

二、临床表现

（一）症状

起病常较急，眼红、疼痛、畏光，受光刺激和眼球受压时更为明显，且夜间加剧。急性炎症尤为明显，慢性炎症一般疼痛较轻或无疼痛，畏光，强烈时可致眼睑痉挛及流泪，视力减退常与眼痛相伴发生。

在前房炎症较重，或者伴有其他眼后段病变时，可出现明显视力下降或视物模糊。常见原因如：①屈光间质欠清，前房或玻璃体内有炎症细胞或纤维素性渗出物；②KP和晶状体前表面附着的渗出物影响屈光间质透明度；③睫状肌反射性痉挛，引起暂时性近视；④并发症，如角膜病变、并发性白内障、继发性青光眼和黄斑部囊样水肿等。

（二）体征

1. 球结膜充血 主要表现为睫状充血或混合充血。睫状充血是指位于角膜缘周围的以睫状血管为主的血管网的充血和表层巩膜血管的扩张充血。充血靠近角膜周围，呈暗红色，严重者并发结膜充血和水肿。这是急性前葡萄膜炎的一个常见体征。当炎症较重或者时间较长时，也可表现为混合充血，即球结膜弥漫性充血。

2. KP　分布常见三种形态，即三角形分布、角膜中央分布和角膜后弥散性分布。三角形分布是最常见的类型，KP 呈现以下方为基底的三角形分布，多种类型的前葡萄膜炎均可出现此种分布类型的 KP。角膜中央分布较为少见，主要见于 Fuchs 虹膜异色性葡萄膜炎、青睫综合征和单纯疱疹病毒性角膜炎伴有的前葡萄膜炎。角膜后弥漫性分布也少见，主要见于 Fuchs 虹膜异色性葡萄膜炎和单纯疱疹病毒性角膜炎伴有的葡萄膜炎。粉尘状 KP 多见于非肉芽肿性葡萄膜炎，羊脂状 KP 多见于肉芽肿性葡萄膜炎，色素性 KP 多为陈旧性炎症。

3. 前房闪辉　又称为 Tyndall 征，它直接反映的是房水中蛋白浓度升高，间接反映的是血-房水屏障功能的破坏。炎症时，往往导致血-房水屏障功能的破坏，出现房水闪辉，但在炎症消退后，血-房水屏障功能尚需较长时间恢复，因此房水闪辉在炎症消退后可存在很长一段时间。因而房水闪辉不一定代表活动性炎症。

4. 炎症细胞　是反映活动性炎症最可靠的指标，一般来说，炎症消退，房水细胞即消失，炎症活动，房水即有细胞。前房炎症细胞在裂隙灯检查时，表现为前房光带区域内有灰白色大小均匀一致的尘状颗粒。这些颗粒可以是淋巴细胞、中性粒细胞和单核细胞等炎症细胞，也可有红细胞、肿瘤细胞或者色素颗粒，严重时形成前房积脓（大量细胞颗粒沉积于下方房角，形成液平面）和前房积血。

5. 虹膜粘连　炎症严重时，炎症细胞、纤维细胞及蛋白等机化引起虹膜与晶状体前表面粘连，形成虹膜后粘连；与前房角组织粘连，形成虹膜前粘连。瞳孔缘发生环形全后粘连或虹膜全后粘连时，前后房水不通，称为瞳孔闭锁。HLA-B27 相关前葡萄膜炎炎症较重时，可见大量炎性细胞，同时出现大量纤维性蛋白渗出，大量炎性细胞沉积，形成前房积脓，而纤维性渗出可在瞳孔周围形成纤维膜，引起虹膜后粘连，此时积脓多呈相对凝固状。

6. 虹膜结节　长期炎症、慢性反复发作的肉芽肿性前葡萄膜炎可出现虹膜结节，若结节位于瞳孔缘者称 Koeppe 结节，位于虹膜前表面者称 Busacca 结节。虹膜实质中的单个粉红色不透明结节，可有新生血管，为虹膜肉芽肿，多见于类肉瘤病。

7. 虹膜萎缩或脱色素　一些慢性葡萄膜炎或特定类型的葡萄膜炎可引起虹膜萎缩和虹膜脱色素等，如疱疹病毒引起的前葡萄膜炎往往出现虹膜局灶性萎缩，Fuchs 虹膜异色性葡萄膜炎往往引起虹膜脱色素和弥漫性萎缩。

8. 晶状体改变　虹膜后粘连经散瞳及抗炎治疗后可解除，但是部分患者会出现晶状体表面色素沉着。长期的炎症或应用糖皮质激素可造成晶状体混浊，特别易造成晶状体后囊下混浊。

9. 黄斑囊样水肿　前葡萄膜炎炎症多数局限在前部，但有部分类型或者病程较长者，可波及玻璃体甚至黄斑，出现前玻璃体尘状、絮状混浊或有黄斑囊样水肿，影响患者视力。

（三）实验室及其他辅助检查

1. 眼部辅助检查　前房闪辉细胞计数仪检查，可判断炎症的严重程度及评价炎症的消退；UBM 检查可评估前房、后房渗出性改变，动态评价睫状体水肿及附近渗出；OCT 检查有助于发现前葡萄膜炎引起的黄斑水肿；前房穿刺取房水检查，有助于发现病原体、炎症因子、肿瘤细胞等。

2. 化验检查　白细胞及其分类、血沉、结核菌素试验、抗"O"、RF、抗核抗体（antinuclear antibody，ANA）、CRP 及 HLA-B27 抗原，阳性多见于全身疾病，如强直性脊柱炎、Reiter 综合征和银屑病性关节炎。

3. 全身辅助检查　X 线或 CT 检查，用于诊断或排除结节病、结核及关节炎等疾病相关的前葡萄膜炎。

4. 其他检查　包括结核菌素皮肤试验、皮肤针刺反应及组织活检等。

三、诊断及鉴别诊断

（一）西医诊断要点

1. 症状　眼部及头颞部剧烈疼痛，伴有畏光、流泪和视力减退。
2. 体征　睫状充血、KP、房水闪辉、前房炎症细胞、虹膜后粘连、瞳孔缩小、睫状体压痛及前部玻璃体混浊，前 5 项是诊断虹膜睫状体炎的主要体征，尤以睫状充血、KP 和前房炎症细胞更为重要。
3. 辅助检查　确定可能的原因，如 HLA-B27（+）、RF（+），或者结核、病毒感染，结节病或贝赫切特综合征等，具体见实验室及其他辅助检查。

（二）中医辨病要点

目珠可见瞳神紧小，畏光流泪，目珠坠痛，头额痛，视物模糊。白睛见抱轮红赤、黑睛后壁灰白色点状沉着物、神水不清、黄仁肿胀、纹理不清等，多为实证。部分患者迁延不愈。

（三）中医辨证分型

1. 肝经风热证　辨证要点瞳神紧小，畏光流泪，目珠坠痛，头额痛，视物模糊。抱轮红赤，黑睛后壁灰白色点状沉着物，神水混浊，黄仁肿胀，纹理不清。伴发热恶风，头痛身痛，舌质红，苔薄白或微黄，脉浮数或弦数。
2. 肝胆火炽证　辨证要点瞳神紧小，目珠坠痛拒按，痛连眉棱、颞颥，视力锐减，畏光、灼热、多泪。抱轮红赤或白睛混赤，黑睛后壁灰白色沉着物密集，神水混浊重，黑睛与黄仁之间或见黄液上冲，或见血液沉积，口苦咽干，烦躁不眠，便秘溺赤，口舌生疮，舌红苔黄而糙，脉弦数。

3. 风湿挟热证　辨证要点瞳神紧小或偏缺不圆，目珠坠痛，痛连眉骨，颞颥闷痛，视物昏蒙或自觉眼前黑花飞舞，羞明流泪。抱轮红赤持久不退或反复发作，黑睛后有灰白色羊脂样沉着物，神水混浊，黄仁纹理不清，神膏混浊或视衣水肿、渗出。伴头晕身重，骨节酸痛，或小便不利，或短涩灼痛，舌红苔黄腻，脉滑数。

4. 虚火上炎证　辨证要点为病势较缓或病至后期，瞳神紧小或干缺，赤痛时轻时重，反复发作，眼干涩不适，视物昏花。检查见眼前部炎症较轻。伴头晕耳鸣，口燥咽干，五心烦热，失眠多梦，舌红少苔或苔干乏津，脉细数。

（四）鉴别诊断

1. 急性结膜炎　有流行病史或接触史，患眼灼痛，痒涩交作，眵多胶粘，偶有虹视。检查可见：结膜充血，有黏脓性分泌物，角膜、前房、瞳孔、虹膜、眼压均正常。

2. 急性闭角性青光眼　每因情绪激动或劳神过度而骤然发作，无流行病史或接触史。发作时视力骤降，偏头痛如劈，眼珠胀痛如脱，恶心呕吐，视灯火有虹晕。睫状充血或混合性充血，一般分泌物少，角膜色灰白或水肿，前房变浅，房水微浊，瞳孔散大，对光反应消失，虹膜纹理不清，眼压明显增高，甚至坚硬如石。

3. 前部巩膜炎　可见局限性或弥漫性眼红，眼痛，三叉神经分布区域疼痛，局限性或弥漫性浅层和深层巩膜表层血管充血，炎症近角膜缘时可出现局限性睫状充血，局部常有压痛，巩膜水肿，可伴轻度前房炎症反应，视力一般不受影响或影响轻微。

四、治疗

（一）治疗原则

以抗炎、镇痛和预防并发症为主。抗炎以糖皮质激素为主，局部有效控制炎症，一般不需要结膜下注射或全身用药。散瞳剂起止痛及防止虹膜后粘连的作用，而非甾体抗炎药可辅助治疗。顽固性或复发性前葡萄膜炎局部抗炎效果不良者，可考虑联合全身激素或免疫抑制剂治疗。

（二）西医常规治疗

1. 病因治疗　针对病因，如结核、病毒、梅毒感染，采用抗结核药、抗病毒药物进行治疗。

2. 对症治疗

（1）睫状肌麻痹剂　为治疗前葡萄膜炎的重要措施之一，可防止或拉开虹膜后粘连，并能缓解睫状肌痉挛、减轻充血、水肿，有助于炎症消退，可眼部滴用或结膜下注射。常用药物有 1% 阿托品眼膏，1%~2% 后马托品及复方托品酰胺等。对于新鲜的但难以用滴眼拉开的虹膜后粘连，可以用强力散瞳合剂结膜下注射，1% 阿托品、1% 可卡因或 2% 利多卡因、0.1% 肾上腺素等量混合，取 0.1~0.2 mL 结膜下注射。但要注意，不能不论炎症轻重一律使用阿托品，因为阿托品作用时间长，若炎症一直不能控制，易发生散瞳后粘连，后果更严重。可以选择后马托品或复方托品酰胺，多次使用。

（2）抗炎治疗　眼部滴用糖皮质激素类滴眼液，主要有泼尼松龙滴眼液、复方妥布霉素地塞米松眼药和氯替泼诺混悬滴眼液等，发病初期和严重炎症时，宜选用地塞米松或泼尼松龙，每 15 分钟滴眼 1 次，后改为每小时 1 次。中度炎症时可选用泼尼松龙，每 2 小时 1 次或每天 4 次。轻度炎症时，改为每天 4 次到每天 2 次。前房炎症消失后，炎症进入恢复期，可以逐渐减量至停用。严重时也可配合球周注射（地塞米松或曲安奈德注射剂）或口服糖皮质激素或者免疫抑制剂（如环孢素 A、他克莫司等），有适应证者，也可以选用生物制剂抗 TNF-α 抗体（如阿达木单抗）。对于幼年关节炎性葡萄膜炎患儿，也可以用氨甲蝶呤治疗，常用剂量为 7.5~15 mg，每周 1 次。非甾体类抗炎眼药可以作为辅助药物，包括双氯芬酸钠滴眼液、普拉洛芬滴眼液等。

（3）并发症处理

① 白内障　慢性反复发作的前葡萄膜炎患者白内障可提前发病，可能与炎症反复刺激或糖皮质激素毒副作用双重影响有关。晶状体混浊会影响视力，目前最有效的解决方法是白内障超声乳化联合人工晶体植入手术，手术时机须注意，一般在炎症完全控制后 3~6 个月为好，为防止炎症复发，可以考虑术前、术中或术后常规加强糖皮质激素或非甾体抗炎剂使用量。对于炎症比较顽固的患者，也可以考虑二期植入人工晶体。人工晶体的选择，最好采用生物相容性好（如疏水性丙烯酸材质）的晶体，或者晶体表面肝素处理过的人工晶体。术后须密切观察，防止炎症反复或不能控制。

② 青光眼　若由于各种原因引起眼压升高，需要采用降眼压治疗，恢复房水流出通道和降低眼压。若眼压由于糖皮质激素类药物使用引起，可以根据炎症情况酌情调整用量和药物，也可以联合降眼压药物治疗，在控制眼压升高的前提下，足量、有效地使用抗炎眼药。但须注意，急性期避免使用前列腺素类药物和缩瞳药。虹膜后粘连瞳孔阻滞引起虹膜膨隆，眼压升高者可以考虑激光虹膜周边打孔术，以沟通前后房，若常规降眼压治疗仍无法控制眼压者，也可以考虑青光眼手术或睫状体光凝术，但须选择合适的时机和术式，一旦选择失当，可能给患者造成严重后果。

③ 角膜病变　若出现角膜上皮损伤或溃疡，可以考虑使用小牛血清去蛋白提取物、维生素 A 棕榈酸酯眼药等保护和营养角膜的药物支持治疗。儿童慢性葡萄膜炎发病隐

匿，病程较长，容易出现带状角膜变性，对于非横跨性带状角膜变性且不影响视力者，可不做处理。去除带状角膜变性手术一般不受炎症是否活动的影响。可行光学治疗性角膜切除术，也可用乙二胺四乙酸螯合后行表层角膜切削术。

3. 特殊类型前葡萄膜炎的处理

（1）青光眼睫状体炎综合征　慢性复发性前葡萄膜炎。角膜轻度充血，有眼部不适，视物模糊或虹视，一般无急性青光眼的眼痛、头痛、恶心等，角膜后数个类似羊脂状 KP，分布于下方瞳孔区。通常数个或十几个，很少超过 25 个。常伴有眼压升高，一般可至 40～60 mmHg。眼压升高时，房角关闭。不发生虹膜后粘连，无须使用散瞳处理。眼压反复升高，可引起眼底及视野改变。

（2）Fuchs 虹膜异色性葡萄膜炎（也称 Fuchs 综合征）　慢性虹膜睫状体炎，一般单眼发病，不存在急性炎症体征（红肿热痛、畏光），角膜后 KP 呈中等大小或星状，弥漫性分布，常见虹膜色素改变和虹膜结节，不出现虹膜后粘连，常伴发并发性白内障和继发性青光眼。一般无须治疗或者短期糖皮质激素治疗，定期随访，出现并发症白内障，手术可不受炎症控制 3～6 个月的时间限制。

（3）HLA-B27 相关前葡萄膜炎　多见于合并强直性脊柱炎、银屑病、Reiter 综合征的患者，发病急，症状重，男性多见，前房大量纤维性渗出，需要及时抗炎散瞳治疗，以免出现虹膜后粘连。

（4）疱疹病毒性葡萄膜炎　由 HSV、VZV、EBV 感染所致，侵犯角膜及邻近葡萄膜或小梁组织，引起角膜葡萄膜炎或角膜葡萄膜小梁网炎，常引起眼压升高，临床上易误诊或漏诊。临床抗炎过程中，需要配合抗病毒药物（如阿昔洛韦或更昔洛韦滴眼液）治疗。

（5）幼年特发性关节炎相关葡萄膜炎　见于 16 岁以下儿童，双眼慢性发病，前房反应轻，早期易被忽略，常因并发白内障或角膜带状变性就诊。需要儿科医生或者风湿免疫科医生配合治疗，全身可能会使用氨甲蝶呤或抗 TNF-α 抑制剂治疗。

（三）中医治疗原则

急性期以祛邪为主，主要以祛风清热除湿为主辨证治疗，慢性期或恢复期逐渐调整为扶正为主，祛邪为辅，注意湿邪和血瘀等病理引起的疾病迁延不愈。

（四）辨证施治

1. 肝经风热证

表现：发病急骤，眼珠疼痛，畏光，流泪，视物模糊，轻度抱轮红赤，黑睛后壁可见少许粉尘状物附着，神水轻度混浊，瞳神稍有缩小，展缩欠灵；头痛发热，恶风，牙龈肿痛。

舌脉：舌苔薄黄，脉浮数。

治法：祛风清热。

方药：新制柴连汤加减。组成：柴胡10 g，蔓荆子10 g，荆芥10 g，防风10 g，黄芩12 g，黄连10 g，栀子10 g，龙胆草8 g，赤芍12 g，生地黄15 g，甘草5 g。

方解：方中柴胡、蔓荆子、荆芥、防风疏风清热散邪；龙胆草、黄连、黄芩清肝泄热；赤芍、栀子清热凉血，活血止痛；甘草清热和中。诸药共奏疏风散邪、清肝泄热、退赤止痛之功。头痛眼痛较甚者，加白芷10 g，刺蒺藜10 g，牡丹皮10 g，丹参12 g，茺蔚子10 g，赤芍10 g；口干口渴，加金银花10 g，天花粉10 g；便干者，加玄参12 g；神水混浊明显，可加泽泻10 g，猪苓15 g。

2. 肝胆火炽证

表现：眼珠疼痛，痛连眉骨颞颥，畏光流泪，视力下降；胞睑红肿，白睛混赤，黑睛后壁可见点状或羊脂状沉着物，神水混浊，甚或黄液上冲、血灌瞳神；黄仁肿胀，纹理不清，展缩失灵，瞳神紧小或瞳神干缺，或见神膏内细尘状混浊；口舌生疮，阴部溃疡，口苦咽干，大便秘结。

舌脉：舌红苔黄，脉弦数。

治法：清泻肝胆。

方药：龙胆泻肝汤加减。组成：龙胆草10 g，黄芩15 g，栀子12 g，泽泻15 g，木通6 g，车前子15 g，生地黄15 g，当归10 g，柴胡10 g，甘草6 g。前房积脓，加蒲公英15 g，黄连3 g；眼疼重者，加丹皮10 g，赤芍10 g；前房积血者，加白茅根15 g，三七粉（冲服）5 g。

方解：方中龙胆草大苦大寒，既能泻肝胆实火，又能利肝经湿热，故为君药；黄芩、栀子苦寒泻火、燥湿清热，加强君药泻火除湿之力，用以为臣；又用渗湿泄热之泽泻、木通、车前子，导湿热从水道而去；且方中诸药以苦燥渗利伤阴之品居多，故用当归、生地黄养血滋阴，使邪去而阴血不伤，以上皆为佐药；肝体阴用阳，性喜疏泄条达而恶抑郁，火邪内郁，肝胆之气不舒，骤用大剂苦寒降泄之品，既恐肝胆之气被郁，又虑折伤肝胆生发之机，故用柴胡疏畅肝胆之气，并能引诸药归于肝胆之经；甘草调和诸药，护胃安中，二药并兼佐使之用。

3. 风湿挟热证

表现：眼珠坠胀疼痛，眉棱骨胀痛，畏光流泪，视力缓降，抱轮红赤或白睛混赤，病情较重，病势缠绵，反复发作；黑睛后壁有点状或羊脂状物沉着，神水混浊，黄仁肿胀，纹理不清，瞳神缩小或瞳神干缺，或瞳神区有灰白色膜样物覆盖，或见神膏内有细尘状、絮状混浊。常伴肢节肿胀，酸楚疼痛。

舌脉：舌红苔黄腻，脉濡数或弦数。

治法：祛风除湿，清热。

方药：抑阳酒连散加减。组成：生地黄 15 g，独活 10 g，黄柏 12 g，知母 10 g，羌活 10 g，白芷 10 g，防风 10 g，蔓荆子 10 g，防己 10 g，黄芩 12 g，黄连 10 g，栀子 15 g，寒水石 10 g，生甘草 6 g。便秘者，加玄参 10 g；口糜阴烂者，加土茯苓 10 g，金银花 10 g；风热偏重，赤痛较甚者，去羌活、独活、白芷，加荆芥 10 g，茺蔚子 10 g；风湿偏重，去知母、栀子、生地黄，加藿香 10 g，厚朴 10 g，半夏 6 g，云苓 15 g；反复发作，病程缠绵，去黄连、云苓，加白花蛇舌草 10 g；关节红肿疼痛，加桑枝 120 g，忍冬藤 150 g；不红而疼，加苍术 10 g，薏苡仁 15 g；小便化验有白细胞者，加牛膝 10 g，车前子 10 g。

方解：方中黄芩、黄连、黄柏、栀子苦寒，既可清热，又能燥湿；生地黄、知母、寒水石清热降火，又能滋阴；羌活、防风、蔓荆子、前胡、白芷、独活上达头目，祛风止痛；防己清热利湿；甘草调和诸药；酒制芩连，旨在引药上行。合之为清热降火、祛风散邪、兼清湿热之方。

4. 虚火上炎证

表现：病势较轻或病至后期，目痛时轻时重，眼干不适，视物昏花，或见抱轮红赤，黑睛后壁沉着物小而量少，神水混浊不显，黄仁干枯不荣，瞳神干缺，晶珠混浊。可兼烦热不眠，口干咽燥。

舌脉：舌红少苔，脉细数。

治法：滋阴降火。

方药：知柏地黄汤加减。组成：生地黄 15 g，牡丹皮 12 g，山茱萸 8 g，白芍 15 g，枸杞子 10 g，菊花 12 g，黄柏 12 g，知母 12 g，黄连 6 g，茯苓 15 g。寐差，加炒酸枣仁 12 g；腰膝酸软，加女贞子 15 g，墨旱莲 10 g。

方解：本方即知柏地黄丸、熟地黄、山茱萸、山药、泽泻、牡丹皮、茯苓，加知母、黄柏组成。知柏地黄丸滋阴补肾，加知母、黄柏清虚热、泻相火。

（五）中药注射液

1. 鱼腥草注射液　具有清热、解毒、利湿之功效，主治急性期热毒、湿热壅盛引起的前葡萄膜炎。静脉滴注，每次 20～100 mL，用 5%～10% 葡萄糖注射液稀释后应用，或遵医嘱。

2. 穿琥宁注射液　具有抑菌、解热、抗炎、镇静之功效，主治由于病毒感染引起的前葡萄膜炎。200～400 mg 穿琥宁注射液加入生理盐水 250 mL 中静脉滴注，每天 1 次，15 天为 1 个疗程。

3. 清开灵注射液　具有清热解毒、镇静安神之功效。主治外感风热时毒，火毒内盛所致的前葡萄膜炎。清开灵注射液 20~40 mL 加入生理盐水 250 mL 中静脉滴注，每天 1 次，15 天为 1 个疗程。

（六）中成药

可根据证型，急性期多选龙胆泻肝丸、牛黄清火丸、三黄片、清开灵片等，阴虚火旺可选知柏地黄丸，慢性期，若有肝肾阴虚证也可用杞菊地黄丸或六味地黄丸。

饮食宜清淡，食用易消化且富有营养的食物。如新鲜蔬菜、水果等，忌食辛辣、油腻、烟酒、浓茶、海鲜及强烈刺激的调味品，避免火热内生，造成重症及变症。

室内光线不宜过强，避免光线直接照射，尤其是散瞳者应戴有色眼镜或眼罩以护目。

（七）注意事项

本病属于眼科急症，一旦发现眼红、视力下降，应及时就诊。

注意药物毒性，阿托品滴眼液可引起局部和全身不良反应，如视物模糊、口干、面部潮红、心动过速等，特别是小儿患者要慎用。滴眼后，要指压泪囊区，防止溶液流入鼻腔，被黏膜吸收。

散瞳时可能诱发急性青光眼发作，在使用过程中要注意眼压，特别是老年人或前房浅者，更要警惕。

五、评述与体会

葡萄膜炎易反复发作，常引起严重的并发症（如继发性青光眼、并发性白内障、虹膜后粘连、瞳孔膜闭、视网膜脱离等），这些并发症都可导致失明。为预防复发和出现并发症，患者应注意以下事项。

第一，发病后要及时就诊。当短时间内眼部突然出现刺激症状（眼红、眼痛、畏光、流泪）、视物模糊、头痛等，就要及时到正规医院眼科就诊。原患有葡萄膜炎的患者，如眼有不适时，应及时到医院复诊判断是否复发，以免延误治疗。尤其首次发病的患者一定要注意治疗彻底性，不能好转即随意停药减药、不再就医，否则容易造成疾病反复或者迁延不愈。

第二，用药一定要严格遵医嘱。糖皮质激素（地塞米松、泼尼松等）是治疗葡萄膜炎的常用药物，用药时间长，需要逐渐减量，但不能随意停药，否则可引起反跳，使病复发。

第三，要警惕药物的不良反应。常用于治疗葡萄膜炎的药物如糖皮质激素、环磷酰胺、苯丁酸氮芥、氨甲蝶呤、硫唑嘌呤、环孢霉素等，都具有一定的毒副作用。应用不当，可引起药物性青光眼、高血压、糖尿病、胃肠道溃疡穿孔出血、骨折、股骨头无菌性坏死、继发性肿瘤、白血病、肝肾功能损害、脱发、皮肤损害及其他意外情况，严重时可危及生命。因此，要注意其毒副作用，出现不良反应时应及时复诊。

第四，要做好日常生活起居护理。患者应少用眼，户外活动时宜戴有色眼镜，避免强光刺激；天气变化或季节交替时应格外注意；避免劳累，预防感冒；保持愉悦心情，经常适量活动，增强免疫力。

第五，要合理营养，多吃蔬菜水果，少吃油腻过咸食物。忌食辛辣刺激和煎炸烧烤食物；戒烟禁酒；如无医生指导，一般不宜自行服用各类补品。

葡萄膜炎复发是医生和患者都比较头疼的难题。西医治疗主要是免疫抑制的对症治疗，并未达到像治疗感染性疾病的对因治疗。治疗如同扑灭广袤的野火，容易死灰复燃。疾病预后就是正邪相搏的结果，而复发多是在免疫抑制治疗不彻底，自身抵抗力较低，再加一定的诱发因素激发而造成的。在治疗上多注意和避免这三方面的因素造成的影响，会在一定程度上提高治疗效果，减少疾病复发。为了治疗彻底，需要医生和患者共同努力，医生根据病情用药，保证药物治疗效果及疗程足够，患者需要遵从医嘱，积极配合，避免由于害怕毒副作用随意减药或停药。要定期随访，及时就医。中医认为："正气存内，邪不可干，邪之所凑，其气必虚"。因此，保持机体阴阳平衡，五行制衡，保持能吃、能睡、气色好，心情愉快，精神饱满的状态；同时应急能力强，对不良情况适应能力好；耐受疲劳强，抵抗一般疾病能力好，就能从自身抵抗力方面保证复发不易出现。任何诱因，可助邪损正，导致机体正邪斗争再度活跃，正邪暂时相安的局面被打破，旧病复发。主要包括环境、饮食、生活、情绪、生理期、不良习惯等。

因此，患者也需要了解疾病，与医生积极配合，才可能战胜顽疾。保持乐观向上的激情，树立战胜疾病的信心，不要一患病就背上沉重的思想包袱。只要心情开朗、情绪稳定、劳逸结合、生活规律、正规治疗，本病是可以治愈的。要规范治疗，不要滥用药物。

查出诱因，设法避免。若有结核、病毒、扁桃体炎、咽炎、上呼吸道感染，应积极治疗。避免各种强烈的物理、化学刺激，如染发、文身等。保持充足睡眠，避免熬夜。

饮食要合理化，不挑食、不偏食、忌烟、忌酒，可多食豆类、粗粮、新鲜蔬菜、水果等低脂肪、富含维生素的食品。

多进行户外锻炼，多活动、多出汗、多晒太阳。增强体质，提高机体抗病能力。正是"药补不如食补，食补不如运动"。只有强壮的体魄，才能抵御疾病。

巩固治疗，必不可少。有些患者认为只要眼部症状消失，就算治愈，不再治疗。实际上，许多时候，眼部症状消退只意味着症状缓解，而内环境（细胞免疫、体液免疫、微循环等）并不一定已调节至正常，只能算临床痊愈，而非根治，此时如果停止治疗，容易复发。因此临床痊愈后，一定要多巩固治疗几次。而且要定期复查，一有复发迹象，立即治疗。

＞＞ 参 考 文 献 ＜＜

1. 杨培增. 葡萄膜炎诊断与治疗. 北京：人民卫生出版社，2009：200 – 599.

2. 杨永升. 引起药源性葡萄膜炎的常见药物. 眼科学报，2018，33（1）：37 – 44.

3. 唐由之，肖国士. 中医眼科全书. 2版. 北京：人民卫生出版社，2011：7 – 69.

4. 杨永升，张美芬，庄曾渊. 葡萄膜炎复发原因调查. 协和医学杂志，2013，4（2）：150 – 153.

5. 李凤鸣. 中华眼科学. 2版. 北京：人民卫生出版社，2005：590 – 778.

6. GUEUDRY J, MURAINE M. Anterior uveitis. J Fr Ophtalmol, 2018, 41（1）：e11 – e21.

7. ANGELES-HAN S T, LO M S, HENDERSON L A, et al. Childhood Arthritis and Rheumatology Research Alliance Consensus Treatment Plans for Juvenile Idiopathic Arthritis-Associated and Idiopathic Chronic Anterior Uveitis. Arthritis Care Res（Hoboken），2019，71（4）：482 – 491.

8. 孙世珉. 葡萄膜病学. 北京：北京大学医学出版社，2002：100 – 365.

9. WAKEFIELD D, CLARKE D, MCCLUSKEY P. Recent Developments in HLA B27 Anterior Uveitis. Front Immunol, 2021, 11：608134.

10. 杨永升，庄曾渊. 庄曾渊治疗白塞病眼病经验. 中医杂志，2013，54（7）：555 – 557.

11. 王明芳，谢学军. 中医眼科学. 北京：中国中医药出版社，2004：39 – 129.

（杨永升）

第二节　贝赫切特综合征

贝赫切特综合征（Behcet's disease，BD），又称白塞氏病，该病于1937年由土耳其皮肤病学家Huluci Behcet提出并命名，以葡萄膜炎、口腔溃疡、皮肤损害和生殖器溃疡为主症，是反复发作的全身性、系统性血管炎性疾病。主要病理特征是阻塞性血管炎。发病地区遍布世界，因中东和远东是高发区，又称丝绸之路病。好发于20～45岁青壮年，分型包括完全型和不完全型，分类包括肠型、心脏型、血管型、神经型等。我国是白塞综合征高发区域，患病率约为14/10万。几乎所有的患者都存在口腔溃疡，皮肤病变约占70%，生殖器溃疡约占61%。

眼部受累是BD致残的最主要因素之一，而葡萄膜炎是BD眼部受累的最常见表现。BD葡萄膜炎（Behcet's uveitis，BU）因炎性反应反复发作带来并发症，而严重影响患者视力。由于目前尚无特异性实验室指标，BU 的诊断主要依靠临床症状及体征，治疗中也需根据观察到的炎性反应情况调整用药。因此，临床表现对 BU 的诊断、治疗有重要指导作用。

BU 患者双眼受累者多见，占患者总数的 76.5%。按照解剖部位分类，全葡萄膜炎（83.3%）和后葡萄膜炎（11.4%）为绝大多数葡萄膜炎的类型，几乎所有（99.0%）全葡萄膜炎及后葡萄膜炎都有视网膜血管炎的表现，呈闭塞性视网膜血管炎和（或）局灶性白色浸润，在 FFA 中表现为广泛的视网膜血管毛刷样渗漏。BU 可能给患者带来严重的视力损伤。2012 年美国有报道称，36% 的患者初诊时至少一只眼睛视力下降至 20/200（相当于国际对数视力表 0.1）或更差。

中医对该病认识较早，东汉·张仲景在《金匮要略·百合病狐惑阴阳毒病脉证并治第三》中谓："狐惑之为病……蚀于喉为惑，蚀于阴为狐"，对本病的临床表现、狐与惑的概念和治疗方药等作了论述，为后世医家认识、研究本病奠定了基础。就狐（外阴溃疡）、惑（口腔溃疡）而言，狐惑病达到了现代 BD 的诊断标准。

BD 的特点主要在于疾病的难治性、易复发性及后期重症并发症多，治疗需要中西医结合，根据病情合理使用糖皮质激素、免疫抑制剂或生物制剂，同时联合中药治疗，对于减轻炎症反应、防止疾病反复以及降低以上西药引起的毒副作用，都有很大帮助。

一、病因病机

（一）中医病因病机

根据 BD 临床症状，多数医家将其归于"狐惑病"，相关论述可见于许多医籍中，最早是汉代医家张仲景的《金匮要略·百合狐惑阴阳毒病脉证并治》篇云："狐惑之为病，状如伤寒，默默欲眠，目不得闭，卧起不安，蚀于喉为惑，蚀于阴为狐，不欲饮食，恶闻食臭，其面目乍赤、乍黑、乍白。蚀于上部则声嗄，甘草泻心汤主之。""蚀于下部则咽干，苦参汤洗之。""蚀于肛者，雄黄熏之。""病者脉数，无热，微烦，默默但欲卧，汗出，初得之三四日，目赤如鸠眼；七八日，目四眦黑。若能食者，脓已成也，赤小豆当归散主之。"对其病因病机及治法、方药都作了较详细的论述，对后世乃至今天仍具有一定临床指导作用。《诸病源候论·伤寒狐惑候》也云："因伤寒而变成斯疾""虫食所致""由湿热毒气所为也"。《金匮玉函经二注》言"狐惑病，谓虫蚀上下也……盖因湿热久停，蒸腐气血而成瘀浊，于是风化所腐为虫矣。"依据《金匮要略》及诸家认识，狐惑的病因多为伤寒外感之后，余热未尽，湿热虫毒内蕴所致，主要与中焦脾胃有关，溃疡或脓成后兼及瘀血。

近代医家通过大量临床实践，对 BD 的病因病机进行了新的探讨，认为其发病与嗜食辛辣肥甘、感受湿热外邪、情绪不遂、妇女月经周期、产后郁热、劳倦过度、体质素虚等因素有关。而病机涉及肝、脾胃、心、肾等脏器。总体来看，BD 多是由于先天禀赋不足，肾阴虚弱，肝脾亏损，外邪侵袭，导致肝肾虚火上炎而发于目，蚀于口，脾失运化，积湿生热，下注于阴，或湿热之邪稽留营血，致经络阻隔，气血凝结，出现皮肤结节红斑等损害。庄曾渊教授认为，四大主要病变部位和足厥阴肝经循行路线大部分吻合，因此，应该注重从足厥阴肝经及从肝论治。

（二）西医病理改变

研究发现，BD 与细胞免疫、体液免疫、遗传因素、感染引起血管壁抗原抗体反应导致炎症及环境因素（如寒冷等刺激）等密切相关。

从细胞免疫角度看，BD 患者外周血中 CD4$^+$、CD56$^+$T 细胞明显增多，T 细胞受体 γδT 细胞增多，中性粒细胞趋化功能亢进。反复发作不愈的 BD 患者，葡萄膜炎外周血 T 淋巴细胞（CD4$^+$CD8$^+$）Fas 抗原表达高于正常人。某些淋巴因子也出现异常，如 TNF-α、IL-8 增多，IL-2 减少等，IL-8 被认为在 BD 患者嗜中性粒细胞活化和组织浸润中发挥重要作用。BD 血浆选择素 E、L、P 含量显著升高，尤以选择素 E、P 为著，其浓度与疾病的严重性有关。这些因子通过调节淋巴细胞与内皮细胞的相互作用在免疫应答中发挥重要作用。

从体液免疫方面看，从 BD 主要累及口、眼、生殖器及皮肤等外胚叶组织来看，这些部位可能存在着共同抗原而引发自身免疫反应。多年来的免疫学研究证实了自身抗体和免疫复合物的参与。60% 的 BD 患者血清中有循环免疫复合物，40% 的患者中发现抗人类黏膜抗体和抗口腔黏膜抗体，而后者在 BD 活动期增高。还发现其他抗体如抗动脉壁抗体、组织损伤因子、抗 α 原肌球蛋白抗体及抗 UACA（一种抗葡萄膜自身抗体）等。免疫荧光研究表明，受累的血管壁有 IgM、IgA、IgG 沉积。部分患者检测出杀伤细胞免疫球蛋白样受体。

从遗传免疫角度看，本病有明显的地区和种族差别及血缘性家族性分布趋向。BD 被认为与人类白细胞抗原 HLA-B51 密切相关。有关实验结果显示，BD 患者及 HLA-B 转基因鼠所呈现的中性粒细胞功能亢进与 HLA-B51 表现显著相关。

病理学角度主要表现为血管炎和血栓形成，血管炎是中性粒细胞在血管壁及血管周围浸润，严重者有血管壁坏死；大中小微血管（动、静脉）均可受累，内皮细胞肿胀增生，出现管腔狭窄和畸形（硬化、瘤样改变、扭曲等）。血栓形成主要是由于血管内皮细胞受损造成，当血管内血友病因子增多→促进血小板活化、黏附和聚集；组织纤溶酶原激活剂降低；组织因子途径抑制物减少→进入血栓形成前期状态。

因此，总体的发病机制可能为：易感人群→致敏 T 细胞→产生细胞因子（TNF、IL-8 等）→中性粒细胞趋化性增加，吞噬及游走能力增强→产生多种炎性产物（氧自由基、蛋白酶抑制物）→病变。

二、临床表现

（一）症状

主要表现为突然眼红、眼痛、眶周痛、畏光、流泪和视物模糊等。

（二）体征

1. 全身表现　复发性口腔溃疡、阴部溃疡、多形性皮肤损害、关节炎、神经系统损害等。

2. 眼部表现

（1）眼前部病变：前葡萄膜炎多数是急性、"暴发性"发作。主要表现为反复发作的非肉芽肿性虹膜睫状体炎，KP 细小，大量炎性细胞，可有虹膜后粘连，严重者出现无菌性前房积脓。如果不治疗，会在 3～4 周消退，但是可复发。前房积脓不同于 HLA-B27 相关前葡萄膜炎表现，从平卧到直立体位，可出现积脓"挂壁"现象。

（2）眼中部病变：玻璃体炎症是急性的，点状或尘状玻璃体混浊。下方玻璃体可呈现雪球样混浊改变，炎性渗出物积聚在平坦部可形成雪堤样改变。

（3）眼后部病变：即后葡萄膜炎，是葡萄膜炎表现中的主要类型，主要表现为视网膜血管炎、累及动脉和静脉的视网膜血管炎，伴有动脉阻塞、视网膜坏死。出现血管周围鞘、视网膜水肿、黄白色渗出和出血，血管鞘、血管闭塞，视网膜形成大片白色混浊，视盘水肿，缺血性萎缩，25% 的患者有视盘炎，晚期由于缺血性视网膜病变可见视网膜新生血管，或者视盘周围血管出现白鞘甚至闭塞。最后常因并发性白内障、继发性青光眼及视神经萎缩而失明。

（三）实验室及其他辅助检查

1. 化验检查

（1）常规查血常规、尿常规、生化（包括肝肾功能、电解质、血糖、血脂等）、传染病检查（如病毒性肝炎、HIV、梅毒等）。是采用糖皮质激素及免疫抑制剂治疗前的常规检查，便于这些药物的选择。

（2）HLA-B51，有相关检查条件的可以选择。

2. 眼科辅助检查

（1）FFA：可见弥漫性视网膜毛细血管渗漏（羊齿状外观）、视网膜血管扩张、血管壁染色或视网膜血管闭塞伴随大片无灌注区域、视盘染色，黄斑区可见囊样水肿。

（2）OCT：可见黄斑或视盘水肿，或者有黄斑区视网膜厚度增加。

（3）眼部 B 超：可见玻璃体混浊改变，严重者可见球壁增厚。

三、诊断及鉴别诊断

（一）西医诊断要点

主要根据典型的临床表现进行诊断。

1. 1990 年诊断标准　国际 BD 研究组织（1990 年）制定的诊断标准：（1）复发性口腔溃疡（1 年内至少复发 3 次）。（2）下面 4 项中出现 2 项即可确诊：①复发性生殖器溃疡或生殖器瘢痕。②眼部损伤（前葡萄膜炎、后葡萄膜炎、玻璃体内细胞或视网膜血管炎），FFA 以视网膜血管主要是静脉毛细血管出现荧光素渗漏、血管染色和毛细血管闭塞为主要改变。③皮肤损伤（结节性红斑、假毛囊炎、脓血疹或发育期后的痤疮样结节）。④皮肤过敏反应阳性。

2. 最新国际诊断标准（2006）　对临床症状进行赋值，反复口腔溃疡、皮肤损伤、血管病变（动脉和静脉血栓形成、动脉瘤）、皮肤过敏反应阳性 4 种症状各 1 分，生殖器溃疡和眼部葡萄膜炎各 2 分。总分超过 2 分即可诊断为 BD。

（二）中医辨病要点

BD 病因多端，症状杂乱，可表现在眼、口、生殖器、肢体关节等部位。中医认识其病位当在肝脾，并与心肾相关，其病机虽复杂，但不外乎湿（外湿、内湿）、热（实热、虚热）、毒、瘀、虚（气、血、阴、阳）五因。其急性发作期多以心、肝、脾胃湿热毒邪壅滞，脉络瘀阻为主；缓解期则以脾胃气虚、肝肾阴虚、热郁湿遏交结不解为主。另在恢复期也可出现以气血不足、脾肾阳虚等正虚为主的表现。

（三）中医辨证分型

从"热""湿""瘀""风""虚"论治，不同时期采用清热、祛风、利湿、活血化瘀、滋补肝肾的不同组合的治疗思路，其中"络阻""结痞""祛瘀"的处理很重要，尤其在慢性迁延期和反复复发阶段。

1. 急性发作期：肝经湿热

多起于情志不调，或气机抑郁，失于调达，或暴怒伤肝，气失疏泄，气郁化火生热。并因气机不畅，木不疏土，脾胃失调，饮食不化，湿浊内生，则肝火湿邪相合。"肝开窍于目"，足厥阴肝经绕阴器、上行连目系，其分支行于颊，环绕口唇，则肝经湿热上害，则目赤作红，下注于阴，蚀为阴部起疱溃烂。传于脾胃则口舌生疮糜烂。

患者症见视力骤降、口舌生疮、皮肤疮疡、大便秘结。眼部检查表现为急性渗出性虹膜睫状体炎，有较多细小 KP，可出现前房积脓；眼底表现为视网膜血管炎，可有出血、视盘水肿及后极部视网膜弥漫性水肿。

2. 慢性期：阴虚血热/湿热

湿邪致病既可为外感又可是内生，雾湿雨露，居处环境气候潮湿，湿从外来；内湿既是病理产物，又是致病因素，其形成多因饮食不节，如恣食肥甘生冷，或饥饱失常，劳倦过度损伤脾胃，运化失职，精微不得转输，停聚而成；或者素体阳虚，湿浊内盛。内湿与外湿在发生过程中又常相互影响，外湿易犯脾胃，导致脾失健运招致外湿的侵袭。而湿邪之气一旦留于体内，其性黏腻重浊、缠绵，必然阻碍气机，郁而化热，成湿热之证，湿热之邪又可内蕴成毒，或上熏口眼诸窍，则见口舌生疮，溃烂不愈，两目红赤；或流注关节经络，则关节肿痛；或下注二阴，则见生殖器、尿道口、肛周等处糜烂。伴随症状主要有不欲饮食，恶闻食臭，舌质红，苔薄黄，脉滑。

湿热毒邪交结不解，必然侵及血分，深入经络，气血逆乱，邪循经脉流注，以致上下俱见蚀烂溃疡。正如赵献可所云："湿热久停，熏蒸气血而成瘀浊。"此外单纯热郁、阴虚、气虚、阳虚，也可造成脉络瘀阻，形成血瘀，并可累及脏腑气机，引起脏腑功能失调。

患者此期症状有所缓解，或既往用糖皮质激素和免疫抑制剂逐渐减量。眼部检查可见炎症逐渐减轻，前房渗出减少，视网膜出血和水肿逐渐减轻。但该病反复发作，缠绵难愈，小范围发作不断。

3. 缓解期：血瘀络热

若素体阳虚，或以湿邪为重者，湿易伤气阳，日久必然损伤脾肾之阳，使阳气既不能托举生肌，又不能温煦血脉，导致溃疡色淡、久不愈，皮肤结节无色或青紫。或劳倦过度，或产后，或病久正亏，气虚失于运化，血虚脉道不畅，气虚血瘀，脉络失和，肌肤失养而致溃疡形成，此起彼伏，时发时止，尤以口舌咽部为多。并可见头晕心悸，失眠，神疲乏力，易汗出，食少便溏，舌淡苔白，脉细。

患者病情趋于稳定，前节炎症不明显，眼底多有小动脉闭塞性血管炎引起的缺血性改变，视神经萎缩。

（四）鉴别诊断

1. **强直性脊柱炎**　此病以急性非肉芽肿性虹膜睫状体炎为主，前房有大量纤维素性渗出，易发生前房积脓，前房积脓周围伴有纤维素性渗出而较黏稠，不随头位改变而移动。BD 的前房积脓有较大流动性，积脓易随头位而改变。两者全身症状和 HLA 分型不同，有助于鉴别。

2. **溃疡性结肠炎和 Crohn 病**　以急性或慢性非肉芽肿性虹膜睫状体炎为主，后段也可出现脉络膜视网膜炎、视网膜血管炎。但本病有胃肠道症状，腹泻水样便、黏液便或脓血便，与 BD 眼外症状不同。

四、治疗

（一）治疗原则

未经治疗的 BD 患者预后差，致盲率高（＞75%）。单用全身皮质类固醇可能降低失明率，但不足以改变长期预后。早期可使用免疫抑制治疗，包括抗代谢药物（如硫唑嘌呤、霉酚酸酯），烷基化剂（如环磷酰胺、苯丁酸氮芥），钙调神经磷酸酶抑制剂（如环孢素、他克莫司）。生物制剂，特别是 TNF-α 单克隆抗体，如英夫利昔单抗和阿达木单抗，疗效明显。

（二）西医常规治疗

1. 一般治疗　急性活动期，应卧床休息。在发作间歇期，应注意预防复发。如控制口咽部感染、避免进食刺激性食物。伴感染者可行相应治疗。

2. 局部治疗　葡萄膜炎可应用糖皮质激素眼药（如泼尼松龙滴眼液、复方妥布霉素地塞米松滴眼液等）或非甾体抗炎药（如普拉洛芬滴眼液、双氯芬酸钠滴眼液等），根据炎症情况应用散瞳剂以防止炎症后粘连，重症者可眼局部注射糖皮质激素。

3. 全身治疗

（1）糖皮质激素　对控制急性症状有效，常用量为泼尼松 40 ~ 60 mg/d。重症患者可考虑采用静脉应用大剂量甲泼尼龙冲击治疗，与免疫抑制剂联合效果更好。

（2）免疫抑制剂　重要脏器损害时应选用此类药。常与肾上腺皮质激素联用。此类药物不良反应较大，用药时应注意监测血常规、尿常规、肝肾功能等指标。①环磷酰胺：在急性中枢神经系统损害或血管炎、难治性葡萄膜炎时，与泼尼松联合使用，可口服或大剂量静脉冲击治疗。②环孢素 A：对糖皮质激素或其他免疫抑制剂疗效不佳的 BU 效果较好。剂量为 3 ~ 5 mg/(kg·d)。应用时注意监测血压和肝肾功能，避免出现不良反应。③硫唑嘌呤：用量为 2 ~ 2.5 mg/(kg·d)。可抑制口腔、眼部病变和关节炎，但停药后容易复发。可与其他免疫抑制剂联用。应用期间，应定期复查血常规和肝功能等。④他克莫司：钙调神经磷酸酶抑制剂，抗免疫强度高于环孢素 A，0.03 ~ 0.08 mg/(kg·d)，2 ~ 3 mg/d，长期应用，有肾功能损伤、胃肠反应等。⑤其他：秋水仙碱，沙利度胺，苯丁酸氮芥，柳氮磺吡啶，氨甲蝶呤等。

（3）生物制剂　主要用于难治性葡萄膜炎、视网膜血管炎和黄斑水肿，对其他药物不敏感者治疗，尤其用于治疗难治性和对免疫抑制剂不能耐受的患者。主要有抗 TNF-α 抗体、干扰素 α（IFN-α）等。但停用后炎症容易复发，不良反应有继发感染及肿瘤等。①英夫利昔单抗：人鼠嵌合的 TNF-α 单克隆抗体。初始剂量为每次 5 mg/kg，第 2 周和第 6 周分别给药 1 次。（2）维持剂量：每次 5 mg/kg，每 6 周 1 次。停用后炎症容易复发，不良反应有继发感染及肿瘤等。②依那西普：人工合成的可溶性 TNF-α 受体抗体融合蛋白。剂量为每次 25 mg，每周 2 次，每次间隔 3～4 天。常见注射部位局部反应包括轻至中度红斑、瘙痒、疼痛和肿胀等。③阿达木单抗：是完全人源化的 TNF-α 单克隆抗体。每隔 1 周皮下注射 40 mg。最严重的不良反应为重度感染、神经功能影响及淋巴系统的某些恶性肿瘤。④IFN-α：主要用于口腔损害、皮肤病及关节症，葡萄膜炎的急性期治疗，尤其用于治疗难治性和对免疫抑制剂不能耐受的患者。治疗起始剂量为 IFN-2α 每天 600 万 U 皮下注射，持续 2 周。治疗有效后，逐渐减量至维持量 300 万 U，2 次/周，病情稳定，最终可停止用药。不良反应有流感样症状（发烧、恶寒、疲倦、肌肉酸痛、头痛、食欲缺乏等症状）、中枢神经系统症状（倦怠、中度行为改变及识别力、情感和个性改变，最明显的是精神运动迟缓）、抑制骨髓造血系统及消化道不良反应等。

4. 其他

（1）抗血小板药物（阿司匹林、双嘧达莫片）及抗纤维蛋白疗法（尿激酶、链激酶），亦可用于治疗血栓疾病，但不宜骤然停药，以免反跳。

（2）非甾体抗炎药　具有消炎镇痛作用，对缓解发热、皮肤结节红斑、生殖器溃疡疼痛及关节炎症状有一定疗效。常用药物有布洛芬，0.4～0.6 g，每天 3 次；萘普生，0.2～0.4 g，每天 2 次；双氯芬酸钠，25 mg，每天 3 次等。或其他非甾体抗炎药和 COX-2 选择性抑制剂，眼部葡萄膜炎较少使用。

5. 手术治疗

对于有白内障、青光眼、玻璃体混浊及视网膜脱离等并发症者，可根据情况择期行手术治疗，一般原则为无活动性炎症 3 个月以上，手术前后配合使用激素或免疫抑制剂，防治炎症反弹或加重。

（三）中医治疗原则

从"热""湿""瘀""风""虚"论治，不同时期采用清热、祛风、利湿、活血化瘀、滋补肝肾的不同组合的治疗思路，其中"络阻""结痞""祛瘀"的处理很重要。尤其在慢性迁延期和反复发作阶段。

（四）辨证施治

1. 肝经湿热证

表现：急性发作期患者症见视力骤降，眼部检查表现为急性渗出性虹膜睫状体炎，有较多细小 KP，可出现前房积脓；眼底表现为视网膜血管炎，可有出血、视盘水肿及后极部视网膜弥漫性水肿；口舌生疮，皮肤疮疡，大便秘结。

舌脉：舌红，苔黄腻，脉弦滑数。

治法：清热利湿。

方药：龙胆泻肝汤加减。组成：龙胆草10 g，黄芩15 g，栀子12 g，泽泻15 g，车前子15 g，生地黄15 g，当归10 g，柴胡10 g，甘草6 g。便秘者，加玄参10 g；口糜阴烂者，加土茯苓10 g，金银花10 g；风热偏重，赤痛较甚者，去羌活、独活、白芷，加荆芥10 g，蒺藜子10 g；风湿偏重，去知母、栀子、生地黄，加藿香10 g，厚朴10 g，半夏6 g，云苓15 g；关节红肿疼痛，加桑枝120 g，忍冬藤150 g；不红而疼，加苍术10 g，薏苡仁15 g；小便化验有白细胞者，加牛膝10 g，车前子10 g；黄膜上冲（前房积脓），口腔溃疡者，合清胃散加减。

方解：方中龙胆草大苦大寒，既能泻肝胆实火，又能利肝经湿热，故为君药；黄芩、栀子苦寒泻火、燥湿清热，加强君药泻火除湿之力，用以为臣；又用渗湿泄热之泽泻、木通、车前子，导湿热从水道而去；且方中诸药以苦燥渗利伤阴之品居多，故用当归、生地黄养血滋阴，使邪去而阴血不伤，以上皆为佐药；肝体阴用阳，性喜疏泄条达而恶抑郁，火邪内郁，肝胆之气不舒，骤用大剂苦寒降泄之品，既恐肝胆之气被郁，又虑折伤肝胆生发之机，故用柴胡疏畅肝胆之气，并能引诸药归于肝胆之经；甘草调和诸药，护胃安中，二药并兼佐使之用。

2. 阴虚血热证

表现：患者症状有所缓解，眼部检查可见炎症逐渐减轻，前房渗出减少，视网膜出血和水肿逐渐减轻；颧红潮热，五心烦热，夜寐不安，咽干口燥、唇红。

舌脉：舌质暗红，苔薄白，脉细数。

治法：清肝凉血。

方药：四妙勇安汤加减，或解毒活血汤、甘露饮。组成：金银花30 g，玄参30 g，当归15 g，生甘草10 g，白花蛇舌草10 g，黄芩10 g，黄柏10 g，苍术8 g，赤芍15 g，丹皮10 g，生白术10 g，百合10 g，徐长卿10 g，炒枳壳10 g。有五心烦热，加生地黄、知母；大便干结加大黄，反复发作加升麻。

方解：本方证因热毒内蕴，气血瘀滞，阴血亏损所致，而三者之中尤以热毒炽盛为主。治宜清热解毒，活血养血，通络止痛。方中重用金银花、玄参为君，以清热解毒，两药合用，既清气分邪热，又解血分热毒，况玄参尚有养阴散结之效。臣以当归之温润，活血祛瘀，流通血脉，补养阴血以濡四末。甘草生用，一则助金银花泻火解毒，二则合当归、玄参养阴生津，三则调和诸药，为佐使药。药虽四味，量大力专，共奏清热解毒、活血止痛之功。

3. 血瘀络热证

表现：患者病情趋于稳定，眼前节炎症不明显，眼底多有小动脉闭塞性血管炎引起的缺血性改变，视神经萎缩；面色发黑，口唇发紫，肢体麻木，手冷脚凉。

舌脉：舌紫暗，有瘀斑，脉涩。

治法：通络清热，清除余邪，防止复发。

方药：温清饮加减。组成：当归 10 g，白芍 15 g，生地黄 20 g，川芎 10 g，黄连 10 g，黄芩 10 g，黄柏 10 g，栀子 10 g，僵蚕 10 g，蝉蜕 10 g。晚期有血管闭塞或视神经萎缩者，加活血通络之当归、红花、生地黄、川芎等。

方解：温清饮为四物汤与黄连解毒汤之合方。四物汤温补、养血、活血，黄连解毒汤苦寒清热解毒、凉血止血。二方合用，既温又清，故名温清饮，为温补养血兼清热泻火之方。

（五）防治免疫抑制的毒副作用

中医除本身的抗炎作用外，与西医治疗联合使用，优势互补也是其主要作用之一。西医通过迅速控制炎症，又能配合中医调理全身免疫，及减轻西医毒副作用，减轻眼部损害程度，减少复发，达到改善视力预后的目的。

（1）协同作用　急性发作期，应用糖皮质激素和（或）免疫抑制剂快速控制炎症，减少炎症损伤，保护重要器官和组织，但是用量过大、时间过长，极易引起全身毒副作用。因此，在使用这些西药的同时，根据患者证候表现，采用中医辨证论治方法，有助于减轻症状（包括疾病本身和药物毒副作用）、控制炎症，逐渐减少西药用量直到停用。慢性期，在撤减糖皮质激素和（或）免疫抑制剂过程中，配合中医治疗，有助于稳定病情，维持免疫状态稳定，减少复发。

（2）减轻糖皮质激素的不良反应和协助安全撤减糖皮质激素　糖皮质激素引起的不良反应的中心环节是外源性激素引起血中皮质醇水平过高和撤减后的相对不足。大量全身应用糖皮质激素后，血中皮质醇浓度升高，一方面引起心烦失眠、潮热面赤、眼干涩、脉数、舌红苔薄等症状，另一方面又对垂体－肾上腺皮质产生反馈抑制作用，使内源性激素分泌减少，形成对外源性激素的依赖，在撤减激素时，产生气短乏力、肢体倦怠、动辄汗出、脉细、苔薄白、舌体胖、舌暗等症，并引起炎症复发。前者属相火妄动，阴虚火旺证，宜加生地黄、知母、玄参、甘草滋阴降火，中成药有知柏地黄丸、左归丸等；后者属脾肾阳虚证，宜温补脾肾，加补骨脂、巴戟天、淫羊藿、山茱萸等，中成药有金匮肾气丸、右归丸等。以上在中药处方中随证加减。

（3）防治免疫抑制的毒副作用　①消化道反应：恶心呕吐，呃逆嗳气，纳呆腹胀，大便或溏或秘，舌苔白腻，脉细，系脾失健运、胃气上逆，宜健脾和胃，方用香砂六君子汤。呃逆重者，加代赭石、生姜。②骨髓抑制：外周血象下降，头晕耳鸣，心悸气短，面色苍白，舌质淡，脉细弱，系脾肾两亏、气血不足，宜温补脾肾、益气养血，方用当归补血汤加菟丝子、鹿角霜、熟地黄、山茱萸、补骨脂、续断、茜草等。③肝功能损伤：肝区胀痛或肝肿大，肝功能下降，系邪毒郁积、疏泄不利，宜行气疏肝、清热利湿，方用逍遥散加黄芩、姜半夏等，或中药提取物枸杞多糖、粉防己碱、联苯双酯等。④肾功能损伤：出现腰痛乏力、血尿、蛋白尿，系肾功能下降、肾气不足、固摄乏力，宜益肾培气，方用六味地黄丸加牛膝、车前子、桂枝等。⑤膀胱炎：尿频，尿急，尿痛，甚或血尿，系邪热伤络，宜清热利湿、解毒通淋，方用八正散，体虚加黄芪、白茅根、茯苓、白术，去木通、大黄。

（六）中药注射液

同前葡萄膜炎。

（七）中成药

1. 雷公藤制剂 对口腔溃疡、关节病、葡萄膜炎有肯定疗效，对肠道症状疗效较差。可口服 20 mg，每天 2 次，疗程不超过 3 个月，小儿老人慎用。

2. 白芍总苷（帕夫林） 具有明显的抗炎和免疫调节作用。采用生化提取，芍药苷的含量占总苷的 90% 以上，为抗炎免疫调节药，对多种炎症性病理模型，如大鼠佐剂性关节炎、角叉菜胶诱导的大鼠足爪肿胀和环磷酰胺诱导的细胞和体液免疫增高或降低模型等，具有明显的抗炎和免疫调节作用。1 次 0.6 g（2 粒），1 天 2~3 次。

3. 其他 龙胆泻肝丸、昆明山海棠片、火把花根（昆明山海棠之根加工）、粉防己碱、汉防己乙素、姜黄素（姜黄、咖喱提取）等。

（八）饮食疗法

同前葡萄膜炎。

（九）情志疗法

同前葡萄膜炎。

五、评述与体会

BD 是葡萄膜炎各种病因中最难治疗的一种疾病，好发于青壮年，反复发作，迁延难愈。患眼并发症极为常见，其中黄斑萎缩、视神经萎缩引起的视力下降不可逆。患者视力明显受损，病程前 8 年视力呈逐渐下降趋势。及时诊断、积极治疗、降低葡萄膜炎复发频率、减少眼部结构损伤，对挽救患者视力非常重要。多数患者处于工作阶段，用药时间长，严重影响患者的工作和生活。患者需口服糖皮质激素和联合免疫抑制剂治疗，甚至达到三联或四联程度。在北京协和医院门诊复查的患者，仅 11.5% 的患者因病情稳定逐渐停药，停药时病程中位数为6年。然而，对于部分患者而言，规律应用传统药物并不能阻止炎性反应复发。随着生物技术的发展，生物制剂的出现为 BU 的治疗提供了新的选择。加用生物制剂（TNF-α 拮抗剂或 IFN-α）治疗，用药后葡萄膜炎复发次数显著减少。

中医药在治疗葡萄膜炎方面具有一定优势，主要表现在从整体观入手，调节全身的免疫状况，从个体化入手，根据患者情况辨证施治，具有效果肯定、不良反应小、复发率低等特点。从"热""湿""瘀""风""虚"论治，不同时期采用清热、祛风、利湿、活血化瘀、滋补肝肾的不同组合的治疗思路，其中"络阻""结瘀""祛瘀"的处理很重要，尤其在慢性迁延期和反复复发阶段。单纯西医治疗的优点在于起效快、作用强，但也具有不良反应大、易复发、不能完全去除病因等缺点。因此，中西医结合防治，优势互补，减轻毒副作用，是目前该类疾病治疗的较理想的方案。

≫≫ 参 考 文 献 ≪≪

1. 杨培增. 葡萄膜炎诊断与治疗. 北京：人民卫生出版社，2009：200 – 599.

2. 董秋梅，阎小萍. 白塞病的中医病因病机探微. 中医研究，2005，18(12)：2 – 3.

3. 杨永升，庄曾渊. Behcet 病的免疫学研究进展. 国外医学眼科学分册，2005，29(2)：99 – 103.

4. 陈永，李亚明，管剑龙. 白塞病的中西医结合病理机制. 中国中医基础医学杂志，2018，24(1)：28 – 30.

5. 刘新书，高斐，赵潺，等. 白塞综合征葡萄膜炎临床特点分析. 中华眼科杂志，2020，56(3)：217 – 223.

6. PAOVIC J, PAOVIC P, SREDOVIC V. Behcet's disease：systemic and ocular manifestations. Biomed Res Int, 2013, 2013(10)：247345.

7. 中华医学会风湿病学分会. 白塞病诊治指南(草案). 中华风湿病学杂志，2003，7(12)：762 – 764.

8. KSIAA I, ABROUG N, KECHIDA M, et al. Eye and behçet's disease. J Fr Ophthalmol, 2019, 42(4)：e133 – 146.

9. 杨永升，庄曾渊. 中西药对肿瘤坏死因子 α 的抑制作用——治疗白塞病的新思路. 中国中医眼科杂志，2005，15(2)：109 – 113.

10. 张励，庄曾渊. 庄曾渊应用清热法治疗白塞氏病经验. 中国中医眼科杂志，2010，20(6)：334 – 336.

11. 杨永升，庄曾渊. 庄曾渊治疗白塞病眼病经验. 中医杂志，2013，54(7)：555 – 557.

12. Criteria for Diagnosis of Behcet's Disease. International Study Group for Behçet's Disease. Lancet. 1990；335(8697)：1078 – 1080.

（杨永升）

第三节　福格特 – 小柳 – 原田综合征

福格特 – 小柳 – 原田综合征（Vogt-Koyanagi-Harada syndrome，VKH）是一种以双眼肉芽肿性葡萄膜炎为特征的，并常伴有脑膜刺激征、听觉功能障碍、皮肤和毛发异常的自身免疫性疾病。本病又称特发性葡萄脑膜炎、葡萄脑膜炎、特发性葡萄脑膜炎、葡萄膜脑膜炎综合征及神经 – 全葡萄膜炎综合征等，是我国常见的葡萄膜炎类型之一。由于病变程度、损害的主要部位和症状出现的早晚不同，有的以虹膜睫状体炎为主（福格特 – 小柳综合征），有的以双眼弥漫性渗出性脉络膜炎为主（原田综合征）。

本病好发于青壮年，以 20~50 岁患者居多。是我国最常见的最具致盲性的葡萄膜炎类型之一，常双眼罹患，反复发作，病情逐渐加重，并发症多，危害视力严重，甚至引起失明。

本病在中医古籍中未有专门记载，但是依据发病特征和临床表现等方面，可以将其归在"小瞳神""视瞻昏渺"或"暴盲"等疾病中。具体病变部位在瞳仁，中医五轮学说中，将瞳仁归为水轮，患者的表现各不相同。若以眼瞳孔前后粘连，瞳孔缩小为主，可以归在"小瞳神"范畴；若患者无明显瞳孔缩小表现，仅仅为视力减退，可以归在"视瞻昏渺"范畴；若患者无瞳孔缩小表现，但是视力出现快速下降且低于 0.2 的水平时，可将其归于"暴盲"范畴。

一、病因病机

（一）中医病因病机

本病病因复杂，外因者，多由湿邪留滞，郁而化热；内因者，多由脏腑内损。阴阳失调，或见火热内蕴，郁遏化毒；或见湿热痰饮，阻遏目络；或见虚火上炎，清窍被扰；再则，眼部外伤，也是一个原因。

1. 外感风热毒邪，风热毒邪侵犯肌肤，入里化热，上犯头目，致头痛目赤，热邪灼伤黄仁，致瞳神紧小。

2. 外感湿邪，留滞不去，郁而化热；或素体阳盛，复感湿邪，湿热搏结，阻遏目络，致瞳神紧小。

3. 肝郁化火，或肝胆蕴热，上攻于目，或化火生风，上扰清窍，致瞳神紧小。

4. 素体阳气偏盛，脾胃积热，或肝胆火盛，热毒上攻，黄仁受灼，致瞳神紧小。

5. 火热内蕴，郁遏化毒，火毒升扰，气血两燔，致瞳神紧小。

6. 劳瞻竭视，真阴暗耗；火热之邪蕴久伤阴；或因肝肾阴亏，以致虚火上炎，清窍被扰，致瞳神紧小或瞳神干缺。

中医认为，本病的病机在于气虚肾亏，因瞳神归于水轮，源于先天肾水和后天脾胃运化水谷精微滋养，脾肾亏虚，则水轮失去先天后天滋养，故本病以本虚为主；若后天长期使用糖皮质激素，则易导致湿热伤阴，虚火上攻，致患者烦躁不安。

（二）西医病因病理

本病病因不明，发病机制复杂，一般认为可能是病毒感染，也有人认为与某些HLA 抗原阳性有关，或认为是一种自身免疫性疾病。

1. 感染因素　本病可能与单纯疱疹病毒、带状疱疹病毒、EBV 感染有关。1996年，Bassili 等从 VKH 患者中分离出 EBV DNA，证明 EBV 可能是 VKH 的触发机制。但到目前为止也没有充分证据说明，感染因素在此综合征中起重要作用。

2. 自身免疫因素　VKH 综合征的发生可能是机体对视网膜 S 抗原、光感受器间维生素 A 类结合蛋白等的自身免疫反应所致。致病相关因素有免疫调节异常、Fas/FasL 表达异常、自身抗原的产生等。

3. 遗传易感性　尚有遗传因素的参与，HLA 基因群是首次发现与疾病有明确关系的人类免疫遗传学系统。有关 VKH 综合征发病的免疫遗传因素，已经进行了很多的研究。VKH 的易感性在日本人群中与 HLA-DR4/DR53 有密切的相关性早已被证实，随后Davis JL 等证实该基因亦与中国人发病相关，Shindo Y 等认为 VKH 与 HLA-DR4、DQ4、DRw53 抗原密切相关。美国的研究表明，此综合征与 HLA-DQw3 抗原密切相关，HLA-DQw3 抗原与 HLA-DR4 抗原有阳性连锁不平衡关系。

二、临床表现

（一）症状

葡萄膜炎首次发作前后 1～2 周会出现头痛、发热、鼻塞、头晕、恶心等表现。并双眼视力下降、畏光、疼痛、眼红，伴或不伴频繁发生的神经系统表现，包括头痛、头晕、颈项强直、恶心、呕吐、发热和不适、听觉障碍、耳鸣及记忆力减退。头皮过敏即用手触摸头发或头皮时，会出现疼痛、麻木或不适的感觉。

（二）体征

1. 眼外改变

头发可出现部分或完全脱落，通过有效规范地治疗可恢复正常。头发、眉毛及睫毛变白，头发变白经治疗后多能恢复正常。白癜风易发生于头部、面部、眼睑周围、躯干和腰骶部等部位。银屑病可发生于白癜风的部位。

2. 眼前段改变

（1）结膜充血　是 VKH 的少见改变，往往见于前驱期或葡萄膜炎初发时。

（2）结膜水肿　是 VKH 的一种罕见改变，主要发生于前驱期或后葡萄膜炎期，往往伴有结膜充血。

（3）睫状充血　睫状充血颜色暗红，近角膜缘，推动球结膜时血管不移动，血管微细直行，多数为轻度睫状充血，常发生于葡萄膜炎复发时。虹膜完全后粘连引起眼压显著升高，可出现显著的睫状充血。

（4）KP　多为羊脂状 KP，分布于下方，可遗留永久的 KP 痕迹，有时伴有色素沉着，有时会出现尘状 KP。

（5）前房闪辉　葡萄膜炎初发时，多为轻度前房闪辉，前葡萄膜炎反复发作期和继发性青光眼时，常出现明显的前房闪辉。

（6）前房炎症细胞　在葡萄膜炎初发期，前房炎症细胞数量较少，往往是 + ~ ++，在前葡萄膜炎复发的最初一段时间内，炎症细胞数量较多，往往是 ++ ~ +++。

（7）虹膜散在后粘连、大范围后粘连或全部粘连　虹膜前粘连多见于前葡萄膜炎反复发作的患者，多发生于周边部。虹膜膨隆或局限性隆起。虹膜结节表现为 Koeppe 结节和 Busacca 结节，呈"胶冻状"或"西米状"外观，Koeppe 结节有时呈项圈样分布，可发生融合现象。前葡萄膜炎反复发作时，可出现单个或多发性虹膜囊肿。

（8）瞳孔的改变　急性炎症时，瞳孔括约肌收缩，常表现为瞳孔紧小、瞳孔对光反射迟钝。慢性炎症时，由于渗出物沉积在瞳孔区，进而形成渗出膜，覆盖在瞳孔及晶状体前表面上，称瞳孔膜闭。瞳孔大小和形状的改变是前葡萄膜炎反复发作期患者常见的改变，可出现各种外观的改变。瞳孔领可出现陈旧性纤维膜。

3. 眼后段改变

（1）视盘水肿及炎症　是 VKH 的常见改变之一，常双侧受累，但炎症及水肿程度可有很大不同。常伴有视盘血管扩张，严重者可伴有视盘及附近出血。视盘水肿可先于脉络膜炎症出现，一些患者可出现视盘旁放射状皱褶。

（2）脉络膜弥漫性肿胀及神经视网膜脱离引起相应部位视网膜轻度隆起，呈现"丘陵状"高低不平的外观。

（3）神经视网膜上皮脱离　多发生于视盘旁、黄斑区附近，呈局限性或广泛性脱离，视网膜呈泡状隆起。

（4）病变部位视网膜混浊、肿胀，视网膜血管迂曲扩张。

（5）渗出性视网膜脱离　多见于下方，也可为广泛性脱离，少数患者出现球状视网膜脱离。

（6）黄斑改变 黄斑区可出现放射状皱褶，色素沉着，星芒状渗出，囊样黄斑水肿。

（7）晚霞状眼底改变 是 VKH 的典型改变，多出现于葡萄膜炎发生后 2 个月，但早期正确治疗可避免此种改变的出现。将光带打至瞳孔区可见眼底红色反光，利用此方法在裂隙灯检查时，即可确定晚霞状改变；当晶状体混浊影响观察眼底时，将裂隙灯光带斜行打至瞳孔区，可见到后部巩膜的红色透光区，也可将光带打至巩膜上从瞳孔区看到红色反光。是由视网膜色素上皮和脉络膜脱色素所引起，眼底可呈弥漫性红色改变，也可呈不均匀的红色改变，可伴有透见的脉络膜血管或不规则的色素沉着。有时一些部位透见巩膜，可见片状的白色眼底改变。由于视网膜色素上皮及脉络膜脱色素、色素移行和增殖、脉络膜萎缩及脉络膜水平纤维素增殖等改变，眼底呈现出各种各样非典型晚霞状改变。

（8）Dalen-Fuchs 结节 是 VKH 的常见体征之一，一般于葡萄膜炎发生 2 个月后出现。其是肉芽肿炎症的一种改变，结节是由巨噬细胞、类上皮细胞、淋巴细胞和视网膜色素上皮细胞组成。位于视网膜色素上皮和内层脉络膜水平，可见于任何部位，但最多见于赤道部和周边部，数量多少不等，数个至数百个，多孤立分布，少数融合。检眼镜检查发现单个或多个圆形改变，炎症消退后可遗留下萎缩病灶，因此在眼底镜下很难将其认定为 Dalen-Fuchs 结节或是萎缩病灶。新鲜结节边界较模糊、圆润、光滑、有隆起感，陈旧结节（或萎缩病灶）边界清晰、扁平、皱褶，周围有色素环绕。Dalen-Fuchs结节在荧光素眼底造影时可清楚辨认。

（三）实验室及其他辅助检查

1. FFA 主要反映视网膜血管及视网膜色素上皮层细胞（retinal pigment epithelium, RPE）屏障功能，是目前协助 VKH 诊断的常规检查方法。早期可见后极部多发的点状强荧光，随着时间延长，渐有染料渗漏，晚期染料积存勾勒出多发神经上皮脱离的"多湖状"强荧光外观；中晚期可见视盘呈强荧光，边界欠清，有些患者视盘周围可见脉络膜皱褶所致的放射状弱荧光条纹。

2. ICGA 是目前观察脉络膜循环和研究脉络膜血管相关性疾病最好的检查手段。VKH 急性葡萄膜炎期可出现脉络膜充盈迟缓、脉络膜血管扩张、多发斑点状炎性病灶等现象。

3. OCT 是一种非接触、非侵入的活体组织断层医学影像学检查方法。VKH OCT特征性影像常表现为视网膜神经上皮局限性、多灶状、多发性渗出性浆液性脱离，中高密度点片状反射出现在脱离区内；IS/OS 层、外颗粒层、神经上皮外层出现各层之间分离或结构破坏；视网膜色素上皮反射信号缺失或不均匀；视盘水肿。

4. UBM　可以观察到 VKH 眼前节的改变。可以看到患者前后房点状回声及睫状体及附近渗出。睫状体及前部脉络膜脱离是比较常见的眼前段改变，虹膜、睫状体可呈均匀性或非均匀性肿胀。虹膜前粘连和虹膜结节是较为常见的体征，常发生于虹膜周边部。虹膜后粘连也是最为常见的眼前段改变之一，也可出现虹膜不均匀萎缩、虹膜膨隆、瞳孔膜闭、房角粘连、狭窄或闭塞。

5. 多焦 ERG　主要用于评价光感受器的功能及其损害程度。VKH 多焦 ERG 检查时，可出现黄斑中心凹反应密度降低，不同程度的广泛性反应降低，严重者反应完全消失。多焦 ERG 改变通常持续数月甚至 1 年以上，其恢复通常慢于视力的恢复。经过正确规范治疗，可完全恢复至正常水平。

6. 视野检查　视野缺损是 VKH 的一个常见改变。视野改变常出现于后葡萄膜炎期和前葡萄膜炎受累期。视野改变主要表现为：全视野缺损，剩余视野，部分视野缺损，中心视野向心性缩小，环形暗点，弓形缺损，中心暗点，旁中心暗点，生理盲点扩大。视野的恢复通常晚于视力的恢复，有时视力完全恢复后，视野改变仍可存在。

7. HLA 抗原分型　HLA-DR4 阳性、HLA-DRw53 阳性见于 VKH，阳性对 VKH 的诊断有提示作用。

8. 腰椎穿刺　腰椎穿刺检查显示，VKH 患者急性期脑脊液中淋巴细胞明显增高达 8 周及蛋白升高，并且确认使脑脊液发生改变的原因为以巨噬细胞为载体的黑色素细胞介导的炎症反应。发病后 1~4 周内进行此检查阳性率高，可用于此病的诊断。

（四）并发症

1. 并发性白内障　最常见的并发症，多发生于前葡萄膜炎反复发作期，发病越久，并发性白内障的发生率越高。多为晶状体后囊下混浊，后期则为晶状体全混浊。

2. 继发性青光眼　多发生于前葡萄膜炎反复发作期，也可见于后葡萄膜炎期。继发性青光眼的发生机制可能包括炎症渗出物堵塞房角、虹膜前后粘连、小梁发炎肿胀及新生血管形成等。

3. 视网膜脱离　包括渗出性视网膜脱离、牵引性视网膜脱离和孔源性视网膜脱离，以孔源性视网膜脱离最为多见。

4. 视网膜下新生血管和增生期改变　多发生于前葡萄膜炎反复发作期，也可见前葡萄膜炎受累期，多发生于视盘旁和黄斑区及附近，可呈片状、带状或不规则形，新鲜的增殖改变可伴有出血，是引起永久性视功能损害的一个重要因素，特别是发生于黄斑区或附近的病变。

5. 带状角膜变性　VKH 的一个相对少见的并发症，多发生于前葡萄膜炎反复发作期或炎症持续存在的患者。带状角膜变性最早发生于 3 点和（或）9 点角膜缘附近，严重者呈横跨角膜的带状变性。角膜带状变性区可自发脱钙，形成透亮区。常常伴有并发性白内障。

6. 视盘旁脉络膜视网膜萎缩　VKH 的一种常见的改变，多发生于前葡萄膜炎反复发作期。表现为视盘旁或围绕视盘的萎缩灶，范围大小不一，萎缩区常透见白色巩膜，可伴有色素沉着。此萎缩一般对视力无明显影响。

7. 角膜大泡状变性　VKH 的一种少见的并发症，往往见于前葡萄膜炎反复发作期和炎症持续存在的患者，尤其易发生于持续性眼压升高患者。往往伴有虹膜广泛前粘连、前房浅或前房消失。

8. 眼球萎缩　VKH 的一种少见的并发症，见于反复发作的顽固性葡萄膜炎患者。在葡萄膜炎未控制的情况下行白内障手术，可引起此种并发症。

9. 黄斑裂孔　VKH 的一种少见的并发症，见于反复发作的葡萄膜炎患者。

三、诊断及鉴别诊断

（一）西医诊断要点

诊断标准：目前，VKH 尚无特异性诊断标准，最新标准为 2007 年由 Rao 等在 2001 年修订诊断标准的基础上修改后提出的。并将 5 个项目全部具备的称为完全性 VKH 综合征。神经、耳或皮肤、毛发改变中，只占 1 项的称不完全性；只具有 VKH 综合征特定眼部表现的，为可能 VKH 综合征。

1. 首次发生葡萄膜炎之前，无眼球穿通伤及内眼手术史。

2. 临床表现和实验室检查不支持其他眼部疾病。

3. 双眼发病［随就诊时病程阶段的不同，（1）或（2）至少出现一项］。

（1）早期表现：弥漫性脉络膜炎症（伴或不伴有前葡萄膜炎、玻璃体炎性反应或视盘充血），伴有以下两项之一者：①局限性视网膜下液。②大泡性浆液性视网膜脱离。如眼底改变缺乏特异性，应具有下列改变：①FFA 检查显示，病灶区脉络膜充盈延迟，多个病灶区域的点状荧光素渗漏，大片状强荧光区，视网膜下荧光素积存和视盘染色。②弥漫性脉络膜增厚，超声检查无后极部巩膜炎改变。

（2）晚期表现：病史提示曾出现过上述早期表现，或有以下①、②或②中的多个表现：①眼部脱色素。如晚霞样眼底或 Sugiura 征。②其他表现：钱币形脉络膜视网膜脱色素瘢痕；视网膜色素上皮聚集和（或）游走；慢性或反复发作性前葡萄膜炎。

4. 神经系统或听觉异常（就诊时可能已缓解）　假性脑（脊）膜炎（单独或联合出现身体不适、发热、头痛、恶心、腹痛、颈强直）；但若仅出现头痛，不支持假性脑脊膜炎。耳鸣，脑脊液中淋巴细胞增多。

5. 皮肤表现（发生在神经系统和眼部症状之后）　脱发、白发、皮肤脱色斑。

（二）中医辨证要点

1. 视物模糊或暴盲。

2. 抱轮红赤，黑睛后壁有尘状或点状沉着物，神水混浊，瞳神紧小。

3. 视盘视网膜水肿，可见黄白渗出。

4. 前期多以实证为主，后期以虚证为主。

（三）中医辨证分型

1. 肝经风热证　本证多发生在前葡萄膜炎症状急性发作期。辨证要点为：眼珠痛甚，羞明流泪，视物模糊；抱轮红赤，黑睛内壁有灰白色点状沉着物，神水混浊，黄仁肿胀，纹理不清，瞳神紧小不能展缩；全身可见头痛发热、口干，舌红，苔薄白或薄黄，脉浮数。

2. 肝火炽盛证　本证表现为葡萄膜炎症状急性发作。辨证要点为：眼痛明显，视力急降，白睛混赤，黑睛内壁附有灰白点状沉着物，瞳神紧小，神水失清，神膏混浊，脉络膜上有灰白渗出物，视盘充血水肿，视衣其他部位亦有水肿或在其下出现积液。兼有头痛耳鸣，夜寐不安，口苦咽干，烦躁易怒，舌红苔黄，脉弦数等。

3. 脾胃湿热证　本证表现为后葡萄膜炎为主。辨证要点为：眼前部症状较轻，眼底见视盘水肿，视衣渗出物多，后极部视衣呈扁平剥离；全身见头痛、胸闷、体倦、口淡，舌苔厚腻，脉濡数。

4. 热毒炽盛证　本证多表现为全葡萄膜炎。辨证要点为：眼痛，视力下降严重，瞳神紧小，白睛混赤，神水混浊，眼底出血，视盘充血、水肿，视衣扁平脱离，伴全身头痛、发热、口渴、大便干结、小便短赤，舌绛红，苔黄干，脉洪数或弦数。

5. 气血两燔证　本证多在急性发作期。辨证要点为：眼痛加重，热泪频流，视力急降，白睛混赤，黑睛内壁沉着物大而较多，瞳神紧小，神水、神膏混浊加重，脉络膜渗出增多，视盘充血水肿，或见少量出血。视衣水肿，静脉明显迂曲怒张，全身热象表现明显，头痛剧烈，甚或高热不解，项强呕吐，咽痛唇肿，神昏烦躁，溺短黄赤，舌红或绛，苔燥，脉洪大而数。

6. 阴虚火旺证　本证表现为眼部炎症呈慢性变化。辨证要点为：患病日久，反复发作，眼干涩不适，眼胀痛，视物朦胧；黄仁纹理不清或部分干枯变白，瞳神缩小或变形，眼底陈旧性渗出物，或呈晚霞状眼底；全身见头晕、失眠、五心烦热、咽干舌燥、脱发、白发、白斑，舌质红，苔少有裂痕，脉细数。

（四）鉴别诊断

1. 急性闭角型青光眼　突发的前房变浅、眼压增高，可能会被诊断为急性闭角型青光眼，但急性闭角型青光眼好发于老年女性，多单眼发病；本病则多见于中年人，且双眼同时发病。此外，VKH 综合征诱发的闭角型青光眼伴有睫状体脱离与水肿，做 UBM 检查能加以证实或排除。

2. 交感性眼炎　以后节为主的 VKH 急性期因后极部渗出性视网膜脱离，甚至出现以下方为主的球形视网膜脱离，与交感性眼炎急性期表现极为相似。交感性眼炎有眼球穿通伤病史或内眼手术病史，常能看到陈旧性角膜或巩膜伤痕，通常无 VKH 典型的病程进展规律。脑膜刺激征、毛发脱落、白发、耳鸣、听力下降的发病率低。陈旧性脉络膜视网膜瘢痕、色素移行、Dalen-Fuchs 结节、晚霞状眼底相对少见，且往往没有 VKH 明显。交感性眼炎与 HLA-A11、B22 抗原相关，受伤眼视力预后差。

3. 急性视网膜坏死　急性视网膜坏死是一种综合性眼部炎症，主要表现为闭塞性视网膜动脉炎，全层视网膜坏死，中度至重度的玻璃体细胞反应，后期发生严重的视网膜脱离。眼底以坏死性视网膜炎为主要特征。周边视网膜瓷白色斑块坏死及视网膜动脉变细甚至闭塞。可合并视盘水肿，病变向后极部扩展。完全性视网膜坏死时，玻璃体混浊加重。视网膜坏死形成多发性裂孔，甚至大片视网膜缺损。玻璃体增生性改变牵拉视网膜均可导致视网膜脱离，严重者可有视网膜新生血管，眼内出血，最终眼球萎缩。眼底典型改变可鉴别。

4. 大泡性视网膜脱离　大泡性视网膜脱离是中心性浆液性视网膜脉络膜病变的一种特殊严重类型，也表现为单眼或双眼的渗出性视网膜脱离；FFA 检查显示也有多处色素上皮渗漏，与本病极为相似。但大泡性视网膜脱离好发于男性，过去的中心性浆液性视网膜脉络膜病变或曾使用过激素的病史，都有助于大泡性视网膜脱离的诊断。大泡性视网膜脱离虽也累及双眼，但有先后，少有同时患病的；且无 VKH 综合征常出现的头痛、耳鸣等前驱期症状。眼部检查除视网膜脱离外，前房、玻璃体不见炎症细胞，视盘无充血等炎症表现，不支持葡萄膜炎的诊断。

5. 急性后极部多灶性鳞状色素上皮病变　又称为急性多灶性缺血性脉络膜病变，多发于年轻人，单眼或双眼发病，可独立发病，也可伴有全身炎症相关疾病，如呼吸道、胃肠道病毒感染等作为本病的前驱症状。患者可有不同程度的视力下降，视物模糊，视物变形，不规则暗点等症状。眼底病变主要位于眼底后极部，也可在近赤道部。急性期病变表现为视网膜深层多处小片状水肿，扁平，奶黄色或灰白色，边界不清的病灶，可融合。数天之后，病灶渐转为灰棕色，边界渐清晰，表现为 RPE 脱色素及色素增生。随病程延长病变区呈灶状变薄，部分有脉络膜毛细血管及 RPE 萎缩，可见脉络膜中层血管及色素斑块。少数患者可合并视盘水肿、视网膜血管出血、视网膜水肿等炎症表现。VKH 典型晚霞状眼底改变可以鉴别。

6. 后部巩膜炎 后部巩膜炎的眼底表现，如视盘充血、水肿，渗出性视网膜脱离，及 FFA 所见都与 VKH 综合征极其相似。但巩膜炎好发于老年女性，单眼或双眼发病，常伴有难以忍受的剧烈头痛和眼球疼痛。前部巩膜也受炎症牵连时，有明显的暗红色巩膜充血及巩膜压痛，可资鉴别。当仅有后部巩膜炎症，缺乏前部充血表现时，B 超发现后部巩膜增厚与特征性的"T"形征，支持后部巩膜炎的诊断。CT 及 MRI 检查可以显示巩膜增厚及病变附近的眼眶组织状态，与 VKH 相鉴别。

7. 脑炎 早期由于头痛、发热等症状，患者可能去内科或神经科就诊。本病与脑炎的鉴别在于，虽有发热，但多数在 38 ℃ 以下，鲜有高热。且除视盘水肿外，如仔细检查眼底，还可发现后部有多个盾形视网膜浅脱离，不能用视盘炎解释。进一步做 FFA、B 超及 OCT 检查，可证实渗出性视网膜脱离的存在，从而否定视盘炎的诊断。

四、治疗

（一）治疗原则

西医主要是对症治疗和控制炎症反应，糖皮质激素为首选药，必要时联合免疫抑制剂和生物制剂治疗。中医以辨证论治为主。中西医结合治疗在改善症状和减轻激素毒副作用方面具有优势。

（二）西医治疗

1. 局部治疗

（1）睫状肌麻痹剂 应用睫状肌麻痹剂散瞳，可以解除瞳孔括约肌和睫状肌痉挛，并有止痛作用，可以开大瞳孔，防止虹膜后粘连，或及时拉开后粘连，保持瞳孔的活动性。0.5%～2% 的阿托品为最强的睫状肌麻痹剂，作用可持续 1～2 周，以膏剂为主，每天 1～2 次。

（2）糖皮质激素滴眼液 目前常用的激素类滴眼剂有醋酸泼尼松龙滴眼液（百力特）、妥布霉素地塞米松滴眼液（典必殊）和氟米龙滴眼液（艾氟龙）。眼膏多用于晚间临睡前，达到缓慢吸收延长药物作用时间的效果。滴眼次数和种类应视病情严重程度而定。

发病初期炎症严重时，可每小时 1 次频点激素类眼药，随着炎症控制减轻，激素类眼药逐渐减少滴眼次数，每 2 小时 1 次、每天 4 次、每天 3 次、每天 2 次、每天 1 次、隔天 1 次，前房炎症完全消失后，逐渐停用糖皮质激素滴眼剂。

（3）非甾体消炎滴眼液 常用的为双氯芬酸钠滴眼液或普拉洛芬滴眼液，发病初期或严重炎症时可每 1～2 小时 1 次，中度及轻度炎症时，每天 3～4 次。

2. 全身治疗

（1）糖皮质激素　是治疗葡萄膜炎最有效的非特异性疗法，主要利用其抗炎、抗过敏和免疫抑制的作用。VKH 要及早和大量使用糖皮质激素。全身应用前，须注意有无用药禁忌证，对严重患者要早用，且量要足，以便及时控制炎症。大量皮质激素治疗 2 周以上者，不可突然停用，必须根据病情逐渐减量。

治疗 VKH 常用的药物为泼尼松。成人初始剂量一般为 1~1.2 mg/（kg·d），每天 1 次，早晨顿服。在炎症控制后，口服剂量应逐渐减少。治疗时间通常在 1 年左右或 1 年。有人推荐对于有渗出性视网膜脱离者，应给予 200 mg 或 200 mg 以上剂量，实际是没有必要的，且常给患者带来严重的不良反应。

对于 VKH 一般，无须给予糖皮质激素静脉滴注治疗，静脉滴注与口服相比，在视力预后方面无明显不同，且静脉滴注与口服相比，会给患者带来更多的痛苦、不良反应和经济负担。

（2）免疫抑制剂　对于对激素治疗效果不好的患者及复发的患者，使用其他免疫抑制剂如环磷酰胺、环孢素等。免疫抑制剂主要分为 3 类：①选择性 T 细胞抑制药，有环孢素和他克莫司；②抗代谢药物，有嘌呤、嘧啶类似物和叶酸拮抗剂，如硫唑嘌呤、氨甲蝶呤和麦考酚酸酯；③烷化剂，如苯丁酸氮芥和环磷酰胺。

（3）生物制剂　是近年来新发展起来的一类药物，能特异性针对某一炎症介质，产生特异性免疫干预，具有靶点明确、疗效好而快的特点，正在作为一种新的治疗方案进入临床使用。目前常用的有阿达木单克隆抗体、英夫利昔单克隆抗体和利妥昔单克隆抗体等。

（三）中医治疗原则

以辨证论治为基本原则，单方加减，分期论治，针对并发症继发性青光眼、视网膜脱离等进行共同治疗。

（四）辨证施治

1. 肝经风热证

表现：前葡萄膜炎急性发作。眼珠痛甚，羞明流泪，视物模糊；抱轮红赤，黑睛内壁有灰白色点状沉着物，神水混浊，黄仁肿胀，纹理不清，瞳神紧小，不能展缩；头痛、发热，口干。

舌脉：舌红，苔薄白或薄黄，脉浮数。

治法：疏风清热，兼活血化瘀。

方药：新制柴连汤（《眼科纂要》）加减。组成：柴胡 10 g，川黄连 5 g，黄芩 10 g，赤芍 10 g，蔓荆子 10 g，山栀子 10 g，龙胆草 10 g，荆芥 10 g，防风 10 g，木通 10 g，甘草 5 g。

方解：方中龙胆草、栀子、黄芩、黄连清肝泻热，荆芥、防风、蔓荆子祛风清热；柴胡既可辛凉祛风，又可引药入肝；赤芍凉血退红，木通利尿清热，甘草调和诸药。合之为以清热为主，兼以祛风退翳之方。

2. 肝胆火炽证

表现：葡萄膜炎急性发作。眼痛明显，热泪频流，视力急降，白睛混赤，黑睛内壁附有灰白点状沉着物，瞳神紧小，神水失清，神膏混浊，脉络膜上有灰白渗出物，视盘充血水肿，视衣其他部位亦有水肿或在其下出现积液；头痛，眩晕，身热，项强，耳如蝉鸣，烦躁易怒。

舌脉：舌红苔黄，脉弦数。

治法：清肝泻火，利水消滞。

方药：龙胆泻肝汤（《医方集解》）加减。组成：龙胆草（酒炒）6 g，黄芩（酒炒）9 g，山栀子（酒炒）9 g，泽泻 12 g，木通 9 g，车前子 9 g，当归（酒炒）8 g，生地黄 20 g，柴胡 10 g，生甘草 6 g。

方解：方中龙胆草大苦大寒，既能泻肝胆实火，又能利肝胆湿热，泻火除湿，两擅其功，切中病机。黄芩、栀子苦寒泻火，燥湿清热。用渗湿泄热之泽泻、木通、车前子，导湿热从水道而去；用当归、生地黄养血滋阴，使邪去而阴血不伤。

3. 脾胃湿热证

表现：以后葡萄膜炎为主。眼部充血较轻，视力下降明显，无明显头痛，眼痛，眼底见视盘水肿，视衣渗出物多，后极部视衣呈扁平剥离；头痛，胸闷，体倦，口淡。

舌脉：舌苔厚腻，脉濡数。

治法：清热化湿，利水消肿。

方药：三仁汤加减。组成：杏仁 15 g，飞滑石 15 g，白通草 6 g，白蔻仁 6 g，竹叶 6 g，厚朴 6 g，生薏苡仁 18 g，半夏 15 g。

方解：方中白蔻仁芳香辛温，行气化湿，作用于上中二焦；杏仁苦温，善开上焦，宣解肺气，以通调水道，因肺主一身之气，气化则湿散；生薏苡仁甘淡微寒，渗利湿热，以其色白入肺，味甘入脾，味淡渗湿，性寒泻热，三仁均为主药。厚朴、半夏苦温燥湿，利于杏仁、蔻仁宣上畅中；滑石、通草甘淡而寒，辅薏仁以清利湿热；竹叶辛淡甘寒，轻清透热，淡渗化湿，均为辅药。诸药配伍，宣上畅中渗下，以治弥漫之湿，其中尤以宣上为主，使气机宣泄，湿祛热除，诸证自消。原方用甘澜水煮，甘淡质轻，不致增湿。

4. 热毒炽盛证

表现：全葡萄膜炎。眼痛，视力下降严重，瞳神紧小，白睛混赤，神水混浊，眼底出血，视盘充血、水肿。视衣扁平脱离；头痛，发热，口渴，大便干结，小便短赤。

舌脉：舌绛红，苔黄干，脉洪数或弦数。

治法：清热解毒，凉血活血。

方药：黄连解毒汤（《肘后备急方》）合清营汤（《温病条辨》）加减。组成：黄连9 g，黄芩6 g，黄柏6 g，栀子9 g，犀角（水牛角代替）30 g，生地黄15 g，玄参9 g，竹叶心3 g，麦门冬9 g，丹参6 g，金银花9 g，连翘6 g。

方解：黄连、黄芩、黄柏配伍，清泻三焦火毒，栀子引邪从小便而出；方中犀角（水牛角）、生地黄清营凉血；金银花、连翘、黄连、竹叶心清热解毒，并透热于外，使入营之邪透出气分而解；热壅血瘀，故配丹参活血消瘀以散热；邪热伤阴，故用麦门冬、玄参养阴生津。诸药合之，共奏清营凉血、解毒养阴之功。

5. 气血两燔证

表现：急性发作期。眼痛加重，热泪频流，视力急降，白睛混赤，黑睛内壁沉着物大而较多，瞳神紧小，神水、神膏混浊加重，脉络膜渗出增多，视盘充血水肿，或见少量出血；视衣水肿，静脉明显迂曲怒张；头痛剧烈，甚或高热不解，项强呕吐，咽痛唇肿，神昏烦躁，溺短黄赤。

舌脉：舌红或绛，苔燥，脉洪大而数。

治法：清气凉血，泻火解毒。

方药：清瘟败毒饮（《疫疹一得》）加减。组成：生石膏15~60 g，生地黄9~30 g，犀角（水牛角代替）1~3 g，黄连3~9 g，栀子9 g，黄芩9 g，知母9 g，赤芍9 g，玄参9 g，连翘9 g，牡丹皮9 g，竹叶6 g，桔梗6 g，甘草6 g。

方解：方中重用生石膏直清胃热，石膏配知母、甘草，有清热保津之功，加以连翘、竹叶，轻清宣透，清透气分表里之热毒；再加黄芩、黄连、栀子通泄三焦，可清泄气分上下之火邪。诸药合用，清气分之热。犀角、生地黄、赤芍、牡丹皮共用，为犀角地黄汤法，专于凉血解毒，养阴化瘀，以清血分之热。以上三方合用，则气血两清的作用尤强。此外，玄参、桔梗、甘草、连翘同用，还能清润咽喉；竹叶、栀子同用，则清心利尿，导热下行。

6. 阴虚火旺证

表现：眼部炎症呈慢性化。患病日久，反复发作，眼干涩不适，眼胀痛，视物朦胧；白睛抱轮红赤，时轻时重，黑睛后壁细点状或色素状沉着物，黄仁纹理不清或部分干枯变白，瞳神干缺状如花瓣，锯齿，或小如针尖，眼底陈旧性渗出物，或呈晚霞状眼底；头晕，失眠，五心烦热，咽干舌燥，脱发，白发，白斑。

舌脉：舌质红，苔少有裂纹，脉细数。

治法：滋阴降火，明目。

方药：知柏地黄丸（《医方考》）加减。组成：熟地黄 24 g，山茱萸 12 g，干山药 12 g，泽泻 9 g，牡丹皮 9 g，茯苓 9 g，知母（盐炒）6 g，黄柏（盐炒）6 g。

方解：本方为滋阴降火代表方，方中六味地黄丸滋阴补肾，加知母、黄柏清虚热、泻相火，可用于治疗阴虚火旺之眼部炎症。

（五）针刺治疗

1. 针灸治疗　局部取穴和全身取穴相结合。主穴睛明、球后、瞳子髎；配穴：肝经风热取太阳、大椎、风池、合谷、行间；肝胆火炽取风池、曲池、合谷、光明、三阴交、太冲；脾胃湿热取太阳、风门、曲池、合谷、足三里；热毒炽盛取大椎、曲池；阴虚火旺取肝俞、肾俞、太冲、复溜。每次取 2~4 穴，每天 1 次，留针 20~30 min，手法用中等刺激。

2. 耳针治疗　取穴：肝、胆、心、肾上腺、目。用单针刺激，每次 10~20 min。

3. 梅花针治疗　取穴：肝俞、胆俞、合谷、上星至风府，重度叩打。肝经从大敦叩打至行间，腧穴可叩打 3~5 min。

4. 刺血治疗　取穴：太冲、窍阴、承光、百会。用三棱针点刺，刺出血 2~3 滴。

（六）中药注射液

1. 川芎嗪注射液，每次 80 mg，或用香丹注射液，每次 20 mL，加入 0.9% 氯化钠注射液 250 mL，静脉滴注，每天 1 次，用于兼血瘀证。

2. 黄芪注射液，每次 20 mL，加入 0.9% 氯化钠注射液 250 mL，静脉滴注，每天 1 次，用于兼气虚者。

3. 丹参注射液 20 mL，加入 5% 葡萄糖注射液 250 mL，每天 1 次；联合口服银杏叶片（每片 9.6 mg），1 片/次，每天 3 次。用于眼底出血致玻璃体混浊。

（七）中成药

根据证型可选用龙胆泻肝丸、知柏地黄丸、黄连上清丸和清开灵颗粒等。

龙胆泻肝丸：每次 3~6 g，每天 2 次，适用于肝胆火炽证。

知柏地黄丸：每次 9 g，每天 2 次，适用于阴虚火旺证。

黄连上清丸：每次 1.5~3 g，每天 2~3 次，适用于急性发作期。

清开灵颗粒：每次 1.5~3 g，每天 2~3 次，适用于急性发作期。

（八）中药熏眼

熏法是将中药煎制后乘热气蒸腾，上熏眼部以治疗葡萄膜炎的方法。这种方法具有物理湿热敷和药物治疗的双重作用，其中温热作用有助于加强药物的渗透，助行药力，加强局部的血液循环，促进炎症和病理产物的吸收。临床上可根据不同病情选择药物煎成药汁，也可将内服药再煎而作熏洗用。使用时趁热将药液倒入容器中，患者俯首面对热气熏眼，眼与药液距离以能耐受为度，熏时最好用布巾将头与盛药容器一并蒙盖，使热气集中，保持较久。

熏眼剂由金银花、连翘、龙胆草、荆芥、防风、夏枯草、甘草、青葙子等中药煎制而成，加以稀释后入熏蒸器，利用其产生的蒸汽熏眼，每天 2 次，每次 10～15 min。也可以用内服药渣加热熏眼或湿热敷。

（九）中医适宜技术

临床可选用新制柴连汤、龙胆泻肝汤、黄连解毒汤、三仁汤等离子导入，采用眼枕法。患者取坐位或仰卧位，将两块适宜大小的八层纱布用前述中药液浸湿，置于眼睑表面，轻闭眼睑，将镜架电极戴在眼上。再取一块八层纱布用生理盐水浸湿后，放置于枕部并与枕部电极充分接触。打开电源开关，按动电流强弱调节钮，电流指示灯闪烁，说明此时为电流治疗，根据患者需要及耐受程度调节强弱。指示灯灭，离导结束，需要约15 min。离子导入时还可按动温度调节按钮，调节温度。每次治疗交替使用极性。

（十）饮食疗法

患病期间饮食宜以清淡而富有营养的食物为主，勿食辛辣、油腻之品，以免火热内生，造成重症、变症及复发。

（十一）并发症的治疗

1. 并发性白内障　一般在规范治疗 1 年或 1 年以上，患者因白内障生活不能自理，炎症未复发至少半年时，可考虑手术治疗。继发性白内障患者应在炎症得到很好控制的情况下，行白内障摘除手术和人工晶体植入，术前术后应局部或全身使用糖皮质激素和非甾体抗炎药，必要时给予其他免疫抑制剂治疗，以预防术后葡萄膜炎复发。对于以往复发频繁或具有顽固性炎症者，可采用囊外摘除术；对于炎症彻底控制的患者，可采用白内障超声乳化摘除及人工晶体植入术。

2. 继发性青光眼　治疗原则是积极控制炎症反应，恢复房水流出通道和降低眼压。对于激素性青光眼患者，合理应用糖皮质激素是预防其发生的关键，在治疗过程中要定期复查眼压，并及时根据疗效调整糖皮质激素的使用频率和类型（病情好转后可改用不良反应较少的糖皮质激素）。出现激素性青光眼时，应立即减量或停用糖皮质激素，部分患者眼压可恢复正常，少数患者加用抗青光眼药物可降低眼压，一般不需要抗青光眼手术治疗。对于葡萄膜炎继发性青光眼患者，常首选 β 受体阻断药降低眼压，如噻吗洛尔或卡替洛尔，注意美替洛尔可诱发葡萄膜炎。对于药物降眼压效果不好者可采用手术治疗，传统小梁切除手术的成功率较低，主要原因是结膜下成纤维细胞过度增生、纤维化或滤过道瘢痕导致滤过道阻塞，术中应用抗代谢药物可抑制成纤维细胞增殖，减少滤过口瘢痕和提高手术成功率，常用药物有 5-氟尿嘧啶和丝裂霉素 C，注意后者的使用浓度不要超过 0.02%，使用时间不要超过 60 秒。

3. 视网膜下新生血管　规范的糖皮质激素和免疫抑制剂应用可消除新生血管滋生的根源，并可用激光光凝消除新生血管。

4. 玻璃体混浊　VKH 所致的玻璃体混浊是一种炎症性混浊，在葡萄膜炎得以控制、炎症消退后，玻璃体炎性混浊也会逐渐减轻或消退，因此大多数的玻璃体混浊不需要手术治疗；如出现增生期玻璃体视网膜病变且有视网膜脱离的可能时，在使用免疫抑制剂控制炎症后再权衡考虑实施玻璃体切除手术。

5. 带状角膜变性　对于非横跨性带状角膜变性且不影响视力者可不做处理。去除带状角膜变性手术一般不受炎症是否活动影响，可行光学治疗性角膜切除术，也可在乙二胺四乙酸螯合后行表层角膜切削术。

6. 黄斑水肿　治疗的目的是减轻水肿，尽快恢复视力，避免黄斑部形成囊腔或板层裂孔。但迄今尚无统一的治疗方案，糖皮质激素可抑制炎性介质导致的血管通透性增加，阻断花生四烯酸产物释放，减轻黄斑水肿，是一线治疗用药。给药方式有局部点药、局部注射或全身给药，局部点药常选用泼尼松龙或地塞米松，局部注射药物常选用曲安奈德或甲基泼尼松龙，每 4~6 周 1 次。局部用药无效时可全身用药，开始量为泼尼松龙每天 0.5~1 mg/kg，逐渐递减，最后以 10~20 mg/d 维持数月。对于少数顽固性黄斑囊样水肿患者，不宜长时间全身应用大剂量糖皮质激素。非甾体抗炎剂通过抑制环氧化酶活性，抑制花生四烯酸转化为前列腺素、血栓素和前列环素，在局部抗炎效果和抑制血-房水屏障破坏方面可能优于糖皮质激素。对于保守治疗无效的患者，可考虑行玻璃体切除手术治疗。

（十二）杨培增制订的治疗方案

1. 方案Ⅰ　糖皮质激素 + 中药：泼尼松 1~1.2 mg/（kg·d），治疗 10~14 天后逐渐减量，维持剂量为 15~20 mg/d，半年后再逐渐减量。中医辨证施治。适用于初发葡萄膜炎。

2. 方案Ⅱ　苯丁酸氮芥 + 中药：苯丁酸氮芥 0.1 mg/（kg·d），治疗 3~5 个月后逐渐减量，维持剂量 2 mg/d，中医辨证施治（注意在辨证基础上加用补气益血的中药）。适用于复发性葡萄膜炎、初发葡萄膜炎难以控制者和初发葡萄膜炎不宜用糖皮质激素治疗者。

3. 方案Ⅲ　苯丁酸氮芥（或环磷酰胺）+ 糖皮质激素 + 中药：苯丁酸氮芥 0.05~

0.1 mg/（kg·d）或环磷酰胺 1 ~ 2 mg/（kg·d），泼尼松 20 ~ 30 mg/d，治疗 3 ~ 5 个月后逐渐减量，中医辨证施治（注意在辨证基础上加用补气益血的中药）。适用于初发葡萄膜炎伴有严重的视网膜脱离或复发性前葡萄膜炎单用苯丁酸氮芥未能控制者。

4. 方案Ⅳ 环孢素 + 糖皮质激素 + 中药：环孢素 3 ~ 5 mg/（kg·d），泼尼松 20 ~ 30 mg/d，治疗 3 ~ 5 个月后逐渐减量，应联合中医辨证施治。适用于初发葡萄膜炎伴有严重视网膜脱离、有生育要求者及复发性前葡萄膜炎患者。

5. 方案Ⅴ 苯丁酸氮芥 + 环孢素 + 糖皮质激素 + 中药：苯丁酸氮芥 0.05 ~ 0.1 mg/（kg·d），环孢素 2 ~ 5 mg/（kg·d），泼尼松 20 ~ 30 mg/d，联合中医辨证施治（注意在辨证基础上加用补气益血的中药）。适用于经上述方案治疗后葡萄膜炎仍不能控制的患者。伴有眼前段炎症应给予糖皮质激素滴眼液、睫状肌麻痹剂和非甾体消炎药滴眼液治疗。

五、评述与体会

本病为疑难重症，病程冗长，易于复发，如病情较轻并及时正确治疗，可保存一定视力。若失治、误治，或病情严重，则预后不良。或因并发性白内障和继发性青光眼而失明。中医药在本病的治疗上有较大的优势和潜力，可有效降低患者的复发率，减轻激素的毒副作用，提高患者后续生活质量。

该病与许多全身病及免疫功能关系密切，故宜全面查体，全面治疗。病情一旦复发，应及时治疗。患病期间应少用目力，在户外宜戴有色眼镜，避免强光刺激。为减轻眼痛，可作湿热敷或服镇静止痛剂，在使用外敷药物时，注意勿将药液溅入眼内。注意锻炼身体，增强机体抗病能力，防止病情复发。

>>> 参 考 文 献 <<<

1. 张馨，郝小波. 中医药治疗葡萄膜炎的研究进展. 广西中医学院学报，2010，13（2）：72.

2. 李燕利，杨炜. 葡萄膜炎的生物治疗进展. 国际眼科杂志，2013，13（6）：1147.

3. 杨培增. 葡萄膜炎诊断与治疗. 1 版. 北京：人民卫生出版社，2009.

4. 孙世珉. 葡萄膜病学. 1 版. 北京：北京大学医学出版社，2002.

5. 李凤鸣. 中华眼科学. 2 版. 北京：人民卫生出版社，2005.

6. 唐由之，肖国士. 中医眼科全书. 2 版. 北京：人民卫生出版社，2011.

7. 王明芳，谢学军. 中医眼科学. 1 版. 北京：中国中医药出版社，2004.

8. 何守志. 临床眼科学. 1 版. 天津：天津科学技术出版社，2002.

9. ALRAYES H, ALSWAILEM R, ALBALAWI M, et al. Safty and efficacy of infliximab therapy in active

Behcet's uveitis an open-label trial. Rheumatol Int, 2008, 29(1): 53 – 57.

10. BIESTER S, DEUTER C, MICHELS H, et al. Adalimumab in the therapy of uveitis in childhood. Br J Ophthalmol, 2007, 9139: 324.

11. ERCKENS R J, MOSTARD R L, WIJNEN P A, et al. Adalimumab successful in sarcoidosis patients with refractory chronic non-infectious uveitis. Graefes Arch Clin Exp Ophthalmol, 2012, 250(5): 713 – 720.

12. FANG W, YANG P. Vogt-koyanagi-Harada syndrome. Curr Eye Res, 2008, 33: 517 – 523.

13. ANDRADE R E, MUCCIOLI C, FARAH M E, et al. Intravitreal triamcinolone in the treatment of serous retinal detachment in Vogt-Koyanagi-Harada syndrome. Am J Ophthalmol, 2004, 137(3): 572 – 574.

14. LOPEZ-GONZALEZ R, LOZA E, JOVE J A, et al. Treatment of refractory posterior uveitis with infiximab a 7-year follow-up study. Scand J Rheumatol, 2009, 38(1): 58 – 62.

（解孝峰）

第四节 急性视网膜坏死

急性视网膜坏死（acute retinal necrosis syndrome，ARN）是以急性坏死性视网膜炎、脉络膜炎、玻璃体混浊、视网膜动脉炎和后期视网膜脱离为特征的严重致盲性眼病。其中视网膜脱离是 ARN 常见的晚期并发症，也是患者致盲或视功能低下的主要原因之一。

本病起病急，发展快，预后差，可发生于任何年龄，以 15～75 岁多见，性别差异不大。在世界各地均有发生，无种族差异。多单眼发病，免疫低下的人群和健康人均可受累。

目前认为，VZV 或 HSV 是其主要的致病原。血液、玻璃体液的病毒抗体检测是诊断感染病原体的证据。脉络膜视网膜活检获取感染组织标本，经 PCR 方法鉴定，可以直接检测出感染病毒的 DNA，明确病原学诊断。Lawrence 和 Michael 观察到 ARN 患者的年龄分布曲线呈双峰型，高峰分别在 33 岁和 45 岁，并认为 33 岁的高峰主要由 HSV 引起，而 45 岁的高峰可能由 VZV 的激活所致。年轻患者多为 HSV-1 引起，年龄较长的患者多为 VZV 所致。

传统中医由于缺乏对眼底病变的直接观察，缺乏对该病的相关记录，不过，从该病的发病特点、临床表现及预后看，它相当于中医"暴盲""瞳神紧小"等。

一、病因病机

（一）中医病因病机

本病多为素体阳盛，外感风热湿毒之邪，伤于目络视衣所致；或因肝胆热毒，上攻于目所致；或因湿热疫毒之邪久恋，脏腑组织功能失调，产生痰浊、瘀血等病理产物，痰瘀互结，阻滞经络所致；或因热毒瘀郁，伤阴耗血，阴液亏虚，目失所养所致。

本病关键在于外感风热之邪和体内火、痰、瘀相互蕴结，正气伤而湿热痰瘀余邪未清，形成虚实夹杂之证。

（二）西医病理改变

目前认为与病毒感染有关。视网膜组织病理检查、眼内容物的病毒培养、免疫细胞化学研究、血清及眼内液血清学分析等，提示 VZV、HSV 1 型及 2 型、CMV 和 EBV 是 ARN 的病因，大多数 ARN 发生在潜伏的 VZV 状态或 HSV-1 或 2 型再度活化过程中，少数患者发生在这些病毒原发感染的过程中。

发病机制包括病毒感染（大部分是潜伏病毒被激活）和机体对病毒的免疫反应。病毒对视网膜神经上皮和色素上皮细胞的直接损害，以及视网膜脉络膜动脉闭锁产生的继发性视网膜缺血，是影响 ARN 综合征病情发展的主要原因。大量临床病理研究表明，T 淋巴细胞及其分泌的细胞因子可能在 ARN 的发病过程中起关键作用。

二、临床表现

（一）症状

1. 全身表现　皮肤病变：部分 ARN 患者有皮肤病变，主要表现为皮肤带状疱疹感染、单纯疱疹溃疡和急性水痘感染。皮肤病变多发生在 ARN 之前几周内，与眼病的严重程度不一致，病变的分布与病眼无明显联系。

2. 中枢神经系统病变　大约10% 的 ARN 患者有中枢神经系统受累，尤其是 HSV-1 型和 VZV 能引起中枢损害，常见的如脑膜脑炎和脑血管炎，另外有听力丧失及中风。脑脊液检查细胞增多，多为单核细胞，尚无脑脊液微生物培养阳性的报道。

3. 眼部表现　多隐匿发病，早期出现眼红眼疼、眶周疼痛、视物模糊、眼前黑影，后期可出现视力严重下降甚至失明。

（二）体征

1. 眼前节炎症　眼前节炎症一般较轻。可见轻度睫状充血，尘状或羊脂状 KP、轻度至中度房闪、炎症细胞(± ~ +)、多数无虹膜前后粘连，严重者也可出现虹膜后粘连。有 4% ~ 36% 的患者因侵犯小梁网组织而出现眼压升高，一般轻度到中度升高（22 ~ 35 mmHg），通常在 2 周内恢复正常，一般不超过 2 个月。此外，伴有免疫缺陷的患者，可出现病毒性角膜炎、巩膜炎、眼眶炎症等。

2. 玻璃体混浊和炎症细胞浸润　是 ARN 的一个重要特征，几乎所有的患者均可出现，或为部分患者的首诊原因。ARN 早期：通常表现为轻、中度的玻璃体炎症反应。

随着视网膜坏死不断进展，大量细胞和坏死碎片进入玻璃体腔，引起严重的玻璃体混浊。加剧玻璃体液化、混浊、纤维化，严重的玻璃体纤维化牵拉导致视网膜脱离。ARN消退期可出现玻璃体液化、显著的玻璃体混浊及玻璃体纤维增殖。

3. 视网膜血管炎　多累及视网膜小动脉，常先于视网膜坏死发生或与之同时发生。急性期可见视网膜动脉壁有黄白色浸润，动脉变细或呈串珠状，周围伴有白鞘。发病 1~2 周后，可 1 个或多个象限出现周边小动脉闭塞。

视网膜动脉炎是本病最基本的病理改变。以视网膜动脉炎为主的视网膜血管炎的出现，破坏了血 – 视网膜屏障功能，促进了视网膜坏死，同时，蛋白和炎症趋化因子等进入玻璃体，引起增生期玻璃体视网膜病变。后期，视网膜坏死引起的多发性视网膜裂孔及增生期玻璃体视网膜病变的牵引，使患者易于发生视网膜脱离。

视网膜静脉受累（少见）时，可见静脉管壁的浸润，静脉迂曲扩张，视网膜内出血灶。这种改变可发生于视网膜坏死区域内，也见于非坏死区。典型的 ARN 视网膜出血局限，与其他血管阻塞性疾病不同，视网膜新生血管和弥漫性出血性视网膜病变少见。

4. 视网膜坏死　是 ARN 最为主要的体征。出现眼部症状 1~2 天内，周边视网膜出现多灶性黄白色坏死病灶，累及 1 个或多个象限，表现为多发性的边界清楚，圆形或地图状的白色或黄白色病灶，被称为"拇指印"，坏死视网膜致密、增厚，进展迅速，数量增多，坏死灶逐渐融合，呈环绕型逐渐向后极部进展，并最终累及黄斑部。一般情况下，VZV 导致的 ARN 病变进展的速度较 HSV 快。如不予治疗，ARN 通常在 6~12 周内自愈，如行抗病毒治疗，视网膜病灶通常在治疗 1 周后开始消退，然后自后极部向周边部逐渐恢复正常网膜颜色，但视网膜已坏死并萎缩，视功能受损。

5. 视网膜裂孔　数周后坏死灶开始消退，呈干酪样外观，受累的视网膜萎缩变薄，溶解脱落，形成大小不等、形态不一的多发性全层视网膜裂孔。裂孔多数位于坏死区视网膜或坏死区与正常视网膜交界处，检眼镜下呈鱼网状或破布样外观，裂孔间的视网膜变薄、糜烂，引起孔源性视网膜脱离。由于大量的裂孔形成，大面积的色素上皮暴露，色素上皮细胞通过视网膜裂孔移行至视网膜表面，加之玻璃体本身的炎症引起玻璃体浓缩、机化和条索形成，导致严重的增生期玻璃体视网膜病变，引起牵拉性的视网膜脱离。视网膜脱离常发生于 ARN 起病 6~8 周后，亦可见于发病后 1 周内，后者预后极差。

除上述改变外，一些患者还可出现视神经炎、视盘水肿、黄斑水肿和相对性瞳孔传入阻滞等改变。

（三）临床分期

根据病程，本病分为急性期、缓解期和晚期。

1. ARN 急性期　前节主要表现为非肉芽肿性前葡萄膜炎；眼底典型病变为周边视网膜有白色或黄白色浸润和肿胀，视网膜动脉壁有黄白色浸润，管径粗细不均，有的呈串珠状，随后动脉变细，血管周围出现白鞘。

2. ARN 缓解期　约 1 个月后进入缓解期，前节炎症减退或消退，视网膜病灶吸收，留下色素紊乱和视网膜脉络膜萎缩灶，视网膜血管闭塞呈白线。

3. ARN 晚期　发病 2 ~ 3 个月后进入晚期，前节炎症不明显，但玻璃体混浊加重，纤维膜形成，机化收缩牵拉视网膜，形成多发性裂孔，导致视网膜脱离。

Fabricius 分期（0 ~ Ⅳ期）

0 期（前驱期）：眼部刺激症状，包括畏光、轻中度眼和眶周痛，视物模糊，眼前有漂浮物。睫状充血，浅层或全巩膜炎，轻至中度肉芽肿性前葡萄膜炎，主要为羊脂状 KP。眼压可能升高。免疫缺陷的患者，同时伴有病毒性角膜炎。

Ⅰ期（坏死性视网膜炎期）：前驱症状发生后几天，开始发生视网膜坏死。此期又可分为两期。Ⅰ期 A：散在的周边部视网膜炎，起于周边部和锯齿缘之间，呈局限性、多发性不相连的白色棉绒状的小斑块；动脉狭窄及血管鞘形成。Ⅰ期 B：视网膜坏死扩大融合，全部周边视网膜呈乳白色，以同样的速度向后极部发展。坏死的视网膜和正常的视网膜界限分明，坏死的视网膜光滑而呈地图形，可有伪足样伸展。常有视神经炎。坏死也可先于汇集带直接发展到后极部。

Ⅱ期（完全性视网膜坏死和玻璃体混浊期）：出现大范围视网膜坏死病灶，有明显的玻璃体混浊或大的漂浮物（严重时可影响视网膜病变的观察）；易出现黄斑水肿、视神经病变、视网膜出血、视网膜脱离和视力下降等改变。

Ⅲ期（视网膜坏死消退期）：通常指出现症状的 4 ~ 12 周，视网膜萎缩（原来视网膜坏死病灶处），视网膜血管闭塞，玻璃体混浊物浓集于玻璃体基底部。

Ⅳ期（视网膜脱离期）：出现孔源性视网膜脱离，可伴有增值性玻璃体视网膜病变，可伴有视网膜新生血管、出血，也可伴有眼球萎缩。

（四）实验室及其他辅助检查

1. FFA　FFA 检查对确定患者中心视力丧失的原因、感染的范围等方面是非常有用的。ARN 可能出现的造影改变有以下几种：于动脉期，可看到局灶性脉络膜充盈缺损，此种改变与局部脉络膜炎症细胞聚集及视网膜色素上皮的损害有关；于静脉期，活动性视网膜炎区无或仅有少量视网膜灌注，动脉和静脉内荧光均显示突然"截止"的外观，此种荧光"截止"像对于 ARN 的诊断很有帮助，但也应注意，此种改变也可见于 CMV 性视网膜炎和玻璃体内注射氨基糖苷类药物对视网膜的毒性反应；于循环期可以看到视盘染色，尤其合并视神经炎者更为明显；于疾病恢复阶段，由于视网膜色素上皮的改变可以出现窗样缺损；还可见视网膜动、静脉节段性扩张、染料渗漏和血管壁染色，出血遮蔽荧光，黄斑囊样水肿。

2. ICGA ICGA检查可发现脉络膜血管扩张，脉络膜血管通透性增强所致的片状强荧光，弱荧光黑斑。

3. B超 在玻璃体炎明显影响眼底可见度时，超声检查对确定有无视网膜脱离是非常有用的辅助检查方法，它对于发现由视神经炎所致的视神经鞘扩大也是很有帮助的。

4. ERG 在活动性炎症期，ERG检查可以发现a、b波降低，伴有或不伴有振荡电位降低，视网膜电流图的改变直接与受累组织的范围、受累的严重性有关。严重的暴发型ARN早期检查即可见闪光ERG熄灭。

5. CT和MRI CT扫描可发现受累眼甚至未受累眼的视神经鞘扩大；MRI曾发现患者出现视束、视交叉和外侧膝状体的改变，此结果提示感染可能是通过胶质细胞轴索传播的。

6. 病原学检测 近年来诊断检测技术发展，对可疑ARN患者可进行诊断性玻璃体切除和（或）视网膜活组织检查，组织标本进行电镜及病毒培养、组织学和免疫组织化学检查、原位杂交、PCR检测病毒DNA等。标本培养结果阳性、组织学检查发现病毒包涵体及电镜观察到病毒颗粒，对诊断有重要帮助。

（五）并发症

1. 视网膜脱离 是ARN最常见的并发症，常发生于感染的恢复期（发病后1个月～数月），表现为孔源性视网膜脱离，发生率高达75%。视网膜裂孔常为多发性，易发生于坏死和正常视网膜的交界处。在炎症的急性期也可发生渗出性视网膜脱离。

2. 增生期玻璃体视网膜病变 该病变是由于大量渗出物、炎症因子、炎症趋化因子进入玻璃体内所致。并发视网膜裂孔大、数量多，使大面积色素上皮暴露，色素上皮细胞可以通过裂孔移行至视网膜表面，产生增生期玻璃体视网膜病变。而玻璃体炎也导致了玻璃体内细胞浸润及继发的纤维化改变和与周边区域的粘连。

3. 视网膜/视盘新生血管形成 此与视网膜毛细血管无灌注有关，少数患者在视网膜脱离发生后出现视网膜新生血管。这些新生血管易发生出血，引起玻璃体积血，加重视物障碍。

4. 并发性白内障 疾病后期可发生并发性白内障，以晶状体后囊下混浊为常见。可能由于眼前后节炎症反应持续刺激晶状体组织，影响晶状体营养及代谢引起。

5. 其他 一些患者尚可发生视神经萎缩，个别患者出现眼球萎缩。到ARN晚期，中央视网膜动脉血管受损及视盘缺血也是导致视力预后差的重要因素。

三、诊断及鉴别诊断

(一) 西医诊断要点

1. 典型 ARN 诊断标准　周边视网膜单个或多个病灶边缘模糊（主要位于邻近或在颞侧主枝血管弓区）、黄斑区病损虽然少见，如伴有周边视网膜病损，则不应排除 ARN 诊断。如不经抗病毒治疗，病灶进展迅速（边缘进展或出现新病灶）。病变沿周边缘扩大。闭塞性血管病变，累及视网膜小动脉。前房及玻璃体显著炎症反应。此外巩膜炎及视盘病变或视神经萎缩均支持 ARN 的诊断，但非必备体征。

实验室检查可协助诊断。值得指出的是，与 VZV 和单纯疱疹病毒相关的视网膜炎不一定总表现为本病，如临床上不符合上述标准，即使从眼组织或眼内液中分离出病毒，也不能做出急性视网膜坏死的诊断。

2. 不典型 ARN 诊断　针对典型 ARN 的诊断并不难，但是针对不典型病症，或者是常规治疗反应不好的患者，应该实施进一步的检查。应对结核、梅毒、弓形体、眼内淋巴瘤、肉样瘤病、虹膜炎、巨细胞病毒性视网膜炎、原田氏病、青光眼睫状体炎、胶原血管病、急性多灶性出血性视网膜炎、原发性眼内恶性淋巴瘤、结节病等进行相互鉴别。方法为：抽取患者玻璃体液或房水进行抗体检查，针对极特殊患者，需要进行视网膜活检加以诊断。

(二) 中医辨证要点

早期可出现眼眶周疼痛、畏光流泪、视力下降、黑影飘动等症状，多为风热或热毒所致；邪热入里，损伤营血，可导致视力进一步下降、视网膜动脉炎、视网膜出血等；后期余邪伤津耗血，可致阴虚火旺，正邪交争不剧，眼前部炎症表现不明显，但玻璃体混浊加重，形成增生期病变加剧或导致视网膜脱离。

(三) 中医辨证分型

1. 肝经风热证　起病较急，眼珠坠痛，头额痛，畏光流泪，视物模糊；睫状充血，角膜后壁有灰白色点状沉着物，房水混浊，虹膜纹理不清，瞳神紧小不能展缩。辨证要点为发热恶风，全身疼痛，舌红，苔薄白或微黄，脉浮数或弦数。

2. 肝胆湿热证　辨证要点为眼红、眼痛，眶周疼痛，视物模糊，房水混浊，眼前黑点漂浮，玻璃体混浊，视网膜水肿，黄白色渗出或视网膜出血；口苦心烦，舌红苔黄腻，脉弦数。

3. 热毒炽盛证　辨证要点为眼红痛甚，畏光流泪，视物模糊，眼前黑点漂浮，房水混浊，瞳孔不圆，虹膜后粘连，玻璃体中重度混浊，视网膜动脉呈白线，周边视网膜呈多片黄白色渗出，后极部视网膜尚正常。口渴欲饮，舌红苔黄，脉滑数。

4. 肝肾阴虚证　辨证要点为眼前节及眼底炎症基本消退，视盘色淡或白，视网膜坏死灶大部分吸收，色素紊乱，可伴有轻、中度玻璃体混浊及视力下降。多伴有头晕目眩，五心烦热，失眠多梦，口苦咽干，舌红少苔，脉沉细。

（四）鉴别诊断

1. 进行性外层视网膜坏死（progressive outer retinal necrosis，PORN）　通常发生于获得性免疫缺陷综合征（acquired immuno deficiency syndrome，AIDS）患者，主要累及外层视网膜，临床表现为多灶性视网膜白色坏死病灶，早期即累及黄斑区。与ARN不同，PORN极少发生闭塞性血管炎、前节及玻璃体炎症反应。

2. 巨细胞病毒性视网膜炎（cytomega lovirus retinitis，CMVR）　多见于免疫功能低下者，如AIDS、肝移植及骨髓移植患者。眼底表现为沿血管分布的白色视网膜病灶，常伴视网膜出血。对阿昔洛韦或更昔洛韦治疗效果不佳的患者，应警惕此病的可能。

3. 弓形体脉络膜视网膜炎　免疫功能正常的患者弓形体脉络膜视网膜炎多表现为孤立的脉络膜视网膜病灶，老病灶周围可有新的卫星灶。免疫功能低下的患者可缺乏新老病灶并存的特征性改变，表现为致密的黄白色病灶，边界清楚，偶有卫星灶，坏死灶附近有血管炎，易与ARN混淆。血清学检查可检测出弓形体抗体，PCR有助于明确诊断。该病在发展速度、严重性及并发症等方面均无ARN的临床特点明显。

4. BD　病程较长，多见于青壮年，多伴口腔溃疡、结节性红斑、关节炎、生殖器溃疡的全身表现，眼底主要表现为视网膜血管炎改变，多局限在后极部，也可有视网膜出血、渗出及水肿等病灶，但缺乏ARN样坏死病变区和正常视网膜边界分明的特征表现，前节也有明显葡萄膜炎炎症，病程较长易炎症迁延不愈，晚期视力损伤严重，多并发白内障、青光眼及视神经萎缩等，使用糖皮质激素或免疫抑制剂治疗多数有效，极易反复发作。

5. 梅毒性视网膜脉络膜病　梅毒累及内层视网膜，也有视网膜出血、渗出甚至坏死病灶，伴有视网膜血管炎症，缺乏ARN特征性眼底表现，实验室检查可明确诊断。对临床驱梅治疗敏感。

6. 结核性葡萄膜炎　发生在眼部的结核分枝杆菌感染，多由全身其他部位活动性病灶血行播散而来，视网膜结核多由脉络膜、睫状体、视神经等局部扩散而来。眼底为圆形或椭圆形黄白色斑，多位于后极部，新鲜和陈旧病灶可共存，晚期可形成白色机化斑块，周围有色素沉着。经结核分枝杆菌相关检查及相关眼底改变可确诊，患者对结核治疗敏感。

7. Coats病　本病好发于婴幼儿或青少年男性，12岁以下占97.2%，通常只侵犯单眼，常因视力低下、斜视、白瞳症就诊。眼底有大量白色或黄白色渗出，眼底有成簇胆固醇结晶或出血，视网膜有梭状或球状扩张性血管异常，可引起视网膜脱离、继发性白内障、青光眼等。无葡萄膜炎的体征，属非炎性改变，可有血管瘤或新生血管改变，通过 FFA 多数能明确诊断。

四、治疗

（一）治疗原则

西医对本病主要是对症治疗和控制炎症反应，糖皮质激素为首选药，必要时联合免疫抑制剂和生物制剂治疗。中医以辨证论治为主。中西医结合治疗在改善症状和减轻激素毒副作用方面具有优势。

（二）西医治疗

1. 局部治疗

（1）睫状肌麻痹剂 复方托品酰胺滴眼液，根据眼前节炎症情况给予每天点 1 ~ 4 次；对于前节炎症较重的，可选用阿托品眼用凝胶，每天 1 ~ 2 次。

（2）糖皮质激素滴眼液 根据眼前节炎症情况给予不同频次点药，可明显减轻前节炎症反应。常用的眼药包括 1% 醋酸泼尼松龙滴眼剂、复方地塞米松滴眼液（膏）、氯替泼诺滴眼液和氟米龙滴眼剂等。

（3）非甾体消炎滴眼液 常用的为双氯芬酸钠、普拉洛芬或溴芬酸钠水合物滴眼剂，每天 1 ~ 4 次，作为辅助抗炎药。

（4）抗病毒药物局部注射 包括玻璃体腔注射和缓释剂玻璃体腔植入两种途径，均能够有效控制眼部病变，减少复发，可以避免全身用药的不良反应。常用药物为更昔洛韦玻璃体球内注射，每次 5 mg/0.1 mL，每周 1 次。或使用 2 mg/0.1 mL，每周注射 2 ~ 3 次。

2. 全身治疗

（1）抗病毒治疗

① 阿昔洛韦 是目前公认的治疗活动期 ARN 的首选抗病毒药物，可静脉滴注、口服或玻璃体内给药。对单纯疱疹病毒Ⅰ型、Ⅱ型和 VZV 均有抑制作用，但对单纯疱疹病毒抑制作用强，对 VZV 抑制作用较弱。对于青年 ARN 患者，其病原主要为 HSV1，宜首选阿昔洛韦。阿昔洛韦口服吸收率较低，因此一般在治疗初期应静脉给药。成人用量为每次 10 ~ 15 mg/kg，1 h 内输完，3 次/天，连用 14 天。48 ~ 72 h 后病变停止进展，病变周围出现色素反应，改为口服，每次 800 mg，5 次/天，连续用药 3 ~ 4 个月。

② 更昔洛韦 更昔洛韦的作用机制与阿昔洛韦相同，进入感染细胞后转变成三磷酸更昔洛韦，抑制病毒单核苷酸聚合酶，从而抑制病毒 DNA 复制。更昔洛韦在细胞内

的半衰期为 12 h，且对 VZV 和 CMV 感染所致的 ARN 效果良好。对于 50 岁以上高龄患者，其病原主要为 VZV，宜首选更昔洛韦治疗。更昔洛韦的口服吸收较差，主要采用静脉滴注，常用剂量为 5 mg/kg，每 12 小时 1 次，3 周后改成 5 mg/kg，每天 1 次，连用 4 周。更昔洛韦还可用于玻璃体腔注药，以便药物更有效地在眼内发挥作用。

③ 丙氧鸟苷　此药主要用于治疗巨细胞病毒性视网膜炎。在用阿昔洛韦治疗 ARN 无效时，可以考虑应用丙氧鸟苷。静脉滴注，常用剂量为 2.5 mg/kg，每 8 小时 1 次，或 5 mg/kg，每 12 小时 1 次，连续治疗 14 ~ 21 天，后改为维持剂量，每周 5 次。

④ 伐昔洛韦　伐昔洛韦是 1 - 缬氨酰酯 - 阿昔洛韦，口服后迅速转化为阿昔洛韦，有很高的口服生物利用度。可有效抑制 HSV1、HSV2 和 VZV，口服伐昔洛韦 1 000 mg（每天 3 次）与静脉滴注阿昔洛韦 8 mg/kg（每 8 小时 1 次）生物利用度相近。一般每次 0.3 g，每天 2 次，饭前空腹口服。

⑤ 泛昔洛韦　是喷昔洛韦的前体药物，口服后迅速转化成喷昔洛韦，其与病毒胸苷激酶的亲和力比阿昔洛韦高 100 倍。喷昔洛韦作用机制同阿昔洛韦，在病毒感染的细胞内转化成有活性的三磷酸喷昔洛韦，抑制病毒 DNA 的复制。一般用法，每次 0.25 g，1 天 3 次，口服。

⑥ 膦甲酸　是病毒 DNA 聚合酶抑制剂，可抑制包括 CMV、HSV-1 和 HSV-2 等在内的疱疹病毒的复制。在不影响细胞 DNA 聚合酶的浓度下，膦甲酸钠在病毒特异性 DNA 聚合酶的焦磷酸盐结合位点产生选择性抑制作用，从而表现出抗病毒活性，用于阿昔洛韦耐药的疱疹病毒感染。一般剂量为 90 ~ 120 mg/（kg·d）（按肾功能调整剂量），静脉滴注时间不得少于 2 小时。

（2）糖皮质激素　可抑制病毒所引起的免疫应答，有助于玻璃体混浊的吸收和抑制免疫应答所致的视网膜炎症及坏死的进展，对早期视力的提高有所帮助。尤其在视网膜炎症坏死病变进展危及黄斑或视神经时，严重影响患者视功能时，需考虑使用。但由于糖皮质激素可使病毒扩散，所以应在有效抗病毒治疗的前提下使用糖皮质激素。一般选用泼尼松口服，在抗病毒药物应用 24 ~ 48 h 后给予，所用剂量为 0.5 ~ 1 mg/（kg·d），使用 1 周后减量，治疗时间为 2 ~ 6 周。服用过程中配合补充钙片。对于有前房炎症反应者，应同时给予糖皮质激素、非甾体消炎药和睫状肌麻痹剂滴眼液。对于白细胞增高、以中性粒细胞增高为主的患者，不能排除细菌感染，须同时应用广谱抗生素。

（3）抗凝治疗　许多研究表明，急性期视网膜血管壁损伤，使血小板与内皮破损所暴露的胶原纤维接触，导致血小板黏附、聚集和释放反应，血液呈高凝状态，故应进行抗血小板凝集治疗，预防 ARN 的血管闭塞性并发症。主要为口服小剂量的抗凝剂，阿司匹林 125 ~ 650 mg/d 或肠溶阿司匹林 40 mg/d，用药前查血小板凝集功能，按壴进程度调整剂量，用药 3 ~ 12 个月。此外，丹参注射液可降低血液黏度，加快血流，改善微循环；通过扩张微血管，降低血管内压，减轻视网膜水肿及血管内水肿，提高了视网膜在缺氧条件下的存活能力。

（4）激光治疗　对于无明显玻璃体内膜形成的患眼，可做预防性光凝，不仅可以封闭视网膜裂孔，预防视网膜脱离，还可以封闭视网膜的无灌注区，防止新生血管形成，从而减少玻璃体积血的发生。对于玻璃体增殖严重者，临床不能解除玻璃体对视网膜的牵拉，阻断病情进展。

不过也有人认为，激光光凝术本身会刺激视网膜及玻璃体收缩，可能进一步诱发视网膜脱离。因此，应在综合考虑患者坏死灶进展情况、玻璃体炎症情况及玻璃体牵拉视网膜情况后，再决定是否行预防性激光光凝术。对于需要行玻璃体切割术的患者，术中或术后也可行激光治疗，预防视网膜脱离。部分患者行激光光凝治疗后，坏死病灶仍持续进展，急性期过后视网膜变薄，玻璃体收缩，最终发生孔源性视网膜脱离。

3. 手术治疗

包括预防性手术治疗和玻璃体视网膜联合手术治疗。前者适用于应用抗病毒药物控制前段炎症后，未发生视网膜脱离者。早期玻璃体切割术，切除混浊玻璃体及清除病灶处的炎症坏死组织，减少病原体。经灌注液注入抗病毒药物如阿昔洛韦（10 ~ 40 μg/mL），可联合行病变视网膜和正常视网膜交界处光凝。后者适用于有严重玻璃体炎症混浊，多发性、位置偏赤道后的视网膜炎症坏死、萎缩及裂孔，主要采取巩膜扣带术和玻璃体切割手术，结合眼内激光、视网膜下液引流和硅油或惰性气体填充。手术应彻底切除混浊的玻璃体，包括基底部玻璃体，最好在全检影镜下进行手术，必要时可切除晶体，以保证彻底切除基底部混浊玻璃体。手术中可结合使用抑制视网膜新生血管的药物，清除炎症坏死组织。

（三）中医治疗原则

以辨证论治为基本原则，单方加减，分期论治，针对并发症共同治疗。

（四）辨证施治

1. 肝经风热证

表现：起病较急，眼珠坠痛，头额痛，畏光流泪，视物模糊；睫状充血，角膜后壁灰白色点状沉着物，房水混浊，虹膜纹理不清，瞳神紧小不能展缩。发热恶风，全身疼痛。

舌脉：舌红，苔薄白或微黄，脉浮数或弦数。

治法：祛风清热解毒。

方药：新制柴连汤（《眼科纂要》）加减。组成：柴胡 10 g，川黄连 5 g，黄芩 10 g，赤芍 10 g，蔓荆子 10 g，山栀子 10 g，龙胆草 10 g，荆芥 10 g，防风 10 g，木通 10 g，甘草 5 g。

方解：方中龙胆草、栀子、黄芩、黄连清肝泻热，荆芥、防风、蔓荆子祛风清热；柴胡既可辛凉祛风，又可引药入肝；赤芍凉血退红，木通利尿清热，甘草调和诸药。合之为以清热为主，兼祛风退翳之方。

2. 肝胆湿热证

表现：眼红、眼痛，眶周疼痛，视物模糊，房水混浊，眼前黑点漂浮，玻璃体混浊，视网膜水肿，黄白色渗出或视网膜出血；口苦心烦。

舌脉：舌红苔黄腻，脉弦数。

治法：清肝解毒，化湿凉血。

方药：龙胆泻肝汤（《医方集解》）加减。组成：龙胆草（酒炒）6 g，黄芩（酒炒）9 g，山栀子（酒炒）9 g，泽泻 12 g，木通 9 g，车前子 9 g，当归（酒炒）8 g，生地黄 20 g，柴胡 10 g，生甘草 6 g。

方解：方中龙胆草大苦大寒，既能泻肝胆实火，又能利肝胆湿热，泻火除湿，两擅其功，切中病机。黄芩、栀子苦寒泻火，燥湿清热。用渗湿泄热之泽泻、木通、车前子，导湿热从水道而去；用当归、生地黄养血滋阴，使邪去而阴血不伤。

3. 热毒炽盛证

表现：眼红、痛甚，畏光、流泪，视物模糊，眼前黑点漂浮，房水混浊，瞳孔不圆，虹膜后粘连，玻璃体中重度混浊，视网膜动脉呈白线，周边视网膜呈多片黄白色渗出，后极部视网膜尚正常；口渴欲饮。

舌脉：舌红，苔薄黄，脉滑数。

治法：清火解毒。

方药：清瘟败毒饮（《疫疹一得》）加减。组成：生石膏 15～60 g，生地黄 9～30 g，犀角（水牛角代替）1～3 g，黄连 3～9 g，栀子 9 g，黄芩 9 g，知母 9 g，赤芍 9 g，玄参 9 g，连翘 9 g，牡丹皮 9 g，竹叶 6 g，桔梗 6 g，甘草 6 g。

方解：方中重用生石膏直清胃热，石膏配知母、甘草，有清热保津之功，加以连翘、竹叶，轻清宣透，清透气分表里之热毒；再加黄芩、黄连、栀子通泄三焦，可清泄气分上下之火邪。诸药合用，清气分之热；犀角、生地黄、赤芍、牡丹皮共用，为犀角地黄汤法，专于凉血解毒，养阴化瘀，以清血分之热。以上三方合用，气血两清的作用尤强。此外，玄参、桔梗、甘草、连翘同用，还能清润咽喉；竹叶、栀子同用，则清心利尿，导热下行。

4. 肝肾阴虚证

表现：眼前节及眼底炎症基本消退，视盘色淡或白，视网膜坏死灶大部分吸收，色素紊乱，可伴有轻、中度玻璃体混浊、视力下降。头晕目眩，五心烦热，失眠多梦，口苦咽干。

舌脉：舌红少苔，脉沉细。

治法：滋阴降火，活血化瘀。

方药：知柏地黄汤（《医宗金鉴》）加减。组成：山药12 g，牡丹皮9 g，白茯苓9 g，山茱萸12 g，泽泻9 g，黄柏（盐水炒）9 g，熟地黄（蒸捣）24 g，知母（盐水炒）9 g。

方解：本方为滋阴降火代表方，方中六味地黄丸滋阴补肾，加知母、黄柏清虚热、泻相火，可用于治疗阴虚火旺之眼部炎症。

（五）针刺治疗

1. 耳针治疗　取穴：肝、胆、心、肾上腺、目。单针刺激，每次10～20 min。

2. 刺血疗法　取穴：太冲、窍阴、承光、百会。用三棱针点刺，刺出血2～3滴。

（六）中成药

根据证型可选用龙胆泻肝丸、熊胆胶囊、知柏地黄丸、清开灵冲剂和杞菊地黄丸等口服，或清开灵注射液、鱼腥草注射液、苦碟子注射液静脉滴注。中后期，病毒已控制，主要以眼底视网膜病变和玻璃体混浊为主时，可以考虑改善视网膜循环，增加组织营养，可给予苦碟子注射液、舒血宁注射液、生脉注射液治疗。清开灵注射液20～30 mL + 生理盐水250 mL，静脉滴注，每天1次；鱼腥草注射液50～100 mL + 生理盐水250 mL，静脉滴注，每天1次；苦碟子注射液20～40 mL + 生理盐水250 mL，静脉滴注，每天1次；舒血宁注射液20 mL + 生理盐水250 mL，静脉滴注，每天1次；生脉注射液20～60 mL + 生理盐水250 mL，静脉滴注，每天1次。

五、评述与体会

患者的视力预后可有很大不同。早期诊断并及时治疗者，视力预后可有明显改善。在未全身应用抗病毒药物治疗、未行预防性激光光凝、玻璃体切割手术前，患者的视力预后较差。未出现影响黄斑区的视网膜脱离和视神经炎的患者，中心视力可恢复至正常水平。视力预后很大程度上取决于是否出现视网膜脱离、视神经萎缩和视网膜血管闭塞。

由于该病病势凶险，进展迅速，起病部位在不易发现的周边视网膜，应散瞳详细检查眼底，一旦确诊，及时干预治疗。对于单眼确诊者，积极散瞳检查对侧眼。应注意病史的询问，由于ARN的相关辅助检查缺乏特异性，实验室检查敏感性低，因此，对近期有疱疹病毒感染史或玻璃体急性炎性混浊者，应充分散瞳，详查眼底，对屈光介质允许者积极行 FFA 检查。

　　ARN 起病源于热毒、火邪，因此应预防引起化热的各种因素。外感六淫，可以入里化热，故应避风邪，冬春季节预防上呼吸道感染、发热等。饮食不节，过食辛辣，脾胃积热，湿热内蕴，故应节制饮食。暴怒伤肝，肝火上炎或劳倦思虑，五志化火，肝火上冲于目致病，故应调节情志。

>>> 参 考 文 献 <<<

1. HILLENKAMP J, NÖLLE B, BRUNS C, et al. Acute retinal necrosis: Clinical Features, Early Vitrectomy, and Outcomes. Ophthalmology, 2009, 116: 1971 – 1975.

2. WONG R W, MICHAEL J J, MCDONALD H R, et al. Emerging concepts in the management of acute retinal necrosis. Br J Ophthalmol, 2013, 97: 545 – 552.

3. KANOFF J, SOBRIN L. New diagnosis and treatment paradigms in acute retinal necrosis. International Ophthalmology Clinics, 2011, 51(4), 25 – 31.

4. 叶俊杰, 张美芬, 邹燕红, 等. 丙氧鸟苷治疗高龄急性视网膜坏死综合征4例报告. 中国医学科学院学报, 2003, 25(6): 730 – 740.

5. 徐海燕. 急性视网膜坏死的临床和病原学研究. CHKD 博硕士学位论文全文数据库, 2009, 12.

6. 温鑫. 急性视网膜坏死的临床特点、治疗和预后. CHKD 博硕士学位论文全文数据库, 2010, 5.

7. 江睿, 陈钦元, 王文吉. 急性视网膜坏死的手术治疗. 中华眼科杂志, 1999, 35(4): 293 – 295.

8. 叶俊杰, 张美芳, 李维业, 等. 脉络膜、视网膜活检术对急性视网膜坏死病因的诊断一例. 中华眼科杂志, 1999, 35(4): 232 – 233.

9. 周旻, 林瑛, 高巧云, 等. 聚合酶链反应分析急性视网膜坏死的致病病毒. 中国眼耳鼻喉科杂志, 2003, 3(3): 152 – 154.

10. 王楠叶, 游志鹏. 预防性玻璃体手术治疗急性视网膜坏死综合征远期疗效分析. 眼科新进展, 2014, 34(4): 377 – 379.

11. 李凤鸣. 中华眼科学. 北京: 人民卫生出版社, 2005.

12. 陈祖基. 病毒性眼病药物治疗研究进展. 四川生理科学杂志, 2000, 22(4): 9 – 10.

（解孝峰）

第九章

青光眼

青光眼是一组以相对的或绝对的眼压升高为主要危险因素，以特征性的视神经凹陷性萎缩和视野缺损为主要特征的神经退行性疾病。临床上根据房角形态是开角或闭角、病理机制明确或不明确及发病年龄三个主要因素，一般将青光眼分为原发性、继发性和先天性三大类，其中原发性青光眼分为原发性闭角型青光眼（primary angle closure glaucoma，PACG）和原发性开角型青光眼（primary open angle glaucoma，POAG），是最主要的类型，且年龄是其发生发展的重要危险因素。随着年龄增大，其患病率也逐渐增加，40 岁以上年龄段的人群患病率明显增加。

青光眼是全球首位不可逆性致盲性眼病。进入 2020 年，青光眼在全球的患者数上升至 7 960 万，失明者达 670 万，分布区域以亚洲为主，全世界约 1/4 的患者分布在我国，预计到 2050 年，我国青光眼的患病率将由 2020 年的 2.64% 增加到 3.48%，预计累计人口达到 2 516 万。在中国，人口老龄化正在迅速发展，未来 30 年将出现急剧老龄化趋势，青光眼的患病率和负担将继续增加。综合来看，我国 40 岁以上人群青光眼的总患病率为 1.5%～3.6%，其中 PACG 的患病率为 0.5%～1.6%，POAG 的患病率为 0.7%～2.6%。

中医学对青光眼的认识早在隋唐时期的眼科文献中就有记载，《诸病源候论·目青盲有翳候》云："白黑二睛，无有损伤，瞳子分明，但不见物，名为青盲。更加以风热乘之，气不外泄，蕴积于睛间而生翳，似蝇翅者，覆瞳子上，故谓青盲翳也"。其青盲翳相当于开角型青光眼和闭角型青光眼的慢性期。《外台秘要》云："若有人苦患眼渐膜膜，状与前青盲相似，而眼中一无所有，此名黑盲……如瞳子大者，名曰乌风。如瞳子翳绿色者，名曰绿翳青盲"。以后根据青光眼的证候类型、临床特征、预后转归等，将青光眼称为青风、绿风、黄风、乌风、黑风内障。如《太平圣惠方》中已有青风内障、绿风内障、乌风内障、黑风内障之分。近代，我国中医、中西医结合眼科工作者，遵循中医学基本理论，运用现代科学技术和方法，对青光眼进行了多方面的临床观察与实验研究，积累了经验，并取得了快速发展。

第一节 原发性闭角型青光眼

原发性闭角型青光眼（PACG）是指在无眼部继发因素的情况下，由于原发因素导致房角关闭，出现急性或慢性眼压升高，伴有或不伴有青光眼性视盘改变和视野损伤的一类青光眼。该病的危险因素包括年龄、家族史、女性、远视、人种（东南亚，如中国），其他包括解剖结构的异常、虹膜根部肥厚、虹膜插入点靠前、晶体前突明显。大多数情况下，瞳孔阻滞和房角关闭的倾向主要是由于狭窄的前房和晶体厚度随年龄的增加而产生的。

本病根据其不同发病期的临床特点归属于中医学的"五风内障"，这个概念在宋元时期著名的眼科专著《秘传眼科龙木论》中被提出。其中绿风内障类似于急性闭角型青光眼，黑风内障类似于慢性闭角型青光眼。中医病因病机认为本病主要与风、火、痰、郁导致目窍不利，瞳神散大，玄府闭塞，眼孔不通，进而神水瘀滞有关。病位涉及肝、脾、肾等。中医辨证多为本虚标实证，常以肝肾亏虚为本，风、火、痰、郁为标。

一、病因病机

（一）中医病因病机

关于青光眼的病因病机，中医认为与脏腑关系密切，其中与肝的关系尤其紧密。肝开窍于目，目为肝之外候；肝又主藏血，具有储藏血液、调节血量的作用；此外肝还主疏泄，具有调畅气血的功能。PACG 主要病因病机如下。

1. 肝胆火盛，邪热上犯，热极生风。
2. 情志过激，气郁化火，气火上逆。
3. 脾湿生痰，痰郁化热，痰火郁结。
4. 脾胃虚寒，浊气不化，饮邪上犯。
5. 肝肾阴虚，水不制火，虚火上炎。

春季肝失疏泄，肝气易于郁结；夏季阳气在外，阴气在内，气候炎热，耗损津液，气机失于疏泄；冬季天寒地冻，万物伏蛰，阳气潜藏，人体的精、气血、津液顺应肾的闭藏之气，不断封藏，肝气内敛过多，失于条达，易致肝气郁结。

中医还认为青光眼的发病诱因与七情相关。中医所说的七情就是七情六欲中的七情，指喜、怒、忧、思、悲、恐、惊等七种情志活动。青光眼往往好发于中老年女性，且多数是平时性情急躁，或忧郁多思、紧张、疲劳和失眠者。

（二）西医病理改变

近年，临床和基础研究的发展使临床对 PACG 发病机制的认识不断深入，对 PACG 有了新的认识。虹膜－睫状体－脉络膜在 PACG 的发病机制中发挥重要作用，是 PACG 发生和发展的始动因素。虹膜－睫状体－脉络膜均由中胚层发育而来，在生理状态下时刻处于动态变化中，使之成为 PACG 发作的危险因素。

遗传学研究结果也证明了葡萄膜与 PACG 的相关性。*CHAT* 基因与睫状肌、瞳孔括约肌调控相关，*ABCC5* 基因与中央前房深度相关，*EPDR1* 基因与血管组织细胞的黏附性及脉络膜膨胀密切相关。

中国 PACG 诊治方案专家共识（2019 年）依据房角关闭机制对房角关闭进行分类。除传统瞳孔阻滞机制外，还存在多种非瞳孔阻滞机制，包括周边虹膜肥厚堆积、睫状体前顶、晶状体前移等。基于房角关闭机制，将 PACG 分为以下 5 种类型（图 9 - 1 - 1）。

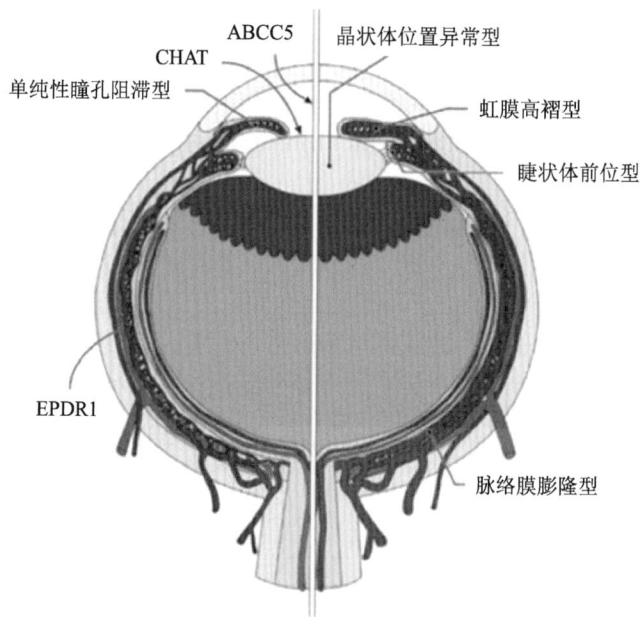

图 9 - 1 - 1　基于眼球房角关闭机制的 PACG 5 个类型与相关基因示意
（*CHAT* 基因与葡萄膜相关，调控睫状肌、瞳孔括约肌，*ABCC5* 基因与
中央前房深度相关，*EPDR1* 基因与脉络膜膨胀相关）

1. 单纯性瞳孔阻滞型　瞳孔缘位置相对靠前，瞳孔阻滞力增大，当瞳孔阻滞力大于后房房水压力时，房水经由瞳孔到达前房受阻，后房压力增高，周边虹膜向前膨隆，导致房角狭窄甚至关闭；瞳孔阻滞是亚洲人中 PACG 最常见和最重要的机制。正常情况下，房水循环过程中也会有相对性瞳孔阻滞作用，但会被房水循环克服。当各种因素导

致瞳孔阻滞增加时，正常的房水循环将会被打破，房水积聚在后房无法排出，前后房压力差增大，导致周边虹膜向前膨隆，虹膜根部与小梁网接触，引起前房角关闭，眼压升高。Heys 等研究发现，正常情况下前后房的平均压力差仅为 0.23 mmHg，而发生瞳孔阻滞时，前后房压力差为 10~15 mmHg。瞳孔阻滞的程度与瞳孔大小、眼球大小、前房深度、晶状体大小和位置等多种因素相关。

2. 虹膜高褶型　往往是偏年轻患者房角关闭的因素。虹膜高褶定义为 2 个象限以上睫状突解剖的变异、睫状体前置、睫状沟消失、虹膜根部以陡峭角度向下插入角巩膜壁，中周部虹膜平坦，但虹膜根部和小梁网相接触。虽然在裂隙灯下看中央前房深度不浅，虹膜轮廓平坦，但在房角镜下可以看到"双驼峰征"。对于窄房角伴有"虹膜高褶构造"的人群，将来有可能出现急性或慢性房角关闭，需要定期随访，平衡干预的风险收益，制定个体化的治疗方案。

3. 睫状体前位型　有明显前位的睫状体，将周边虹膜顶推向房角，造成房角狭窄甚至关闭。

4. 晶状体位置异常型　晶状体膨胀及其悬韧带前移，前房容积减小，导致房角关闭。

5. 脉络膜膨隆型　由于各种原因导致的脉络膜血管内血液容量增加，玻璃体腔压力大于前房压力，晶状体虹膜隔前移，造成房角狭窄甚至关闭。在单个患者身上，以上所述前房角关闭的机制可单独存在，也可多种同时存在。不同研究显示，多种机制共存占据 PACG 患者的 47.4%~54.8%。

二、临床表现

（一）症状

视力不同程度减退，头痛，眼胀，同侧鼻根部酸胀，额部疼痛，视物模糊，一过性虹视或雾视，视野缺损。

（二）体征

国际地域性和眼科流行病学组（International Society of Geographical and Epidemiological Ophthalmology，ISGEO）提出的基于疾病进程的分类方法，将整个原发的房角关闭性疾病的自然病程分为 3 个阶段，即可疑原发性房角关闭（primary angle closure suspect，PACS）、原发性房角关闭（primary angle closure，PAC）和 PACG。各阶段的诊断要点为：①静态房角镜检查发现 180°或更大范围虹膜小梁网接触（静态房角镜下 180°以上后部小梁网不可见），但无周边虹膜前粘连（动态房角镜下未见房角关闭），且眼压正常，可诊断为 PACS。②静态房角镜检查发现 180°或更大范围虹膜小梁网接触，并伴有眼压升高或周边虹膜前粘连，诊断为 PAC。③PAC 患者出现青光眼性视神经改变时，诊断为 PACG。ISGEO 分类法统一了青光眼定义与既往闭角型青光眼（尚未出现视神经损伤阶段）诊断中的差异。

根据起病缓急将 PACG 分为急性闭角型青光眼和慢性闭角型青光眼，其中急性闭角型青光眼按不同临床阶段分为临床前期、先兆期、急性发作期、间歇期、慢性期和绝对期。对照 ISGEO 分类，急性闭角型青光眼临床前期对应可疑原发性房角关闭，急性闭角型青光眼先兆期、急性发作期、间歇期及慢性闭角型青光眼早期对应原发性房角关闭，急性闭角型青光眼慢性期、绝对期及慢性闭角型青光眼中期和晚期对应 PACG。

1. 原发性急性闭角型青光眼

（1）临床前期　以下两种情况之一为临床前期：一眼已经诊断为急性闭角型青光眼，而具有窄房角、浅前房、虹膜膨隆等局部眼前节解剖结构，没有任何症状的另一眼为临床前期；有家族史、暗室试验阳性，双眼具有浅前房、窄房角、虹膜膨隆等局部表现，但未发作，为临床前期。

先兆期（也称为前驱期、小发作、不典型发作）：眼压升高（通常在 40 mmHg 以上），眼前节无明显充血，角膜上皮轻度水肿，角膜透明度略有减退，前房浅，瞳孔稍扩大，对光反射反应略有迟钝，虹膜与小梁组织部分粘连，眼底一般正常。

（2）急性发作期　眼压突然急剧升高，通常在 50 mmHg 以上，眼睑水肿，混合充血，角膜上皮水肿，呈雾状或毛玻璃状浑浊，角膜后 KP（＋），房闪和前房浮游物（＋），前房极浅，瞳孔中度散大，常呈竖椭圆形及淡绿色，对光反射消失，房角大部分或全部关闭，晶状体前囊下多数性、卵圆形或点片状灰白色混浊，称为青光眼斑，眼底因角膜水肿无法窥入。急性发作期后常留下角膜后色素沉着，虹膜扇形萎缩，瞳孔无法恢复正常形态和大小等眼前节改变。

（3）间歇期　急性闭角型青光眼发作后自行缓解或经药物治疗后房角重新开放、小梁网尚未受到严重损害者为间歇期。此时眼压一般稳定，房角开放或大部分开放，此期时间可长可短，长者 1~2 年甚至更久，短者 1~2 个月即可再次发作，个别甚至数日内再次发作。

（4）慢性进展期　房角关闭过久，周边部虹膜与小梁网组织产生了永久性粘连，眼压持续升高，病程转入慢性期而继续发展。此时，视力下降，视野改变，房角广泛粘连，小梁网功能大部分遭受破坏，眼压中度升高，视盘呈典型的视神经损害和出现相对应的视野缺损。

（5）绝对期　持续性高眼压，视神经遭受严重损害，视力严重丧失。

2. 原发性慢性闭角型青光眼

眼压中等程度升高，周边前房浅，中央前房深度可以正常或接近正常，虹膜膨隆现象不明显，发作时房角大部或全部关闭，与急性闭角型青光眼房角快速关闭不同的是，慢性闭角型青光眼的房角关闭是匐行性的，由点及面的关闭，经充分休息和睡眠后，房角可再次开放，眼压下降，症状消失。随病情发展或反复发作，房角即发生粘连，继而眼压持续升高，晚期则出现视神经萎缩、视野缺损，最后完全失明。

（三）实验室及其他辅助检查

1. 房角镜检查　是青光眼最基本的检查，不可替代。可采用房角镜观察房角，区分房角为开放、闭合或粘连，分出宽角、窄角（窄Ⅰ、窄Ⅱ、窄Ⅲ、窄Ⅳ）及房角是否粘连及粘连程度。房角镜检查可以排除一些继发因素，如白内障相关、葡萄膜炎相关、新生血管等。可采用 Scheie 分级法对房角进行分级（表 9 - 1 - 1）。

表 9 - 1 - 1　Scheie 分级（静态）

房角结构	补充说明	分级（闭合可能性）
全部结构可见		宽 W（不可能）
未见虹膜根部	即可见睫状体带	窄Ⅰ或 N1（不可能）
未见睫状体带	即可见巩膜嵴	窄Ⅱ或 N2（可能）
未见后部小梁网	即可见上 1/3 小梁网	窄Ⅲ或 N3（高危，可疑）
未见前部小梁网	即可见 Schwalbe 线	窄Ⅳ或 N4（闭合或可疑）

2. 前节成像　眼前节成像可以辅助判断房角关闭，但无法取代房角镜检查。

3. 超声生物显微镜（ultrasound biomicroscopy，UBM）　观察是否存在虹膜根部膨隆、虹膜根部肥厚、高褶虹膜、虹膜插入点靠前及睫状体前旋等情况，观察各象限房角关闭或狭窄程度。

4. 眼前节相干断层扫描（anterior segment optical coherence tomography，AS-OCT）是专为眼前节成像设计的、可提供形态学图像和量化分析的影像学检查手段，具有分辨率高、非接触性、非侵入性、可重复性高及可监控等优点，在 PACG 的诸多领域如前房和前房角参数的分析测量、晶状体厚度及位置的量化评估、手术设计和术后观察等方面均有广泛应用。

5. 彩色眼底照相　青光眼患者盘沿变窄，违反"ISNT"原则，即下方或上方盘沿窄于鼻侧盘沿，或者下方盘沿窄于上方盘沿，均要考虑青光眼盘沿丢失的可能。青光眼视神经病变首先损害颞上方和颞下方神经纤维层。另外，盘沿出血、C/D 增大，也是青光眼的典型体征。

6. 视野检查　青光眼的典型视野损害表现为部分弓形缺损、旁中心暗点、鼻侧阶梯、弓形缺损、颞侧楔形缺损和水平偏盲。

7. 闭角型青光眼激发试验　前驱期各症状多不典型，若疑为本病者，可行暗室俯卧试验辅助诊断。试验前后眼压升高超过 8 mmHg 者为阳性。但是，激发试验提供的信息十分有限，即使阴性结果，也不能排除潜在的房角关闭的可能性。这个实验无法模仿生理情景，所以可能给出错误的结果。

三、诊断及鉴别诊断

（一）西医诊断要点

1. 原发性急性闭角型青光眼　①伴有剧烈的眼胀、眼痛、头痛、恶心、呕吐等症状；②视力急剧下降；③眼压突然升高，眼球坚硬如石；④混合性充血明显；⑤角膜呈雾样水肿，瞳孔呈卵圆形散大，且呈绿色外观；⑥前房浅，前房角闭塞。本病应注意与消化道疾病、脑血管疾病、高血压病、血影细胞性青光眼、晶状体膨胀性青光眼、晶状体溶解性青光眼、晶状体半脱位引起的青光眼、新生血管性青光眼、急性虹膜睫状体炎、急性结膜炎及恶性青光眼等疾病鉴别。

2. 原发性慢性闭角型青光眼　①具备发生闭角型青光眼的眼部解剖特征；②有反复轻度至中度眼压升高的症状或无症状；③房角狭窄，高眼压状态下房角关闭；④进展期至晚期可见类似原发性开角型青光眼的视盘及视野损害；⑤眼前段不存在急性高眼压造成的缺血性损害体征。本病应注意与开角型青光眼进行鉴别。如果在高眼压状态下检查发现房角关闭，则可诊断为慢性闭角型青光眼，如果高眼压状态下房角开放，则为开角型青光眼。

（二）中医辨病要点

眼胀欲脱，头痛剧烈。视物昏蒙，虹视，视力锐减。角膜雾状混浊，瞳孔散大。眼压升高。

（三）中医辨证分型

根据本病症状和体征，中医证型主要分为 5 型，临床应根据患者眼部体征、全身症状及病变时段综合判断。

1. 肝郁化火证　辨证要点为头目胀痛，视物昏蒙，虹视，角膜雾状混浊，瞳孔散大，眼压增高；情志不舒，胸闷嗳气，食少纳呆，呕吐泛恶，口苦；舌红苔黄，脉弦数。此证多因肝胆火热亢盛，邪热上犯，热极生风所致。

2. 风火攻目证 辨证要点为眼胀欲脱，头痛剧烈，视力锐减，混合充血，角膜水肿，瞳孔散大，色呈淡绿，眼压显著增高；眩晕头痛，面红目赤，口苦咽干，心烦易怒，尿赤便干；舌红苔薄黄，脉弦数。此证多因情志过激，气郁化火，气火上逆所致。

3. 痰火上壅证 辨证要点为眼胀欲脱，头痛剧烈，视力锐减，混合充血，角膜水肿，瞳孔散大，色呈淡绿，眼压显著增高；面赤身热，动辄头晕，恶心呕吐，胸闷不爽，溲赤便秘；舌红苔黄腻，脉弦滑数。此证多因脾湿生痰，痰郁化热，痰火郁结所致。

4. 饮邪上犯证 辨证要点为头痛眼胀，痛牵巅顶，眼压增高，视物昏蒙，瞳孔散大；干呕吐涎沫，食少神疲，四肢不温；舌淡苔白，脉沉弦。此证多因脾胃虚寒，浊气不化，饮邪上犯所致。

5. 阴虚阳亢证 辨证要点为眼胀头痛，视物模糊，虹视，眼压中等程度升高，瞳孔散大，时愈时发；腰膝酸软，面红咽干，眩晕耳鸣；舌红少苔，脉弦细。此证多因肝肾阴虚，水不制火，虚火上炎所致。

（四）鉴别诊断

PACG 主要与以下疾病相鉴别。

1. 急性虹膜睫状体炎 急性虹膜睫状体炎眼痛难忍，夜间更甚，视力明显下降，无虹视，出现睫状充血或混合充血，角膜透明，角膜后有沉着物，前房正常，房水混浊，瞳孔缩小，眼压正常或轻度升高，无恶心呕吐。

2. 急性结膜炎 急性结膜炎无眼痛，视力正常，有黏液脓性分泌物，无虹视，有结膜充血，角膜透明，前房正常，瞳孔正常，眼压正常，无恶心呕吐。

四、治疗

（一）治疗原则

所有治疗都必须围绕周边虹膜激光切开（laser peripheral iridotomy，LPI）或者晶体摘除，目的是拓宽房角。围手术期及非急性期可以配合中医治疗。

（二）西医常规治疗

1. 可疑原发房角关闭 对高风险患者进行 LPI，如非常高度远视、有家族史、常需散瞳检查眼底视网膜疾病及就诊困难者。

2. 急性房角关闭 如果出现全周的虹膜根部和小梁网相接触，眼压会急剧增高50～70 mmHg，常发生于瞳孔中度散大的情况下，虹膜在瞳孔缘与晶体相接触的面积增大，往往发生在昏暗的光线或者药物诱发的情况下。应立即采取局部和全身药物治疗。备选方案：①前房穿刺术；②热激光周边虹膜成形术（thermal laser peripheral iridoplasty，TLPI）。

3. 原发性房角关闭或原发性闭角型青光眼合并白内障　建议首选白内障摘除联合人工晶状体植入术。激光周边虹膜切开术用于预防房角关闭。

4. 透明晶状体眼原发房角关闭或原发性闭角型青光眼　①激光周边虹膜切开术预防房角关闭。②对于前房角关闭、眼压升高、有瞳孔阻滞因素但不伴有视神经损伤的患者，可首选激光或手术方式行周边虹膜切开术或切除术；若患者同时存在非瞳孔阻滞因素，应联合行 TLPI。③对于 LPI 术后眼压仍然升高且出现视神经损伤的患者，可先给予降眼压药物治疗，暂不行滤过性抗青光眼手术；若眼压仍不可控制或视神经损伤仍然进展，再考虑手术治疗。④对于上述联合降眼压药物治疗效果不佳或经评估房角分离术不能有效降低眼压的患者，建议采取复合式小梁切除术。⑤透明晶状体摘除术的选择，鉴于我国不同地域社会经济发展不平衡，各地眼科机构技术成熟程度、设备配置水平不同，另外患者之间意愿与需求存在差异，须根据患者意愿或以上各个条件，谨慎采用透明晶状体摘除术治疗闭角型青光眼。

5. 急性发作后的状态　虹膜节段性萎缩，后粘连，周边虹膜前粘连；即使没有周边虹膜前粘连，小梁网仍然功能差，房水排出速度减慢，瞳孔反应差；角膜内皮细胞减少；悬韧带往往脆弱；视盘常常色泽苍白，提示前部缺血性视神经病变的存在，或者已经出现典型的青光眼性视神经凹陷。PACG 扩大前房角后，首先要确保虹膜切开术已完成或者虹膜根部切口通畅。此时的治疗要根据房角、晶体、眼压和视盘/视野的损害程度，手术要预先考虑到白内障手术时瞳孔可能无法散大、角膜内皮少、悬韧带差等情况。

（1）药物治疗　当存在部分房角开放时，前列腺素类似物仍然是各类抗青光眼药物中最有效的药物。

（2）手术治疗　干预措施取决于晶状体状态和青光眼的严重程度。有晶体眼PACG，急性发作被阻断后的数天或者数周，可以考虑晶体摘除，尤其是眼压高、LPI后房角仍然关闭的患者。急性发作后的超声乳化是颇具挑战的，较常规眼或者原发性开角型青光眼更容易出现并发症，因为狭窄前房、相对大的晶体、水肿的角膜、瞳孔难以散大、瞳孔后粘连、角膜内皮细胞减少及晶体悬韧带松弛等。对于假晶体眼PACG，推荐复合式小梁切除术。

（三）中医治疗原则

中医认为本病属本虚标实，以泻实补虚为治疗原则。患者在围手术期时，可酌情辨证施治。临证综合考虑中西医治疗，以免贻误治疗时机。

（四）辨证施治

1. 肝郁化火证

表现：头目胀痛，视物昏蒙，虹视，角膜雾状混浊，瞳孔散大，眼压增高。情志不舒，胸闷嗳气，食少纳呆，呕吐泛恶，口苦。

舌脉：舌红苔黄，脉弦数。

治法：疏肝清热，降逆和胃。

方药：丹栀逍遥散（《薛氏医案》）加减。组成：牡丹皮 10 g，栀子（炒焦）8 g，茯苓 10 g，白术（土炒）10 g，薄荷 3 g，甘草（蜜炙）6 g，柴胡（酒制）8 g，白芍（酒炒）10 g，当归 8 g。

方解：丹栀逍遥散是在疏肝解郁名方逍遥散的基础上加丹皮、栀子而成。方中用柴胡疏肝解郁，调理气机；白术、茯苓、甘草益气，白术偏于健脾，茯苓偏于渗利，甘草偏于缓急；当归、白芍补血，当归偏于活血，白芍偏于敛阴；栀子、牡丹皮清热凉血，栀子偏于泻火，牡丹皮偏于散瘀。白芍与柴胡配伍，柔肝缓急，与当归配伍，补血养血。诸药配合，共奏疏肝清热，降逆和胃之功。

2. 风火攻目证

表现：眼胀欲脱，头痛剧烈，视力锐减，混合充血，角膜水肿，瞳孔散大，色呈淡绿，眼压显著增高。眩晕头痛，面红目赤，口苦咽干，心烦易怒，尿赤便干。

舌脉：舌红苔薄黄，脉弦数。

治法：清热泻火，凉肝息风。

方药：绿风羚羊饮（《医宗金鉴》）加减。组成：玄参 10 g，防风 9 g，茯苓 12 g，知母 9 g，黄芩 9 g，细辛 6 g，桔梗 9 g，羚羊角尖（另炖）3 g，车前子 12 g，大黄 9 g。

方解：方中羚羊角清肝热，熄肝风，为方中主药；玄参、知母、黄芩清热降火，凉而退赤；茯苓、车前子利水渗湿，以利小便；大黄通便泻火，二便通，则邪热从二便而出；防风、细辛上达头目，祛风止痛；桔梗载药上浮。诸药配合，共奏清热泻火，凉肝息风之功。

3. 痰火上壅证

表现：眼胀欲脱，头痛剧烈，视力锐减，混合充血，角膜水肿，瞳孔散大，色呈淡绿，眼压显著增高。面赤身热，动辄头晕，恶心呕吐，胸闷不爽，溲赤便秘。

舌脉：舌红苔黄腻，脉弦滑数。

治法：降火逐痰，平肝息风。

方药：将军定痛丸（《审视瑶函》）加减。组成：黄芩 12 g，白僵蚕 9 g，陈皮 9 g，天麻 9 g，桔梗 9 g，青礞石 6 g，白芷 6 g，薄荷 9 g，大黄 12 g，半夏 12 g。

方解：方中大黄为君，苦寒泄热，清降痰邪，直折火势，荡涤痰火，导痰火下行，痰火去而胀痛止，有斩关夺门之功，故号将军。半夏燥湿化痰，降逆止呕，为化痰要药，太阴痰厥头痛非此不能除，与君药合用清泄痰热；黄芩清肝泄热解毒，助大黄泻火之功；以上三味药为臣药。天麻平肝熄风，善治头痛头风、头晕目眩诸症；白僵蚕熄风止痉，襄助天麻；陈皮燥湿化痰，襄助半夏；青礞石重坠性猛，坠痰熄风，平肝下气，同大黄苦泄，同用则逐痰力大；白芷散风止痛；薄荷清利头目；以上五味共为佐药。桔梗祛痰，更为诸药舟楫，载药上行，能引苦泄峻下之药上行头目，为使药。诸药配合，共奏降火逐痰，平肝息风之功。

4. 饮邪上犯证

表现：头痛眼胀，痛牵巅顶，眼压增高，视物昏蒙，瞳孔散大。干呕吐涎沫，食少神疲，四肢不温。

舌脉：舌淡苔白，脉沉。

治法：温肝暖胃，降逆止痛。

方药：吴茱萸汤（《伤寒论》）加减。组成：吴茱萸9g，生姜18g，人参9g，大枣12枚。

方解：本证多由肝胃虚寒，浊阴上逆所致，治疗以温肝暖胃，降逆止痛为主。方中吴茱萸味辛苦而性热，既能温胃暖肚祛寒，又能和胃降逆止呕，为君药；生姜温胃散寒，降逆止呕，为臣药；人参益气健脾，为佐药；大枣甘平，合人参益脾气，为使药。诸药配合，共奏温肝暖胃，降逆止痛之功。

5. 阴虚阳亢证

表现：眼胀头痛，视物模糊，虹视，眼压中等度升高，瞳孔散大，时愈时发。腰膝酸软，面红咽干，眩晕耳鸣。

舌脉：舌红少苔，脉弦细。

治法：滋阴养血，平肝息风。

方药：阿胶鸡子黄汤（《通俗伤寒论》）加减。组成：阿胶6g，生白芍9g，生石决明15g，钩藤6g，生地黄12g，炙甘草2g，生牡蛎12g，络石藤9g，茯神12g，鸡子黄（煎汤代水）2个。

方解：方用阿胶、鸡子黄滋阴血、熄内风；生地黄、白芍、甘草酸甘化阴、柔肝熄风；佐以平肝潜阳之钩藤、石决明、牡蛎，安神宁心之茯神和舒筋通络之络石藤。诸药配合，共奏滋阴养血、平肝息风之功。

（五）针刺治疗

1. 体针　常选用太冲、行间、内关、足三里、合谷、曲池、风池、承泣、睛明、攒竹、翳明、球后等穴，每次局部取 2 穴，远端取 2 穴，交替使用。每天 1 次，10 次为 1 个疗程。

2. 耳针 可取耳尖、目 1、目 2、眼降压点、肝阳 1、肝阳 2、内分泌等穴治疗。

（六）中成药

1. 龙胆泻肝丸 适用于肝胆火炽证。

2. 知柏地黄丸 适用于阴虚火旺证。

3. 杞菊地黄丸或石斛夜光丸 每天 3 次，每次 6~9 g，口服。适用于慢性期患者。

4. 丹栀逍遥丸 每天 3 次，每次 6~9 g，口服。适用于慢性期肝气郁滞者。

五、评述与体会

PACG 是眼科中最为常见的心身疾病之一，与患者的情绪波动有着密切的关系。"随春夏秋冬四时之气，调肝心脾肺肾五脏之神志也"。对于绿风内障这类具有季节倾向的疾病，要采取顺应四季变化的摄生方式，调节情志，防病于未然。中医药在 PACG 的围手术期和慢性期辅助西医手段降眼压、调理患者体质状态、改善患者身心体验及改善视神经营养供应等方面的作用，仍值得我们进一步探索。中医强调整体观念，辨证论治，通过中医中药、汤剂、针灸、推拿理疗等方法调节体质，使人体机能协调统一，达到阴阳平衡状态。

>>> 参 考 文 献 <<<

1. QUIGLEY H A, BROMAN A T. The number of people with glaucoma worldwide in 2010 and 2020. Br J Ophthalmol, 2006, 90(3): 262 - 267.

2. SONG P, WANG J, BUCAN K, et al. National and subnational prevalence and burden of glaucoma in China: A systematic analysis. J Glob Health, 2017, 7(2): 020705.

3. 朱晓林. 五风内障病名溯源. 中国中医眼科杂志, 2011, 5: 279 - 281.

4. 刘静远, 江冰. 青光眼的中医分型与治疗. 家庭医学(下半月), 2021, 2: 20 - 21.

5. 黄佩迎, 王燕, 黄仁棠, 等. 绿风内障发病的季节性及其相关因素探讨. 中国中医眼科杂志, 2020, 30(5): 337 - 340.

6. 王群, 曹岐新, 顾建英. 135 例青光眼抑郁症患者中医体质辨识调查报告. 浙江中医杂志, 2017, 52(11): 797.

7. 中国原发性闭角型青光眼诊治方案专家共识(2019 年). 中华眼科杂志, 2019, 5: 325 - 328.

8. VITHANA E N, KHOR C C, QIAO C, et al. Genome-wide association analyses identify three new susceptibility loci for primary angle closure glaucoma. Nat Genet, 2012, 44(10): 1142 - 1146.

9. NONGPIUR M E, KHOR C C, JIA H, et al. ABCC5, a gene that influences the anterior chamber depth, is

associated with primary angle closure glaucoma. PLoS Genet, 2014, 10(3): e1004089.

10. GAZZARD G, FRIEDMAN D S, DEVEREUX J G, et al. A prospective ultrasound biomicroscopy evaluation of changes in anterior segment morphology after laser iridotomy in Asian eyes. Ophthalmology, 2003, 110(3): 630-638.

11. KUMAR R S, BASKARAN M, CHEW P T, et al. Prevalence of plateau iris in primary angle closure suspects an ultrasound biomicroscopy study. Ophthalmology, 2008, 115(3): 430-434.

12. 王宁利, 欧阳洁, 周文炳, 等. 中国人闭角型青光眼房角关闭机制的研究. 中华眼科杂志, 2000, 1: 42-47, 81-82.

13. 李思珍, 梁远波, 范肃洁, 等. 地区性窄房角患者的房角关闭机制类型分析. 中国实用眼科杂志, 2009, 5: 445-447.

14. 刘杏, 李媚. 眼前节相干光断层扫描在原发性闭角型青光眼诊治中的应用. 眼科, 2013, 22(1): 1-5.

15. 马科, 潘英姿. 透明晶状体摘除术治疗原发性闭角型青光眼现阶段不适合在我国推广. 中华眼科杂志, 2018, 3: 169-170.

16. 米秋霖, 向圣锦, 段俊国, 等. 中药对青光眼视神经保护的有效性及作用机制研究进展. 中华中医药学刊, 2021, 1: 210-213.

（孙文英　师宜鹏　解晓斌）

第二节　原发性开角型青光眼

原发性开角型青光眼（POAG）是一类慢性、进行性的前部视神经变性疾病，原发部位在筛板，主要病理学改变为视网膜神经节细胞的死亡和轴索的丧失，同时支撑这些神经节细胞轴索的胶质和血管系统也随之丧失，表现为典型的视盘凹陷进行性地扩大加深、盘沿进行性变窄及相应特征性的视野缺损、房角开放，眼压绝对或相对增高为其主要危险因素。

POAG 是最常见的青光眼类型，占青光眼患者总数的 74%，多为双眼发病。在亚洲的流行病学研究中，患病率为 0.5%~3.9%。

POAG 属中医学中"青风内障"范畴，"青风内障"又名"青风"。《太平圣惠方》言："青风内障，瞳仁虽在，昏暗渐不见物，状如青盲"。《秘传眼科龙木论》在此基础上对此病发病初期症状及后期演变进行了较为详细的阐述，在《青风内障》篇言："此眼初患之时，微有痛涩，头旋脑痛，或眼先见有花无花，瞳仁不开不大，渐渐昏暗，或因劳倦，渐加昏重"。《证治准绳》云："青风内障证，视瞳神内有气色昏蒙，如青山笼淡烟也。然自视尚见，但比平时光华，则昏蒙日进，急宜治之"。清代医家黄庭镜《目经大成》云："春山之笼淡烟者，青风也"，提出青风即青风内障。

一、病因病机

（一）中医病因病机

《秘传眼科龙木论·青风内障》中本病多因虚所致，书中谓"因五脏虚劳所作"。《审视瑶函·内障》则认为本病虚、实皆有："阴虚血少之人，及竭劳心思，忧郁忿恚，用意太过者，每有此患。然无头风痰气火攻者，则无此患"。结合临床归纳如下。

1. 忧愁忿怒，肝失条达，肝郁气滞，郁久化火，致目中脉络不利，玄府郁闭，神水瘀滞。

2. 肝病犯脾或忧思伤脾，脾不化湿，聚湿成痰，痰郁化火，痰火升扰，阻滞目中玄府，玄府受损，神水运行不畅而滞留于目。

3. 久病肝肾亏虚，目失所养，神水滞涩。

4. 气虚无力推动血行，血脉瘀滞。

（二）西医病理改变

POAG 的病因和发病机制一直是青光眼研究领域的重要问题。目前已知的一些因素与 POAG 的发生发展有密切的关系，这些因素被称为 POAG 的危险因素。POAG 发生的整体风险会随着这些危险因素的累积和强度的增加而增加。

1. 眼内压　眼压升高是青光眼发生发展最重要的危险因素。房水流出多数通过开放的前房角，流经小梁网进入 Schlemm 管，参与眼部静脉循环系统，这是主要途径。POAG 患者眼压的升高是因房水外流调节的缺陷造成的，具体的机制是，小梁细胞的细胞外基质成分和含量的改变（黏多糖、胶原蛋白、非胶原蛋白、弹性蛋白、生物素等），使小梁网网眼塌陷和狭窄、小梁细胞内的细胞收缩骨架含量和成分的异常，使小梁细胞的收缩性降低、小梁细胞之间网眼变小或僵硬，从而使房水流出受阻，眼压增高。此外，Schlemm 管的塌陷、狭窄、闭合，集液管变形、狭窄等，也增加房水外流的阻力，被认为是 POAG 房水外流阻力增加的一个机制。眼压升高从两个方面导致视神经病变，一是眼压升高使筛板区视神经细胞轴浆流受阻，线粒体产生的能量不能被轴突膜利用，使轴突蛋白生成和移动减少，导致细胞正常代谢受损而死亡；二是眼压升高引起筛板组织变形，筛板区轴突阻断，从而靶组织营养成分供给减少，导致视网膜神经节细胞凋亡。

2. 基因　常染色体显性遗传的青少年发病的 POAG 家系已被报道，Sheffield 等利用连锁分析将青少年型 POAG 的基因定位在 1 号染色体的一个区域内，即 lq21~31，这个连锁位点被命名为 GLClA，即人小梁网糖皮质激素诱导反应蛋白 TIGR 基因。事实上，也就是 Myocilin（MYOC）基因，后续的一系列青光眼家系研究在常染色体上又定位了

13 个青光眼相关的位点（从 GLC1B 到 GLC1N）。MYOC 基因在眼部的许多组织中都可以表达，如小梁网、角膜、视网膜、睫状体等。但在小梁网及睫状体呈高表达状态，它们在眼内压调节及房水的分泌上起着重要作用。在数个家系研究中，MYOC 总是和青少年发病的 POAG 密切相关，强烈提示 MYOC 是 GLClA 位点的一个青光眼基因。各种各样的 MYOC 突变在 3%～5% 成年发病的 POAG 人群中被发现。淀粉样 βA4 前体蛋白结合家族 B 成员 2（APBB2）基因变异，可能是非洲人较欧洲人和亚洲人患 POAG 的风险和严重程度增加的原因。

3. 血流动力学异常　POAG 多因素综合理论除了机械学说外，还有血管血流学说。POAG 患者中，血流动力学或血液流变学异常的发生率较高，常见的疾病有糖尿病、高血压、心或脑血管卒中病史、周围血管病、高黏血症和视网膜中央静脉阻塞等，原因可能与影响视盘的血液灌注有关。有研究显示，POAG 球后血管血流速度较正常人低，以睫状后短动脉血流改变较为显著；眼动脉、视网膜中央动脉的血管收缩期血流速度和舒张期血流速度下降，血管阻力指数升高、全血黏度及血浆黏度均升高，说明 POAG 局部血流状态呈高阻低流型，存在血液循环障碍。其他一些异常，如偏头痛、周围血管痉挛，也与 POAG 的发生和发展有一定相关性。

4. 年龄　随着年龄的增大，POAG 的患病率逐渐增加，40 岁以上年龄段的人群患病率明显增加。

5. 种族　POAG 的患病率有明显的种族差异，黑色人种的患病率明显高于白色和黄色人种，发病年龄趋于年轻化，往往就诊发现时，病情即较重，即使手术，成功率也较低。

6. 家族史　POAG 具有遗传倾向，一般认为属于多基因遗传。POAG 患者的直系亲属患 POAG 的危险比正常人高出 7 倍。

7. 眼颅压力梯度理论　眼压是眼球内容物作用于眼球内壁的压力。通常人群中，95% 的人眼压是 10～21 mmHg。从统计学的观点分析，有 4.55% 的正常人眼压超过 21 mmHg（平均值 ±2 个标准差），0.27% 的正常人眼压超过 24 mmHg（平均值 ±3 个标准差）而没有青光眼。也就是说，这些人的眼压虽然超过统计学 95% 的上限，但并未引起视神经损害。因此不能简单机械地把眼压 >21 mmHg 认为是病理值。POAG 有相当数量的患者虽然眼压处于统计学意义的正常范围，仍然发生了青光眼特征性的视神经损害和视野缺损，这一类型的 POAG 称为正常眼压性青光眼（normal-tension glaucoma，NTG）。相当数量的人群，眼压高于统计学意义的正常范围，经过长期随访却未发展为青光眼，称之为高眼压症（Ocular hypertension，OHT）。视网膜神经节细胞轴索穿行经过筛板，而筛板处于两个具有不同压力的腔隙之间，筛板前后承受着两个相对的压力，即眼压和视神经蛛网膜下腔脑脊液压力，二者之间的差值即眼颅压力梯度。眼颅压力梯度增大，会阻碍轴浆流运输，进而破坏轴突功能，导致轴索的丧失和视网膜神经节细胞凋亡，从而发生压力相关性视神经损害。NTG 患者的脑脊液压力比正常人低，而眼颅压力梯度比正常人高。OHT 患者的脑脊液压力比正常人群高，而眼颅压力梯度和正常人相似。

8. 其他危险因素　高度近视患者 POAG 的发病率明显高于正常人群，原因可能与巩膜拉长，巩膜壁变薄，筛板位置的视神经纤维对眼压的耐受性和抵抗力降低有关。另外薄的中央角膜厚度（<556 μm）、垂直 C/D >0.4 也被列入了 POAG 发生发展的危险因素。

二、临床表现

（一）症状

发病隐匿，进展极为缓慢，故不易被察觉。除少数患者在眼压升高或眼压波动较大时出现雾视、眼胀、鼻根部疼痛外，多数患者可无任何自觉症状，常常直到晚期，视功能遭受严重损害时才被发现。

（二）体征

1. 眼内压　眼压正常范围为 10 ~ 21 mmHg，双侧相似或相等。早期表现为不稳定性，有时可在正常范围。眼压 >21 mmHg，认为眼压升高。测量 24 小时眼压较易发现眼压高峰和较大的波动值。总的眼压水平多较正常值略偏高，随着病情进展，眼压逐渐增高。

2. 眼前节　前房深浅正常或较深，虹膜平坦，房角开放。除双眼视神经损害程度不一致的患者可发现相对性传入性瞳孔障碍外，眼前节多无明显异常。

3. 眼底　认识正常视盘形态是识别青光眼盘沿丢失的关键和基础。正常的盘沿形态遵循"ISNT"法则，即盘沿宽度下方 >上方 >鼻侧 >颞侧。青光眼视盘改变主要表现为：①视盘苍白，视盘凹陷进行性扩大和加深；②C/D 增加，通常 >0.6；双眼凹陷不对称，C/D 差值 >0.2；垂直比增大，通常表示下方或上方视盘盘沿的丢失；③视盘盘沿切迹或局部丢失；④视盘上或盘周浅表线状出血；血管屈膝样改变合并其下的视盘盘沿丢失；刺刀样血管；⑤早期视网膜神经纤维层局部楔形缺损，晚期出现弥漫性神经纤维层缺损。

4. 视野检查　视野的缺损反映相应的视神经纤维束受损。青光眼性视野缺损具有特征性，其视野损害与视网膜神经纤维层的分布和走行及青光眼性视盘损害和视网膜神经纤维层萎缩相一致，纤维束性视野缺损是青光眼性视野缺损的特征性变化。

（1）早期改变　①旁中心暗点：在自动视野阈值检查中，表现为局限性视网膜光敏感度下降。常在中心视野 5°～30°范围内有 1 个或数个比较性或绝对性旁中心暗点。②鼻侧阶梯：为视网膜神经纤维束损害的特征性改变，表现为 1 条或多条等视线在鼻侧水平子午线处上下错位，形成鼻侧水平子午线处的阶梯状视野缺损，可仅累及周边等视线或中心等视线，也可能从中心到周边多条等视线受累。

（2）进展期改变　当病情进展，几个旁中心暗点可以融合或与生理盲点相连，形成典型的弓形暗点。弓形暗点是典型的神经纤维束型视野缺损。弓形暗点可为比较性或绝对性，一般不是从生理盲点开始，当其延伸到生理盲点时，在该处的暗点也不是最致密的。病情进一步发展，视野缺损加重，上下方弓形纤维受损则形成双弓形暗点，多数上下弓形不对称，在水平线上相遇，形成两个阶梯，下方者常靠近中心注视点。

（3）晚期改变　从中期到晚期没有明显界限，晚期视野大部分丧失，残存 5°～10°中心小岛，即管状视野。

（三）实验室及其他辅助检查

1. 眼压检查　在现有各种眼压计及测量方法的基础上，建议使用 Goldmann 压平眼压计进行眼压测量。测量时，记录测量前使用降眼压药物的情况。

2. 前房角检查　先进行静态观察，在不改变前房角解剖状态的条件下区分房角的宽窄，采用 Scheie 分类法进行分级。后进行动态观察，确定房角开放、关闭或周边前粘连的程度和范围。记录房角检查结果时应标明动态或静态，建议按时钟方位对房角全周进行文字和画图描述，记录虹膜周边部的形态（膨隆或后凹）和小梁网的色素分级，同时记录检查时的眼压和用药情况。

3. 眼底形态学检查　重点观察并记录视盘的盘沿、视网膜神经纤维层及 C/D 的改变，视盘检查采用国际公认的"ISNT"法则或者我国提出的鼻侧最宽原则。

研究显示，在视野出现明显的青光眼性缺损之前，30%～50% 的视网膜神经节细胞及其轴索丧失。由于视神经的结构损害出现在视野改变之前，所以视盘形态学的检查对于 POAG 的早期诊断是最有价值的。最好在裂隙灯生物显微镜上借助间接镜检查，视盘的改变包括局限性或弥漫性的盘沿变窄或盘沿切迹（尤其上下极）。视盘旁神经纤维层，尤其是视盘上下方，局限性变薄甚至缺损。大部分正常人盘沿宽度遵循"ISNT"理论，即最宽处为下方盘沿，之后分别为上方盘沿、鼻侧盘沿及颞侧盘沿。

青光眼患者视盘盘沿变窄：早期表现为颞上或颞下方盘沿变窄或出现盘沿切迹，随着病情进展，其他部位的盘沿也变窄，最后各个象限的盘沿完全消失，存在视网膜神经纤维层缺损，尤其在颞上方及颞下方。

视盘线状出血：是青光眼损害进展的先兆与标志，需排除继发性出血可能（如糖尿病等）。

形态学检查历经直接眼底镜、眼底照相、眼底立体照相、共焦激光扫描眼底镜、扫描激光偏振仪及光学相干断层扫描等阶段，诊断精度逐步提高，诊断方式也从主观判定逐渐向结合客观数据判定的方向发展，目前被广泛认可和广泛使用的是 OCT。OCT 是通过组织对光线的反射来提供截面图像，能反映视盘周围视神经纤维层厚度及视盘的拓扑形态，视网膜成像接近病理水平。其在检测青光眼视网膜神经纤维层方面具有精确程度和高度可重复性。

4. 视野检查　只有检查结果可重复才能认为是真实的，同时视野分析要结合眼底情况，判断时要考虑其他影响视野的因素。

（1）标准自动视野计（standard automated perimetry，SAP）被认为是青光眼诊断及病情评估的"金标准"，在现有各种视野检查方法的基础上，建议使用国际标准的计算机自动视野计进行视野检查，在分析视野检查结果时，应注意检查结果的一致性和可靠性。

（2）蓝/黄视野检查（short wavelength automated，SWAP）是蓝色光标、黄色背景的一种短波长视野检查，它可以分离检测出占视网膜节细胞总数 9% 的蓝黄节细胞的功能，将色觉功能检测与视野检查方法结合起来。对于青光眼的早期诊断，SWAP 的敏感性高于标准化静态视野检测。

（3）倍频视野检查（frequency doubling technique，FDT）是针对 M 细胞进行的检测，可发现青光眼中 M 细胞减少，普通静态视野检查能更早发现青光眼视野损害。视网膜神经节细胞由 P 细胞和 M 细胞组成，而青光眼发展过程中 M 细胞最易受累。

三、诊断及鉴别诊断

（一）西医诊断要点

拟参照 2020 年《中国青光眼指南》和 2014 年《我国原发性青光眼诊断和治疗专家共识》。

1. 高眼压型　病理性高眼压（24 小时眼压峰值 > 21 mmHg），眼底有青光眼的特征性损害（视网膜神经纤维层缺损或视盘形态改变）和（或）视野出现青光眼性损害，房角开放，并排除眼压增高的其他原因。

2. 正常眼压型　24 小时眼压峰值不超过正常上限值（≤21 mmHg），眼底有青光眼的特征性损害（视网膜神经纤维层缺损或视盘形态改变）和（或）视野出现青光眼性损害，房角开放，并排除其他疾病引起的眼底改变和视野改变。

3. OHT　眼压多次超过正常上限，但未发现青光眼性视网膜神经纤维层的缺损和（或）视野缺损，房角开放，并排除继发性青光眼，较厚角膜、检测技术等因素导致的假性高眼压，可以诊断为OHT，但要定期随访眼底视盘、视网膜神经纤维层厚度和视野。眼压 > 25 mmHg 且中央角膜厚度 ≤ 555 μm 具有较高的危险性，建议给予降眼压药物治疗。

（二）中医诊断要点

瞳神轻度散大，瞳色淡青。自觉症状不明显，或有眼胀头痛，视物疲劳。

（三）中医辨证分型

本病多与情志相关，大体可分为以下几个证型。临床上证候千变万化，临证时不可拘泥定型，仍需辨证治之。

1. 气郁化火证　辨证要点为情志不舒，抑郁忿怒而引发，头目胀痛，眼压稍高，胸胁胀满，喜长叹息，食少神疲，口苦咽干，舌红苔黄，脉弦数。此证多因忧愁忿怒，肝失条达，肝郁气滞，郁久化火所致。

2. 痰火上扰证　辨证要点为头眩目痛，眼压偏高，心烦而悸，食少痰多，胸闷恶心；口苦舌红，苔黄而腻，脉弦滑或滑数。此证多因肝病犯脾或忧思伤脾，脾不化湿，聚湿成痰，痰郁化火，痰火上扰所致。

3. 肝肾亏虚证　辨证要点为病久瞳神渐散，眼珠胀硬疼痛，视野明显缩窄，中心视力渐减，眼底视盘凹陷扩大加深呈杯状，颜色苍白，兼见头晕耳鸣，失眠健忘，腰膝酸软，舌红少苔，脉沉细数，或面白肢冷，夜尿频繁，精神倦怠，舌淡苔白，脉沉细无力。此证多因久病肝肾亏虚，目失所养所致。

4. 气虚血瘀证　辨证要点为病久不愈，眼压正常或偏高，视野日渐缩窄，视盘凹陷苍白，兼见面色无华，气短乏力，舌质淡紫或有瘀斑，苔白，脉沉细。此证多因气虚无力推动血行，血脉瘀滞所致。

（四）鉴别诊断

POAG 主要和 PACG、继发性开角型青光眼相鉴别。

PACG

（1）原发性慢性闭角型青光眼　房角镜检查可以发现眼压升高时前房角关闭，尽管在高眼压状态下，房角不会全部闭塞，甚至可以看到相当范围的睫状体带。瞳孔轻度扩大，无明显虹膜萎缩。

（2）原发性急性闭角型青光眼慢性期　由急性闭角型青光眼未经适当治疗迁延而来，患者有急性发作史。房角镜检查可发现有程度不等的房角粘连，眼压可保持在 30～40 mmHg，不能自然缓解。多数患者虹膜上遗留节段性虹膜萎缩、青光眼斑及垂直性瞳孔扩大等急性体征。

（3）继发性开角型青光眼　患者眼压升高继发于明确的眼内或全身的原发病，常见以下几种。

① 外伤性青光眼　有明确的眼部外伤史，外伤性前房积血导致小梁网阻塞；外伤后前房积血导致含铁血黄素蓄积和眼内铁异物存留；玻璃体积血进入前房，血红蛋白被吞入巨噬细胞而阻塞小梁网，血影细胞进入前房阻塞小梁网；前房角后退，早期小梁水肿，晚期小梁变性。

② 色素性青光眼　为中周部虹膜后凹并与晶状体悬韧带接触、摩擦，导致虹膜后表面色素颗粒脱失，沉积在小梁网，房水外流受阻后所出现的一类青光眼。多见于白种人，患者多为近视。角膜后色素性 KP 典型以垂直的纺锤形分布，虹膜出现放射状裂隙透照现象；UBM 检查可显示虹膜根部与悬韧带接触。房角镜检查显示宽房角，小梁网色素增加。

③ 剥脱综合征合并开角型青光眼　晶体赤道前区表面及眼前节各部组织表面有一种特殊的灰白纤维样物质沉淀，剥脱物还可见于悬韧带、角膜、虹膜、睫状体、前玻璃体面及眼球外的某些组织。可能的机制是异常剥脱物和色素结合阻塞小梁网。

④ 炎症继发青光眼　包括感染性和非感染性两种。感染性因素包括病毒、细菌、弓形虫、梅毒螺旋体等。非感染性因素包括自身免疫性、特发性、物理或化学损伤、手术和肿瘤等。除眼压增高外，还伴有葡萄膜炎的症状和体征。

⑤ 皮质类固醇性青光眼　有明确的长期局部或全身使用糖皮质激素的用药史。

四、治疗

（一）治疗原则

根据患者的眼压、眼底和视野损伤程度，结合医院的条件和医师的经验，可选择药物、激光、滤过性抗青光眼手术和微创抗青光眼手术给予降眼压治疗。应重视视神经保护治疗，降低眼压治疗时，应为患者设定目标眼压。已病防变的思想贯穿于整个青光眼治疗中，中医药在保护视神经视功能方面有着独特优势。

（二）西医常规治疗

1. 局部降眼压药物治疗　一线用药包括局部使用前列腺素类衍生物、β 肾上腺素能受体阻滞剂、α2 肾上腺素能受体激动剂、碳酸酐酶抑制剂。根据患者目标眼压的需要，选择单一或联合药物治疗。若需要联合药物治疗时，首选复方固定剂量制剂。

2. 激光治疗　选择性激光小梁成形术可作为 POAG 的首选治疗方法，也可作为部分接受降眼压药物治疗或手术治疗而未达到目标眼压的 POAG 补充治疗方法。但我国人群的应用效果尚缺乏高质量等级的证据。

3. 手术治疗　对于降眼压药物治疗或激光治疗后不能达到目标眼压、视神经形态损伤或视野损伤进展、不能耐受降眼压药物治疗的患者，可考虑手术治疗。应基于患者年龄、疾病程度、药物治疗反应等因素，综合考虑和选择手术方式，以获得最大益处。

（1）首选手术方式包括传统滤过性抗青光眼手术（小梁切除术、非穿透性小梁手术、青光眼引流装置植入术等）、基于房水流出通路的微创内引流手术或微小切口抗青光眼手术（小梁消融术、房角切开术、黏小管成形术、房水流出通路重建术、内路黏小管成形术、外路小梁切开术、房角镜下内路小梁切开术等）。首次手术失败者再次手术，也可选择降低睫状体房水分泌功能的手术（睫状体光凝术或冷凝术等）。

（2）根据患者年龄、眼部情况，术中、术后选择应用抗代谢药物（丝裂霉素 C、5 氟尿嘧啶）可降低外滤过性手术失败的风险。

（3）微创内引流手术的并发症明显低于传统的小梁切除术，而降眼压效果并不优于小梁切除术。但是，非滤过泡依赖的以 Schlemm 管为基础的抗青光眼手术避免了滤过泡相关并发症和瘢痕化问题，推荐作为具有外滤过性手术失败高风险者或滤过性抗青光眼手术失败者的首选手术方式。

（4）青光眼引流装置植入术适用于滤过性抗青光眼手术失败者和（或）降眼压药物治疗无效者，也可作为部分具有滤过性抗青光眼手术失败高危因素患者（如青少年型青光眼、眼部具有化学性外伤史等）的首选手术方式。其中，青光眼引流阀植入术是目前我国难治性青光眼滤过性手术的首选术式，其前提条件是前房具有足够深度。

（5）睫状体光凝术或冷凝术是治疗各种难治性青光眼的有效手术方法之一。

（三）中医治疗原则

以辨证论治为基本原则，单方加减，早期、中期、晚期分期论治。本病初中期为实证，治疗以行气疏肝、化痰利湿为主；后期为虚实夹杂证，治宜补益肝肾益气为主，兼以活血明目为法。注意在本病的整个过程中，多兼有血瘀水停的病机，治疗时应加用活血利水药。

（四）辨证论治

1. 气郁化火证

表现：时有视物昏蒙，目珠微胀，轻度抱轮红赤，或瞳神稍大，眼底视盘 C/D＞0.6，或两眼视盘 C/D 差值 >0.2，可见视野缺损，眼压偏高。情志不舒，胸胁胀满，喜长叹息，口苦咽干。

舌脉：舌红苔黄，脉弦数。

治法：疏肝清热。

方药：丹栀逍遥散（《薛氏医案》）加减。组成：牡丹皮 10 g，栀子 10 g，柴胡 10 g，当归 10 g，白芍 15 g，茯苓 15 g，白术 15 g，煨生姜 3 g，甘草 3 g，薄荷 3 g。

方解：本方即逍遥散加牡丹皮、栀子而成。方中以逍遥散疏肝解郁，养血健脾；牡丹皮清热凉血，活血祛瘀；栀子泻火除烦，清热利湿，凉血解毒。诸药合之，共奏养血健脾，疏肝清热之功。

2. 痰火上扰证

表现：早期偶有视物昏蒙，或瞳神稍大，眼底视盘 C/D 增大，或两眼视盘 C/D 差值 >0.2；严重时视盘苍白，可见视野缺损，甚或呈管状，眼压偏高。头昏眩晕，食少痰多，胸闷呕恶。

舌脉：舌苔黄而腻，脉弦滑或滑数。

治法：清热祛痰，和胃降逆。

方药：黄连温胆汤（《六因条辨》）加减。组成：半夏 10 g，竹茹 10 g，黄连 10 g，枳实 10 g，陈皮 10 g，甘草 5 g，茯苓 10 g，生姜 5 片，大枣 1 枚。

方解：方中半夏辛温，燥湿化痰，和胃止呕，为君药。臣以竹茹，取其甘而微寒，清热化痰，除烦止呕。陈皮辛苦温，理气行滞，燥湿化痰；黄连苦寒，清热燥湿；枳实辛苦微寒，降气导滞，消痰除痞。茯苓健脾渗湿，以杜生痰之源；煎加生姜、大枣调和脾胃，且生姜兼制半夏之毒。甘草为使，调和诸药。

3. 肝肾亏虚证

表现：患病日久，视物不清，瞳神稍大，眼珠胀硬疼痛，视野明显缩窄，中心视力渐减，眼底视盘凹陷扩大加深呈杯状，颜色苍白。头晕耳鸣，健忘失眠，腰膝无力或面白肢冷，夜尿频繁，精神倦怠。

舌脉：舌红少苔，脉沉细数或舌淡苔白，脉沉细无力。

治法：补益肝肾。

方药：偏阴虚者，用杞菊地黄丸（《麻疹全书》）加减；偏阳虚者，用肾气丸（《金匮要略》）加减。杞菊地黄丸组成：熟地黄 15 g，山茱萸 10 g，山药 12 g，泽泻 10 g，牡丹皮 10 g，茯苓 10 g，枸杞子 10 g，菊花 10 g。肾气丸组成：干地黄 25 g，山茱萸 10 g，山药 15 g，泽泻 10 g，牡丹皮 10 g，茯苓 10 g，桂枝 3 g，炮附子 3 g。

方解：杞菊地黄丸为六味地黄丸加枸杞子和菊花而成，方中以六味地黄丸填精滋阴补肾，加用枸杞子和菊花以养肝明目，诸药合之，共奏滋阴补肾、养肝明目之功。肾气丸中干地黄为君药，滋补肾阴，益精填髓。臣以山茱萸补肝肾，涩精气，山药健脾气，固肾精；以附子、桂枝温肾助阳，生发少火，鼓舞肾气。佐以茯苓健脾益肾，泽泻、牡丹皮降相火而制虚阳浮动，且茯苓、泽泻均有渗湿泄浊、通调水道之功。诸药相合，阴中求阳，微微生火，鼓舞肾气。

4. 气虚血瘀证

表现：病久不愈，眼压正常或偏高，视野日渐缩窄，视盘凹陷苍白。面色无华，气短乏力。

舌脉：舌质淡紫或有瘀斑，苔白，脉沉细。

治法：益气活血利水。

方药：补阳还五汤（《医林改错》）加减。组成：黄芪20 g，当归10 g，赤芍10 g，川芎10 g，红花10 g，桃仁10 g，地龙3 g。

方解：方中重用黄芪，大补脾胃之元气，令气旺血行，瘀去络通，为君药；当归尾长于活血，且有化瘀而不伤血之妙，是为臣药；川芎、赤芍、桃仁、红花助当归尾活血祛瘀，地龙通经活络，均为佐药。合而用之，则气旺、瘀消、络通。

（五）针刺治疗

1. 针灸　辨证取穴。主穴：风池、睛明或上明、承泣、太阳、百会。配穴：实证行间、大敦、光明、太冲，虚证肝俞、肾俞、三阴交、足三里。

2. 耳针　选用肝、肾、神门、下脚端、屏间、眼、目等。

（六）中成药

中成药由于服用方便，若辨证准确，证型相合，则疗效肯定，临床上也为医者所习用。

1. 益脉康片　1次2片，1天3次，适用于经药物或手术治疗后，眼压已控制的晚期视野缩小症。

2. 复明片　1次5片，1天3次，适用于早、中期肝肾阴虚者。

3. 杞菊地黄丸　1次8丸，1天3次，适用于肝肾阴虚者。

4. 石斛夜光丸　1次7.3 g，1天2次，适用于肝肾不足者。

（七）睫状体平坦部滤过术

国医大师唐由之教授以中医眼科解剖基础理论为指导，以中医传统金针拨内障手术方法为基础，于1958年开始在睫状体平坦部做切口，在白内障针拨术的研究过程中，归纳总结出一种新的滤过手术方法——睫状体平坦部滤过术。中国中医科学院眼科医院及广安门医院经临床观察，取得了较好的效果。该手术为难治性青光眼滤过术提供了新思路。

1. 手术降眼压的机理　该手术主要从两个途径降低眼压，房水经由后房进入睫状体平坦部滤过口流出至巩膜表面，经结膜下引流或经葡萄膜巩膜途径外流。

2. 手术方法

（1）常规消毒，铺设无菌单，用开睑器开睑。

（2）做以穹隆部为基底的结膜瓣，避开以前手术的位置。

（3）巩膜表面电凝止血。

（4）距角膜缘约 6 mm 处，做以角巩膜缘为基底的长方形巩膜瓣，大小 4 mm × 3 mm。

（5）将 0.04% 丝裂霉素浸泡的棉片置于巩膜瓣及结膜瓣下 4 分钟，充分冲洗。

（6）若眼压仍高，行前房穿刺，放出少量房水，使眼压缓慢下降。

（7）距角膜缘约 4 mm，于巩膜瓣下行深层巩膜切除约 2 mm × 1 mm，并行睫状体平坦部切除约 2 mm × 1 mm，剪除外溢的玻璃体。

（8）复位巩膜瓣，2 根可调节缝线固定巩膜瓣游离两角。复位结膜瓣，间断缝合结膜瓣。

（9）结膜下注射庆大霉素 2 万 IU + 地塞米松 2.5 mg + 2% 利多卡因 0.2 mL。

（10）术眼涂妥布霉素地塞米松眼膏，用清洁干燥的敷料包扎术眼。

五、评述与体会

POAG 属于慢性退行性疾病，迄今为止尚无确切有效的方法可逆转视神经改变，早期发现后进行降眼压治疗，使之达到目标眼压，可使绝大多数患者的病情得到控制，保持现有视功能不再加重进展。如果未及时发现，青光眼自然发展，视神经形态损害及视野损害逐渐加重，最终视野完全丢失而失明。中医药辨证施治、通经络、调气血、发挥视神经保护的作用，在改善患者体质状态、改善焦虑抑郁等情绪、提高生活质量等方面发挥独特的优势，患者依从性好。

>>> 参 考 文 献 <<<

1. QUIGLEY H A, BROMAN A T. The number of people with glaucoma worldwide in 2010 and 2020. Br J Ophthalmol, 2006, 90(3): 262 – 267.

2. SONG P, WANG J, BUCAN K, et al. National and subnational prevalence and burden of glaucoma in

China：A systematic analysis. J Glob Health，2017，7(2)：020705.

3. CHO H K, KEE C. Population-based glaucoma prevalence studies in Asians. Surv Ophthalmol, 2014, 59 (4)：434 – 47.

4. 吴文爽，柳成刚. 青风内障源流考. 中国中医眼科杂志，2021.

5. 接传红，高健生. 秘传眼科龙木论. 北京：人民卫生出版社，2006.

6. 曹建辉，高慧筠，王赞春，等. 证治准绳·眼目集. 北京：中医古籍出版社，1993.

7. 李怀芝，郭君双，郑金生. 目经大成. 北京：人民卫生出版社，2006.

8. 彭清华. 中医眼科学. 北京：中国中医药出版社，2012.

9. SHEPARD A R, JACOBSON N, FINGERT J H, et al. Delayed secondary glucocorticoid responsiveness of MYOC in human trabecular meshwork cells. Invest Ophthalmol Vis Sci, 2001, 42(13)：3173 – 81.

10. TANJI T, COHEN E, SHEN D, et al. Age at glaucoma diagnosis in germLine myocilin mutation patients：associations with polymorphisms in protein stabilities. Genes (basel), 2021, 12(11).

11. BORRÁS T, MOROZOVA T V, HEINSOHN S L, et al. Transcription profiling in Drosophila eyes that overexpress the human glaucoma-associated trabecular meshwork-inducible glucocorticoid response protein/myocilin (TIGR/MYOC). Genetics, 2003, 163(2)：637 – 45.

12. HAUSER M A, ALLINGHAM R R, AUNG T, et al. Association of genetic variants with primary open-angle glaucoma among individuals with african ancestry. Jama, 2019, 322(17)：1682 – 1691.

13. CAPRIOLI J, COLEMAN A L. Blood pressure, perfusion pressure, and glaucoma. Am J Ophthalmol, 2010, 149(5)：704 – 712.

14. XIE X, CHEN W, LI Z, et al. Noninvasive evaluation of cerebrospinal fluid pressure in ocular hypertension：a preliminary study. Acta Ophthalmol, 2018, 96(5)：e570 – e576.

15. XIE X, ZHANG X, FU J, et al. Noninvasive intracranial pressure estimation by orbital subarachnoid space measurement：the Beijing Intracranial and Intraocular Pressure (iCOP) study. Crit Care, 2013, 17(4)：R162.

16. WANG N, XIE X, YANG, D, et al. Orbital cerebrospinal fluid space in glaucoma：the Beijing intracranial and intraocular pressure (iCOP) study. Ophthalmology, 2012, 119(10)：2065 – 2073.

17. 解晓斌，王宁利. 青光眼患者眶内段视神经周围蛛网膜下腔：北京颅内压与眼压(iCOP)研究. 美国眼科学会官方杂志 Ophthalmology(中文版). 2013, 2(1). 21 – 31.

18. XIE X, CHEN W, LI Z, et al. Noninvasive evaluation of cerebrospinal fluid pressure in ocular hypertension：a preliminary study. Acta Ophthalmol. 2018, 96(5)：e570 – e576.

19. 王宁利，孙兴怀，余敏斌，等. 我国原发性开角型青光眼颅眼压力梯度专家共识和建议(2017 年). 中华眼科杂志, 2017, 53(2)：89 – 91.

20. QUIGLEY H A, KATZ J, DERICK R J, et al. An evaluation of optic disc and nerve fiber layer examinations in monitoring progression of early glaucoma damage. Ophthalmology, 1992, 99(1)：19 – 28.

21. 中国青光眼指南(2020 年). 中华眼科杂志, 2020, 56(8)：573 – 586.

22. 葛坚. 我国原发性青光眼诊断和治疗专家共识(2014 年). 中华眼科杂志, 2014, 50(5)：382 – 383.

23. 解晓斌, 李占峰, 唐由之. 益气活血汤结合西药治疗青光眼术后疗效观察. 陕西中医. 2017, 38 (4). 485 - 486.

24. 卿国平, 王宁利. 色素播散综合征和色素性青光眼. 眼科, 2013, 22(1)：10 - 13.

25. 师宜鹏, 孙文英, 谢立科, 等. 选择性激光小梁成形术的研究进展. 中华眼科医学杂志(电子版), 2022, 12(4)：237 - 241.

26. 冯俊, 唐由之, 于静. 睫状体平坦部滤过术治疗青光眼的临床研究. 中国中医眼科杂志, 2013, 2：117 - 120.

27. 冯俊, 于静, 唐由之. 睫状体平坦部滤过术 6 年随访研究. 中国中医眼科杂志, 2015, 2：111 - 114.

（师宜鹏　孙文英　解晓斌）

第十章

视神经疾病

第一节　视神经炎

视神经炎（optic neuritis，ON）是视神经任何部位发炎的总称，泛指视神经的炎性脱髓鞘、感染、非特异性炎症等疾病，炎性脱髓鞘是较常见的原因。

1988～1992年由美国15家单位进行的多中心ON治疗试验对457例急性ON患者的类固醇治疗进行了前瞻性随机研究，该试验提供了关于ON的病因、病程、临床特征、预后及与代谢综合征（metabolic syndrome，MS）相关的极有价值的临床信息。ON多数20～50岁发病，平均年龄30岁，儿童发病少见，60岁以上老人发病罕见，北欧白种人易患MS。在男女性别患者中不同ON类型下，男女比例不同。

ON的分类主要采取发病部位和病因两种分类方法，后者为国内学者更推荐的方法。根据炎症发生的部位可分为4型：球后ON——仅累及视神经眶内段、管内段及颅内段，视盘正常；视盘炎——累及视盘，伴视盘水肿；视神经周围炎——主要累及视神经鞘；视神经视网膜炎——同时累及视盘及其周围视网膜。目前国际上较为通用的分类方法是根据病因分类，即特发性脱髓鞘性ON、感染性或感染相关性ON、自身免疫性视神经病和其他无法归类的ON4类。在《中国脱髓鞘性视神经炎诊断和治疗循证指南（2021年）》中，推荐将脱髓鞘性ON（demyelinating optic neuritis，DON）按病因分为视神经脊髓炎谱系疾病（neuromyelitis opticaspectrum disorders，NMOSD）相关性ON（NMOSD-ON）、髓鞘少突胶质细胞糖蛋白（myelin oligodendrocyte glycoprotein，MOG）抗体相关性ON（MOG-ON）、MS相关性ON（MS-ON）、特发性脱髓鞘性ON（idiopathetic demyelinating optic neuritis，IDON）、慢性复发性炎性视神经病变（chronic relapsing inflammatory optic neuropathy，CRION）和其他类型DON共6个亚型（表10-1-1）。

表 10 - 1 - 1　　《中国脱髓鞘性视神经炎诊断和治疗循证指南》分类及诊断要点

临床亚型	诊断要点
NMOSD-ON	ON 伴有 AQP4 抗体阳性；或符合 AQP4 抗体阴性 NMOSD 诊断的 ON
MOG-ON	ON 伴有 MOG 抗体阳性
MS-ON	依据 2017 年 McDonald 诊断标准确诊 MS，并且至少 1 次 ON 发作
IDON	AQP4 抗体、MOG 抗体阴性；视力持续下降小于 2 周；视力在发病 3 周左右开始恢复
CRION	AQP4 抗体、MOG 抗体阴性；至少复发 1 次，糖皮质激素治疗快速有效，表现为糖皮质激素依赖的特点，在糖皮质激素减量时或停药后快速复发
其他类型 DON	AQP4 抗体、MOG 抗体阴性的非典型 ON；或其他中枢神经系统脱髓鞘疾病伴发的 ON

在 ON 的致病因素中，局部和全身的感染均可累及视神经，导致感染性 ON，如局部病灶感染。①眼内炎症：常见于视网膜脉络膜炎、葡萄膜炎和交感性眼炎，均可向视盘蔓延，引起球内 ON。②眶部炎症：眶骨膜炎可直接蔓延引起球后 ON。③邻近组织炎症：如鼻窦炎可引起 ON。④病灶感染：如扁桃体炎和龋齿等也可以引起 ON。全身传染性疾病：常见于病毒感染，如流行性感冒、带状疱疹、麻疹和腮腺炎等，亦可见于细菌感染，如肺炎、脑炎、脑膜炎和结核等。而自身免疫性疾病如系统性红斑狼疮、Wegener 肉芽肿、Behcet 病、干燥综合征及结节病等，均可引起视神经的非特异性炎症。

中医眼科根据患者症状表现，将该病归为"目系暴盲""暴盲"等病症。

一、病因病机

（一）中医病因病机

中医眼科认为，暴盲发病系因肝经实热，肝火循经直灼目系；肝郁气滞，目系郁闭；阴虚火旺，虚火上炎灼伤目系；气血两虚，目系失养或肝肾亏损，目系失用所致。结合临床归纳如下。

1. 外感六淫或五志过极，肝火内盛，循肝经上扰，灼伤目系而发病。

2. 悲伤过度，情志内伤，或忿怒暴悖，肝失条达，气机郁滞，上壅目系，神光发越受遏。

3. 热病伤阴或素体阴亏，阴精亏耗，水不济火，虚火内生，上炎目系。

4. 久病体虚，或素体虚弱，或产后血亏，气血亏虚，目系失养。

（二）西医病理改变

本病急性期白细胞渗出，中性粒细胞浸润聚集于病灶周围，使神经纤维肿胀并崩解，随后巨噬细胞出现并清除变性的髓鞘物质。慢性期以淋巴细胞及浆细胞浸润为主。由于炎性细胞的浸润渗出，神经纤维水肿、缺血，轴浆运输受阻，传导功能障碍，神经纤维逐步萎缩并被增生的神经胶质细胞取代。

二、临床表现

（一）症状

典型者可有三联征，即视力下降、眼球或眶周疼痛及色觉障碍。初发病成人，70% 单眼，30% 双眼。视力急剧下降，可在 2 ~ 5 天降至无光感；发病前或病初可有前额部或眼球深部疼痛，常在眼球转动时加重；有明确的视野缺损；患眼有相对性传入性瞳孔障碍（relative afferent pupillary defect，RAPD），即 Marcus-Gunn 瞳孔，但双眼发病者仅有瞳孔对光反应迟钝，视力黑蒙者瞳孔直接对光反应消失；有获得性色觉异常，尤以红、绿障碍为主，但亦有报道红/绿或蓝/黄色觉障碍。

（二）体征

眼底表现：若为视盘炎，可见视盘充血，边界模糊，严重时视盘充血肿胀，但一般 2 ~ 3 个屈光度，视网膜中央静脉充盈、迂曲，视盘及其周围可见少许出血和渗出、水肿。急性球后 ON，早期眼底多正常，晚期出现视盘颞侧苍白。

（三）实验室及其他辅助检查

1. 视野　急性 ON 者中心暗点、旁中心暗点或周边视野缩小，亦可见到各种类型的视野损害。

2. VEP　常规行图形 VEP 检查，视力低于 0.3 时可选择闪光 VEP 检查。通常以 P100 波潜伏期延长为主，严重时振幅可下降。

3. FFA　视盘炎及视神经视网膜炎早期显示视盘表面荧光渗漏，边缘模糊，盘周血管轻度染色，静脉期呈强荧光，但黄斑血管结构正常。

4. 影像学检查　头颅 MRI 用于鉴别颅内占位性病变，推荐常规眼眶 MRI 检查序列，建议参考《中国脱髓鞘性视神经炎诊断和治疗循证指南（2021 年)》，包括 T_1、T_2、磁共振脂肪抑制技术、T_1 增强。扫描范围从眼球后部至颅内视束，扫描层厚为 2 ~ 3 mm，层间距 0 ~ 0.5 mm（1D）。

5. 分子生物学技术　非典型 ON 及临床可疑 NMOSD 行 AQP4 抗体和 MOG 抗体检测；推荐使用基于细胞底物的检测法（cell-based assay，CBA）行上述抗体检测。血沉、

CRP、自身免疫性抗体、弓形虫等感染相关抗体、脑脊液寡克隆区带等亦建议必要时进行检测，以鉴别 ON 类型。

三、诊断及鉴别诊断

（一）西医诊断要点

根据临床表现及眼科专科检查等进行诊断及鉴别诊断。

1. 临床症状　视力数日内急速下降，不能矫正，甚至短期内失明；眼球转动痛或有压痛，额部或眼眶部钝痛。

2. 眼部检查　眼前节检查正常，瞳孔中度散大，直接对光反应迟钝；眼底视盘正常或轻度充血；色觉障碍以红、绿为明显。

3. 视野检查　以中心、旁中心暗点为主。

4. VEP 检查　P100 潜伏期延迟为主，视力损害严重时，可同时出现 P100 振幅下降。

5. 其他　明确 ON 类型时，建议完成相关抗体及实验室检查。

（二）中医辨病要点

突然视力下降，色觉障碍，眼球转动痛，或见眼底视盘充血水肿。

（三）中医辨证分型

1. 肝经实热证　辨证要点为视力急降，甚至失明，伴眼球胀痛或转动时疼痛，视盘充血肿胀，边界不清，盘周出血、渗出，视网膜静脉扩张迂曲、颜色紫红；伴头胀耳鸣，胁痛口苦；舌红苔黄，脉弦数。

2. 肝郁气滞证　辨证要点为患者自觉视力骤降，眼球后隐痛或眼球胀痛，视盘充血肿胀，边界不清，盘周出血、渗出，视网膜静脉扩张迂曲、颜色紫红；患者平素情志抑郁，喜叹息，胸胁疼痛，头晕目眩，口苦咽干，妇女月经不调，舌质暗红，苔薄白，脉弦细。

3. 气滞血瘀证　辨证要点为视力骤降，头晕头痛，视盘充血水肿，盘周出血，动脉变细，静脉迂曲；心烦郁闷，胸胁胀满，或伴头痛，情志不舒，胸胁满闷；舌紫暗苔白，脉弦或涩。

4. 阴虚火旺证　辨证要点为视力骤降，眼症同前；伴头晕目眩，五心烦热，颧赤唇红，口干；舌红苔少，脉细数。

5. 气血两虚证　辨证要点为病久体弱，或失血过多，或产后哺乳期发病；视物模糊，眼症同前；伴面白无华或萎黄，爪甲唇色淡白，少气懒言，倦怠神疲；舌淡嫩，脉细弱。

（四）鉴别诊断

1. 缺血性视神经病变 前部缺血性视神经病变（anterior ischemic optic neuropathy, AION）患者年龄 >50 岁，多见于 70 岁，而 ON 以青年患病居多，两者均可见视力骤然下降，ON 更为严重，甚至完全失明。前者眼球运动时无疼痛，视盘肿胀呈灰白色。典型的视野缺损为绕过中心注视点与生理盲点相连的视敏度下降。电生理 AION 以 P100 波振幅下降为主，ON 以潜伏期延迟为主。AION 常合并高血压、高血脂、糖尿病、长期吸烟史、夜间低血压等致病因素。

2. Leber 遗传性视神经病（Leber's hereditary optic neuropathy, LHON）见于中青年患者，LHON 可有或无家族史。LHON 视盘旁毛细血管扩张，FFA 无荧光素渗漏；线粒体 DNA 位点检查可帮助鉴别诊断。

3. 中毒性或代谢性视神经病变 进行性无痛性双侧视力丧失，可能继发于酒精中毒、营养不良，各种毒素如乙胺丁醇、氯喹、异烟肼、氯磺丙脲、重金属，以及贫血等。

4. 其他癔症或心理因素 多有感情受刺激或情绪强烈波动史，视力下降或失明，但瞳孔对光反应及眼底正常和 VEP 检查正常。

四、治疗

（一）治疗原则

消除病因，初期采用激素冲击疗法，辅助维生素及营养神经剂。

（二）西医常规治疗

1. 糖皮质激素 双眼受累或重症 IDON 急性期患者，推荐大剂量糖皮质激素冲击治疗，对于已处于恢复期的患者，不推荐大剂量糖皮质激素治疗。明确诊断为 MOG 抗体相关疾病、NMOSD 的患者，推荐及早使用免疫抑制剂治疗，不推荐急性期采用口服激素治疗。

2. 抗生素治疗 有明确感染指征的感染相关性 ON 可根据病情选择抗生素应用。

3. 支持疗法 补充 B 族维生素。

（三）中医治疗原则

以辨证论治为基本原则，单方加减，根据临床表现，分证论治。

（四）辨证施治

1. 肝经实热证

表现：视力急降甚至失明，伴眼球胀痛或转动时作痛，眼底可见视盘充血肿胀，边界不清，或伴视网膜静脉扩张、迂曲，颜色紫红，或伴视盘周围水肿、渗出、出血，或眼底无异常；头胀耳鸣，胁痛口苦。

舌脉：舌红苔黄，脉弦数。

治法：清肝泻热，兼通瘀滞。

方药：龙胆泻肝汤（《医方集解》）加减。组成：龙胆草 6 g，黄芩 9 g，栀子 9 g，泽泻 12 g，木通 6 g，车前子 6 g，当归 3 g，生地黄 9 g，柴胡 6 g，甘草 6 g。

方解：方中龙胆草泻火除湿为君药；黄芩、栀子泻火，燥湿清热，增强君药泻火除湿之力；泽泻、木通、车前子渗湿泻热，导肝经湿热从水道去；当归、生地黄养血滋阴，使邪去而阴血不伤；柴胡畅肝胆之气，与生地黄、当归相伍，以适肝体阴用阳之性，并引诸药归肝胆之经；甘草调和诸药。

2. 肝郁气滞证

表现：患眼自觉视力骤降，眼球后隐痛或眼球胀痛，眼部检查同前。患者平素情志抑郁或妇女月经不调，喜叹息，胸胁疼痛，头晕目眩，口苦咽干。

舌脉：舌质暗红，苔薄白，脉弦细。

治法：疏肝解郁，行气活血。

方药：逍遥散（《太平惠民和剂局方》）加减。组成：当归、茯苓、白芍、白术、柴胡各 9 g，甘草 4.5 g，生姜 3 片，薄荷 6 g。

方解：方中柴胡疏肝解郁，为君药；当归养血和血，乃血中气药，白芍养血敛阴，柔肝缓急，归、芍与柴胡同用，补肝体而助肝用，共为臣药；白术、茯苓、甘草健脾益气；薄荷少许能透达肝经郁热；烧生姜降逆和中，辛散达郁。全方共奏调肝养血健脾之效。

3. 阴虚火旺证

表现：患眼自觉视力骤降，眼球后隐痛或眼球胀痛，眼部检查同前。头晕目眩，五心烦热，颧赤唇红，口干。

舌脉：舌红少苔，脉细数。

治法：滋阴降火，活血祛瘀。

方药：知柏地黄丸（《医方考》）加减。组成：熟地黄 24 g，山茱萸、山药各 12 g，泽泻、牡丹皮、茯苓各 9 g，知母、黄柏各 6 g。

方解：方中熟地黄填精益髓、滋补阴精，为君药；山茱萸补养肝肾，并能涩精，山药双补脾肾，共为臣药，君臣相伍，补肝脾肾；泽泻利湿泄浊，防熟地黄滋腻；牡丹皮清泄相火，制山茱萸之温涩；茯苓健脾渗湿，配山药补脾，三药合用，泻湿浊降相火，加知母、黄柏，滋阴降火之力更强。

4. 气血两虚证

表现：视物模糊，眼部检查同前。病久体弱，或失血过多，或产后哺乳期发病。面色白无华或萎黄，爪甲淡白，少气懒言，倦怠神疲。

舌脉：舌淡嫩，脉细弱。

治法：补益气血，通脉开窍。

方药：人参养荣汤（《三因极一病证方论》）加减。组成：黄芪 30 g，当归 30 g，肉桂 30 g，炙甘草 30 g，陈皮 30 g，白术 30 g，人参 30 g，白芍 90 g，熟地黄 22 g，五味子 22 g，茯苓 10 g，远志 15 g，生姜 2 片，大枣 3 枚。

方解：方中熟地、当归、白芍养血；人参、黄芪、茯苓、白术、甘草、陈皮补气，血不足而补其气，此阳生则阴长之义；人参、黄芪、五味子补肺；甘草、陈皮、茯苓、白术健脾；当归、白芍养肝；熟地黄滋肾，远志通肾气上达于心，肉桂导诸药入营生血。五脏交养互益，故能统治诸病，其要则归于养荣。

（五）针刺治疗

根据全身辨证取穴，通过对经络、穴位的刺激，调节全身阴阳气血，从而使气血旺盛，经络通畅，视力康复。

1. 针刺治疗 选太阳、攒竹、睛明、风池、球后、足三里、肝俞、肾俞、三阴交等穴。

2. 针刺方法 每次眼周局部穴位、远端肢体取穴 2～3 个，平补平泻，或部分进针，每天或隔天 1 次，分组交替运用，10～15 次为 1 个疗程，每个疗程间隔 3～5 天。

（六）预防与防护

1. 饮食有节，起居有常。

2. 生活应有规律，注意劳逸结合，积极锻炼身体，增强体质，预防感冒，减少疾病复发，避免感染性疾病的发生。

3. 饮食 选择清淡、易消化、营养丰富的食物。忌烟、酒、辛辣、炸烤食物。多食新鲜水果、蔬菜、凉性素菜，如冬瓜、梨、香蕉、西瓜，可适当增加动物肝、牛奶、蛋黄，勿暴饮暴食。

4. 焦虑、抑郁可影响治疗效果，指导患者保持情绪稳定，心情舒畅，树立战胜疾病的信心，积极配合治疗。

5. 保健药膳

（1）丹参粳米粥 原料：丹参 15 g，砂仁 3 g，木香 10 g，粳米 50 g，白砂糖适量。制法：先将丹参、砂仁、木香煎取浓汁，去渣。再将粳米煮粥，粥将熟时，兑入药汁，白砂糖稍煮 1～2 沸即可。功效：行气解郁。适用于气滞血瘀之急性 ON。服法：单食或佐餐食。

（2）菊花菖蒲饮 原料：菊花 30 g，石菖蒲 15 g，车前草 30 g。制法：清水 500～

800 mL，加入上药，泡 10 ~ 15 分钟，煮沸 30 分钟，去渣取汁。功效：清肝泻火。适用于急性 ON 之肝火上炎证。服法：代茶饮。

（3）杞子地黄粥　原料：枸杞子 15 g，熟地黄 50 g，粳米 100 g。制法：先将熟地黄用水浸泡 1 小时，煎煮 2 次，去渣取汁。合并药液。将枸杞子与粳米淘净，放入药液中，待温食用。功效：滋补肝肾。适用于肝肾亏损之急性 ON 康复期。服法：1 次/天，连服 10 天。

五、评述与体会

ON 是临床常见导致视力严重障碍的视神经疾病，发病快，病情危重。临床治疗时首先要明确致病原因，区分 ON 类型，针对病因进行治疗。在糖皮质激素治疗时，对于双眼、重症要首选大剂量冲击疗法，不推荐口服糖皮质激素治疗。在 ON 治疗过程中，全程可配合中医治疗，尤其是在激素治疗后，患者常出现库欣综合征的临床表现，患者肾阳虚、肾阴虚、阴阳两虚证均可见，在中医理论的指导下，对这些患者进行辨证论治，可有效缓解患者全身症状，对促进患者病情恢复具有重要价值。另外，针灸疗法有明显促进 ON 患者视力恢复、改善视野的作用。总之，临床上中西医结合治疗 ON 具有重要意义。

>>> 参 考 文 献 <<<

1. 中华医学会眼科学分会神经眼科学组. 中国脱髓鞘性视神经炎诊断和治疗循证指南（2021 年）. 中华眼科杂志，2021，57（3）：171 – 186.
2. 中华医学会眼科学分会神经眼科学组. 视神经炎诊断和治疗专家共识（2014 年）. 中华眼科杂志，2014，50（6）：459 – 463.
3. 李敏，秦新月. 多种方法检测视神经脊髓炎患者血清及脑脊液中水通道蛋白 4 抗体的临床应用. 中国实验诊断学，2015（8）：1261 – 1263.

（王影）

第二节　缺血性视神经病变

缺血性视神经病变（ischemic optic neuropathy，ION）是 50 岁以上人群中最常见的急性视神经病变。根据视神经受累部位不同，临床可分为前部缺血性视神经病变（anterior ischemic optic neuropathy，AION）和后部缺血性视神经病变（posterior ischemic optic neuropathy，PION）。根据致病原因是否有动脉炎，又可分为动脉炎性和非动脉炎性的缺血性视神经病变，虽然巨细胞动脉炎（giant cell arteritis，GCA）经常产生严重的视神经病变，但在 AION 患者中占比较少（5.7%）。动脉炎性前部缺血性视神经病变（arteritic anterior ischemic optic neuropathy，AAION）的平均发病年龄为 70 岁，60 岁以下罕见。GCA 发病率在女性中随年龄的增长而升高。AAION 在白种人中最常见，在非裔美国人和西班牙裔患者中不普遍。非动脉炎性前部缺血性视神经病变（nonarteritic anterior ischemic optic neuropathy，NAION）是 50 岁以上患者中最常见的急性视神经病变，Johnson 等的流行病学调查显示，50 岁及以上人群每年每 10 万人中有 2.3～10.2 人发生 NAION，每年至少有 6 000 例新患者。该疾病在白种人人群中发生的频率明显高于黑人或西班牙裔个体，没有性别倾向。多数研究的平均发病年龄在 57～65 岁，近年来随高血压、糖尿病、高脂血症及心脑血管疾病的逐年增多，NAION 也呈增长趋势。

AION 典型表现为持续数小时到数天的急速单眼无痛性视力下降，最常见视野损害，表现为水平视野缺损（典型视野损害多位于下方），其中弓形暗点、旁中心视野缺损和弥漫视敏度下降也很常见。当视野缺损累及中心区可引起视力和色觉下降，反之视力和色觉可正常。除非另一只眼已经存在或并发视神经病变，使其瞳孔反应迟缓，否则患眼的瞳孔可出现 RAPD。AION 发病时，视盘出现水肿，水肿颜色常为苍白，视盘充血并不常见，尤其是 NAION 中视盘充血更为少见。视盘水肿常表现为弥漫性或局限性水肿。视网膜火焰状出血常位于视盘周围，而盘周视网膜动脉狭窄亦可出现。NAION 导致的视力损害最常在睡醒时被报道，但这在缺血性视神经病变减压试验中没有得到证实。NAION 通常表现为无疼痛，尽管有 8%～12% 的患者报告有某些形式的眼周不适。

本病发生突然，视力急剧下降甚至失明，传统中医将其归属为"暴盲"范畴，但因造成暴盲的眼内病变不同，AION 病在目系，新世纪版中医眼科学教材将其改称为"目系暴盲"。

一、病因病机

（一）中医病因病机

1. 素禀阳亢之体，阴不制阳，肝阳上越，冲逆为害，络损脉阻，目系失养。

2. 情志郁闷，或恼怒怨愤，气机运行逆常，气乏周流，血瘀脉道，不能荣养目窍。

3. 年老或劳伤久病，肝肾阴亏，阴不制阳，虚火上扰，血脉流灌失畅，加之精亏其源，不能荣润目窍，目系失养失用。

4. 产后、创伤或术中失血多，或饮食失调，脾失健运，化源内竭，血少津亏，脉道失充，目系失荣。

(二) 西医病理改变

流行病学资料和对照研究提示，可能的病因或称危险因素包括：①全身血管病变：高血压、动脉硬化、糖尿病、心脑血管疾病、高胆固醇血症、高脂血症、颈动脉疾病、重度贫血，以及各种引起全身低血压的疾病，如产后或胃肠道急性大出血、不同原因的休克、术中或术后血压剧降及心力衰竭等。②眼部原因：先天固有的小视盘和小视杯、眼压明显增高、视盘埋藏玻璃疣、眶内或视神经鞘内占位病变和内分泌相关眼病。③血管炎：颞动脉炎、多发性大动脉炎、系统性红斑狼疮、血栓闭塞性脉管炎、雷诺病等。④其他因素：高胱氨酸血症、睡眠呼吸暂停综合征、风湿病、重度湿疹和口服避孕药等。NAION 的发病机制是供应视盘筛板区的睫状后短动脉缺血，造成前部视神经低灌注和血管梗死，非动脉炎性 PION 的病因，除无视盘解剖结构及眼压增高等影响因素外，基本病因与 NAION 类同，但近年报告和手术相关者增多。视盘毛细血管灌注压下降到其自身调节范围临界值以下，可导致部分敏感人群视盘发生缺血，进而导致 NA-AION 发病。

动脉炎性 ION 是因 GCA 或称颞动脉炎的病理过程中，累及视神经血液供应的小血管炎性闭塞导致的视力急剧下降，AAION 的组织病理学研究表明，供应视神经头的睫状后短血管有血管炎，另外颞浅、眼、脉络膜和视网膜中央动脉也可被累及。

NAION 虽无视盘血管的脂肪透明变性或阻塞的直接组织病理学证据，但临床上发病突然，老年人发病率增加及多有典型的血管危险因素，均提示其本质上是血管性疾病。自动射线摄影显示，筛板轴索阻塞与其他视盘水肿相同，筛板和紧靠筛板后区有缺血性改变，并伴有轴突崩解，成为空泡状，视神经纤维坏死，并可伴有少量炎性细胞或星形细胞反应；晚期视神经纤维消失和胶质纤维大量增生。AAION 病理改变是动脉管壁内膜增厚，内弹力层碎裂，血管内有大单核细胞、淋巴细胞及多核巨细胞浸润，继则肉芽组织增殖，组织坏死致血栓形成，导致炎性血管阻塞。

二、临床表现

(一) 症状

持续数小时到数天的单眼无痛性视力下降，也有视力正常者。视力障碍常在睡醒后短期内发生，多不伴有眼痛或头痛，偶述眼部不适等症状。PION 常在手术、创伤、大失血、低血压等情况下双眼视力急速下降。部分患者可感觉到眼前某一方位有阴影遮挡或视野缩小，少数患者可在数周或数月甚至数年后另一眼发病。

(二) 体征

除非另一只眼已经存在或并发视神经病变使其瞳孔反应迟缓，患眼的瞳孔可出现

RAPD，AION 眼底检查可见全视盘或视盘某一区域呈淡白色水肿，也可表现为充血性水肿，视盘旁有小片状出血。部分患者视盘偏小，生理杯消失或湮没。水肿消退后可有节段性或弥漫性视神经萎缩。双眼先后发病者，可见一眼视盘水肿，另一眼视神经萎缩。PION 发病后，眼底早期可正常，无视盘水肿，晚期出现视神经萎缩。

（三）实验室及其他辅助检查

1. 视野检查　是评价视功能受损情况的重要且必需的方法。最常见的视野变化是与生理盲点相连的绕过中心注视点的象限性视野缺损，多见于鼻侧和下方。PION 的视野缺损表现为各种类型，如中心或旁中心暗点、弧形或象限样缺损、水平或垂直偏盲及其他不规则周边缺损。

2. 眼电生理检查　图形 VEP 可见 P100 波振幅降低，严重时合并峰潜时延迟。闪光 VEP 以 P2 波振幅下降和潜伏期延迟为主。

3. 眼底荧光血管造影　早期臂 – 视网膜循环时间延迟，视盘弱荧光或充盈迟缓不均，后期有荧光素渗漏。

4. 其他　包括颈动脉超声检查、球后血管血流超声检查、24 h 动态血压监测、睡眠监测等，还有血糖、血压、血脂全项、血液黏滞度、血沉、CRP 等可能和 ION 有关的生化指标。

三、诊断及鉴别诊断

（一）西医诊断要点

1. AION 诊断要点

①视力突然减退或丧失，通常不伴有眼球转动痛或钝痛。部分患者发病前可有一过性视物模糊或黑蒙。②患眼瞳孔有 RAPD。③眼底视盘轻度水肿并伴有出血。④视野检查表现为与视盘相连的扇形或类象限性缺损。⑤VEP 及眼底荧光血管造影检查，有支持视神经传导功能受阻及视盘荧光充盈迟缓或缺损的证据。⑥视盘水肿消退时间一般在 6 ~ 12 周。

2. PION 诊断要点

①视力突然下降，不伴有眼球疼痛。②视野缺损。③患眼瞳孔有 RAPD。④发病时视盘无水肿及出血。⑤经 CT 或 MRI 等检查排除压迫性、脱髓鞘性、炎性或中毒性等视神经病变。⑥VEP 检查异常，但 ERG 检查可正常。

3. AION 诊断要点

除上述视觉症状外，可有头痛、头皮触痛、疲劳、消瘦、血沉明显增快、CRP 增高及颞动脉区压痛等，为明确诊断，应争取尽早做颞动脉活检。此外，患者为中老年人，有全身血管性疾病及经颅多普勒超声或单纯双功能彩超检查有异常，均是支持 ION 的参考依据。

（二）中医辨病要点

视力急剧下降或突然出现眼前阴影，视盘水肿，视网膜出血、渗出、水肿。

（三）中医辨证分型

1. 肝阳上亢证　辨证要点常见于发病早期，因恼怒所伤，气郁化火，火热耗伤肝肾之阴，或因房劳所伤、年老肾阴亏虚，水不涵木，肝木失荣，致使肝阳偏亢，目视不明，眼底出现视盘水肿，盘周伴片状出血。

2. 气滞血瘀证　辨证要点多由情志不遂，或外邪侵袭，导致肝气久郁不解，气滞不行，运血不畅，以致血运障碍，出现既有气滞又有血瘀的证候。

3. 气血两虚证　辨证要点素体脾胃虚弱，或饮食不节，或久病大病失养，亦或因产时产后、创伤、手术或大失血，致气血两虚，表现出头晕目眩、少气懒言、乏力自汗、血不养睛、目视不明等症状。

4. 肝肾阴虚证　辨证要点年老体弱，久病及肾，或房事过度，情志内伤，精血不足，损伤肝肾之阴等，致使精血不养睛，目失濡润，视物不见。

（四）鉴别诊断

1. 特发性脱髓鞘性 ON　常在 2~4 周出现亚急性进行性视力下降，而 NA-AION 在视力急性下降后通常不再出现连续进行性加重过程，详尽的病史有益于鉴别诊断两种疾病。视交叉及视中枢病变主要表现为双颞侧偏盲或不同类型的同向偏盲（垂直偏盲），而非水平偏盲，一般不易与 NA-AION 相混淆，但在少数情况下也可能出现误诊。

2. 视盘水肿　多双眼发病，视盘水肿明显，隆起度可 >3 D，其周围视网膜水肿，有条纹状出血及渗出，静脉迂曲扩张。早期视力正常，视野为生理盲点扩大。颅内压增高，可有头痛、呕吐等神经系统症状及体征。若无颅内占位病灶，仅有颅内压增高，脑脊液检查正常，体型明显肥胖者，应怀疑假性脑瘤。

3. 糖尿病视盘病变（diabeticpapillopathy，DP）　与两者在临床常容易混淆。DP 视盘水肿可单眼（60%）或双眼（40%），70% 为Ⅰ型糖尿病，视力轻度下降，约75% 患者视力 ≥0.5，随视盘水肿减退视力可恢复，但有明显糖尿病黄斑病变者视力可严重受损，视野仅生理盲点扩大。此外，DP 的视盘常呈放射状分布的扩张的毛细血管，应注意与视盘新生血管鉴别。

4. 其他　如 NTG、假性视盘炎、视盘埋藏玻璃疣等，通过病史、屈光状态、监测眼压、眼科 B 超检查、FFA 及视野等可以鉴别。

四、治疗

（一）治疗原则

本病应尽可能针对病因治疗，初期应用糖皮质激素、血管扩张剂，并结合全身系统性血管疾病进行综合治疗。

（二）西医常规治疗

1. 糖皮质激素　病程在2周内者，全身使用糖皮质激素治疗可显著改善视力和视野，视盘水肿的吸收也可明显加快。建议采用口服方式，不提倡玻璃体腔内注射曲安奈德等治疗。但对伴有糖尿病、重度高血压、胃及十二指肠溃疡等病的患者，应慎用或不用激素，也可改为局部应用。

2. 改善循环障碍　可用复方樟柳碱注射液患侧或两侧颞浅动脉旁皮下注射，低分子右旋糖酐静脉滴注，曲克芦丁、烟酸、地巴唑等肌注或口服。

3. 神经营养药物　补充维生素 B_1、维生素 B_{12}、三磷酸腺苷、辅酶A及肌苷等能量增强药。

4. 降低眼压　改善眼压与睫状后动脉灌注压之间的不平衡，可短期口服乙酰唑胺 $125 \sim 250$ mg，每天2次，氯化钾500 mg，每天1次；或用0.5%噻吗洛尔眼液滴眼，每天2次。

5. 治疗全身疾病　如降低血压，稳定糖尿病患者的血糖，降低血液黏稠度，改善贫血及控制活动期风湿病等。

（三）中医治疗原则

中药活血化瘀、开窍通络，尽快缓解或消除血循环障碍，配合针刺治疗，减轻视盘水肿，保全视力。

（四）辨证施治

1. 肝阳上亢证

表现：视力急骤下降或突然出现眼前阴影，视盘水肿，视网膜出血、渗出、水肿。眩晕耳鸣，头目胀痛，急躁易怒，腰膝酸软，失眠健忘。

舌脉：舌质红，苔薄黄，脉弦数。

治法：平肝息风，滋阴活血。

方药：天麻钩藤饮（《中医内科杂病证治新义》）加减。组成：天麻9 g，钩藤12 g，石决明18 g，川牛膝12 g，栀子、黄芩、杜仲、益母草、桑寄生、夜交藤、朱茯神各9 g。

方解：天麻、钩藤平肝息风为君药；石决明平肝潜阳，除热明目，助君药平肝息风之力；川牛膝引血下行，兼益肝肾，并能活血利水，共为臣药；杜仲、桑寄生补益肝肾；栀子、黄芩清肝降火；益母草合牛膝活血利水；夜交藤、朱茯神宁心安神，均为佐药。全方共奏平肝息风、清热活血、补益肝肾之功。

2. 气滞血瘀证

表现：视力骤降，眼部检查同前。心烦郁闷，头目隐痛，胸胁胀满。

舌脉：舌质紫暗或有瘀斑，脉弦数。

治法：益气活血，通络明目。

方药：血府逐瘀汤（《医林改错》）加减。组成：桃仁 12 g，红花 12 g，当归 9 g，生地黄 9 g，川芎 4.5 g，赤芍 6 g，牛膝 9 g，桔梗 4.5 g，柴胡 3 g，枳壳 6 g，甘草 6 g。

方解：方中桃仁破血行滞而润燥，红花活血祛瘀以止痛，共为君药。赤芍、川芎活血祛瘀；牛膝引瘀血下行，使血不瘀胸中；生地黄滋阴养血，合当归养血，祛瘀而不伤正，合赤芍清热凉血，三者养血益阴，清热活血，共为佐药；桔梗、枳壳一升一降，理气行滞，甘草调和诸药。

3. 气血两虚证

表现：视物昏花，眼部检查同前。病势缠绵，少气懒言，面色苍白，心悸失眠。

舌脉：舌质淡白，脉细弱。

治法：益气补血，养心安神。

方药：归脾汤（《济生方》）加减。组成：人参、木香各 9 g，黄芪、白术、茯苓、龙眼肉、酸枣仁各 18 g，当归、远志各 3 g，炙甘草 6 g。

方解：黄芪补脾益气，龙眼肉补脾气、养心血，共为君药；人参、白术皆为补脾要药；当归补血养心，酸枣仁宁心安神；佐以茯神宁心安神，远志宁神益智，木香理气醒脾，使补而不滞；炙甘草补益心脾，调和诸药。

4. 肝肾阴虚证

表现：视物昏蒙日久，眼部检查同前，眩晕耳鸣，健忘失眠，眼干口燥，五心烦热，腰膝酸软。

舌脉：舌红少苔，脉细数。

治法：滋补肝肾。

方药：四物五子汤（《普济方》）。组成：熟地黄 15 g，当归 10 g，白芍 10 g，川芎 6 g，菟丝子 15 g，枸杞子 20 g，地肤子 10 g，覆盆子 15 g，车前子 15 g。

方解：方中熟地黄、白芍、当归、川芎能滋养肝血，补养肝阴；枸杞子、覆盆子、地肤子、车前子、菟丝子五子质柔多润，能补肾养精，精血足，瞳神得养，则目昏等症可除。

（五）针刺治疗

局部常用承泣、球后、睛明、瞳子髎、鱼腰、攒竹、太阳、风池等。辨证取穴，肝阳上亢选风池、侠溪、行间、肾俞、阳白、头临泣等；气滞血瘀选太冲、中都、蠡沟、肝俞等；气血两虚选足三里、合谷、三阴交、脾俞、气海等；肝肾阴虚选三阴交、阳陵泉、悬钟、肝俞、肾俞等。每次局部和全身可选 2~4 穴，针法以补为主，实证应施以泻法或平补平泻法，每天或隔天 1 次，10~20 次为 1 个疗程。

（六）其他疗法

常用中成药　丹参粉针剂 0.8 g 或川芎嗪针剂（连通粉针剂）50~150 mg，加入 5% 葡萄糖或 0.9% 生理盐水 250 mL 中静脉滴注，每天 1 次，14 天为 1 个疗程。也可选用灯盏花注射液 50~100 mg，或舒血宁注射液 10~25 mL，或葛根素注射液 200~400 mg 及苦碟子等静脉滴注。口服中成药，包括活血通脉片、丹参片、银杏叶片、脑得生等，遵医嘱按要求服用。

（七）饮食调理

本病多见于老年人，在 40~50 岁的中年人中也屡见不鲜。随着现代生活水平的提高和饮食结构的改变，高糖、高脂肪和高蛋白食品增多，故中老年人应在合理进食肉、鱼、蛋类食品外，每餐要有富含多种维生素的绿叶蔬菜，并确保每天吃些新鲜水果，少食辛辣刺激性和煎炸食品。

五、评述与体会

缺血性视神经病变是 50 岁以上视神经患者最常见的病症，但临床仍需与 ON 和压迫性视神经病变等视神经病变相鉴别，以防误诊漏诊。缺血性视神经病变双眼发病临床并不少见，另外可见"轻度功能障碍下的缺血性视盘水肿"，这种情况既可见于糖尿病视神经病变，亦可见于 AION 开始视力下降前期，眼底镜下及 OCT 能看到视盘充血、轻度隆起或呈拥挤视盘状态，但视力仍在正常范围，视野缺损亦不明显，患者仅表现轻微不适甚至无症状。此时，需要告知患者出现视力下降的风险，同时高度关注眼部情况，必要时提前予以药物干预，以防止突然出现急剧的视功能损害。本病患者多为中老年人，常伴高血压、糖尿病、高脂血症、脑梗死等疾病，中医辨证论治可标本兼治，全身辨证调护，对患者病情恢复及预防另一眼发病具有重要意义。

>>> 参 考 文 献 <<<

1. HAYREH S S. Ischemic optic neuropathy. Prog Retin Eye Res, 2009, 28(1): 34 - 62.
2. HAYREH S S, PODHAJSKY P A, ZIMMERMAN B. Ipsilateral recurrence of nonarteritic anterior ischemic optic neuropathy. Am J Ophthalmol, 2001, 132(5): 734 - 742.
3. HAYREH S S, PODHAJSKY P, ZIMMERMAN M B. Role of nocturnal arterial hypotension in optic nerve head ischemic disorders. Ophthalmologica, 1999, 213(2): 76 - 96.
4. HAYREH S S, ZIMMERMAN M B. Non-arteritic anterior ischemic optic neuropathy: role of systemic corticosteroid therapy. Graefe's Arch Clin Expophthalmol, 2008, 246(7): 1029 - 1046.
5. 中华医学会眼科学分会神经眼科学组. 我国非动脉炎性前部缺血性视神经病变诊断和治疗专家共识(2015 年)中华眼科杂志, 2015, 51(5): 323 - 326.
6. The IONDT Research Group. The Ischemic Optic Neuropathy Decompression Trial (IONDT): Design and Methods. Controlled Clinical Trials, 1998, 19(3): 276 - 296.

（王影）

第三节 视神经萎缩

视神经萎缩是指各种病因引起视神经纤维退行性变，导致视功能障碍的疾病，属于常见病，主要致病原因是视神经本身及其周围相关组织结构的病变、颅内病变、外伤性病变、代谢性疾病、营养性因素和遗传因素等，临床表现为视力下降、后天获得性色觉障碍（红绿色盲多见），可导致永久性视力障碍，甚至失明。该病发病率高，治疗困难，为常见的致盲或低视力的主要病种之一。视神经萎缩在临床上是较为常见的疾病，目前暂无权威发病率统计数据。

视神经萎缩病因较为多样，它是许多临床疾病发展到后期的病变表现，包括视网膜病变、视神经病变、压迫性病变、颅内疾病、外伤性病变、代谢性疾病、营养性因素和遗传性疾病等。视网膜病变包括血管性病变（如视网膜中央动脉静脉阻塞）和炎症性病变（如视网膜脉络膜炎）等；视神经病变包括血管性病变（如缺血性视神经病变）、中毒性病变和青光眼性病变等；压迫性病变包括眶内肿瘤及颅内、眶内出血等；颅内疾病包括颅内压升高或颅内炎症引起视神经视、交叉及视束病变，如视盘水肿晚期、结核性脑膜炎及颅内肿瘤等；外伤性病变包括颅脑或眶部外伤，代谢性疾病如糖尿病眼病，营养性因素如维生素 B 缺乏、贫血等，均可导致视神经萎缩的发生；遗传性疾病如 LHON，是遗传性视神经萎缩的常见病因。

视神经萎缩属中医学"青盲"（《诸病源候论》）范畴，又名"黑盲"（《外台秘要》）。

一、病因病机

（一）中医病因病机

《证治准绳·杂病·七窍门》中谓本病可因"玄府幽邃之源郁遏，不得发此灵明耳。其因有二：一曰神失，二曰胆涩。须询其为病之始。若伤于七情则伤于神，若伤于精血则损于胆。"结合临床归纳如下。

1. 情志抑郁，肝气不舒，经络郁滞，目窍郁闭，神光不得发越。

2. 禀赋不足，肝肾两亏，精虚血少，不得荣目，目窍萎闭，神光遂没。

3. 久病过劳或失血过多，气血不足，失于荣润，目窍萎缩，神光熄灭。

4. 头眼外伤，目系受损，或脑部肿瘤压迫目系，致脉络瘀阻，目窍闭塞而神光泯灭。

（二）西医病理改变

视神经萎缩可由多种原因引起，是视神经及其髓鞘各种病变或视网膜神经节细胞及其轴突等损害，最终导致神经纤维丧失、神经胶质增生。因为视神经内的毛细血管的闭塞及神经胶质的增生，视盘苍白。神经髓鞘的丧失使神经纤维的体积缩小，视盘表现轻度凹陷。利用无赤光进行眼底照相或激光眼底扫描，还可查出视网膜神经纤维呈条状、楔状或普遍的神经纤维束缺损。

二、临床表现

（一）症状

视力明显下降，严重者无光感；或有视力突降史，久未恢复；眼外观无异常。

（二）体征

1. 瞳孔对光反射正常、迟钝或消失。

2. 视野可向心性缩小、中心暗点、双颞侧偏盲、同侧偏盲等。

3. 临床上根据眼底表现，将视神经萎缩分为原发性和继发性两大类。

（1）原发性视神经萎缩为筛板后的视神经、视交叉、视束及外侧膝状体的视路损害所致，其萎缩过程是下行的。视盘色淡或苍白，边界清楚，视杯可见筛孔，视网膜血管一般正常。

（2）继发性视神经萎缩原发病变在视盘、视网膜、脉络膜，其萎缩过程是上行的。视盘色灰白、晦暗，边界模糊不清，生理凹陷消失。视网膜血管变细，血管伴有白鞘；后极部视网膜可残留硬性渗出和未吸收的积血。

（三） 实验室及其他辅助检查

1. VEP 检查 P100 波峰潜时延迟或（和）振幅明显下降。VEP 能客观评估视功能，对 OA 的诊断、病情监测和疗效判定有重要意义。

2. 视野 可见向心性缩小，有时可提示本病病因，如双颞侧偏盲应排除颅内视交叉占位病变，巨大中心或旁中心暗点应排除 LHON。

3. OCT 可见盘周神经纤维层萎缩变薄，在早期可见神经节细胞复合体萎缩。

4. 头颅或眼部 CT、MRI 检查 压迫性和浸润性视神经病变患者可见颅内或眶内的占位性病变压迫视神经，视神经脊髓炎、多发性硬化等病患者可见中枢神经系统白质脱髓鞘病灶。

5. 基因检测 通过血液、其他体液或细胞对线粒体 DNA 或核基因进行检测，可见遗传性视神经病变导致的 OA 患者存在相应基因位点的突变，该检查能在 OA 的病因诊断中排除或确诊遗传性视神经病变。

6. 生物学检查 通过血液或脑脊液等标本的生物学相关抗体检查，如 AQP4 抗体、MOG 抗体、寡克隆区带等相关指标检测，有助于明确视神经萎缩的致病原因。

三、诊断及鉴别诊断

（一） 西医诊断要点

依据视力下降、眼底视盘颜色改变确诊。必要时可做视野及 VEP 以帮助诊断。对本病最重要的在于病因诊断，须经全面检查、家族史调查或基因检测等进行诊断。

（二） 中医辨病要点

视物昏蒙，视盘色淡白或苍白，或视盘生理凹陷扩大加深如杯状，血管向鼻侧移位，动静脉变细。

（三） 中医辨证分型

1. 肝郁气滞证 辨证要点为肝的疏泄功能失常，疏泄不及导致气机郁滞，典型临床表现是情志抑郁不舒，胸胁或上腹胀满、窜痛，情绪抑郁或容易急躁、发怒，喜叹气，女性患者常可见到乳房胀痛、痛经、月经不调、多愁善感。气滞目窍郁闭，神光不得发越，而视物不明。

2. 肝肾不足证 辨证要点为禀赋不足，肝肾两亏，精虚血少，精血耗损，不能上荣于目。视物模糊，久视后目干涩酸痛，伴见头晕耳鸣，腰膝酸软。目窍萎闭，神光遂灭。

3. 气血两虚证 辨证要点为久病过劳或失血过多，素体脾胃虚弱，或饮食不节，或久病大病失养，亦或因产时产后气血不足，失于荣润，目窍萎缩，神光熄灭。

4. 气血瘀滞证　辨证要点为头眼外伤，目系受损，或脑部肿瘤压迫目系，致脉络瘀阻，经络不通畅，气血运行失常，而出现气血瘀滞的症状，目窍闭塞而神光泯灭。

（四）鉴别诊断

屈光不正伴弱视，眼底视盘色泽无变化，应与早期"视神经萎缩"相鉴别。追寻病史，视野、电生理可鉴别。

四、治疗

（一）治疗原则

目前西医主要针对导致视神经萎缩的致病因素进行祛除病因的治疗，一旦视神经萎缩确诊，一般常规应用神经营养剂。

（二）西医常规治疗

1. 病因治疗　进行全身检查，尽量发现可能的病因，并予以针对性治疗。

2. 支持疗法　维生素 B_1、维生素 B_{12}、芦丁等常规口服；肌苷片 400 mg，口服，每天 3 次；能量合剂（5% 葡萄糖液 500 mL，辅酶 A 100 单位，三磷酸腺苷 40 mg，维生素 C 2 g，适当加用胰岛素）静脉滴注，每天 1 次，15 天为 1 个疗程。

注射用鼠神经生长因子 20~30 单位，肌肉注射，每天 1 次。

（三）中医治疗原则

中医采用中药与针刺相结合的治疗方法，可使大多数患者视力有所改善。不论早期中医辨证如何，本病多为疾病后期改变，多为久病肝肾亏损，故补肝肾、益气血、通络活血，为晚期治疗大法。

（四）辨证施治

1. 肝郁气滞证

表现：视物昏蒙，视盘色淡白或苍白，或视盘生理凹陷扩大加深如杯状，血管向鼻侧移位，动静脉变细。情志抑郁，胸胁胀痛，口干口苦。

舌脉：舌红，苔薄白或薄黄，脉弦或细弦。

治法：疏肝解郁，开窍明目。

方药：丹栀逍遥散（《内科摘要》）加减。组成：柴胡 10 g，当归 12 g，白芍 30 g，茯苓 15 g，白术 12 g，甘草 6 g，牡丹皮 12 g，栀子 10 g。

方解：方中柴胡疏肝解郁，为君药；当归养血和血，乃血中气药；白芍养血敛阴，柔肝缓急，归、芍与柴胡同用，补肝体而助肝用，共为臣药；白术、茯苓、甘草健脾益气；牡丹皮清血中伏火，栀子清肝热，泻火除烦，且能导热下行，全方具有疏肝郁、清郁热，开窍明目之效。

2. 肝肾不足证

表现：眼外观正常，视力渐降，视物昏蒙，甚至失明，眼底表现同前，头晕耳鸣，腰膝酸软。

舌脉：舌质淡，苔薄白，脉细。

治法：补益肝肾，开窍明目。

方药：左归饮（《景岳全书》）或明目地黄丸加减。组成：熟地黄 9 g，山药 9 g，枸杞子 9 g，山茱萸 9 g，茯苓 9 g，炙甘草 6 g。

方解：方中重用熟地为主，甘温滋肾以填真阴；辅以山茱萸、枸杞子养肝肾，合主药以加强滋肾阴而养肝血之效；佐以茯苓、炙甘草益气健脾，山药益阴健脾滋肾，合而有滋肾养肝益脾之功。

3. 气血两虚证

表现：眼症同前，头晕心悸，失眠健忘，面色少华，神疲肢软。

舌脉：舌质淡，苔薄白，脉沉细。

治法：益气养血，宁神开窍。

方药：人参养荣汤（《三因极一病证方论》）加减。组成：黄芪 30 g，当归 30 g，肉桂 30 g，炙甘草 30 g，陈皮 30 g，白术 30 g，人参 30 g，白芍 90 g，熟地黄 22 g，五味子 22 g，茯苓 10 g，远志 15 g，生姜 2 片，大枣 3 枚。

方解：方中熟地、当归、白芍养血，人参、黄芪、茯苓、白术、甘草、陈皮补气，血不足而补其气，此阳生则阴长之义；人参、黄芪、五味子补肺，甘草、陈皮、茯苓、白术健脾，当归、白芍养肝，熟地黄滋肾，远志能通肾气上达于心，肉桂导诸药入营生血。五脏交养互益，故能统治诸病，而其要则归于养荣。

4. 气血瘀滞证

表现：多因头眼外伤，视力渐丧，视盘色苍白，边界清，血管变细，头痛健忘，失眠多梦。

舌脉：舌质暗红或有瘀斑，苔薄白，脉涩。

治法：行气活血，化瘀通络。

方药：通窍活血汤（《医林改错》）加减。组成：赤芍 3 g，川芎 3 g，桃仁 9 g，红枣 7 枚，红花 9 g，老葱 3 根，生姜 9 g，麝香 0.15 g。

方解：方中赤芍清热活血，川芎、桃仁、红花养血活血行血，祛瘀生新，麝香芳香走窜，开窍醒神。全方共奏养血活血、化瘀通络之功。

（五）针刺疗法

局部选穴：睛明、上明、承泣、球后、攒竹、丝竹空、鱼腰、四白、阳白、太阳、百会、四神聪、头维、风池、翳明、头临泣。全身：足三里、三阴交、光明、行间、太冲、合谷、肝俞、肾俞。

每次选局部穴2～3个，配全身穴3～5个，以补法为主，每天1～2次，30天为1个疗程。属虚证者可在肢体躯干部位施灸法。

头针：取视区，两侧均由上向下平刺3～4 cm，快速捻转，使患者有较强胀、痛、麻等感觉。每天或隔天针刺1次。

（六）穴位注射

取肝俞、肾俞，用肌苷注射液或维生素B_1作穴位注射。亦可用复方樟柳碱注射液穴位注射或皮下注射。

（七）中成药

1. 杞菊地黄丸　适用于肝肾阴虚者。口服。水蜜丸每次6 g，小蜜丸每次9 g，大蜜丸每次1丸，每天2次。

2. 明目地黄丸　适用于肝肾阴虚者。口服。水蜜丸每次6 g，小蜜丸每次9 g，大蜜丸每次1丸，每天2次。

（八）膳食调理

饮食宜忌　饮食应富含蛋白质及维生素，水果如梨、苹果、橘子、菠萝、桃、杏、西瓜；肉食如牛肉和羊肉，均具有益气养血明目的功效，肝、鸡肉、鸭肉补肾益精血，猪肉、鸡蛋和鸭蛋滋肝肾养阴液，鱼类则有补肾益气、滋阴养目的作用，但不可暴饮暴食。视神经萎缩患者应多食用植物类食物，如冬瓜、丝瓜、苦瓜、苋菜、芹菜、绿豆、赤小豆、海带等，这些食物具有清热解毒、利水消肿、活血通络的作用，而黄米、高粱米、玉米、小米、黄豆、黑芝麻、木耳可益气养血明目。

银杞明目汤：用银耳15 g泡发，鸡肝100 g切片，枸杞子5 g，加水和佐料烧沸去浮沫，待鸡肝刚熟，装入碗内，用茉莉花24朵撒入碗内即可食用。每天1剂，连服10～15天。补肝益肾、明目养神。

五、评述与体会

视神经萎缩是多种眼病及全身病变导致视神经损伤的最终结局，由于该病在疾病晚期出现，众多患者对视神经萎缩具有恐惧心理，认为一旦发生，则无治疗好转机会，甚至认为本病会导致失明。而且，目前众多西医医生认为本病不会再有机会好转，而告诉患者没有继续治疗的必要，导致众多患者失去了视力提升或者好转的机会。中医临床经针灸、中药等治疗后，很多患者仍有视力提升和视野改善的机会，包括病变时间较久的患者，仍不排除有好转的可能。对本病不论早期中医辨证如何，后期大多久病肝肾亏损，故补肝肾、益气血、通络活血，为晚期治疗大法。

≫≫ 参 考 文 献 ≪≪

1. 王影, 邱礼新, 唐由之. 唐由之治疗视神经萎缩临床经验. 中国中医眼科杂志, 2015, 25(2): 35 – 40.

2. 张守康, 王影, 庄曾渊. 不同病因视神经萎缩的中西医结合治疗的临床疗效观察. 中国中医眼科杂志. 2010, 20(5): 275 – 277.

3. 刘鹏, 张必萌, 张开勇, 等. 针药并用治疗视神经萎缩疗效观察. 上海针灸杂志, 2020, (9): 1186 – 1188.

（王影）

第十一章

脉络膜视网膜病变

第一节 视网膜动脉阻塞

急性视网膜动脉缺血包括短暂性单眼视力丧失、视网膜中央动脉阻塞（central retinal artery occlusion，CRAO）、视网膜动脉分枝阻塞（branch retinal artery occlusion，BRAO）及眼动脉阻塞。本章所讨论的视网膜动脉阻塞包括视网膜中央动脉阻塞和视网膜动脉分枝阻塞。视网膜动脉阻塞最常见的原因来源于同侧颈动脉、心脏或主动脉弓的栓子引起的视网膜中央动脉或分枝动脉部分或完全闭塞。由于视网膜对血液中氧张力反应敏感，在视网膜动脉血管阻塞发生后 97 分钟，视网膜感觉层就会发生不可逆性损伤。因此，视网膜动脉阻塞常表现为突发的、无痛性的视力下降或视野缺损，其中视网膜中央动脉阻塞导致的视力下降最为严重。1859 年，Von Graefe 首次描述了视网膜中央动脉阻塞，并提出栓塞是其主要原因。视网膜动脉分枝阻塞的发病机制与视网膜中央动脉阻塞不同，其分类繁多，包括永久性的视网膜动脉分枝阻塞、短暂性的视网膜动脉分枝阻塞和睫状视网膜动脉阻塞。睫状视网膜动脉阻塞包括非动脉炎性单纯性的睫状视网膜动脉阻塞、合并 GCA 的动脉炎性的视网膜睫状动脉阻塞、视网膜中央静脉阻塞或者视网膜中央静脉阻塞（半侧型）合并睫状视网膜动脉阻塞。

短暂性单眼视力丧失是视网膜动脉缺血最常见的形式，发病率为 14/100 000，而视网膜中央动脉阻塞发病率为（1~2）/100 000。急性视网膜动脉缺血的发病率随着年龄增长有增高趋势，主要的原因是心脑血管疾病随着年龄增长发病率增高。韩国一项研究报告显示，每增长 10 岁，视网膜中央动脉阻塞的发病率就增加了 1 倍（在 50~59 岁、60~69 岁和 70~79 岁年龄组，视网膜中央动脉阻塞的发病率分别为 2.44/100 000、5.84/100 000 和 8.56/100 000），80 岁以上人群视网膜中央动脉阻塞的发病率增加至 10/100 000。视网膜中央动脉阻塞男性发病率是女性的 1.47 倍。视网膜中央动脉阻塞患者在门诊眼科患者中所占比例为1/10 000。

视网膜动脉阻塞是眼科急症，须及时诊治。静脉溶栓、高压氧治疗及动脉介入治疗均为治疗视网膜动脉阻塞的有效措施，治疗时间窗为4~6 h。研究表明，不足30%的视网膜动脉阻塞患者可出现视力和视野自发改善，一般是在症状出现的前七天。视网膜动脉阻塞的预后与治疗时间、梗阻位置及是否存在睫状视网膜动脉有关。虽然视网膜动脉阻塞发病率不高，部分患者可自行缓解，但治疗难度大，目前无标准的治疗方案，且突然的视力下降对患者的心理和生活质量都会产生不利影响。

中医认为，视网膜动脉阻塞属于中医学"暴盲"范畴，又名"落气眼"，病名首见于明代王肯堂的《证治准绳》，其曰："平素无他病，外不伤轮廓，内不损瞳神，倏然盲而不见也"，对病因也有相应的阐述："乃痞塞关格之病。病于阳伤者，缘忿怒暴悖，恣酒嗜辣，好燥腻，及久患热病痰火人得之……病于阴伤者，多色欲悲伤，思竭哭泣太频之故，患则类中风、中寒之起。"这指出本病病因与情志、饮食、热病痰火有关，发病与中风相似。明代傅仁宇《审视瑶函》将视网膜动脉阻塞（retinal artery occlusion，RAO）称为"闭塞关格之病"，并提出"其症最速……急治可复，缓着气定而无用矣。"说明本病为急症，须及时治疗。

一、病因病机

（一）中医病因病机

视网膜动脉阻塞在中医学属"暴盲"范畴，在古医籍中已有相关论述，对其病因病机认识如下。

1. 忿怒暴悖，气机逆乱，气血上壅，目窍瘀阻不通。
2. 恣酒嗜辣，嗜食肥甘，痰湿火邪上犯于目，蒙闭清窍，血脉闭阻。
3. 真阴亏耗，不能潜阳，肝阳上越，上扰清窍，气血逆乱失调，目窍瘀滞。
4. 久病气虚，气虚推动无力，血行滞涩，阻塞不通。

（二）西医病因及病理改变

视网膜动脉阻塞大致可分为动脉炎性和非动脉炎性两类，最常见的原因是视网膜动脉血流被栓子阻塞。而视网膜的栓子常来源于同侧的颈动脉，其次是主动脉弓和心脏。高凝状态和全身及眼部血管炎引起视网膜动脉阻塞的情况少见。视网膜动脉阻塞的年轻患者，同时出现面部、颈部疼痛或头痛的，应该高度怀疑同侧颈动脉夹层。因此，视网膜动脉阻塞发生后，应尽快完善血管造影CT及核磁共振血管造影检查，以评估颈动脉的血管情况。50岁以上患者出现视网膜动脉阻塞并伴有全身症状（如颞部疼痛、颞动脉压痛或者上颌部疼痛），应考虑血管炎。而血管炎的评估应包括炎症生物标志物，如红细胞沉降率、血小板计数和 C 反应蛋白等。如果高度怀疑血管炎导致视网膜动脉阻塞，应进行颞动脉活检。此外，急性眼压升高、长期俯卧位压迫眼球、药物及填充物进入面部血管、平均动脉压降低、血管痉挛、眼动脉粥样硬化引起的狭窄等，也是导致视网膜动脉阻塞的原因。视网膜血流的中断可导致视网膜缺血、缺氧、水肿，视细胞迅速死亡，从而导致不同程度的视力损害和视野缺损。

二、临床表现

（一）症状

非动脉炎性的视网膜动脉阻塞主要表现为单眼无痛性的视力下降及视野缺损。主干阻塞者，视力明显下降；分枝阻塞者，视力下降，视野可表现为不规则缺损。动脉炎性的视网膜动脉阻塞，常伴有颞部疼痛、颞动脉压痛或者上颌部疼痛。

（二）体征

眼外观正常，患眼直接对光反射消失，间接对光反射存在。眼底检查可见视盘色淡，边界不清楚。视网膜动脉变细，动脉血管内血柱呈节段状，甚至动脉呈白线状，静脉也可变细，部分患者动脉血管内可见栓子。视网膜苍白水肿，黄斑呈樱桃红色。若为视网膜动脉分枝阻塞，其供应区的视网膜苍白水肿；若为视网膜动脉小分枝阻塞，可表现为棉绒斑。部分视网膜动脉分枝阻塞合并视网膜静脉阻塞，可出现视网膜迂曲扩张、大片火焰状出血等。严重缺血的视网膜中央动脉阻塞的患者可出现虹膜红变，甚至继发新生血管性青光眼。

（三）实验室及其他辅助检查

1. FFA 荧光血管造影在视网膜动脉阻塞的诊断中起着至关重要的作用，50 岁以上的视网膜中央动脉阻塞患者都应进行荧光造影检查。视网膜循环时间延长、脉络膜充盈迟缓、视网膜中央或分支无灌注、视网膜动脉层流、大片毛细血管无灌注，均为视网膜动脉阻塞常见的荧光造影表现。

2. OCT 视网膜动脉阻塞 OCT 典型表现为视网膜内层增厚呈高反射，视网膜内层分层消失，随着时间推移，视网膜变薄，视网膜内层萎缩。有部分学者观察到视网膜动脉阻塞急性期可出现视网膜内界膜脱离的现象。

3. OCTA 能清晰显示视网膜浅层、中层及深层毛细血管丛及脉络膜血管，在这一方面比视网膜荧光血管造影仅能单一显示视网膜浅层毛细血管丛更优越。视网膜动脉阻塞病变区 OCTA 显示视网膜浅层血管丛及深层血管丛血流密度减少，黄斑区拱环结构破坏。视网膜动脉分枝阻塞病变区域深部毛细血管丛缺血更明显，阻塞区域内毛细血管扩张。

4. 视野检查 中心暗点及旁中心暗点是视网膜中央动脉阻塞视野缺损的常见类型。

如果视网膜中央动脉阻塞的患者存在睫状视网膜动脉，其视野则表现为完整的中央岛状视野，对应的是睫状视网膜动脉供血区域。视网膜中央动脉阻塞的视野可表现为周边视岛，以颞侧多见。部分视网膜中央动脉的视野还可表现为周边视野无缺损。

5. 其他检查　视网膜动脉阻塞的发生与颈动脉粥样硬化、心脑血管疾病、夜间低血压等有关。因此，完善颈内动脉超声、超声心动图、颈部血管和颅内血管 CTA、头部核磁共振及夜间血压监测非常重要。

三、诊断及鉴别诊断

（一）西医诊断要点

根据病史、临床表现及眼科专科检查结果等进行诊断及鉴别诊断。

1. 病史　本病多见于中老年人，发病急骤，多有动脉粥样硬化、心脑血管疾病等全身疾病病史。

2. 视力及视野　突发的无痛性视力下降，主干阻塞者，视力明显减退，甚至盲无所见；分支阻塞者，主要表现为视物遮挡。

3. 神经反射检查　直接对光反射消失，间接对光反射存在。

4. 眼底检查　视网膜动脉变细，视网膜苍白水肿，黄斑呈樱桃红色。若为视网膜分支动脉阻塞，其供应区的视网膜苍白水肿。若为视网膜小分支动脉阻塞，可表现为棉绒斑。

5. 辅助检查　FFA 有助于诊断。

（二）中医辨病辨证要点

暴盲以"瘀血阻滞目窍"为主要病机，一般属于实证，其中应着重辨明有无合并虚证。阴虚、气虚的病变导致的暴盲常为虚实夹杂证，其中以心气虚、肾阴虚尤为多见。此病常因情志不畅、饮食不节及久病气阴亏耗引起。临床表现为外观端好，视力骤降或视物遮挡，眼底可见目系络脉阻塞，视衣呈苍白色。

（三）中医辨证分型

根据本病的眼底改变和全身症状，其中医证型主要分为 4 型，临床应根据患者眼部体征及全身症状综合判断。

1. 气滞血瘀证　辨证要点为情志不畅、暴怒或者情志抑郁后，见头晕头痛、眼胀、胸胁胀痛、口渴但欲嗽水不欲咽等全身表现；发病时可见视力下降或视物遮挡，眼底表现为视网膜中央动脉阻塞或者视网膜分支动脉阻塞；舌质紫暗或者有瘀斑，苔薄白或薄黄，脉弦或者涩。

2. 痰瘀互结证　辨证要点为平日恣酒嗜辣，嗜食肥甘；发病时可见头重眩晕，胸闷胃脘胀痛，时咳嗽痰多色黄，食少恶心等全身症状；可见视力下降或视物遮挡，眼底表现为视网膜中央动脉阻塞或者视网膜分支动脉阻塞；舌有瘀点，苔黄腻，脉弦或滑。

3. 肝阳上亢证　辨证要点为暴怒所伤，气郁化火，火热耗伤肝肾之阴，或因房劳所伤，年老肾阴亏虚，水不涵木，肝木失荣；可见头目眩晕、胀痛，头重脚轻、腰膝酸软、五心烦热、咽干等全身症状；发病时可见视力下降或视物遮挡，眼底同上；舌红少津，脉弦或弦细数。

4. 气虚血瘀证　辨证要点为久病耗气伤血，气虚推动无力致血行不畅；可见身倦懒言，气短乏力、动则益甚，大便稀溏或便秘不畅，小便清等；发病时可见视力下降或视物遮挡，眼底同上；舌质暗淡有瘀斑，脉沉细或结代。

（四）鉴别诊断

引起视网膜动脉阻塞的原因有很多，多发于老年患者，不同原因引起的症状也不相同，主要与以下疾病相鉴别。

1. 前部缺血性视神经病变　前部缺血性视神经病变是由于睫状动脉灌注不足导致的单侧无痛性的视力下降，发生机制尚不清楚，但可能与低灌注、夜间低血压和高凝状态有关。眼底表现为视盘水肿，色苍白，视盘可见片状出血。视野表现为与视盘相连的弓形暗点。

2. 视神经萎缩（ON）　ON 是儿童和成年人急性视神经损伤的常见原因，与多发性硬化症有关。与多发性硬化症相关的 ON 典型表现是单侧中度视力丧失，伴有眼部疼痛及直接对光反射消失，眼底表现为正常或视盘轻度水肿。视野表现为弥漫性视野丧失、中心暗点。

3. 眼缺血综合征　多由颈内动脉狭窄或堵塞导致，视网膜可见出血，多位于中周部，视盘有新生血管，常有一过性的黑蒙、短暂的缺血发作或眼眶痛的病史。疾病初始阶段由于眼部供血少，前部缺血，导致房水生成不足而眼压低；后期由于缺血加重，虹膜新生血管，房角关闭，眼压升高。

四、治疗

（一）治疗原则

视网膜动脉阻塞是眼科急重症，常造成不可逆的视力损伤，需要争分夺秒地抢救。

（二）西医常规治疗

本病治疗较困难，静脉溶栓、高压氧治疗及动脉介入治疗均为治疗视网膜动脉阻塞的有效措施，治疗时间窗在 4~6 h，禁忌证及治疗后并发症多。

1. 静脉溶栓　静脉注射尿激酶、组织型纤溶酶原激活剂使纤维蛋白溶解，减轻或去除血栓。治疗时间窗在发病 4.5 小时以内。禁忌证：脑梗死、颅内出血等。

2. 高压氧治疗　2.4～2.8 个绝对大气压的氧气下治疗 90～145 分钟。

3. 动脉介入治疗　经股动脉穿刺插管行血管造影，于狭窄处进行机械性碎栓，再将尿激酶泵入栓塞的血管处进行溶栓；玻璃体切割术时，将微针插入视网膜中央动脉中，缓慢注入组织型纤溶酶原激活剂。

4. 前房穿刺　可导致眼内压迅速降低，因此被认为可促进视网膜灌注。优点是实施速度快，成本低。缺点是具有相当大的感染风险。

5. 其他治疗　腔内 Nd：YAG 激光溶栓治疗；神经保护治疗等。

（三）中医治疗原则

中医治疗应注重通窍活血，在此基础上根据患者是否合并虚证进行益气、养阴等治疗。活血容易伤血耗气，因此在活血的基础上应该加以益气补血。

（四）辨证施治

1. 气滞血瘀证

眼底表现：视网膜动脉阻塞或者视网膜分支动脉阻塞。头晕头痛，眼胀，胸胁胀痛，口渴但欲漱水不欲咽等。

舌脉：舌质紫暗或有瘀斑，苔薄白或薄黄，脉弦或涩。

治法：行气活血通窍。

方药：通窍活血明目方。组成：桃仁、川芎、红花、赤芍、地龙、干姜、天麻、黄芪、生甘草、麝香等。

方解：桃仁、川芎为君药，活血行气。红花、赤芍增强活血化瘀之功效；黄芪补气，气旺则血行，有研究表明黄芪也具有活血行血之效，以上均为臣药。地龙通经活络，可剔除脉络之瘀；麝香芳香走窜力强，活血通经、开窍醒神；天麻平抑肝阳，以上共为佐药。干姜温中散寒，防止大量寒凉药物伤及脾胃；生甘草调和诸药，与干姜共为使药。

2. 痰瘀互结证

眼底表现：同上。头重眩晕，胸闷胃脘胀痛，时咳嗽，痰多色黄，食少恶心等。

舌脉：舌有瘀点，苔黄腻，脉弦或滑。

治法：清热祛痰，活血祛瘀。

方药：涤痰汤（《奇效良方》）合桃红四物汤（《医宗金鉴》）加减。组成：胆南星（姜制）、半夏、枳实、茯苓、橘红、石菖蒲、人参、竹茹、甘草、桃仁、红花、当归、川芎、赤芍、熟地黄。

方解：涤痰汤以陈皮、南星、半夏利气燥湿而祛痰；人参、茯苓、甘草补心益脾而泻火；石菖蒲开窍通心，枳实破痰利膈，竹茹清燥开郁，使痰消火降。桃红四物汤以强劲的破血之品桃仁、红花为主，主活血化瘀；以甘温之熟地黄、当归滋阴补肝，养血调经；芍药养血和营，以增补血之力；川芎活血行气，调畅气血，以助活血之功；配合涤痰汤治疗本证，可达到祛瘀化痰、养血活血的作用。

3. 肝阳上亢证

眼底表现：同上。头晕目眩、胀痛，头重脚轻，腰膝酸软，五心烦热，咽干等。

舌脉：舌红少津，脉弦或弦细数。

治法：滋阴潜阳，活血通络。

方药：镇肝熄风汤（《医学衷中参西录》）加减。组成：怀牛膝、代赭石、生龙骨、生牡蛎、生龟板、生杭芍、玄参、天冬、川楝子、生麦芽、茵陈、甘草。

方解：方中怀牛膝归肝肾经，入血分，性善下行，故重用以引血下行，并有补益肝肾之效，为君药。代赭石质重沉降，镇肝降逆，合牛膝以引气血下行，急治其标；龙骨、牡蛎、龟板、白芍益阴潜阳，镇肝熄风，共为臣药。玄参、天冬下走肾经，滋阴清热，合龟板、白芍滋水以涵木，滋阴以柔肝；肝为刚脏，性喜条达而恶抑郁，过用重镇之品，势必影响其条达之性，故又以茵陈、川楝子、生麦芽清泄肝热，疏肝理气，以遂其性，以上俱为佐药。甘草调和诸药，合生麦芽能和胃安中，以防药物碍胃，为使药。在临床应用中，在此方基础上应加入活血通络的药物，如石菖蒲、鸡血藤、麝香等。

4. 气虚血瘀证

眼底表现：同上。身倦懒言，气短乏力，动则益甚，大便稀溏或便秘不畅，小便清澈。

舌脉：舌质暗淡有瘀斑，脉沉细或结代。

治法：补气活血，化瘀通络。

方药：补阳还五汤（《医林改错》）加减。组成：生黄芪、当归尾、赤芍、川芎、桃仁、红花、地龙。

方解：方中重用生黄芪为君药，大补脾胃之元气，使气旺血行，瘀去络通；当归尾为臣药，长于活血，兼能养血，有化瘀而不伤血之妙；赤芍、川芎、桃仁、红花为佐药，可助当归尾活血祛瘀；地龙通经活络。

（五）针刺治疗

RAO 可行针灸治疗。常用穴位：睛明、内关、合谷、神门、足三里、瞳子髎、风池、太阳、球后等（表 11 - 1 - 1）。每次局部、远端取穴各 2 ~ 3 个，留针 10 ~ 15 分钟。

表 11 - 1 - 1　视网膜动脉阻塞针灸治疗常用穴位

穴名	取穴	释义
睛明 BL1	眼内眦稍上方凹陷处	手太阳小肠经、足太阳膀胱经、足阳明胃经、阳跷脉与阴跷脉的交会穴；功效：泄热明目，祛风通络
内关 PC6	在前臂前区，腕掌侧远端横纹上 2寸，掌长肌腱与桡侧腕屈肌腱之间	手厥阴心包经，八脉交会穴，通于阴维脉；功效：宁心安神，理气止痛
合谷 LI4	拇食指张开，以另手拇指关节横纹放在虎口边缘上拇指尖到达处	手阳明大肠经原穴；功效：清热解表，通经活络，镇痛
神门 HT7	在腕前区，腕掌侧远端横纹尺侧端，尺侧腕屈肌腱的桡侧缘	手少阴心经输穴、原穴；功效；宁心安神，活血通络
足三里 ST36	外膝下 3 寸，胫骨外侧约 1 横指处	足阳明胃经合穴；功效：和胃健脾，通腑化痰，升降气机
瞳子髎 GB1	目外眦旁，当眶外侧缘处	足少阳胆经，足少阳、手太阳及手少阳交会穴；功效：清肝明目，通络止痛
风池 GB20	在颈后区，枕骨之下，胸锁乳突肌上端与斜方肌上端之间的凹陷处	足少阳胆经，足少阳胆经合阳维脉交会穴；功效：平肝熄风，祛风解毒，通利官窍
太阳 EX-HN5	眉梢与眼外眶之间向后 1 寸凹陷处	经外奇穴；功效：清热消肿，止痛舒络
球后 EX-HN7	当眶下缘外 1/4 与内 3/4 交界处	经外奇穴；功效：明目退翳，通络止痛

（六）中药注射液

本病可以配伍中药注射液静脉滴注，如葛根素注射液、银杏达莫注射液、注射用丹参多酚酸盐、血栓通注射液等，也可用中药注射液穴位注射，如复方樟柳碱注射液。

1. 葛根素注射液可用于冠心病、心绞痛、心肌梗死、急性视网膜动脉阻塞或静脉阻塞的辅助治疗。用法用量：每次 200 ~ 400 mg，加入 5% 葡萄糖注射液或 0.9% 氯化钠注射液 500 mL 中静脉滴注，每天 1 次，10 ~ 15 天为 1 个疗程。

2. 银杏达莫注射液可用于治疗冠心病，还可用于血栓栓塞性疾病。用法用量：每次 20 mL，加入盐水或葡萄糖注射液当中稀释到 250 ~ 500 mL 静脉滴注，每天 2 次，10 ~ 12 天为 1 个疗程。

3. 注射用丹参多酚酸盐主治活血通络，用于中风病中经络（轻中度脑梗死）恢复期瘀血阻络证。用法用量：200 mg，加入 5% 葡萄糖注射液或 0.9% 氯化钠注射液 250 mL

静脉滴注，每天 1 次，21 天为 1 个疗程。

4. 血栓通注射液主治活血祛瘀、扩张血管及改善血液循环。用于视网膜中央静脉阻塞、脑血管病后遗症、内眼病、眼前房出血等。用法用量：静脉滴注，每次 300 mg，用 5% 葡萄糖注射液或 0.9% 氯化钠注射液 250 ~ 500 mL 稀释后使用，每天 1 ~ 2 次，21天为 1 个疗程。

5. 复方樟柳碱注射液用于缺血性视神经、视网膜、脉络膜病变。用法用量：患侧颞浅动脉旁皮下注射，每天 1 次，每次 2 mL（1 支）；急重症者可加球旁注射，每天 1次，14 次为 1 个疗程。据病情需要可注射 2 ~ 4 个疗程。

（七）饮食疗法

患病期间宜以清淡饮食为主，忌食辛辣刺激性及肥甘厚腻食物，不饮酒，调整脾胃功能，保持二便通畅，以防影响药效的发挥。

可以作为饮食治疗的药膳有当归黄芪瘦肉汤：当归 20 g，黄芪 10 g，猪瘦肉 100 g，入锅煮汤，加入冰糖或食盐。适用于病变中后期气血亏虚的患者。

（八）情志疗法

患者要注意调畅情绪，保持心情愉快和舒畅。

五、评述与体会

临床上，应注意对视网膜动脉阻塞患者的远期追踪观察。视网膜动脉阻塞常合并颈动脉粥样硬化、心脑血管疾病、血管炎等。对视网膜动脉阻塞患者进行心脑血管评估，可避免心脑血管不良事件的发生。视网膜动脉阻塞患者还应进行定期随访，注意健眼的情况。笔者在临床观察中发现，有部分视网膜动脉阻塞的患者的健眼在 1 年后行 FFA检查时，出现视网膜循环时间减慢的情况。

对于 RAO 的治疗，目前仍无根治的方法，也无标准的治疗方案。笔者在临床中通过前房穿刺联合中医药治疗视网膜动脉阻塞取得了很好的疗效。中医辨证论治在 RAO 的治疗中具有很大潜力。发挥我国传统医药的优势，是值得我们进一步探索的。

>>> 参 考 文 献 <<<

1. DATTILO M, NEWMAN N J, BIOUSSE V. Acute retinal arterial ischemia. Ann Eye Sci, 2018, 3: 28.

2. 李伟, 金明. 视网膜动脉阻塞的相关风险因素研究现状. 眼科新进展, 2018, 38(3): 294 - 297.

3. HAYREH S S, PATRICIA A, PODHAJSKY M, et al. Associated Systemic and Ophthalmic Abnormalities. Ophthalmology, 2009, 116(10): 1928 - 1936.

4. VON GRAEFE A. Über Embolie der Arteria centralis retinae als Ursache plötzlicher Erblindung. Albrecht v Graefes Arch Ophthalmol, 1859, 5: 136 – 185.

5. HAYREH S S, PATRICIA A, PODHAJSKY M, et al. Branch Retinal Artery Occlusion: Natural History of Visual Outcome, Ophthalmology, 2009, 116(6): 1188 – 1194.

6. LAWLOR M, PERRY R, HUNT B J, et al. Strokes and vision: The management of ischemic arterial disease affecting the retina and occipital lobe. Surv Ophthalmol, 2015, 60: 296 – 309.

7. ANDERSEN C U, MARQUARDSEN J, MIKKELSEN B, et al. Amaurosis fugax in a Danish community: a prospective study. Stroke, 1988, 19: 196 – 199.

8. PARK S J, CHOI N K, SEO K H, et al. Nationwide incidence of clinically diagnosed central retinal artery occlusion in Korea, 2008 to 2011. Ophthalmology, 2014, 121: 1933 – 1938.

9. HAYREH S S, PODHAJSKY P A, ZIMMERMAN M B. Retinal artery occlusion: associated systemic and ophthalmic abnormalities. Ophthalmology, 2009, 116: 1928 – 1936.

10. LEAVITT J A, LARSON T A, HODGE D O, et al. The incidence of central retinal artery occlusion in Olmsted County, Minnesota. Am J Ophthalmol, 2011, 152: 820 – 823.

11. RUMELT S, DORENBOIM Y, REHANY U. Aggressive systematic treatment for central retinal artery occlusion. Am J Ophthalmol, 1999, 128: 733 – 738.

12. 田国红, 贾楠, 王莹, 等. 急性缺血性视网膜病与缺血性视神经病血管危险因素比较研究. 中华眼科杂志, 2011, 47(12): 1076 – 1079.

13. HAYREH S S. Central retinal artery occlusion. Indian J Ophthalmol, 2018, 66(12): 1684 – 1694.

14. BROWN G C, SHIELDS J A. Cilioretinal arteries and retial arterial occlusion. Arch Ophtialmol, 1979, 97: 84 – 92.

15. 段俊国.《中医眼科学》. 1 版. 北京: 人民卫生出版社: 2013.

16. PATEL M, SHAH G, DAVIES J B, et al. Re-evaluating our perspective on retinal artery occlusion from carotid dissection: a report of three cases and review of the literature. Ophthalmic Surg Lasers Imaging Retina, 2013, 44: 555 – 560.

17. BIOUSSE V, TOUBOUL P J, D'ANGLEJAN-CHATILLON J, et al. Ophthalmologic manifestations of internal carotid artery dissection. Am J Ophthalmol, 1998, 126: 565 – 577.

18. BIOUSSE V, NEWMAN N. Retinal and optic nerve ischemia. Continuum (Minneap Minn), 2014, 20: 838 – 856.

19. CUGATI S, VARMA D D, CHEN C S, et al. Treatment options for central retinal artery occlusion. Curr Treat Options Neurol, 2013, 15: 63 – 77.

20. HAYREH S S. Acute retinal arterial occlusive disorders, Prog Retin Eye Res, 2011, 30(5): 359 – 394.

21. VENKATESH R, JAYADEV C, SRIDHARAN A, et al. Internal limiting membrane detachment in acute central retinal artery occlusion: a novel prognostic sign seen on OCT. Int J Retin Vitr, 2021, 7: 51.

22. MASTROPASQUA R, DI ANTONIO L, DI STASO S, et al. Optical coherence tomography angiography in retinal vascular diseases and choroidal neovascularization. J Ophthalmol, 2015, 2015: 343515.

23. BONINI FILHO M A, ADHI M, DE CARLO T E, et al. Optical coherence tomography angiography in retinal artery occlusion. Retina, 2015, 35: 2339 – 2346.

（谢立科　罗傑）

第二节　视网膜静脉阻塞

视网膜静脉阻塞（retinal vein occlusion，RVO）是一种临床常见的视网膜血管性疾病，也是主要致盲性眼病之一，仅次于糖尿病视网膜病变，是以视力下降，眼底见静脉扩张迂曲，沿静脉分布区域的视网膜有出血、水肿和渗出为特征的疾病。最早于1877年由 Leber 描述。RVO 按照血栓解剖学位置的不同分为视网膜中央静脉阻塞（central retinal vein occlusion，CRVO）和视网膜静脉分枝阻塞（branch retinal vein occlusion，BRVO）。RVO 又可分为缺血型和非缺血型。缺血型患者视力下降严重，预后较差。最严重的并发症是新生血管性青光眼，在6周至6个月发生者约占6%；非缺血型病变发展到一定程度可转化为缺血型。

RVO 多发生于50岁以上中老年人群，男女发病无明显差异，超过半数患者有相关的心血管疾病。据 Rogers 等的调查与推算，2008年全球30岁以上人群中约有 RVO 患者1640万，其中 BRVO 患者约1390万，CRVO 患者约250万。Song 等最近发表的调查与推算结果显示，截至2015年，全球范围内，30~89岁人群中 RVO、BRVO 和 CRVO 的患者数已分别增长至2806万、2338万和467万。我国北京眼科研究调查结果显示，CRVO 的发病率为0.1%，而 BRVO 的发病率为1.3%，远高于 CRVO。

尽管该病在1878年就已被知晓，且有大量的文献对其进行报道，但对该病的治疗仍存在很大争议。RVO 患者常因继发黄斑水肿和新生血管等并发症导致视力下降甚至丧失，严重影响了患者的生活质量。

RVO 是眼底病领域的"顽疾"，也是临床研究的热点。关于 RVO 的治疗，多年来有许许多多的方法，包括药物、激光、手术、血液稀释疗法和高压氧等手段，其中药物治疗主要包括类固醇皮质激素类药物、VEGF 类药物、溶栓类药物和中药。由于发病机理仍未被阐明和致病原因复杂多变，该病的治疗效果尚不能令人满意。

RVO 属于中医学"暴盲""视瞻昏渺"等范畴。结合眼底体征可归属于血证范畴。本病中医病机主要涉及气、血、痰，病位涉及心、肝、肾等。中医辨证多为本虚标实证，祛瘀通络为治疗通则，初期以治标为主，重在止血祛瘀；中期结合全身症状辨证施治；后期宜固本，酌加益气养血补肾之品。

一、病因病机

（一）中医病因病机

RVO：中医学中属"暴盲""视瞻昏渺"等范畴，在古代医籍中早已有相关论述，其病因病机认识如下。

1. 精神抑郁，肝气不疏，气滞不行，致血行滞涩，久则脉络瘀阻不通。

2. 真阴亏耗，不能潜阳，肝阳上越，上扰清窍，气血逆乱失调而郁闭。

3. 脾失健运，痰湿内停，久积化热生火，痰湿火邪上犯于目，蒙闭清窍，脉络阻塞而目赤。

4. 心火内盛，或肝经郁热，火热煎灼血液脉络，久则血凝脉损，阻塞不通。

（二）西医病理改变

1. CRVO　是由于各种原因引起的筛板附近或筛板以上部位的视网膜中央静脉血流梗阻而导致的一种急性或亚急性眼病。引起本病的原因，在老年人与青壮年中有很大差异。前者绝大多数继发于视网膜动脉硬化，后者则多为视网膜静脉本身的炎症。视网膜动脉硬化常见于慢性进行性高血压或动脉硬化、心脏病患者。视网膜静脉炎症则可由视网膜静脉周围炎（Eales 病）、葡萄膜炎、Behcet 综合征、结节病、脓毒性栓子等引起。本病发病机制十分复杂，目前还不完全清楚，多数文献认为由动脉供血不足、静脉管壁损害、血液流变学改变、邻近动脉粥样硬化压迫静脉、球后外部压迫（如甲状腺眼病、眼眶肿瘤、球后出血）等多种因素相互影响而成。其中静脉管壁损害可能是主要的因素。近年来研究已经明确炎症反应在 RVO 进展中发挥作用，炎性细胞因子 IL-6 和 VEGF 水平与黄斑水肿严重程度和视网膜缺血存在相关性。

2. BRVO　是由于各种原因导致的视网膜分支静脉急性血管梗阻而引起的一种常见眼底疾病。常由于毗邻的动脉血管壁硬化压迫交叉处的静脉血管壁或血管壁炎症所致。发病因素与 CRVO 相似，其中视网膜动静脉的解剖关系尤为突出。分支静脉阻塞多发生在颞侧（90.3%），尤其是颞上象限（54.9%），且在阻塞处均发现有静脉后位交叉压迫征（100%），故静脉后位交叉压迫可能是 BRVO 的危险因素之一。

二、临床表现

（一）症状

视力不同程度减退，主干阻塞者，视力明显减退；分支阻塞者，视力下降不明显，视野不规则缺损。

（二）体征

1. BRVO　阻塞静脉相应区域视网膜呈现火焰状或斑块状出血及棉絮状渗出，可累及黄斑。阻塞静脉高度充盈扩张。

2. CRVO　视盘边界不清，后极部眼底大片放射状、火焰状出血，隐约可见迂曲扩张的视网膜静脉。

（三）实验室及其他辅助检查

1. FFA　视网膜循环时间延长，毛细血管扩张、渗漏，静脉管壁染色，可无/有无灌注区。发病初期及时行眼底荧光血管造影有助于诊断。根据阻塞部位、程度和造影时间的不同，荧光图像有较大差异，可有动静脉循环时间延长，静脉血管内荧光素流动缓慢、出现层流，毛细血管扩张，荧光素渗漏或出现无灌注区等。FFA 对视网膜静脉阻塞的价值主要在于确定病变的严重程度、对疾病的分型、确定治疗方案及疗效观察与预后判断等。

2. OCT　病变区视网膜增厚，累及黄斑者可见黄斑区视网膜囊样水肿，晚期病变区萎缩变薄，常有囊样病变。

3. OCTA　病变区视网膜浅层血管丛可见视网膜浅层无灌注，并可见侧支循环；深层视网膜血管丛揭示无灌注区域明显大于浅层血管丛。

4. 视野检查　可见与视网膜受损区域相对应的视野缺损，但特异性不强。黄斑水肿者，阿姆斯勒方格表检查示中心视野异常，出现变形、暗区或线条中断。如果出现玻璃体积血，眼底未能窥清者，可行超声检查，协助判断玻璃体视网膜病变情况。

5. 其他检查　血压、血脂、血糖异常，血液流变学检查异常。

三、诊断及鉴别诊断

（一）西医诊断要点

根据病史、临床表现及眼科专科检查等进行诊断及鉴别诊断。

1. 病史　本病多见于中老年人，发病急骤，多有高血压、高脂血症等全身疾病病史。病因主要与动静脉壁改变或动静脉交叉压迫、血栓形成、血液流变学异常、炎症，以及外力压迫血管等因素有关，但临床上常为多因素综合致病。

2. 视力　主干阻塞者，视力明显减退；分支阻塞者，视力下降不明显。

3. 眼底检查　可见阻塞静脉相应区域视网膜呈现火焰状或斑块状出血及棉絮状渗出斑，阻塞静脉呈高度充盈曲张状态，视网膜动脉变细、反光增强，视网膜动静脉可被出血及渗出遮盖，呈隐匿状。

4. 分型（缺血性质）　RVO 根据缺血性质可分为非缺血型和缺血型两类。Hayreh

根据视力、视野、相对性传入瞳孔障碍和 ERG 4 种功能性检测及眼底检查和荧光血管造影 2 种形态学检测，来区分非缺血型和缺血型（表 11 - 2 - 1）。

表 11 - 2 - 1 视网膜静脉阻塞非缺血型和缺血型的鉴别

项目	非缺血型	缺血型
视力	通常轻度下降	明显下降
视野	周边视野正常 无或有相对中心暗点	周边视野缩小
相对性传入瞳孔障碍	无	存在
ERG	b 波及 b/a 值正常或轻度下降	b 波振幅明显降低，b/a 值明显下降
眼底检查	视盘正常，或轻度毛细血管扩张 黄斑正常或轻度水肿 静脉迂曲扩张 出血少，无或少见棉絮斑	视盘高度水肿充血，边界模糊，被出血掩盖 黄斑明显水肿、出血，并可形成囊样水肿
荧光血管造影	视网膜静脉充盈 毛细血管床灌注良好	视网膜静脉闭塞 大片毛细血管无灌注区

（二）中医辨病要点

1. 眼底见血瘀、渗出、水肿等多为实证。

2. 视物模糊或暴盲。

3. 眼底溢血、痰瘀。

4. 眼底脉络暗红迂曲。

（三）中医辨证分型

迄今为止，研究者对 RVO 辨证分型的认识可谓百家争鸣，尚未建立起统一的 RVO 基本证型。根据本病的眼底改变和全身症状，其中医证型主要分为 5 型，临床上应根据患者眼部体征、全身症状及病变时段综合判断。

1. 血热妄行证 辨证要点为：见于出血（发病早期）1～2 周，可因患者体质不同略有差异；视力突然下降，眼底视网膜可见火焰状出血，沿静脉分布，血色鲜红，常有棉絮样斑块渗出；舌质红，苔薄黄，脉弦数。根据血证论治，眼部血证以血热为主因，多由血热妄行、血不循经、溢于脉外所致。

2. 痰瘀互结证 辨证要点为：视物模糊，眼底有暗红色出血，视盘边界模糊、水肿、常被出血遮盖，动脉变细，多有硬化，静脉扩张迂曲，视网膜黄斑水肿，有星芒状渗出或有黄斑囊样水肿；头重眩晕，胸闷脘胀，时咳嗽痰多；舌有瘀点，苔白腻，脉弦或滑。

3. 肝郁化火证　辨证要点为：视力下降，眼底所见同上；胸胁满痛，烦躁易怒，面红耳赤，头昏，口苦咽干；舌质红，苔黄，脉弦数。多因情志不舒、肝气郁结刺激，突然引起气滞血瘀、气血瘀闭、脉络阻塞而急性发病。

4. 阴虚阳亢证　辨证要点为：视力下降，眼底所见同上；眩晕，急躁，腰膝酸软，遗精乏力；舌质绛，无苔，脉弦细。患者素体为阴虚体质，多因情志刺激而发病，为虚实夹杂证。发病初期多有暴怒伤肝或阴虚阳亢的病因，导致肝气郁闭、气血上壅、脉络瘀阻而急性发病。

5. 气虚血瘀证　辨证要点为：视力下降，迁延日久，视网膜色泽秽浊，出血部分吸收，血色暗黑，血管闭塞呈白线状；身倦懒言，气短乏力，头晕耳鸣，腰酸腿软；舌质暗淡有瘀斑，边有齿痕，脉沉细。多发于疾病后期，一般在3个月后，久病必虚，脉络瘀滞；或素体虚弱，气不摄血，血行无力致脉络瘀阻。

（四）鉴别诊断

引起视网膜静脉阻塞的原因有很多，不同原因引起的症状也不同，主要与以下疾病相鉴别。

1. 糖尿病视网膜病变　确诊为糖尿病的患者，常双眼发病。早期眼底可见微血管瘤、小点状或圆形出血，随病情发展可出现视网膜小血管异常、硬性渗出或棉絮样斑块、无灌注区、新生血管、玻璃体积血及增生性病变。

2. 高血压视网膜病变　双眼累及，视网膜火焰状出血，伴有棉绒斑，位于后极部。

3. 眼缺血综合征　多由颈内动脉狭窄或堵塞所致，视网膜出血多位于中周部，视盘有新生血管，常有一过性的黑矇、短暂的缺血发作或眼眶痛等病史，眼压低，视网膜动脉灌注压低。

四、治疗

（一）治疗原则

RVO的治疗原则为改善视网膜血液循环，降低血液黏稠度，溶解血栓，促进出血、水肿、渗出的吸收，控制眼底血管炎症等。

（二）西医常规治疗

本病治疗较困难，迄今尚无特殊有效的治疗方法。西医主要针对全身原发病及与新生血管增生相关的黄斑水肿、玻璃体视网膜增生期病变、青光眼等进行干预治疗。

1. 玻璃体腔注射治疗　玻璃体腔内注射抗VEGF药物，有助于减轻黄斑水肿。

2. 纤维蛋白制剂 可使纤维蛋白溶解，减轻或去除血栓，包括尿激酶、去纤酶等，适用于纤维蛋白原增高的患者。治疗前应检查纤维蛋白原及凝血酶原时间，低于正常者不宜应用。

3. 抗血小板聚集剂 常用阿司匹林和双嘧达莫。

4. 血液稀释疗法 原理是降低血细胞比容，减少血液黏度，改善微循环。最适用于血黏度增高的患者，不适用于严重贫血者。

5. 皮质类固醇剂 有黄斑囊样水肿者用皮质激素治疗，可减轻水肿，改善循环。

6. 激光治疗 机制在于：①减少毛细血管渗漏，形成屏障，从而阻止液体渗入黄斑；②封闭无灌注区，预防新生血管形成；③封闭新生血管，减少和防止玻璃体积血。激光对总干阻塞只能预防新生血管和减轻黄斑囊样水肿，对视力改善的效果不大，但对分支阻塞则效果较好。对黄斑水肿、囊样水肿可作局部激光光凝术，有大量无灌注区及新生血管者可做全视网膜激光光凝术。

（三）中医治疗原则

以辨证论治为基本原则，单方加减，早期、中期、晚期分期论治，针对并发症黄斑水肿、新生血管性青光眼等进行共同治疗。注意止血不留瘀，避免再次出血。

（四）辨证施治

1. 血热妄行证

表现：视物模糊，眼底视网膜可见火焰状出血，沿静脉分布，血色鲜红，常有棉絮样斑块渗出；口干，心烦，小便黄，大便干。

舌脉：舌质红，苔薄黄，脉弦数。

治法：以凉血止血为主，兼以活血化瘀。

方药：十灰散（《十药神书》）合生蒲黄汤（《中医眼科六经法要》）加减。组成：大蓟9g，小蓟9g，荷叶9g，侧柏叶9g，白茅根9g，茜草9g，大黄9g，栀子9g，牡丹皮9g，生蒲黄25g，墨旱莲30g，三七粉3g。

方解：方中大蓟、小蓟甘凉入血分，长于凉血止血，兼能祛瘀，为君药；荷叶、侧柏叶、白茅根、茜草均能凉血止血；栀子清热泻火，且能凉血止血；大黄清热降火，引热下行，使气降血止；牡丹皮清热凉血祛瘀，使血止不留瘀，为佐药。

2. 痰瘀互结证

表现：视物模糊，眼底有暗红色出血，视盘边界模糊，水肿常被出血遮盖，动脉变细，多有硬化，静脉扩张迂曲，视网膜黄斑水肿，有星芒状渗出或黄斑囊样水肿。头重眩晕，胸闷脘胀，时咳嗽痰多。

舌脉：舌有瘀点，苔白腻，脉弦或滑。

治法：祛瘀化痰，养血活血。

方药：桃红四物汤（《医宗金鉴》）合二陈汤（《太平惠民和剂局方》）加减。组成：桃仁15 g，红花15 g，当归15 g，川芎15 g，赤芍15 g，白芍15 g，熟地黄15 g，法半夏15 g，陈皮15 g，三七粉3 g。

方解：方中以强劲的破血之品桃仁、红花为主，主活血化瘀；以甘温之熟地黄、当归滋阴补肝，养血调经；芍药养血和营，以增补血之力；川芎活血行气，调畅气血，以助活血之功；配合二陈汤治疗本病痰瘀互结证者，可达到祛瘀化痰、养血活血的作用。

3. 肝郁化火证

表现：视物模糊，眼底有暗红色出血，视盘边界模糊、水肿、常被出血遮盖，动脉变细，多有硬化，静脉扩张迂曲，视网膜黄斑水肿，有星芒状渗出或有黄斑囊样水肿。胸胁满痛，烦躁易怒，面红耳赤，头晕，口苦咽干。

舌脉：舌质红，苔黄，脉弦数。

治法：平肝泻火，活血化瘀。

方药：四逆散（《伤寒论》）合龙胆泻肝汤（《医方集解》）加减。组成：柴胡9 g，枳实6 g，甘草6 g，白芍6 g，龙胆草6 g，黄芩9 g，当归8 g，泽泻12 g，生地黄20 g，三七粉3 g，车前子9 g，赤芍6 g。

方解：方中柴胡条达肝气解肝郁，透热外出解郁热，为君药；芍药养血敛阴，柔肝缓急，为臣药；芍药与柴胡相配，散收同用，既补肝体，又利肝用，使柴胡升散而无伤阴血之弊；枳实行气消痞，理气开郁，为佐药，与柴胡相伍，一升一降，肝脾并调，加强疏畅气机、升清降浊之功，与芍药合用，又可调理气血；甘草调和诸药，为使药，与芍药同用，又可缓急止痛。

4. 阴虚阳亢证

表现：视物模糊，眼部干涩，眼底有暗红色出血，视盘边界模糊、水肿、常被出血遮盖，动脉变细，多有硬化，静脉扩张迂曲，视网膜黄斑水肿，有星芒状渗出或有黄斑囊样水肿，眩晕，急躁，腰膝酸软，遗精乏力。

舌脉：舌质绛，无苔，脉弦细。

治法：育阴潜阳，活血化瘀。

方药：天麻钩藤饮（《杂病证治新义》）加减。组成：天麻9 g，钩藤12 g，石决明18 g，黄芩9 g，栀子9 g，牛膝12 g，益母草9 g，杜仲9 g，桑寄生9 g，白芍9 g，首乌藤9 g，茯神9 g。

方解：方中天麻、钩藤平肝熄风，为君药；石决明咸寒质重，能平肝潜阳，并能除热明目，与君药合用，加强平肝熄风之力；川牛膝引血下行，并能活血利水，共为臣药；杜仲、桑寄生补益肝肾以治本；栀子、黄芩清肝降火，以折其亢阳；益母草合川牛膝活血利水，有利于平降肝阳；首乌藤、茯神宁心安神，均为佐药。

5. 气虚血瘀证

表现：视物昏蒙，视网膜色泽晦浊，出血部分吸收，血色暗黑，血管闭塞呈白线状。身倦懒言，气短乏力，面色萎黄，头晕耳鸣，腰酸腿软。

舌脉：舌质暗淡有瘀斑，边有齿痕，脉沉细。

治法：补气活血，化瘀通络。

方药：补阳还五汤（《医林改错》）加减。组成：生黄芪 120 g，当归尾 6 g，赤芍 5 g，川芎 3 g，桃仁 3 g，红花 3 g，地龙 3 g。

方解：方中重用生黄芪为君药，大补脾胃之元气，使气旺血行，瘀去络通；当归尾为臣药，长于活血，兼能养血，有化瘀而不伤血之妙；赤芍、川芎、桃仁、红花为佐药，可助当归尾活血祛瘀；地龙通经活络。

（五）针刺治疗

RVO 病情进入中期后，可给予针灸治疗。常用穴位：睛明、攒竹、合谷、曲池、足三里、瞳子髎、风池、太阳、球后等（表 11 - 2 - 2）。每次局部、远端取穴各 2 ~ 3 个，留针 10 ~ 15 分钟。

表 11 - 2 - 2　视网膜静脉阻塞针灸治疗常用穴位

穴名	取穴	释义
睛明 BL1	眼内眦稍上方凹陷处	手太阳小肠经、足太阳膀胱经、足阳明胃经、阳跷脉与阴跷脉的会穴；功效：祛风，清热，明目
攒竹 BL2	眉头内侧凹陷处	足太阳膀胱经；功效：清热明目，散风镇痉
合谷 LI4	拇食指张开，以另手拇指关节横纹放在虎口边缘上拇指尖到达处	手阳明大肠经原穴；功效：清热解表，明目聪耳，通络镇痛
曲池 LI11	屈肘成90°，横纹线外侧终点	手阳明大肠经穴；功效；清热疏风，消肿止痛
足三里 ST36	外膝下 3 寸，胫骨外侧约 1 横指处	足阳明胃经合穴；功效：和胃健脾，通腑化痰，升降气机
瞳子髎 GB1	目外眦旁，当眶外侧缘处	足少阳胆经；功效：疏散风热，明目退翳，平肝熄风

（续）

穴名	取穴	释义
风池 GB20	颈后枕骨下，与乳突下缘相平，大筋外侧凹陷处	足少阳胆经；功效：平肝熄风，清热解表，清头明目
太阳 EX-HN5	眉梢与眼外眦之间向后 1 寸凹陷处	经外奇穴；功效：清热消肿，止痛舒络
球后 EX-HN7	当眶下缘外 1/4 与内 3/4 交界处	经外奇穴；功效：明目退翳，通络止痛

（六）中药注射液

本病在发作中后期（一般 1 个月以后）可以配伍中药注射液静脉滴注，如葛根素注射液、川芎嗪注射液、丹参注射液和血栓通注射液等。

1. 葛根素注射液可用于冠心病、心绞痛、心肌梗死、急性视网膜动脉阻塞或静脉阻塞的辅助治疗。用量用法：每次 200～400 mg，加入 5% 葡萄糖注射液 500 mL 中静脉滴注，每天 1 次，10～15 天为 1 个疗程。

2. 川芎嗪注射液可治疗脑血栓形成，还可用于脉管炎、冠状动脉粥样硬化性心脏病，对于脑栓塞、脑动脉供血不足的患者都有一定的改善功效。用量用法：每次 40～80 mg，稀释到 250～500 mL 盐水或葡萄糖注射液中静脉滴注，每天 1 次，10 天为 1个疗程。

3. 丹参注射液可活血化瘀，通脉养心。用于冠心病引起的胸闷、心绞痛。用量用法：每次 10～20 mL，加入 5% 葡萄糖注射液 500 mL 中静脉滴注，每天 1 次，10天为 1 个疗程。

4. 血栓通注射液能活血祛瘀、扩张血管及改善血液循环。用于视网膜中央静脉阻塞、脑血管病后遗症、内眼病及眼前房出血等。用量用法：每次 2～5 mL，用 10% 葡萄糖注射液 250～500 mL 稀释后静脉滴注，每天 1～2 次，10 天为 1 个疗程。

（七）中成药

中成药由于服用方便，若辨证准确，证型相合，则疗效肯定，临床上也为医者所习用。

1. 云南白药胶囊：每次 0.25 g，每天 4 次，适用于 RVO 早期。

2. 活血明目片　每次 5 片，每天 3 次，适用于 CRVO 中期。

3. 复方丹参滴丸　每次 10 粒，每天 3 次，适用于 RVO 中晚期。

4. 复方血栓通胶囊：每次 2～4 粒，每天 3 次，适用于 RVO 中晚期。

（八）中医适宜技术

临床可采用活血化瘀药物（丹参、血栓通等）离子导入治疗 RVO。

（九）饮食疗法

患病期间饮食宜以清淡而富有营养的食物为主，忌食辛辣刺激及肥甘厚腻食物，不饮酒，调整脾胃功能，保持二便通畅，以防影响药效的发挥。对曾因食用如鱼、虾、蟹等食物复发者应绝对禁食。

可作为饮食治疗的药膳有山药沙参瘦肉汤：山药30 g，沙参20 g，猪瘦肉100 g，入锅煮汤，加入冰糖或食盐。适用于病变中后期阴虚患者。

（十）情志疗法

患者要注意避免情绪激动、波动，保持心情愉快和畅，遵医嘱定期复查，按时服药。

五、评述与体会

临床上，应注意对静脉阻塞患者的远期追踪观察。老年发病的CRVO预后一般较中青年差，应每月随诊1次，仔细检查视盘、视网膜及虹膜有无早期新生血管发生，尤其应注意寻找最早出现在瞳孔缘的细小新生血管芽。视力有所进步的患眼，也应定期行FFA，检测有无大片无灌注区及新生血管的发生，并对这些高危证候行激光光凝治疗，以避免玻璃体积血、增生期玻璃体视网膜病变、牵拉性视网膜脱离及新生血管性青光眼等严重后期并发症的发生。

对于RVO的治疗，目前仍无根治的方法，自抗VEGF药物应用以来，其以安全、有效、简单易行等优点，几乎成为RVO继发黄斑水肿治疗的主流，但是抗VEGF药物常需多次注射，且价格昂贵。在RVO治疗中，应根据患者的个体化差异，选择最佳的治疗方案。中医辨证论治对RVO的治疗具有很大潜力。发挥我国传统医药的优势，是值得我们进一步探索的。

>>> 参 考 文 献 <<<

1. ROGERS S, MCINTOSH R L, CHEUNG N, et al. The prevalence of retinal vein occlusion: pooled data from population studies from the United States, Europe, Asia, and Australia. Ophthalmology, 2010, 117 (2): 313－9. e1.
2. SONG P, XU Y, ZHA M, et al. Global epidemiology of retinal vein occlusion: a systematic review and meta-analysis of prevalence, incidence, and risk factors. J Glob Health, 2019, 9(1): 010427.
3. XU L, LIU W W, WANG Y X, et al. Retinal vein occlusions and mortality: the Beijing Eye Study. Am J Ophthalmol, 2007, 144(6): 972－973.
4. NOMA H, YASUDA K, SHIMURA M. Cytokines and Pathogenesis of Central Retinal Vein Occlusion. J

Clin Med, 2020, 27, 9(11): 3457.

5. WEINBERG D, DODWELL D G, FERN S A. Anatomy of arteriovenous crossings in branch retinal vein occlusion. Am J Ophthalmol, 1990, 109(3): 298－302.

6. IP M, HENDRICK A. Retinal Vein Occlusion Review. Asia Pac J Ophthalmol (Phila), 2018, 7(1): 40－45.

7. HAYREH S S. Retinal vein occlusion. Indian J Ophthalmol, 1994, 42(3): 109－132.

8. SCHMIDT-ERFURTH U, GARCIA-ARUMI J, GERENDAS B S, et al. Guidelines for the management of retinal vein occlusion by the European Society of Retina Specialists (EURETINA). Ophthalmologica, 2019, 242(3): 123－162.

（谢立科　陆秉文）

第三节　糖尿病视网膜病变

糖尿病视网膜病变（diabetic retinopathy, DR）是糖尿病最常见的微血管并发症之一，是工作年龄人群首位致盲性眼病。DR 根据发展阶段和严重程度以及是否有新生血管增殖，可分为非增生期糖尿病视网膜病变（nonproliferative diabetic retinopathy, NPDR）和增生期糖尿病视网膜病变（proliferative diabetic retinopathy, PDR）两大类。NPDR 的眼底改变主要为视网膜微动脉瘤、出血、硬性渗出、棉絮斑、静脉串珠样改变和视网膜内微血管异常（intra-retinal microvascular anomaly, IRMA）。PDR 的眼底改变主要为视网膜新生血管、玻璃体积血、纤维增殖和牵拉性视网膜脱离，严重者可并发新生血管性青光眼。黄斑水肿可发生于 DR 不同分期。

美国眼科学会 2019 年 DR 临床指南指出，全球糖尿病患者中 DR 患病率约为 34.6%，全球超过 50% 由 DR 导致视力损伤或致盲的患者分布在亚太地区。邓宇轩等统计 1990～2020 年我国各地区 DR 人群患病率，其中糖尿病患者群中 DR 患病率为 22.4%，60～69 岁一般人群 DR 患病率为 21.1%，70～79 岁一般人群为 22.0%，80 岁以上一般人群为 20.2%。我国作为糖尿病大国，患者群 DR 患病率较高，而 DR 的知晓率低于 50%，提示对于 DR 的早期筛查、防治与干预治疗刻不容缓。

DR 是慢性进行性疾病，糖尿病性黄斑水肿、玻璃体积血、牵引性视网膜脱离为 DR 患者视力下降的主要原因。关于 DR 的治疗，目前主要为 VEGF 治疗、视网膜激光光凝治疗、手术治疗及中药治疗。

DR 属于中医学"视瞻昏渺""云雾移睛""暴盲"及"血灌瞳神"（《证治准绳》）等内障眼病。病机为气血阴阳失调，病位主要涉及肝、脾、肾，其次为心、肺。中医辨证多为本虚标实证，以气阴两虚、阴阳两虚为本，脉络瘀阻、痰浊凝滞为标。早期出血以滋阴降火、凉血化瘀为主，中期以益气养阴、活血化瘀为主，后期以阴阳双补为主，加用化痰软坚散结之剂。临证需兼顾全身症状辨证论治，对症加减。

一、病因病机

（一）中医病因病机

DR 在中医学中属"视瞻昏渺""云雾移睛"等范畴，在古代医籍中早有相关论述，对其病因病机认识如下。

1. 素体禀赋不足，消渴日久，肝肾不足，精血亏损，目失濡养，神光衰微。

2. 劳伤过度，耗伤肝肾，阴虚燥热，虚火上炎，日久至气阴两虚或阴阳两虚，夹瘀而致神光逐渐受损，自内而蔽。

3. 饮食不节或过食辛辣炙煿之品，损伤脾胃，致湿热痰浊内蕴，上蒙清窍，引起头目昏眩，神光发越受阻。

4. 心火内盛，或肝经郁热，火热煎灼血脉，久则瘀血阻络，神光受损。

（二）西医病理改变

DR 的主要病理改变包括视网膜缺血缺氧、血管通透性增加、视网膜炎症、异常新生血管、纤维增殖，以及神经元和神经胶质异常等。DR 的发病是多个因素共同作用的结果，主要包括氧化应激、炎症反应、细胞凋亡、血液流变学改变、微循环障碍和神经损伤等。其中微血管闭塞、功能障碍是 DR 发病的主要因素，在长期高血糖状态下，血管内皮细胞损伤，周细胞丢失，基底膜增厚，通透性异常，白细胞淤滞，神经退行性变，新生血管形成等，最终导致血 – 视网膜屏障破坏。

二、临床表现

（一）症状

早期视力多无明显异常，若累及黄斑可出现视力下降、视物变形，患者常因玻璃体积血突然出现视力严重下降，眼前黑影遮挡，甚至盲无所见，继发新生血管青光眼者可出现眼部胀痛、头痛，甚至失明。

（二）体征

1. NPDR　主要表现为微动脉瘤、出血、硬性渗出、棉絮斑、静脉串珠状改变、IRMA、黄斑水肿。

2. PDR　主要表现为视网膜新生血管、视盘新生血管、黄斑水肿、视网膜前出血、玻璃体积血、沿上下血管弓纤维增殖、牵拉性视网膜脱离等。

（三）实验室及其他辅助检查

1. 裂隙灯检查　注意观察虹膜是否有新生血管生长，尤其要注意观察瞳孔缘和房角。

2. FFA　可提高 DR 的诊断率，有助于评估疾病的严重程度，并指导治疗，评价临床疗效。微血管瘤呈点状强荧光，出血呈遮蔽荧光，毛细血管闭塞呈无灌注区，黄斑囊样水肿呈花瓣状荧光渗漏，新生血管呈不同形态的荧光渗漏。

3. OCT　可清晰显示视网膜各层结构形态变化，监测黄斑区视网膜厚度，准确判断黄斑水肿的严重程度。

4. OCTA　是一种无创的血管成像技术，可获得不同层次视网膜和脉络膜的血流图像，可量化黄斑周边微血管损伤和中心凹无血管区的病变程度。

5. 超声检查　屈光间质混浊者需行眼部 B 超检查，有助于对玻璃体积血、视网膜脱离的严重程度进行判断，指导临床治疗。

6. 视觉电生理检查（ERG）　a 波和 b 波振幅降低，振荡电位波幅降低，潜伏期延长。ERG 振荡电位能客观敏感地反映视网膜内层血循环状态，在 DR 早期即可出现异常。

7. 实验室检查　包括血糖、血脂、糖化血红蛋白（glycated hemoglobin，HbA1c）、肝肾功能和血液流变学检查等，对于指导临床治疗具有重要意义。

三、诊断及鉴别诊断

（一）西医诊断要点

根据病史、临床表现及眼科专科检查等进行诊断及鉴别诊断。

1. 病史　有糖尿病病史。

2. 临床表现　不同程度视力减退，眼前黑影飞舞，或视物变形，闪光感。

3. 眼底检查　微动脉瘤，出血，硬性渗出，棉絮斑，黄斑水肿，新生血管，视网膜前出血及玻璃体积血，纤维增殖，牵拉性视网膜脱离等。

4. DR 分期标准见表 11 - 3 - 1。

表 11 - 3 - 1　糖尿病视网膜病变国际临床分级标准

严重程度	眼底表现
无明显视网膜病变	无异常
轻度 NPDR	仅见微血管瘤
中度 NPDR	除微血管瘤外，尚有少量硬性渗出斑及小出血斑

（续）

严重程度	眼底表现
重度 NPDR	出现下列改变中的任何一种，但无 PDR 改变： 4 个象限均存在视网膜内点、片状出血 >20 个； 2 个或更多象限出现明确的静脉串珠样改变 1 个象限存在明显的 IRMA
PDR	存在下列一项或多项改变：新生血管；视网膜前出血；玻璃体积血

5. 中国糖尿病视网膜病变分期标准见表 11 - 3 - 2。

表 11 - 3 - 2　中国糖尿病视网膜病变分期标准（2014 年）

病变	严重程度	眼底表现
非增生期 （背景期）	Ⅰ 期 （轻度非增生期）	仅有毛细血管囊样膨出改变
	Ⅱ 期 （中度非增生期）	介于轻度到重度之间的视网膜病变，可合并视网膜出血、硬性渗出或（和）棉絮斑
	Ⅲ 期 （重度非增生期）	每象限视网膜内出血点 ≥20 个，或者至少 2 个象限已有明确的静脉串珠样改变，或者至少 1 个象限 IRMA，无明显特征的增生期 DR 的眼底特征
增生期	Ⅳ 期 （增生早期）	出现视网膜新生血管或视盘新生血管，当视盘新生血管 >1/4 ~1/3 视盘面积（DA）或视网膜新生血管 >1/2 DA，或伴视网膜前出血或玻璃体积血时，称"高危增生型 PDR"
	Ⅴ 期 （纤维增生期）	出现纤维膜，可伴视网膜前出血或玻璃体积血
	Ⅵ 期 （增生晚期）	牵拉性视网膜脱离，合并纤维膜，可合并或不合并玻璃体积血，也包括虹膜和房角的新生血管

6. 糖尿病性黄斑水肿国际临床分级标准见 11 - 3 - 3。

表 11 - 3 - 3　糖尿病性黄斑水肿国际临床分级标准

严重程度	眼底表现
无明显视网膜病变	无异常

（续）

严重程度		眼底表现
存在糖尿病黄斑水肿（diabetic macular edema, DME）	轻度	后极部有视网膜增厚或硬性渗出，但与黄斑中央有距离
	中度	视网膜增厚或硬性渗出，接近黄斑中央，但未累及正中央
	重度	视网膜增厚或硬性渗出，累及黄斑中央

（二）中医辨病要点

眼底见瘀血、渗出、水肿，甚则出现膜样物增殖牵拉至视衣脱落等，多为虚实夹杂之证。

1. 视物模糊，视直如曲或暴盲。

2. 眼底溢血、水肿、痰瘀凝结，导致膜样物增生。

3. 玻璃体血性混浊。

（三）中医辨证分型

1. 阴津不足，燥热内生证　辨证要点为视力正常或减退，口渴多饮，口干咽燥，消谷善饥，大便干结，小便黄赤；舌质红，苔微黄或少津，脉细数。

2. 气阴两虚，络脉瘀阻证　辨证要点为视物模糊，目睛干涩，或视物变形，或眼前黑花飘舞，神疲乏力，气短懒言，口干咽燥，自汗，大便干或稀溏；舌胖嫩、紫暗或有瘀斑，脉沉细无力。

3. 肝肾亏虚，目络失养证　辨证要点为视物模糊，目睛干涩，头晕耳鸣，腰膝酸软，肢体麻木，大便干结；舌暗红，少苔，脉细涩。

4. 脾失健运，水湿阻滞证　辨证要点为视物模糊，或视物变形，或自觉眼前黑花漂移，以视网膜水肿、棉绒斑、出血为甚；面色萎黄或无华，神疲乏力，头晕耳鸣，小便清长；舌质胖淡，苔白腻，脉沉弱。

5. 阴阳两虚，血瘀痰凝证　辨证要点为视力模糊，或严重障碍，目睛干涩，神疲乏力，五心烦热，失眠健忘，腰酸肢冷，手足凉麻，阳痿早泄，下肢浮肿，大便溏结交替；舌淡胖少津或有瘀点，或唇舌紫暗，脉沉细无力。

（四）鉴别诊断

1. 高血压视网膜病变　有高血压病史，若血压升高到一定程度，视网膜也可见出血、棉絮斑、硬性渗出等，故二者需要鉴别，高血压视网膜病变的视网膜动脉硬化明显，动脉变细，管壁反光增强，动静脉交叉压迫明显，无糖尿病病史。

2. 低灌注视网膜病变　患者常有一过性黑蒙，多由颈内动脉狭窄、堵塞或眼动脉堵塞所致，视网膜动脉灌注压低，视网膜动脉普遍变细，出血多位于中周部，深层暗红色圆点状出血，可见视网膜动脉自发搏动。

3. 视网膜静脉阻塞 单眼发病者常见，视网膜出血呈火焰状，沿视网膜静脉走行分布，为浅层出血，视网膜静脉高度迂曲扩张。

四、治疗

（一）治疗原则

1. 全身病情的控制 有效控制血糖、血压、血脂。

2. 根据 DR 不同分期，有针对性地进行药物、激光、手术治疗。

（二）西医常规治疗

西医对本病的治疗主要是在控制血糖、血压、血脂的基础上，采取视网膜激光光凝术、眼内注射抗 VEGF 药物和玻璃体切除术等方法。

1. 有效控制血糖、血压、血脂，保持全身情况稳定。

2. 视网膜激光光凝治疗 激光光凝是治疗 DR 的有效措施。对于增生期 DR 及重度非增生期 DR，须及时行全视网膜光凝治疗，以阻止病情进一步发展。对于有临床意义的黄斑水肿，可行局灶光凝。

3. 玻璃体腔药物注射治疗 玻璃体腔内注射抗 VEGF 药物，可有效减轻糖尿病黄斑水肿，抑制视网膜新生血管，取得良好的临床疗效。但临床中需多次注射。玻璃体腔内注射糖皮质激素也具有减轻糖尿病黄斑水肿的作用，但临床中需注意监测患者眼压，警惕青光眼的发生。

4. 玻璃体切割术 是治疗严重增生期 DR 的有效方法。对于严重玻璃体积血，牵拉性视网膜脱离，年轻患者合并严重视网膜前积血、黄斑前膜，牵引性黄斑水肿等均可采用该法，其可使屈光间质清晰，解除增殖膜的牵拉。术者根据眼底情况考虑在玻璃体切除的基础上，是否联合视网膜光凝、硅油或气体眼内填充等。

（三）中医治疗原则

临证要将全身辨证与眼局部辨证相结合。本病主要病机为气血阴阳失调，以气阴两虚、肝肾不足、阴阳两虚为本，脉络瘀阻、痰浊凝滞为标，以益气养阴、滋养肝肾、阴阳双补治其本，活血化瘀、化痰软坚散结、通络明目治其标。

（四）辨证施治

1. 阴津不足，燥热内生证

表现：视力正常或减退，眼底可见微血管瘤、出血、硬性渗出、棉絮斑，口渴多饮，口干咽燥，消谷善饥，大便干结，小便黄赤。

舌脉：舌质红，苔微黄或少津，脉细数。

治法：养阴生津，凉血润燥。

方药：玉泉丸（《仁斋直指方论》）合知柏地黄丸（《医方考》）加减。组成：葛根45 g，天花粉45 g，地黄24 g，麦门冬30 g，知母6 g，黄柏6 g，山茱萸12 g，山药12 g，茯苓9 g，泽泻9 g，牡丹皮9 g。若眼底以微血管瘤为主，可加丹参、郁金，凉血化瘀；出血明显者，可加生蒲黄、墨旱莲、牛膝，止血活血，引血下行；有硬性渗出者，可加浙贝母、海藻、昆布，清热化痰，软坚散结。

方解：方中葛根味甘辛凉，入脾、胃、肺经，生津止渴，为君药。天花粉清热滋阴，地黄滋阴填精补肾，共为臣药。麦门冬性甘寒微苦，润肺清心，擅治阴虚内热。山药健脾补肺，固肾益精；山茱萸滋肝补肾，固肾涩精。知母清热泻火，滋阴润燥；黄柏清热燥湿，泻火除蒸。茯苓益气健脾，利水渗湿；泽泻坚肾阴，利水湿；牡丹皮清热凉血，活血化瘀。诸药合用，共奏养阴生津、凉血润燥之效。

2. 气阴两虚，络脉瘀阻证

表现：视物模糊，目睛干涩，或视物变形，或眼前黑花飘舞，视网膜可见微血管瘤、出血、硬性渗出、棉絮斑、新生血管等。神疲乏力，气短懒言，口干咽燥，自汗，大便干或稀溏。

舌脉：舌胖嫩、紫暗或有瘀斑，脉沉细无力。

治法：益气养阴，活血通络。

方药：生脉散（《医学启源》）合杞菊地黄丸（《麻疹全书》）加减。组成：人参9 g，麦门冬9 g，五味子6 g，枸杞9 g，菊花9 g，熟地黄24 g，山茱萸12 g，山药12 g，泽泻9 g，茯苓9 g，牡丹皮9 g等。眼底以微血管瘤为主者，可加丹参、郁金、牡丹皮凉血化瘀；出血明显者，可加生蒲黄、墨旱莲、三七、牡丹皮以增凉血、活血、止血之功；有硬性渗出者，可加浙贝、海藻、昆布以清热消痰、软坚散结。伴有黄斑水肿者，酌加茯苓、白术、薏苡仁、车前子以利水消肿。

方解：方中人参回脉固脱，大补元气；麦门冬养阴、生津、润肺，五味子敛肺、生津、止渴。三药共用，一补一润一敛，复气生津，汗止阴存。枸杞子滋肝补肾，明目消翳；菊花平肝潜阳，清热明目；熟地黄补血滋阴，益精填髓；牡丹皮清热凉血，活血化瘀；茯苓、泽泻淡渗利湿；山药补肾涩精，山茱萸补益肝肾。诸药合用，可达滋补肝肾、活血化瘀、清热明目等目的。

3. 肝肾亏虚，目络失养证

表现：视物模糊，目睛干涩，视网膜可见微血管瘤、出血、硬性渗出、棉絮斑等，头晕耳鸣，腰膝酸软，肢体麻木，大便干结。

舌脉：舌暗红少苔，脉细涩。

治法：滋补肝肾，润燥通络。

方药：六味地黄丸（《小儿药证直诀》）加减。组成：熟地黄24 g，山茱萸12 g，山药12 g，泽泻9 g，牡丹皮9 g，茯苓9 g。视网膜出血量多，有发展趋势者，可合用生蒲黄汤加减，出血静止期可合用桃红四物汤，出血久不吸收者可加入浙贝、海藻、昆布等软坚散结之品。

方解：方中熟地黄为君，味厚能益肾水，可以滋阴补血，益肾填精；水弱土胜，湿邪困肾，需用佐药泽泻泄出；木需水生，可制约土，山茱萸味酸直入肝经助木为臣，不再消耗已经亏虚的肾水，且能制约脾土乘肾水；佐以牡丹皮清相火，加强山茱萸助木作用；山药补阴生津兼固精为臣，佐茯苓渗湿健脾。六药合用，三补三泻。

4. 脾失健运，水湿阻滞证

表现：视物模糊，或视物变形，或自觉眼前黑花漂移，视网膜可见出血、水肿、硬性渗出、棉絮斑、新生血管等。面色萎黄或无华，神疲乏力、头晕耳鸣，小便清长。

舌脉：舌质淡胖，苔白腻，脉沉弱。

治法：健脾益气，利水消滞。

方药：补中益气汤（《内外伤辨惑论》）加减。组成：黄芪18 g，党参6 g，白术9 g，炙甘草9 g，当归3 g，陈皮6 g，升麻6 g，柴胡6 g。加巴戟天、郁金、车前子补肾活血利水；棉绒斑多者加法半夏、浙贝母、苍术，以化痰散结；黄斑水肿重者加茯苓、薏苡仁利水消肿。

方解：方中重用黄芪为君药，黄芪善入脾胃，可补气固表、升阳举陷，为补中益气要药。党参补脾益肺，平调中气；白术健脾益气，燥湿利尿；炙甘草补益脾气，缓急定痛；三药补气健脾，共为臣药。当归养血和营，活血止痛；陈皮理气健脾，燥湿化痰；两药补而不滞，行而不伤，为佐药。升麻升举阳气，清热解毒；柴胡疏肝升阳，和解表里；两药助君药升提下陷之中气，兼具佐使之用；炙甘草调和诸药，亦为使药。

5. 阴阳两虚，血瘀痰凝证

表现：视力模糊，或严重障碍，目睛干涩，视网膜大量出血、渗出、水肿、增殖膜牵拉等；神疲乏力，五心烦热，失眠健忘，腰酸肢冷，手足凉麻，阳痿早泄，下肢浮肿，大便溏结交替等。

舌脉：舌淡胖少津或有瘀点，或唇舌紫暗，脉沉细无力。

治法：阴阳双补，化痰祛瘀。

方药：偏阴虚者选左归丸（《景岳全书》）加减，偏阳虚者选右归丸（《景岳全书》）加减。组成：熟地黄 24 g，山药 12 g，枸杞 12 g，山茱萸 12 g，川牛膝 9 g，菟丝子 12 g，鹿角胶 12 g，龟板胶 12 g，杜仲 12 g，当归 9 g。出血久不吸收、出现增殖者，酌加瓦楞子、浙贝、海藻、昆布软坚散结，三七、生蒲黄、花蕊石以增加化瘀止血之力。

方解：左归丸加减方中，熟地黄可益精填髓，鹿角胶、龟板胶补血益精，山药滋肾益精，山茱萸、枸杞子养肝补肾，川牛膝活血；诸药合用，能够发挥补益肝肾、活血通络的功效。右归丸方中鹿角胶为君，温补肾阳，温里祛寒，填精补髓，温运气血；熟地黄、山萸肉、枸杞子、山药为臣，滋阴益肾，养肝补脾，行运水谷精微以滋养全身；菟丝子、当归、杜仲为佐，菟丝子补阳益阴，固精缩尿；杜仲补益肝肾，强筋壮骨；当归养血和血，助鹿角胶补养精血。诸药配合，共奏温阳补气、填精益髓之效。

（五）针刺治疗

对于非增殖期 DR，可给予针灸治疗。常用穴位：攒竹、太阳、丝竹空、合谷、曲池、足三里、三阴交、肝俞、肾俞等。每次局部、远端取穴各 2～3 个，留针 10～15 分钟。

（六）中成药治疗

1. 芪明颗粒　用于气阴两虚兼脉络瘀阻证。

2. 复方血栓通胶囊　用于血瘀兼气阴两虚之神疲乏力、咽干、口干、视物模糊等症。

3. 明目地黄丸　适用于肝肾阴虚证。

4. 金匮肾气丸　用于肾阴阳两虚证。

（七）中医适宜技术

中药离子导入　通过直流电作用，将中药制剂经皮肤穴位导入眼部的病灶组织，从而促进视网膜的出血、渗出和水肿的吸收。临床可采用活血化瘀药物（丹参、血栓通等）离子导入治疗。

（八）饮食疗法

少食多餐，定时定量，避免暴饮暴食。忌食辛辣、燥热之品，如蒜苗、辣椒、姜、胡椒、油炸食品，以防燥热助火伤津。可多食山药、茯苓及扁豆等，健脾除湿，宜于本病出现视网膜水肿的患者。丝瓜、冬瓜、芹菜及海带等，清凉泻火滋阴，宜于本病烦热兼视网膜水肿、玻璃体混浊者。

（九）情志疗法

注意避免情绪激动、波动，保持心情愉快和畅，遵医嘱，定期复查，按时服药。

五、评述与体会

DR 是严重的致盲性眼病，但同时又是可防可控的眼底病，因此应当重视开展糖尿病及糖尿病眼病筛查工作，实现早发现、早诊断、早治疗。

长期稳定的降低血糖和血压、血脂可以降低 DR 的发生和进展的风险。青春期 DR 进展加快，应给予密切关注。全视网膜光凝仍是 PDR 的主要治疗方法。进一步发挥中医药在治疗 DR 中的作用，对提高患者临床疗效、改善人民生活质量具有重要意义。

>>> 参 考 文 献 <<<

1. CHUA J, LIM C, WONG T Y, et al. Diabetic Retinopathy in the Asia Pacific. Asia Pac J Ophthalmol (Phila), 2018, 7(1): 3 – 16.

2. 邓宇轩, 叶雯青, 孙艳婷, 等. 中国糖尿病视网膜病变患病率的荟萃分析. 中华医学杂志, 2020, 100(48): 3846 – 3852.

3. CAI L, LI X, CUI W, et al. Trends in diabetes and pre-diabetes prevalence and diabetes awareness, treatment and control across socioeconomic gradients in rural southwest China. J Public Health (Oxf), 2018, 40(2): 375 – 380.

4. FEHÉR J, TAURONE S, SPOLETINI M, et al. Ultrastructure of neurovascular changes in human diabetic retinopathy. Int J Immunopathol Pharmacol, 2018, 31: 394632017748841.

5. SONG P, YU J, CHAN K Y, et al. Prevalence, risk factors and burden of diabetic retinopathy in China: A systematic review and meta analysis. J Glob Health, 2018, 8(1): 010803.

6. KUSUHARA S, FUKUSHIMA Y, OGURA S, et al. Pathophysiology of Diabetic Retinopathy: The Old and the New. Diabetes Metab J, 2018, 42(5): 364 – 376.

7. 邱莎, 王天铭, 逄冰等. 糖尿病视网膜病变发病机制及治疗的研究进展. 医学综述, 2021, 27(21): 4285 – 4291.

8. 王娇娇, 李苗, 宋宗明. 糖尿病视网膜病变的机制和细胞模型研究进展. 山东大学耳鼻喉眼学报, 2022, 36(5): 93 – 99.

9. WILKINSON C P, FERRIS F L, KLEIN R E, et al. Proposed international clinical diabetic retinopathy and diabetic macular edema disease severity scales. Ophthalmology, 2003, 110(9): 1677 – 1682.

10. 中华医学会眼科学会眼底病学组. 我国糖尿病视网膜病变临床诊疗指南(2014 年). 中华眼科杂志, 2014, 50(11): 851 – 865.

11. 金明. 现代中医眼科病学学. 北京: 中国医药科技出版社, 2020: 183 – 187.

（吴正正）

第四节　视网膜色素变性

视网膜色素变性（retinitis pigmentosa，RP）是一组具有遗传特性的致盲性眼病，早期症状表现为夜盲或暗适应能力下降，随后是进行性视野缩窄及视力下降等。眼底表现为视网膜退行性病变，特征为视网膜骨细胞样色素沉着、视网膜血管变细及视盘蜡黄色。通常为双眼患病，幼年时期即可发病，45～60 岁可出现严重的视力减退与视野缺损障碍。老年或晚期患者眼底有脉络膜毛细血管萎缩和脉络膜大血管硬化改变，且晚期由于累及视神经节细胞，会导致严重视力下降，甚至失明。随着病情的发展，部分患者可同时并发近视、白内障及青光眼等眼部疾病，或合并多个器官异常而表现为不同类型的综合征。

RP 具有较高的发病率，全世界受影响人群约有 250 万，西方国家发病率为 1/4 000～1/3 500，我国发病率约为 1/4 000，男女比例 3∶2。RP 作为遗传性眼病，其遗传方式包括常染色体隐性遗传、常染色体显性遗传和 X 连锁遗传等。目前已确定近百个与 RP 相关的基因位点，其中常染色体隐性遗传最多，常染色体显性遗传次之，X 连锁遗传最少。

目前 RP 在治疗方面的探索有通过基因载体转移纠正 RP 的遗传缺陷、干细胞移植促进 RPE 的分化和成熟、神经营养因子延缓感光细胞的凋亡、植入视网膜假体诱发视网膜及视皮质的电活动和中医药治疗等。眼科学者对 RP 的治疗方法进行了广泛的探索，然而该病的治疗效果尚不能令人满意。

RP 在中医学属"高风内障"的范畴，其记载以《太平圣惠方》最早，又名"高风雀目"。病机为因虚致瘀兼郁，目络闭阻，神光无源。本病早期阶段以本虚为主，虚证在本病发生发展过程中占主导地位，随病情发展表现为本虚标实，以痰浊、瘀血为标，呈现虚实夹杂之象。早期宜以益精补虚为先，通过调补先后天之本，以强化本体。辅以理气、化痰、活血祛瘀之法，清除内生之邪，复血脉通畅。

一、病因病机

（一）中医病因病机

RP 在中医学中属"高风内障""高风雀目"等范畴，在古代医籍中已有相关论述，对其病因病机认识如下。

1. 禀赋不足，命门火衰　因年老体衰，体内阳气日渐亏虚，阳衰不能抗阴，人身之阴阳盛衰与天地之阴阳消长相应，天地之阴阳盛衰以子时阳气生，午时阳气盛，午后阳气渐衰，至酉时阴极。当体内阳气虚衰时，不能抵抗入暮后阴气渐盛之势，阳气陷入阴中不能自振，故每至黄昏后，不能视物。

2. 肝肾亏虚，精血不足，目失濡养　因阴精亏损，则阴阳不济，阳气不能为用，每至日落，阳消阴长之时，阴盛以闭阳，故入暮不见。

3. 脾胃虚弱，阳气下陷，不能升清于目，降浊阴于脏器，则暮视罔见。

（二）西医病理改变

无论何种基因异常，感光细胞凋亡是基本的病理状态。视网膜感光细胞发生变性和坏死，视锥、视杆细胞逐渐萎缩，随着 RPE 发生变性和增生，RPE 细胞失去处理光感受器脱落的外节膜盘和代谢废物的能力，外节膜盘降解障碍导致脱落物质不断向视网膜外层堆积，影响正常的 RPE 与感光细胞间代谢物质的传递。病情发展至晚期，视网膜由外向内各层组织逐渐萎缩，伴以神经胶质增生，视网膜血管发生玻璃样变性而增厚，甚至管腔完全闭塞，脉络膜血管可有不同程度的硬化，毛细血管完全或部分消失，视神经可完全萎缩，视盘上有神经胶质增生，与视网膜内的胶质膜相连接，检眼镜下视盘呈蜡黄色。

二、临床表现

（一）症状

夜盲和双眼视野逐渐向心性缩小为本病视功能障碍的特征。夜盲为最早期表现，且呈进行性加重。由于周边视野进行性缩小，患者视物时如以管窥视，称为管状视野。此时患者仅能向前直视，不易辨认方向。至疾病晚期，某些患者可出现色觉障碍，但仍可保留中心视力。

（二）体征

1. 检眼镜下观察视盘呈蜡黄色，随病程进展而萎缩，呈苍白色。视网膜血管狭窄变细，赤道部视网膜血管旁色素沉着，典型的成骨细胞样色素沉着。色素性改变向后极部和锯齿缘方向发展，可透见脉络膜血管。

2. 患眼常有晶状体后囊下混浊。

（三）实验室及其他辅助检查

1. 视野　发病早期中周边区域孤立性暗点，逐渐发展为环形暗点，表现为视野进行性缩小，随着病情进行性发展向中心扩展，晚期形成管状视野，双眼表现对称。

2. FFA　早期眼底弥漫性斑驳状强荧光，严重者有大面积透见荧光区，色素沉着处为荧光遮蔽。约 75% 的患者可见染料渗漏，多见于视盘、血管弓区和黄斑区，可伴有黄斑囊样水肿。晚期患眼脉络膜毛细血管无灌注，视网膜血管闭塞。

3．视觉电生理检查

（1）ERG   暗适应 ERG 的 a、b 波波峰降低，峰时延迟，甚至 a、b 波消失呈熄灭型是本病最典型的表现。

（2）眼电图（electrooculogram，EOG）光峰/暗谷明显降低或熄灭，并先于 ERG 改变出现。

4．OCT   根据病变时期不同，可表现为黄斑囊样水肿和视网膜前膜（epiretinal membrane，ERM），视网膜神经上皮层局限性增厚，晚期多表现为椭圆体带消失、视网膜萎缩变薄，中心凹下的椭圆体带通常能保留到疾病晚期。

三、诊断及鉴别诊断

（一）西医诊断要点

1．病史   有夜盲病史、家族遗传史。

2．临床表现   夜盲，进行性中心视力下降和辨色困难，视野进行性缩小，呈双眼对称性，晚期形成管状视野。

3．体征   眼底视盘呈蜡黄色萎缩，视网膜血管普遍狭窄，视网膜呈青灰色，有骨细胞样或不规则色素沉着。

4．检查   ERG 及暗适应检查结果异常。

（二）中医辨病要点

目视不明者为阳虚，视物昏暗者为阴虚。初发时白昼或光亮处视物如常，但入暮或在黑暗处视物不清，行动困难；病久视野极窄，常有撞人碰物之现象。眼底视网膜骨细胞样色素沉着，视盘颜色蜡黄，视网膜呈青灰色，血管狭窄，脉络膜小血管闭塞。

（三）中医辨证分型

迄今为止，研究者对 RP 辨证分型的认识可谓百家争鸣，尚未建立统一的基本证型。根据本病的眼底改变和全身症状，中医证型主要分为 5 型，临床上须结合患者眼部体征、全身症状进行综合判断。

1．肾阳不足证   辨证要点夜盲，视野日渐缩窄，眼底可见大量色素沉着；兼腰膝酸软、形寒肢冷，夜尿频频，小便清长，舌质淡，苔薄白，脉沉细。

2．脾肾阳虚证   辨证要点为眼部症状同肾阳不足证；全身症见神疲乏力或形寒肢冷，纳呆便溏或阳痿早泄，月经量少色淡，舌质淡，苔白，脉细无力。

3．肝肾阴虚证   辨证要点为眼部症状同上，且眼内干涩不适；伴头晕耳鸣，失眠多梦，腰膝酸软，舌质少苔，脉细数。

4．脾气虚弱证   辨证要点为眼部症状同上，伴面色无华，神疲乏力，食少纳呆，舌质淡，苔白，脉弱。

5. 气虚血瘀证　辨证要点为眼部症状同上，神情木讷，面色无华，少气懒言，舌质暗，苔薄，脉细。

（四）鉴别诊断

1. 梅毒性脉络膜视网膜炎　视网膜色素沉着斑小，后极部分布较多，呈胡椒盐状改变；夜盲症状不明显，视野无环形暗点；视盘色略淡，而非蜡黄色；ERG 结果显示振幅降低；梅毒血清反应检测阳性。

2. 风疹病毒先天感染性脉络膜视网膜病变　多有核性白内障和母亲患病史，椒盐样眼底可合并有小眼球、耳聋、先天性心脏异常或其他全身性异常，ERG 多正常。

3. Leber 先天黑蒙　发病早，视功能损害严重，多数患者属于盲童。通常父母在孩子出生后 1 岁内能观察到视力异常，同时患儿还伴有眼球震颤、瞳孔反射迟钝或近乎消失、畏光等症状，ERG 呈熄灭型。可合并高度屈光不正、圆锥角膜、白内障等症状，亦可伴有智力发育迟缓、神经系统发育障碍、白化病等全身系统异常。

四、治疗

（一）治疗原则

目前本病尚无特效治疗方法，治疗目的皆在延缓或阻止病情发展，尽可能帮助患者提高视力，处理并发症。当患者明确诊断后，应嘱咐其定期随诊。

（二）西医常规治疗

目前西医无确切的治疗手段。现阶段研究热点包括干细胞移植、基因治疗、神经保护治疗和光遗传学治疗等。

1. 干细胞移植　是治疗 RP 的一种新方法，一项前瞻性临床研究观察了 20 例接受玻璃体腔内注射骨髓间充质干细胞的 RP 患者，治疗后 3 个月患者的生活质量显著改善，但随着时间推移，这种改善会逐渐丧失。

2. 基因治疗　一项采用 CNGB1 缺陷型小鼠（一种常染色体隐性遗传的 RP 小鼠模型）的动物实验发现，基因疗法能够恢复 CNGB1 小鼠视网膜中棒状环核苷酸门控通道的正常表达和棒驱动的光反应，保护视网膜的组织形态，显著延缓视网膜变性进程。

3. 神经保护治疗　神经营养因子是一类对神经元的发育、存活和凋亡起重要作用的蛋白质，其成员包括神经生长因子、脑源性生长因子和睫状神经营养因子（ciliary neurotrophic factor，CNTF）等，其中 CNTF 是细胞因子家族中被研究最多的成员之一，大量研究表明，其可以有效延缓 RP 进程。

4. 光遗传学治疗　光遗传学是指一种将表达光敏蛋白的基因编码至靶神经元，通过光刺激控制这些靶细胞激活的方法。光敏蛋白在靶细胞的主要表达方式包括以病毒为载体进行转染，光敏感通道蛋白是一种能够独立且直接地将光信号转化为电信号，而不依赖于其他信号通路的光敏蛋白。有研究者通过光遗传学的方法使 RP 动物模型在光感受器的层面即重获光感，而且记录到了视网膜的一些重要的生理功能，如方向选择、明暗对比等。但是考虑到在疾病晚期，残存的光感受器数量极少，因此，重塑光感受器感光功能的临床意义还需要更深入地研究。

（三）中医治疗原则

本病系先天精气不足所致，针对"虚""瘀"等主要病机，早期治以益精补虚为先。肾为先天之本，脾为后天之本，先天不足赖后天水谷精气补养，因此尤需注重补脾胃、益气血。由于病程冗长，久病入络，晚期则脉络虚闭，气血瘀滞，心主血脉，心气推动血行，宜补益心气、活血通脉。可望延缓病情进展，改善视功能，提高生活质量。

（四）辨证施治

1. 肾阳不足证

表现：夜盲，视野进行性缩窄，视网膜血管旁出现骨细胞样色素沉着，视盘呈蜡黄色，血管变细。伴腰膝酸软，形寒肢冷，夜尿频频，小便清长。

舌脉：舌质淡，苔薄白，脉沉弱。

治法：温补肾阳。

方药：右归丸（《景岳全书》）加减。组成：熟地 20 g，山茱萸 9 g，枸杞子 12 g，山药 10 g，菟丝子 10 g，当归 15 g，鹿角胶 12 g，杜仲 12 g，肉桂 6 g，制附子 12 g，丹参 30 g，鸡血藤 30 g。

方解：方中熟地、山茱萸、枸杞子、山药滋阴补肾，养肝补脾，菟丝子补阳益阴，杜仲补益肝肾，补血养血，养肝明目，鹿角胶益精填髓，肉桂、附子温补肾阳，益精补虚，丹参、鸡血藤活血祛瘀，使全方补而不滞。

2. 脾肾阳虚证

表现：眼症同前。神疲乏力或形寒肢冷，纳呆便溏或阳痿早泄，月经量少色淡。

舌脉：舌质淡，苔白，脉细无力。

治法：温补肾阳，益气生津。

方药：右归丸（《景岳全书》）合益气聪明汤（《东垣试效方》）加减。组成：熟地 12 g，山茱萸 9 g，山药 12 g，菟丝子 10 g，鹿角霜 15 g，枸杞子 10 g，肉桂 3 g，杜仲 10 g，制附子（先煎）5 g，当归 10 g，党参 10 g，生黄芪 20 g，葛根 15 g，升麻 6 g，蔓荆子 10 g。

方解：熟地、山茱萸、山药、菟丝子、鹿角霜、枸杞子益精填髓，杜仲补肾强筋骨，附子、肉桂益精补虚，温肾助阳，当归补血。益气聪明汤中参、芪补气，葛根、蔓荆子、升麻升阳，且能避免久服附、桂之温燥，清阳上升，目窍通利。

3. 肝肾阴虚证

表现：眼症同前。眼内干涩不适，伴头晕耳鸣，失眠多梦，腰膝酸软。

舌脉：舌质少苔，脉细数。

治法：滋补肝肾，益精明目。

方药：明目地黄汤（《审视瑶函》）加减。组成：生地10 g，熟地10 g，山茱萸8 g，山药10 g，泽泻6 g，茯神9 g，牡丹皮8 g，五味子5 g，当归8 g，柴胡3 g。

方解：方中重用生地、熟地益精补血，山萸肉滋养肝肾而助肾气，山药健脾益胃以助运化，泽泻淡渗泄肾浊，导邪下行，茯神养神生精，牡丹皮清肝泻火，助山茱萸养肝，五味子、当归滋阴补血，柴胡升阳助精气上达。诸药合用，有滋养肝肾之功效。

4. 脾气虚弱证

表现：眼症同前。面色无华，神疲乏力，食少纳呆。

舌脉：舌质淡，苔白，脉弱。

治法：健脾益气，升清明目。

方药：补中益气汤（《脾胃论》）加减。组成：黄芪9 g，人参12 g，甘草4 g，白术9 g，陈皮12 g，当归身9 g，升麻9 g，柴胡9 g。

方解：方中黄芪甘温益气，补益脾肺，升阳固表，配伍人参大补元气；白术燥湿健脾，炙甘草益气健脾；陈皮行气和胃醒脾，具有补气而不滞气之效；当归补血和营，予以少量柴胡、升麻，升举下陷之清阳。

5. 气虚血瘀证

表现：眼症同前。神情木讷，面色无华，少气懒言。

舌脉：舌质暗，苔薄，脉细。

治法：补气活血，化瘀通络。

方药：补阳还五汤（《医林改错》）合定志丸（《审视瑶函》）加减。组成：黄芪30 g，桃仁10 g，红花5 g，赤芍8 g，川芎8 g，当归12 g，地龙10 g，远志12 g，石菖蒲8 g，茯苓10 g，党参12 g，丹参12 g，三七3 g。

方解：补阳还五汤益气活血通络，重用生黄芪为君药，大补脾胃之元气，使气旺血行，瘀去络通；当归尾活血祛瘀，长于活血，兼能养血，有化瘀而不伤血之妙；赤芍、川芎、桃仁、红花助当归尾活血祛瘀，地龙通经活络。定志丸中参、苓补气与黄芪相辅相成，丹参、三七活血化瘀，远志、石菖蒲开窍安神。

（五）针刺治疗

体针：常用穴位：睛明、攒竹、太阳、球后、瞳子髎、合谷、风池、百会、肝俞、脾俞、肾俞、三阴交、足三里等（表 11 - 4 - 1）。每次局部、远端取穴各 2～3 个，留针 10～15 分钟。

表 11 - 4 - 1　视网膜色素变性针刺治疗常用穴位

穴名	取穴	释义
睛明 BL1	眼内眦内 1 分许	手太阳小肠经、足太阳膀胱经、足阳明胃经、阳跷脉与阴跷脉的交会穴；功效：祛风，清热，明目
攒竹 BL2	眉头内侧凹陷处	足太阳膀胱经；功效：清热明目，散风镇痉
太阳 EX-HN5	眉梢与眼外眶之间向后 1 寸凹陷处	经外奇穴；功效：清热消肿，止痛舒络
球后 EX-HN7	当眶下缘外 1/4 与内 3/4 交界处	经外奇穴；功效：明目退翳，通络止痛
瞳子髎 GB1	目外眦旁，当眶外侧缘处	足少阳胆经；功效：疏散风热，明目退翳，平肝熄风
合谷 LI4	拇食指张开，以另手拇指关节横纹放在虎口边缘上拇指尖到达处	手阳明大肠经；功效：清热解表，明目聪耳，通络镇痛
风池 GB20	颈后枕骨下，与乳突下缘相平，大筋外侧凹陷处	足少阳胆经；功效：平肝熄风，清热解表，清头明目
百会 GV20	头顶正中心，可以通过两耳角直上连线中点	督脉；功效：醒脑开窍，安神定志，升阳举陷，通督定痫
肝俞 BL18	背部，第 9 胸椎棘突下，旁开 1.5 寸	足太阳膀胱经；功效：疏肝利胆，降火，止痉，退热，益肝明目，通络利咽，疏肝理气，行气止痛
脾俞 BL20	背部，第 11 胸椎棘突下，旁开 1.5 寸	足太阳膀胱经；功效：利湿升清，健脾和胃，益气壮阳
肾俞 BL23	第 2 腰椎棘突下，旁开 1.5 寸	足太阳膀胱经；功效：益肾助阳，强腰利水
三阴交 SP6	小腿内侧，足内踝尖上 3 寸，胫骨内侧缘后方	足太阴脾经、足少阴肾经、足厥阴肝经的交会穴；功效：调和脾胃，补益肝肾
足三里 ST36	外膝下 3 寸，胫骨外侧约 1 横指处	足阳明胃经；功效：和胃健脾，通腑化痰，升降气机

（六）中成药

若辨证准确，证型相合，则疗效肯定，中成药由于服用方便，临床上也为医者所习用。

1. 金匮肾气丸 每次 9 g，每天 2 次，适用于肾阳虚者。

2. 六味地黄丸 每次 5 g，每天 2~3 次，适用于肝肾阴虚者。

3. 补中益气丸 每次 6 g，每天 2~3 次，适用于脾气虚弱者。

（七）预防调护

1. 避免强光损伤 强光可加速视细胞外节变性，可选用合适的遮光眼镜。镜片的颜色从理论上说，应采用与视紫红质同色调的红紫色，也可选用灰色，阴天或室内用浅色，晴天或强光下用较深色镜片，深黑色墨镜不适宜。

2. 调畅情志、适当锻炼 精神过度紧张时，体内儿茶酚胺增加，脉络膜血管因此收缩而处于低氧状态，加剧视细胞变性，因此要注意保持心情平和舒畅。另外有研究显示，适当运动对视网膜功能有保护作用，我国传统的气功、八段锦等可以调节大脑皮层及机体各器官的活动，如能持之以恒，对防止本病视功能恶化可能有所帮助。

3. 优生优育，避免近亲结婚。

五、评述与体会

RP 是眼科疑难杂病之一，一直以来，眼科学者就其病因、发病机制及治疗进行大量研究，然而至目前，在治疗方面仍然没有突破性进展。中医治疗原发性 RP 有独特的优势，虽然不能根治，但通过对患者脏腑功能的整体调理，可以减轻症状、延缓疾病发展。临床观察发现，早期的 RP 患者予以持久的中医药治疗，可有效保持或提高中心视力和扩大视野范围。老年 RP 患者大多视功能已严重受损，治疗效果不佳，应给予视觉康复，包括定向和移动训练，配合手电筒、夜视镜和（或）反光望远镜等低视力辅助器，可以优化残留视觉功能，改善生活质量。

>>> 参 考 文 献 <<<

1. HU Y S, SONG H, LI Y, et al. Whole-exome sequencing identifies novel mutations in genes responsible for retinitis pigmentosa in 2 nonconsanguineous Chinese families. Int J Ophthalmol, 2019, 12(6): 915-923.

2. DIAS M F, JOO K, KEMP J A, et al. Corrigendum to molecular genetics and emerging therapies for retinitis pigmentosa: Basic research and clinical perspective progress in retinal and eye research. Prog Retin Eye Res, 2018, 66: 220-221.

3. ALMOGUERA B, LI J, FREANADEZ-SAN JOSE P, et al. Application of whole exome sequencing in six families with an initial diagnosis of autosomal dominant retinitis pigmentosa：Lessons Learned. PLoS One, 2015, 10(7)：e0133624.

4. 邓方圆, 韩梦雨, 邓婷婷, 金明. 视网膜色素变性基因治疗的相关研究进展. 国际眼科杂志, 2021, 21(7)：1205-1208.

5. 殷秋菊, 吴一湘, 于莉, 等. 姜黄素对人胚胎干细胞向视网膜色素上皮样细胞定向诱导效率的促进作用. 中华实验眼科杂志, 2015, 33(9)：774-780.

6. ZHANG J, XU D, OUYANG H, et al. Neuroprotective effects of methyl 3, 4 dihydroxybenzoate in a mouse model of retinitis pigmentosa. Exp Eye Res, 2017, 162：86-96.

7. CHOW A Y, CHOW V Y, PACKO K H, et al. The artificial silicon retina microchip for the treatment of vision loss from retinitis pigmentosa. Arch Ophthalmol, 2004, 122(4)：460-469.

8. SAHNI J N, ANGI M, IRIGOYEN C, et al. Therapeutic challenges to retinitis pigmentosa：from neuroprotection to gene therapy. Curr Genomics, 2011, 12(4)：276-284.

9. MICHALAKIS S, KOCH S, SOTHILINGAM V, et al. Gene therapy restores vision and delays degeneration in the CNGB1(-/-) mouse model of retinitis pigmentosa. Adv Exp Med Biol, 2014, 801：733-739.

10. 陈蕊, 李根林. 退行性视网膜病变中睫状神经营养因子神经保护作用的研究进展. 中华眼科杂志, 2011, 6：568-572.

11. SIMUNOVIC M P, SHEN W, LIN J Y, et al. Optogenetic approaches to vision restoration. Exp Eye Res, 2019, 178：15-26.

12. BUSSKAMP V, DUEBEL J, BALYA D, et al. Genetic reactivation of cone photoreceptors restores visual responses in retinitis pigmentosa. Science, 2010, 329(5990)：413-417.

（梁丽娜）

第十二章

黄斑部疾病

第一节　年龄相关性黄斑变性

年龄相关性黄斑变性（age-related macular degeneration，AMD）是一种黄斑区的退行性视网膜病变，又称老年性黄斑变性，是我国老年人群中主要的致盲眼病，也是发达国家位居首位的不可逆性致盲眼病，主要临床表现为中心视力下降、中心暗影或视物变形。眼底检查可见黄斑区玻璃膜疣，RPE 异常、地图样萎缩（geographic atrophy，GA）或新生血管形成，继发出血、渗出、瘢痕形成。临床上早期 AMD 一般不易被发现，发展为晚期可根据有无脉络膜新生血管（choroidal neovascularization，CNV）分为两种亚型，一种是 GA，又称为"干性 AMD"；另一种是"湿性 AMD"或称"新生血管性 AMD"。

AMD 主要影响 50 岁以上老年人群，且患病率、发病率和与 AMD 相关的眼底表现随着年龄增长而增加。Beaver Dam 眼科研究表明，43～54 岁人群 AMD 患病率低于 10%，75～85 岁人群患病率则增加 3 倍以上，且眼底出现玻璃膜疣和色素异常者增多。我国多项针对 50 岁以上人群的流行病学调查结果也支持以上结论。江苏省阜宁县 AMD 患病率为 7.53%；四川省南充市将参与者分为 50～59 岁、60～69 岁、70～79 岁及 80 岁以上四组，AMD 患病率分别为 6.38%、9.27%、14.69% 和 17.39%；以同样年龄分组，江苏省无锡市人群 AMD 患病率分别为 3.43%、7.73%、14.69% 和 16.51%。研究表明，随着社会人口老龄化的加剧，预计到 2040 年，AMD 患者数将会增加到 2.88 亿。

AMD 造成的视力下降和视觉障碍严重影响老年人群的生活质量。目前，虽然前瞻性随机对照试验支持抗氧化性的维生素和矿物质能延缓 AMD 的进展，以及玻璃体腔注射抗 VEGF 药物、光动力疗法和激光光凝，能治疗新生血管性 AMD，但是仍无被证实有效的方法治疗 GA。

根据古人对 AMD 症状的描述，该病属于祖国医学的"视瞻昏渺""瞻视昏渺症""视直如曲""暴盲"等范畴。

一、病因病机

（一）中医病因病机

《审视瑶函》中提到："瞻视昏渺有多端，血少神劳与损元"，结合该病患者多为50 岁以上老年人，明确表明 AMD 以虚证为主，但在临床观察疾病发展过程中发现，本病虚实并见，归纳如下。

1. 年老体弱，病情缠绵不愈，病损经络，致气滞津亏，目不能荣，则神光暗淡而昏。

2. 目病失治，过寒过热，或调治失当，因而损伤气血，耗伤精气而昏。

3. 脾虚失运，水谷不化，内生痰湿，积聚眼底，则生玻璃膜疣、渗出；或脾虚不摄血，津血外溢，则眼底出血、渗出。

4. 阴虚日久，虚火内生，灼伤血络，血溢脉外，则眼底出血、渗出。

（二）西医病理改变

AMD 确切病因尚不清楚，但其致病的危险因素得到广泛研究，目前，年龄、吸烟时间及数量的增加和种族被多项研究共同证实为危险因素。还有全身系统性疾病（如高血压、心血管疾病）、体内抗氧化水平、饮食和遗传因素，都与 AMD 的发生发展有关。

AMD 的病理改变表现为视网膜光感受器细胞和 RPE 细胞的广泛萎缩，新生血管所致的出血、渗出、纤维瘢痕样病变等。早期视网膜色素上皮细胞对视细胞外节盘膜吞噬消化的能力下降，使未被完全消化的盘膜残余小体逐渐沉积于 Bruch 膜，形成玻璃膜疣。随着玻璃膜疣的聚集，其对该部位的视细胞、RPE 及 Bruch 膜产生不利影响，导致其变性、增生或萎缩，使其结构遭到破坏，致使脉络膜毛细血管肉芽或新生血管能通过被破坏的 Bruch 膜长入 RPE 或神经上皮下。脆弱的新生血管易破裂，破裂后引起视网膜内或视网膜下出血、渗出、水肿，最后形成玻璃体积血或瘢痕。

二、临床表现

（一）症状

AMD 主要表现为视力下降，视物变形，视野中央黑影遮挡，病情严重者，变为低视力或全盲。疾病早期无明显自觉症状，随着疾病进展，开始出现中心视力减退，或视物变形，并呈进行性加重；当疾病进展至晚期，视力严重下降，眼底有出血遮挡时，患者视野出现暗影，严重影响生活质量。

（二）体征

疾病早期黄斑区及其周围可见边界清晰、大小不等的黄白色硬性玻璃膜疣，或RPE 改变，导致该区域色素沉着或脱色素表现，或见边界不清的软性玻璃膜疣甚至相互融合，这是提示疾病进展的一种表现。当疾病进展至晚期时，眼底表现有干性和湿性之分。干性 AMD 眼底表现为边缘清楚的 GA，萎缩区域脱色素或 RPE 缺失，可透见脉络膜大血管。湿性 AMD 主要是脉络膜新生血管引起的眼底改变，Bruch 膜的结构破坏促使 CNV 长入 RPE 或神经上皮下，引起出血或渗出，视网膜隆起；出血量大时，可渗入玻璃体形成玻璃体积血。病程日久出血不能完全吸收时，可形成机化膜，成为影响视力的盘状瘢痕。

（三）实验室及其他辅助检查

1. 眼底彩照　可直观看到病变部位表现，作为一种非侵入式的检查，操作简单方便，采集的玻璃膜疣和出血等眼底表现可作为患者进行随诊的评判资料，有利于临床医师及时对治疗方法做出调整。

2. FFA　虽然 FFA 是一种侵入式的眼科检查，但始终作为 AMD 临床诊断 CNV 的金标准。可以用来确定 CNV 的位置、类型和大小。病变位置以黄斑中心凹无血管区作为参照，可分为中心凹下（即无血管区域内）、中心凹旁（即距离无血管区域 200 μm内）和中心凹外（即距离无血管区域 200 μm 外）。CNV 的类型可根据 FFA 表现，在造影早期即显示出明确边缘的强荧光区，称为典型性 CNV；另一种为隐匿性 CNV，表现为早期出现斑点状强荧光，随着 RPE 下腔荧光染料积聚，后期强荧光斑扩大，即纤维血管性色素上皮脱离；或早期无明显强荧光点，循环 2 分钟后才出现不容易识别的点状强荧光，即无源性渗漏。

3. ICGA　ICGA 与 FFA 结合能提高某些类型的 AMD 检出率，如色素上皮脱离、边界不清的 CNV 等。湿性 AMD 的 ICGA 表现为以下几点。①典型 CNV：早期出现强荧光点或区域，晚期加亮或扩大，但边界仍较清楚；②不含 CNV 的浆液性色素上皮脱离（pigment epithelial detachment，PED）：脱离区可呈弱荧光；③血管性 RPE 病变和 PED：早期强荧光，晚期荧光渗漏和染色；④瘢痕：早期见多个无规则强荧光，伴遮蔽荧光，晚期荧光范围扩大，组织着染。

4. OCT　CNV 在 OCT 上表现为视网膜色素上皮/脉络膜毛细血管层的反射光带局限性增厚，可呈梭形或不规则形，或边界模糊。在 OCT 上出血和渗出表现为浆液性和（或）出血性视网膜下或（和）色素上皮脱离。瘢痕表现为视网膜色素上皮/脉络膜毛细细血管层的光带局限性增厚，边界较清，反光增强；瘢痕上方视网膜通常萎缩变薄。

5. 其他　关注 AMD 的危险因素，包括全身疾病的检查和年龄、吸烟等，其他检查如微视野计等，也被用来评估 AMD，但确切的作用还有待考究。

三、诊断及鉴别诊断

（一）西医诊断要点

根据病史、临床表现及眼科专科检查等进行诊断及鉴别诊断。

1. 病史　多见于 50 岁以上老年人。干性 AMD 可见双眼同时发病或先后发病，湿性 AMD 突发一眼视力骤降，数年后累及另一眼。

2. 症状　视力下降、视物变形等。

3. 体征　干性 AMD 黄斑区出现玻璃膜疣和 GA，湿性 AMD 黄斑区显示黄色或褐色病灶，伴出血、渗出、水肿。

4. 检查　FFA、ICGA、OCT 有助于确诊、分期和判断 CNV 活动程度。干性 AMD 荧光造影可见玻璃膜疣及透见荧光，晚期呈现弱荧光；湿性 AMD 荧光造影见视网膜下新生血管，荧光渗漏区，出血区遮蔽荧光。

5. 临床分期　目前常用的分期方法是美国眼科学会眼科指南和我国中华医学会眼科分会推荐的分类方法，具体见表 12-1-1。

表 12-1-1　年龄相关性黄斑变性分期及分类

AMD 分期	AREDS 分类	眼底表现	
		美国眼科学会指南	中华医学会临床诊断治疗路径
无	1	无或仅有很小的玻璃膜疣（直径 <63 μm）	没有明显年龄性变化：中心凹 2 个视盘直径内无玻璃膜疣和 RPE 异常
			正常年龄性变化：仅有小的玻璃膜疣（直径 <65 μm），中心凹 2 个视盘直径内无 RPE 异常
早期	2	同时存在多个小的玻璃膜疣和少量中等大小的玻璃膜疣（直径为 63~124 μm），或有 RPE 异常	玻璃膜疣直径为 65~125 μm，中心凹 2 个视盘直径内无 RPE 异常
中期	3	广泛存在中等大小的玻璃膜疣，至少有一个大的玻璃膜疣，或有未涉及黄斑中心凹的 GA	存在直径 >125 μm 玻璃膜疣，有中心凹 2 个视盘直径内的 RPE 异常

（续）

AMD 分期	AREDS 分类	眼底表现	
		美国眼科学会指南	中华医学会临床诊断治疗路径
晚期	4	有以下 1 个或几个特点（排除其他原因的情况下）： ① 累及黄斑中心凹的 RPE 和脉络膜毛细血管 GA ② 有下列表现的新生血管性黄斑病变：脉络膜新生血管；视网膜神经上皮或 RPE 浆液性和（或）出血性脱离；脂性渗出；视网膜下和色素上皮层下纤维血管增殖；盘状瘢痕	称为进展期 AMD：RPE 脱离，新生血管，任何 GA

注：AREDS 表示年龄相关性眼病研究。

（二）中医辨病要点

1. 视物模糊，逐渐加重，或眼前有暗影遮挡，外眼无翳障气色。

2. 眼底检查黄斑区出现玻璃膜疣或萎缩灶，或见出血、渗出和水肿。

3. FFA 等检查可协助诊断。

本病以本虚为主，随着病情进展，变为本虚标实之证。干性 AMD 见玻璃膜疣、色素紊乱等，伴视疲劳、头晕耳鸣、腰膝酸软等症，多为虚证；湿性 AMD 出现黄斑区不规则斑片状渗出、出血、水肿等，全身或伴有口干苦，胸胁胀满，纳食不馨，多为本虚标实；眼底见黄斑区陈旧渗出斑，有色素沉着，无出血，可辨为实证。

（三）中医辨证分型

目前，对于 AMD 辨证分型尚未建立起统一的证型标准。临床上根据眼底改变和全身症状，主要分为以下 5 型。

1. 肝肾阴虚证　视物昏蒙，眼前有暗影遮挡，眼干涩不爽，病程日久或伴五心烦热，头晕耳鸣；舌质红，苔薄，脉细。

2. 气血亏虚证　视物昏蒙，目涩难睁，神疲乏力，面色无华，心悸怔忡，纳食不馨；舌质淡，脉细。

3. 湿浊上泛证　视物模糊，眼前有灰黄色暗影遮挡，或头目胀痛，恶心呕吐，伴胸闷纳呆；舌红，苔薄腻，脉缓。

4. 阴虚火旺证　视力下降，视物变形，黄斑部可见大片新鲜出血，口干欲饮，潮热面赤，五心烦热，盗汗多梦，腰膝酸软；舌质红，苔少，脉细数。

5. 痰瘀互结证　视物模糊，视物变形，病程日久，黄斑部可见瘢痕及大片色素沉着。倦怠乏力，舌体有瘀斑，舌淡苔白腻，脉弦滑。

（四）鉴别诊断

1. 与非渗出性黄斑病变鉴别　主要指黄斑区遗传性营养障碍类疾病，常在青少年、青壮年时期发病，结合病史和特征性的临床表现可与 AMD 相鉴别。

（1）Stargardt 病　是一种累及双眼的常染色体遗传病，青少年起病。眼底表现虽然有黄斑区色素紊乱和进展期的 RPE 变性及萎缩，还可见脉络膜血管和渗出，但根据眼底病变的开始时间和遗传病史，可加以区别。

（2）卵黄样营养障碍（Best 病）　常染色体显性遗传病，青少年或青壮年时期双眼发病。眼底表现可呈现典型卵黄样病灶特征，疾病晚期可继发 CNV。眼科辅助检查 ERG 和眼电图可出现异常。

（3）视锥细胞营养障碍　常染色体显性和 X 连锁遗传病，青少年起病。临床表现为进行性中心视力下降，ERG 明适应异常，暗适应正常。

2. 与渗出性黄斑病变鉴别

（1）糖尿病性黄斑水肿　是在老年群体中较常见的一种眼底病，最重要的鉴别点是有糖尿病病史，有糖尿病眼底特殊改变，如视网膜微血管瘤、出血、渗出，眼底视网膜血管有静脉怒张或串珠样改变。

（2）视网膜黄斑分支静脉阻塞　当发生在黄斑区域时，应与 AMD 相鉴别。FFA 有助于确诊，FFA 检查时可明确静脉血管阻塞部位，周围毛细血管扩张，后期管壁着染，微动脉瘤形成，出现无灌注区等荧光表现。

（3）中心性渗出性视网膜病变　虽然眼底表现为黄斑区的出血、渗出病灶，与湿性 AMD 较为相似，但本病患者多为青壮年，且眼底无玻璃膜疣和色素变化的表现，病灶区域小而局限。

（4）病理性近视 CNV　发病患者眼底除典型的 CNV 造影表现外，还见病理性近视眼底改变，如豹纹状眼底、近视萎缩弧、漆裂纹及后巩膜葡萄肿等。

（5）特发性息肉样脉络膜血管病变（polypoidal choroidal vasculopathy，PCV）　以往 PCV 患者多被诊断为湿性 AMD，但随着 ICGA 的普及，ICGA 成为诊断该病的金标准。主要表现为眼底橘红色隆起病灶，ICGA 可见特征性血管瘤样扩张的息肉样结节。也可通过患者年龄和有无玻璃膜疣等眼底表现与 AMD 加以区分。增强深部成像 OCT 测量脉络膜厚度可以帮助鉴别诊断。

四、治疗

（一）治疗原则

AMD 是威胁老年人视力的严重致盲眼病，尽早进行人群筛查和早期患者监控极其重要。对不同时期的 AMD，治疗原则各不相同。西医对早期 AMD 的治疗以抗氧化为主，阻止或延缓其进展到晚期；对晚期 AMD 主要针对新生血管进行治疗，以促进出血吸收和抑制新生血管生长为主。

（二）西医常规治疗

西医治疗本病根据疾病分期进行，具体如下。

1. 早期 AMD　　无特殊药物治疗，以观察为主。

2. 中期 AMD　　补充抗氧化维生素和矿物质，如 β-胡萝卜素、叶黄素、锌制剂等。

3. 晚期 AMD　　分为 GA 和新生血管性 AMD。GA 目前尚无有效的治疗方法。玻璃体腔注射抗 VEGF 药物是治疗新生血管性 AMD 的首选方法，传统的激光光凝治疗和光动力疗法也是被批准使用的治疗方法。具体疗法选择情况如图 12 - 1 - 1 所示。

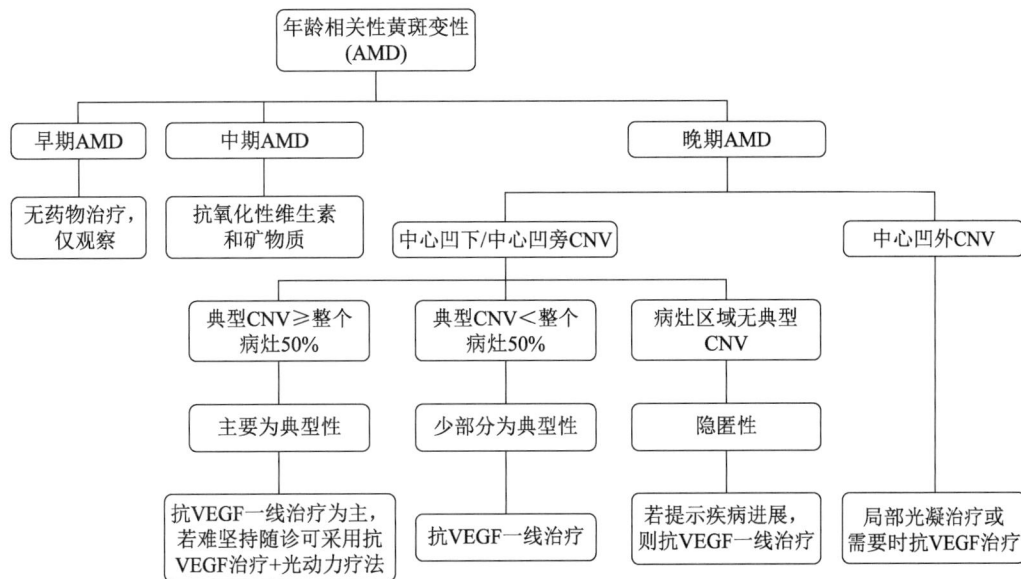

图 12 - 1 - 1　年龄相关性黄斑变性西医治疗路径

（三）中医治疗原则

中医以辨证论治为基础，早晚期分期论治，早期患者以补养肝肾、补气养血、祛湿健脾为主，晚期患者以滋阴降火、凉血化瘀、软坚散结为主要治则。注意早期预防的必要性，避免全部进展为晚期而影响预后。

（四）辨证施治

1. 肝肾阴虚证

表现：视物昏蒙，眼前有暗影遮挡，眼干涩不爽。病程日久或伴五心烦热，头晕耳鸣。

舌脉：舌质红，苔薄，脉细。

治法：补益肝肾。

方药：杞菊地黄丸（《医级》）加减。组成：枸杞子 15 g，菊花 10 g，熟地黄 12 g，山药 12 g，山茱萸 10 g，茯苓 10 g，牡丹皮 12 g，泽泻 10 g，楮实子 15 g。

方解：方中熟地黄补血、滋肾阴、填精，枸杞子、山茱萸、楮实子滋补肝肾精血；辅以山药益脾肾之阴而固精，佐以茯苓淡渗脾湿，牡丹皮清泄肝火，泽泻泄肾中湿浊，使补而不滞，菊花清肝明目。若肾阴亏虚之象显著，则可加女贞子、墨旱莲。

2. 气血亏虚证

表现：视物昏蒙，目涩难睁。神疲乏力，面色无华，心悸怔忡，纳食不馨。

舌脉：舌质淡，脉细。

治法：益气养血。

方药：人参养荣汤（《太平惠民和剂局方》）加减。组成：人参 15 g，黄芪 15 g，白术 15 g，茯苓 10 g，炙甘草 10 g，当归 15 g，白芍 15 g，熟地黄 10 g，五味子 10 g，远志 8 g，桂心 10 g，陈皮 15 g，生姜 3 片，大枣 2 枚。

方解：方中人参、黄芪、白术、茯苓、甘草补脾益气；当归、熟地黄、白芍滋阴补血，五味子、远志养心安神，加桂心温通阳气，有助生化，生姜、大枣温补脾气，调和中焦，陈皮理气消滞，使全方补而不滞。伴眼底瘢痕形成，可加生牡蛎、浙贝母、夏枯草等软坚散结之品。

3. 湿浊上泛证

表现：视物模糊，眼前有灰黄色暗影遮挡。头目胀痛，恶心呕吐，伴胸闷纳呆。

舌脉：舌红，苔薄腻，脉缓。

治法：健脾利湿，化痰祛浊。

方药：参苓白术散（《太平惠民和剂局方》）加减。组成：人参 15 g，白术 15 g，茯苓 15 g，炒甘草 15 g，莲子肉 10 g，薏苡仁 10 g，白扁豆 12 g，山药 15 g，桔梗 10 g，砂仁 8 g。

方解：方中人参、白术、山药健脾益气，在四君子汤的基础上又加健脾化湿功效的白扁豆、薏苡仁、莲子肉、砂仁芳香化湿，桔梗升举中气，载药上行至病所。

4. 阴虚火旺证

表现：视力下降，视物变形，黄斑部可见大片新鲜出血。口干欲饮，潮热面赤，五心烦热，盗汗多梦，腰膝酸软。

舌脉：舌质红，苔少，脉细数。

治法：滋阴降火，凉血止血。

方药：生蒲黄汤（《中医眼科六经法要》）合知柏地黄汤（《医宗金鉴》）加减。组成：生蒲黄 15 g，墨旱莲 10 g，生地黄 12 g，荆芥炭 10 g，牡丹皮 10 g，郁金 10 g，丹参 12 g，川芎 10 g，知母 10 g，黄柏 10 g，山茱萸 10 g，三七 3 g。

方解：生蒲黄、丹参、川芎活血散瘀，荆芥炭、三七化瘀止血，生地黄、牡丹皮、知母、黄柏滋阴凉血、清热降火，山茱萸、墨旱莲滋补肾阴，郁金行气活血。腰膝酸软较甚，肾阴虚之象明显者，可酌加熟地黄、枸杞子、川牛膝。

5. 痰瘀互结证

表现：视物模糊，视物变形，病程日久，黄斑部可见瘢痕及大片色素沉着，倦怠乏力。

舌脉：舌体有瘀斑，舌淡苔白腻，脉弦滑。

治法：化痰祛瘀，软坚散结。

方药：化坚二陈汤（《医宗金鉴》）加减。组成：陈皮 12 g，制半夏 10 g，茯苓 15 g，炙甘草 10 g，白僵蚕 10 g，川黄连 8 g，蝉蜕 5 g，生牡蛎 15 g，浙贝母 10 g，夏枯草 10 g，当归 10 g，三七粉 3 g。

方解：方中陈皮、制半夏、茯苓化痰祛湿，白僵蚕化痰散结，浙贝母、生牡蛎、夏枯草软坚散结，川黄连清热燥湿。眼底瘢痕或血块胶结日久难祛者，可加桃仁、红花等加强活血散结之力。

（五）中成药

可根据临床主症结合全身症状辨证使用中成药，如早期有肝肾阴虚之证，可用知柏地黄丸、杞菊地黄丸，脾虚之证，可辅用参苓白术散，眼底出血或瘀血，可用复方血栓通胶囊、血塞通片或注射用血栓通及丹参注射液等。

（六）针刺治疗

针刺治疗 AMD 在选穴规律上以眼局部取穴为主，结合辨证论治选择远端配穴。眼局部穴位主要有攒竹、承泣、风池、睛明、球后、丝竹空、太阳、瞳子髎。配穴的选取原则主要从本病病机考虑，结合全身伴随症状，选肝、脾、肾相关经穴配合眼周穴位治疗，如肝俞、脾俞、肾俞、足三里、三阴交、太冲等。针刺治疗频率为每天或隔天 1 次，每次 20～30 分钟。

（七）中医适宜技术

临床可采用活血化瘀药物（血栓通胶囊、丹参注射液等）离子导入治疗 AMD。

（八）饮食疗法

避免高脂、高盐饮食，饮食有节，多吃富含胡萝卜素、叶黄素、玉米黄素的食物，如胡萝卜、菠菜、玉米等。

五、评述与体会

临床上对 AMD 的治疗虽然已取得一定成果，但对该病的发生和发展还不能完全控制。原因有二：首先，AMD 的具体病因尚不清楚，给临床对因治疗带来困难，只能在出现病情后对症治疗；其次，在治疗方面，虽然抗 VEGF 治疗成为治疗湿性 AMD 的主流方法，但其高复发率给患者带来极大的心理和经济负担。并且抗 VEGF 治疗只能消除眼内已经存在的有害因素（如高浓度 VEGF 因子），至于何种原因产生的有害因素尚不可知，也无法从根本上祛除。光动力疗法虽然经常与抗 VEGF 药物联合作用来抑制 CNV，但也不能从根本上阻止 CNV 的产生。

中医疗法在 AMD 治疗中或可起到一定作用。对湿性 AMD 而言，可以联合西医治疗，降低疾病复发率，有助于出血、渗出的快速吸收，改善患者视力或视觉质量。就干性 AMD 而言，中医综合疗法可能成为其治疗的突破点，在目前西医尚无确切治疗手段的前提下，中医药干预可能阻止或延缓视网膜萎缩，改善患者视功能。

总结 AMD 的发病特点、治疗方法及预后，发现对老年人群尽早进行健康宣教、普查势在必行。通过控制危险因素对疾病进行早期监控，能起到早预防、早发现、早治疗的作用。

≫≫ 参 考 文 献 ≪≪

1. WONG W L, SU X, LI X, et al. Global prevalence of age-related macular degeneration and disease burden projection for 2020 and 2040：a systematic review and meta-analysis. Lancet Glob Health, 2014, 2(2)：e106 - e116.

2. HOLZ F G, SADDA S R, BUSBEE B, et al. Efficacy and safety of lampalizumab for geographic atrophy due to age-related macular degeneration：chroma and spectri phase 3 randomized clinical trials. JAMA Ophthalmol, 2018, 136(6)：666 - 677.

（梁丽娜）

第二节　高度近视黄斑变性

病理性近视（pathological myopia，PM）是指近视度数 ≤ -6.00 D 和（或）眼轴 ≥ 26.5 mm，同时伴有不可逆的视觉损害及眼底改变的近视。近年来，随着近视发病率升高，PM 的发病率也随之升高，亚洲人群患病率为 4.2%~21%，尤其以中国、日本等东亚国家最为显著。在世界范围内 PM 所导致的不可逆视力丧失位居致盲原因的第 4~9 位，而在我国城市 PM 已成为仅次于白内障的第二位致盲性眼病。日本一项长达 18 年的随访发现，PM 最常见的进展方式是视盘弥漫性萎缩扩展至黄斑弥漫性萎缩及漆裂纹中出现斑块状萎缩，眼轴延长、盘周萎缩面积的发展和年龄增长是主要因素。黄斑病变是 PM 致盲的主要原因，包括黄斑区色素紊乱、漆裂纹样改变、出血、黄斑区 CNV、黄斑劈裂（myopic foveoschisis，MFS）、囊样变性、黄斑裂孔、网脱等一系列眼底病变，可导致视力下降、视物变形、中心视野缺损甚至失明。5.2%~11.3% 的 PM 患者会伴发黄斑 CNV。

　　目前高度近视黄斑变性的治疗主要包括：萎缩性黄斑病变主要采用中医综合疗法，黄斑 CNV 治疗可采用玻璃体腔注射抗 VEGF 类药物联合中医综合疗法，牵引性黄斑病变治疗可采用玻璃体切除联合内界膜剥除术，劈裂明显可联合后巩膜加固术，围手术期可联合中医综合疗法。对于早期病变暂无明确有效干预措施，治疗只能延缓或维持病变。

　　高度近视黄斑变性属于中医学"视瞻昏渺"范畴。本病从肝脾肾论治，多虚中夹实，辨证肝肾阴虚、精血亏虚、脾气虚弱、阴虚火旺，黄斑水肿患者健脾利水渗湿，MH 患者早期凉血止血、疏肝清热泻火，晚期活血化瘀、滋补肝肾。

一、病因病机

（一）中医病因病机

　　竭视劳倦，过度用眼等引起精气耗伤、血脉阻滞、气血失调。肝开窍于目，故眼病从肝论治；黄斑位于眼底正中，中央戊己土，且色微黄，故黄斑病变从脾论治；黄斑病变属于"瞳神疾病"，故从肾论治。

　　工作紧张，情志不畅，肝失疏泄，饮食失节，劳逸失常，致肝旺脾虚，肝脾不和，导致黄斑水肿、出血，出现视物模糊。

　　脾气虚弱，气血不足，血脉不充，目失所养，以致黄斑区色素紊乱、囊样变性；脾虚运化无力，水湿上犯出现黄斑水肿，水湿停滞，聚而生痰，痰湿壅滞而出现黄斑区渗出、机化、漆裂纹样改变。

　　肝肾阴虚，目失濡养，出现黄斑区萎缩灶、色素紊乱沉着。

　　熬夜、疲劳过度，耗伤阴精，阴虚火旺，血溢脉外，导致 MH 或见新生血管。

（二）西医病理改变

　　PM 的病因主要与遗传相关，可以为常染色体显性遗传、常染色体隐性遗传和 X 隐性遗传。PM 的黄斑病理改变主要是因眼球过度延伸，后巩膜延伸、变薄，引起脉络膜毛细血管层变薄，视网膜外层变性，脉络膜视网膜弥漫性萎缩，Bruch 膜变薄或裂开，产生视网膜下 CNV、出血、色素斑等改变。

二、临床表现

（一）症状

视力下降、视物变形或眼前有固定黑影遮挡。

（二）体征

近视度数 ≤ –6.00 D 和（或）眼轴 ≥ 26.5 mm，常见的眼底表现包括豹纹状眼底、近视弧形斑、后巩膜葡萄肿、脉络膜视网膜萎缩、玻璃体混浊、黄斑色素紊乱、Fuchs 斑、漆裂纹、黄斑部 CNV、MH、MFS 和裂孔，甚至视网膜脱离。

1. 后巩膜葡萄肿　视网膜、脉络膜、巩膜变薄，后极部球壁局部向后突出，通常表现为各种形式的巩膜后葡萄肿，眼部超声检查可确诊，后巩膜葡萄肿破坏了眼底正常的圆弧形状，眼底凹凸不平导致各条子午线曲率不一致，不规则的斜壁引起散光，临床上常见此类患者矫正视力难以提高。

2. 视网膜脉络膜萎缩　由于视网膜色素上皮层和脉络膜毛细血管层萎缩透见脉络膜大血管，表现为眼底呈豹纹状；弥漫性视网膜脉络膜萎缩型黄斑病变表现为后极部视网膜脉络膜呈现边界不清的黄白色病灶；片状视网膜脉络膜萎缩型黄斑病变表现为黄斑区及周围出现的灰白色的不规则视网膜脉络膜萎缩斑，边界清晰，可以是一个或多个斑片状萎缩灶，也可相互连接形成 GA，与大片裸露巩膜融合，可合并 MH、CNV、Fuchs 斑等病变。

3. 漆裂纹　条状或分枝状白色条纹，常呈水平位，多见于视盘和黄斑间，为 Bruch 膜及视网膜色素上皮层破裂所致。

4. CNV　表现为浅灰色原斑，小而局限，常累及黄斑中心凹，可被色素增生或出血遮盖。

5. MFS　按形态不同分为外层劈裂、内层劈裂和全层劈裂，按是否伴随并发症分为单纯劈裂、劈裂伴中心视网膜脱离、劈裂伴 MH，可发展为黄斑裂孔甚至中心视网膜脱离。在后巩膜葡萄肿处，玻璃体黄斑的后伸性小于巩膜的后伸性，以及后巩膜葡萄肿处视网膜附着力较弱，在巩膜扩张作用下视网膜神经上皮层与色素上皮层分开，造成 MFS。

6. 拱形黄斑　通常与浆液性视网膜脱离有关，有横向椭圆形的拱形、圆顶的拱形和纵向椭圆形的拱形。

7. MH　根据是否伴有 CNV，将高度近视 MH 分为单纯型和新生血管型。单纯型 MH 主要由 Bruch 膜破裂引起的脉络膜毛细血管损伤导致，出血位于视网膜深层，呈圆形，一般不超过 1 PD，周围无渗出、水肿，多沿漆裂纹分布；新生血管型 MH 发生在视网膜神经上皮深层，伴有渗出、水肿，多分布于漆裂纹附近，晚期由于 CNV 的梗死及色素增殖，形成伴色素增生的瘢痕，即 Fuchs 斑，是 1/2 PD 大小、边界清晰并微隆起的黑色斑。

（三）实验室及其他辅助检查

1. FFA　是诊断 CNV 的金标准，活跃的 CNV 在 FFA 早期表现为界限清楚的强荧光病变，晚期荧光素渗漏，特点是在整个造影过程中渗漏明显增加，局限于 CNV 膜的边缘。漆裂纹引起的 MH 不会显示 FFA 渗漏。

2. OCT　具有高分辨率、非接触性、非侵入性、可量化等优点，可直观显示黄斑区视网膜的层次和结构，是诊断近视性 MFS、黄斑裂孔的金标准。CNV 在 OCT 表现为类圆形、纺锤形或不规则形的中等至强反射，活动期表现为高反射的圆顶样隆起，瘢痕期只有 CNV 表面表现为高反射，其下方信号迅速衰减，萎缩期 CNV 完全变平，周围环绕的脉络膜视网膜萎缩灶表现为高反射信号。

3. OCTA　可提供动态血液灌注的 3 D 图像。在 OCTA 上，近视 CNV 表现为大型高信号血管吻合网络，局限性的血管高密度像。鉴于 OCTA 不能提供关于染料泄漏或视网膜水肿的信息，OCTA 不应被考虑用作单独诊断 PM-CNV 的检查，而应视为帮助做出治疗决定的附加工具。

4. A、B 超　检查眼轴长度、视网膜劈裂或脱离及后巩膜葡萄肿的情况。

三、诊断及鉴别诊断

（一）西医诊断要点

1. 病史　高度近视病史，近视屈光度进行性加深，发展快。

2. 症状　视力下降、视物变形或眼前有固定黑影遮挡。

3. 体征　屈光度 ≤ -6.00 D 和（或）眼轴 ≥26.5 mm，近视程度不断发展的同时伴有不可逆的视觉损害及眼底改变。常见的眼底表现包括豹纹状眼底、近视弧形斑、后巩膜葡萄肿、脉络膜视网膜萎缩、玻璃体混浊、Fuchs 斑、漆裂纹、黄斑区色素紊乱、黄斑部脉络膜新生血管、出血、渗出、MFS 和裂孔，甚至视网膜脱离。

4. 辅助检查　FFA、ICGA 了解视网膜脉络膜血液循环状态，诊断是否有 CNV；OCT 辅助诊断黄斑区萎缩、CNV、出血、劈裂、裂孔及视网膜脱离。

5. 西医分型　2019 年 Ruiz Medrano 将近视性黄斑病变分为近视性萎缩性黄斑病变、近视性新生血管性黄斑病变和近视性牵引性黄斑病变 3 类。并基于视网膜 A（萎缩）、T（牵引）、N（血管）三方面，提出最新的分级体系（表 12 - 2 - 1）。

表 12 - 2 - 1　高度近视黄斑变性分型

萎缩性（A）	牵引性（T）	新生血管性（N）
A_0：无近视性视网膜病变	T_0：无黄斑裂痕	N_0：无 CNV
A_1：豹纹状眼底	T_1：内层或外部中央凹	N_1：黄斑漆裂纹
A_2：弥漫性脉络膜视网膜萎缩	T_2：内部和外部中央凹	N_{2a}：活跃 CNV
A_3：斑片状脉络膜视网膜萎缩	T_3：中心凹视网膜脱离	N_{2s}：Fuchs 斑
A_4：完整的黄斑萎缩症	T_4：黄斑全层裂孔	
	T_5：黄斑全层裂孔和视网膜脱离	

　　萎缩（A）分为 5 类：A_0，无近视性视网膜病变；A_1，豹纹状眼底；A_2，弥漫性脉络膜视网膜萎缩；A_3，斑片状脉络膜视网膜萎缩；A_4，完整的黄斑萎缩。上述对应国际 PM 研究小组分级从 C_0 到 C_4，A_2 或 A_2 以上被定义为近视性萎缩性黄斑病变。

　　牵引（T）分为 5 类：T_0，无黄斑裂痕；T_1，内层或外层中央凹；T_2，内层和外层中央凹；T_3，中心凹视网膜脱离；T_4，黄斑全层裂孔；T_5，黄斑全层裂孔和视网膜脱离。等级为 T_1 以上被定义为近视性牵引性黄斑病变。

　　新生血管（N）分为 4 类：N_0，无 CNV；N_1，黄斑漆样裂纹；N_{2a}，活 CNV；N_{2s}，Fuchs 斑。$\geq N_1$ 为近视性新生血管性黄斑病变。

（二）中医辨病要点

　　高度近视黄斑变性可以表现为黄斑区片状萎缩、黄斑水肿、CNV、MH 等不同的眼底病变，导致视力下降、视物变形和眼前固定暗影等，中医辨病可着重关注患者的症状和眼底表现，同时结合全身症状进行辨证论治。

　　视物变形多为黄斑区水肿或瘢痕性收缩导致，黄斑水肿多与活动性 CNV 并见，多辨证为肝郁脾虚、脾虚湿泛、痰瘀互结。

　　眼前固定暗影多与 MH 有关，多辨证为阴虚火旺，后期（半年以上）或反复出血多辨证为肝肾阴虚、脾气虚弱。

（三）中医辨证分型

　　高度近视黄斑变性从肝脾肾论治。

　　1. 肝郁脾虚证　辨证要点为视物不清，视物变形，眼前黑影遮挡，可见豹纹状眼底、漆裂纹、黄斑区色素紊乱、渗出、水肿、出血。伴胸胁满闷，烦躁易怒，口苦咽干；舌质红，苔薄腻，脉弦。

2. 脾气虚弱证　辨证要点为视物模糊，视物变形，眼前黑影遮挡，眼底见豹纹状、漆裂纹、黄斑区色素紊乱，出血吸收缓慢或反复出血，可见 Fuchs 斑。面色无华，身倦懒言，气短乏力，视力疲劳，常欲闭目，纳呆便溏；舌淡，苔薄，脉缓或弱。

3. 肝肾阴虚证　辨证要点为视物昏蒙或视物变形或眼前固定黑影，可见豹纹状眼底、漆裂纹、黄斑区色素紊乱、出血。伴头晕耳鸣，腰膝酸软；舌红，苔薄，脉细。

4. 阴虚火旺证　辨证要点为视物不清，视物变形，眼前黑影遮挡；可见豹纹状眼底、漆裂纹、黄斑区色素紊乱、出血。伴头晕耳鸣，五心烦热，心烦不寐，口燥咽干；舌红，少苔，脉细数。

（四）鉴别诊断

主要与老年性黄斑变性鉴别（表 12 - 2 - 2）。

表 12 - 2 - 2　高度近视黄斑变性与老年性黄斑变性的鉴别

项目	高度近视黄斑变性	老年性黄斑变性
年龄	任何年龄	45 岁以上
视力	视力下降、视物变形	视力明显下降、视物变形
屈光度	近视度数 ≤ -6.00 D 和（或）眼轴≥26.5 mm	任何屈光状态
眼底	黄斑区可见出血、萎缩、瘢痕，同时可伴有视盘旁萎缩弧、豹纹状眼底、漆裂纹、后极部边界不清的黄白色病灶或灰白色萎缩斑	黄斑区可见玻璃膜疣、渗出、出血、水肿、瘢痕增殖
OCT	黄斑区萎缩、出血、CNV、水肿、色素上皮脱离、神经上皮脱离	黄斑区玻璃膜疣、出血、CNV、囊样水肿、色素上皮脱离、神经上皮脱离、瘢痕
FFA	CNV、出血、渗出、水肿	玻璃膜疣、CNV、出血、渗出、水肿、瘢痕

四、治疗

（一）治疗原则

黄斑 CNV 可行抗 VEGF 药玻璃体腔注射联合中医综合治疗，黄斑裂孔伴或不伴视网膜脱离，则需玻璃体切割术联合中医综合治疗；伴有视力下降明显的 MFS，可行玻璃体切割术联合后巩膜加固术及中医综合治疗。

（二）手术治疗

1. 玻璃体腔注射抗 VEGF 药物治疗高度近视 CNV　VEGF 在 CNV 病理改变过程中

发挥了重要作用，临床上应用玻璃体腔注射抗 VEGF 药物抑制新生血管生成，成为治疗高度近视 CNV 的重要手段之一。

2. 玻璃体切割内界膜剥除联合内界膜翻转填塞治疗高度近视黄斑裂孔　并非所有确诊为高度近视黄斑裂孔的患者均需要手术治疗，许多板层黄斑裂孔患者病情可长期处于稳定状态，但全层黄斑裂孔容易继发视网膜脱离，对患者视功能造成严重损害，可以尽早进行手术治疗。

玻璃体切割联合内界膜剥除是目前治疗高度近视黄斑裂孔的常见方法，但内界膜是否需要剥除仍然存在一定争议。优点在于可以缓解黄斑牵拉，有利于适应后巩膜葡萄肿，促进 Müller 细胞胶质反应，帮助裂孔愈合。但也有研究认为，内界膜缺失会导致视网膜更加脆弱，出现严重的视网膜内部缺损，且手术操作要求很高，容易造成医源性损伤。也有研究表明，在玻璃体切除、内界膜剥除手术的基础上联合内界膜翻转填塞，对高度近视黄斑裂孔视网膜脱离的患者疗效更为显著，能够促进术后愈合，改善视力，且黄斑裂孔闭合率与视网膜复位率较高。另外，通过湿性生物羊膜填充黄斑裂孔，也有助于黄斑裂孔结构修复，改善术后视功能。

3. 后巩膜加固术　可加固眼球后极部巩膜以减轻视网膜向后方的牵拉力，改善眼后极部微循环，眼轴增长快、后巩膜葡萄肿明显、高度近视的 MFS 患者可选择，但术后可能出现 MH、视物变形、视神经及涡静脉损伤等并发症。

（三）中医治疗原则

根据高度近视黄斑变性的具体诊断和分型，与西医治疗相结合，对于黄斑裂孔甚至视网膜脱离的患者可尽早进行手术治疗，对于黄斑 CNV、水肿、出血的患者，当患者不愿接受抗 VEGF 治疗时，口服中药是很好的方法，且中药有助于出血吸收、消除黄斑水肿、缩短病程、减少复发，以及后期病灶瘢痕萎缩和视功能的稳定、改善。

（四）辨证施治

1. 肝郁脾虚证

眼底表现：豹纹状眼底、漆样裂纹、黄斑区色素紊乱、渗出、水肿；胸胁满闷，烦躁易怒，口苦咽干。

舌脉：舌质红，苔薄腻，脉弦。

治法：疏肝养血，健脾和中。

方药：逍遥散（《太平惠民和剂局方》）加减。组成：柴胡 12 g，当归 10 g，白芍 10 g，白术 10 g，陈皮 10 g，炙甘草 10 g。

方解：方中柴胡疏肝解郁；当归、白芍养血柔肝；白术、茯苓、甘草健脾养心。黄斑水肿可加泽泻、车前子、薏苡仁等利水药，黄斑区色素紊乱、肝肾阴虚，可加续断、枸杞、黄精等补肾明目药。

2. 脾气虚弱证

眼底表现：豹纹状眼底、漆裂纹、黄斑区色素紊乱，出血吸收缓慢或反复出血；面色无华，身倦懒言，气短乏力，视力疲劳，常欲闭目，纳呆便溏。

舌脉：舌淡，苔薄，脉缓或弱。

治法：健脾益气，活血化瘀。

方药：助阳活血汤（《眼科阐微》）加减。组成：黄芪20g，党参10g，白术10g，当归15g，丹参10g，升麻6g，葛根10g，炙甘草10g，蔓荆子10g，防风10g，白芷10g。

方解：方中黄芪、党参、白术健脾益气；升麻、蔓荆子、防风、白芷升举清阳；当归补血活血，丹参、葛根活血散结；炙甘草甘温补脾，调和诸药。新鲜出血可加大青叶、白茅根、大小蓟、荆芥炭等止血药物；黄斑水肿可加茯苓、泽泻等利水药；渗出、机化可加鸡内金、夏枯草、海藻、昆布等软坚散结药物。

3. 肝肾阴虚证

眼底表现：豹纹状眼底、漆样裂纹、黄斑区色素紊乱、出血；头晕耳鸣，腰膝酸软。

舌脉：舌红，苔薄，脉细。

治法：滋补精血，导泄湿浊。

方药：加减驻景丸（陈达夫《中医眼科六经法要》）。组成：楮实子20g，菟丝子20g，枸杞子10g，车前子10g，五味子10g，茺蔚子20g，寒水石15g，三七3g，紫河车2g，木瓜6g。

方解：楮实子、菟丝子、枸杞子、五味子、紫河车补肾益精，寒水石清热泻火，茺蔚子清肝明目，木瓜缓目系经隧挛急、祛风除湿，三七活血化瘀，车前子渗其湿浊。

4. 阴虚火旺证

眼底表现：豹纹状眼底、漆裂纹、黄斑区色素紊乱、出血；头晕耳鸣，五心烦热，心烦不寐，口燥咽干。

舌脉：舌红，少苔，脉细数。

治法：益肾养阴，清热凉血。

方药：四物五子汤（《审视瑶函》）合生蒲黄汤（《中医眼科六经法要》）加减。组成：生地黄15g，当归10g，白芍10g，川芎10g，枸杞子10g，菟丝子10g，车前子10g，覆盆子10g，五味子10g，生蒲黄10g，墨旱莲10g，荆芥炭10g，郁金10g，牡丹皮10g，丹参10g。

方解：生地黄、当归、白芍、川芎养血活血，枸杞子、菟丝子、车前子、覆盆子、五味子补肾益精，生蒲黄汤滋阴凉血、止血化瘀。出血期去川芎、丹参、牡丹皮等活血药物。

（五）针刺治疗

常用穴位：瞳子髎、攒竹、丝竹空、合谷、养老、足三里、光明、球后、睛明等。每次局部、远端取穴各 2～3 个，留针 10～15 分钟（表 12－2－3）。

表 12－2－3　高度近视黄斑变性针灸治疗常用穴位

穴名	取穴	释义
瞳子髎 GB1	目外眦旁，当眶外侧缘处	足少阳胆经；功效：疏散风热，明目退翳，平肝熄风
攒竹 BL2	眉头内侧凹陷处	足太阳膀胱经；功效：清热明目，散风镇痉
丝竹空 TE23	眉梢外侧凹陷处	手少阳三焦经；功效：散风止痛、清火明目
合谷 LI4	拇食指张开，以另手拇指关节横纹放在虎口边缘上拇指尖到达处	手阳明大肠经；功效：清热解表，明目聪耳，通络镇痛
养老 SI6	以手掌面向胸，当尺骨茎突桡侧骨缝凹陷中	手太阳经之郄穴；功效：清头明目，舒筋活络
足三里 ST36	外膝下 3 寸，胫骨外侧约 1 横指处	足阳明胃经；功效：和胃健脾，通腑化痰，升降气机
光明 GB37	小腿外侧，外踝尖上 5 寸腓骨前缘	足少阳胆经之络穴；功效：祛风利湿，益肝明目
球后 EX-HN7	当眶下缘外 1/4 与内 3/4 交界处	经外奇穴；功效：明目退翳，通络止痛
睛明 BL1	眼内眦角上方凹陷处	手太阳小肠经、足太阳膀胱经、足阳明胃经、阳跷脉与阴跷脉的交会穴；功效：祛风，清热，明目

（六）中药注射液

高度近视黄斑变性可配伍中药注射液点滴，如血塞通注射液、丹参注射液和血栓通注射液等。

1. 血塞通注射液　功能主治：活血化瘀，通脉活络。用于中风偏瘫瘀血阻络证，动脉粥样硬化性血栓性脑梗死、脑栓塞、视网膜中央静脉阻塞瘀血阻络证。用量用法：200～400 mg，用5%～10% 葡萄糖注射液250～500 mL 稀释后缓缓静脉滴注，每天1次，10天为1个疗程。

2. 丹参注射液　功能主治：活血化瘀，通脉养心。用于冠心病引起的胸闷、心绞痛。用量用法：每次10～20 mL，加入5% 葡萄糖注射液500 mL 中静脉滴注，每天1次，10天为1个疗程。

3. 血栓通注射液　功能主治：活血祛瘀，扩张血管，改善血液循环。用于视网膜中央静脉阻塞，脑血管病后遗症，内眼病，眼前房出血等。用量用法：静脉滴注，每次2～5 mL，用10% 葡萄糖注射液250～500 mL 稀释后使用，每天1～2次，10天为1个疗程。

（七）中成药

1. 和血明目片　每次5片，每天3次，适用于高度近视 MH。

2. 杞菊地黄丸　每次9 g，每天3次，适用于高度近视黄斑变性属肝肾阴虚证者。

3. 明目地黄丸　每次8～10丸，每天3次，适用于高度近视黄斑变性属肝肾阴虚证者。

（八）中医适宜技术

临床可采用活血化瘀药物（丹参、血栓通等）离子导入治疗高度近视黄斑变性。

（九）调护和饮食疗法

平时注意眼睛多休息，避免长期近距离用眼，增加户外活动，放松调节，不要剧烈运动，避免眼部震动，预防高度近视黄斑变性的发生，注意观察有无闪光感、飞蚊症、视力下降、视物变形、眼前黑影等症状，定期复查，及时就医。

饮食宜以清淡而富有营养的食物为主，忌食辛辣刺激性及肥甘厚腻食物，不饮酒，以调整脾胃功能，保持二便通畅。

（十）情志疗法

要注意避免熬夜，用眼过度，情绪激动、波动，保持心情愉快和畅，遵医嘱，定期复查。

五、评述与体会

病理性近视多与遗传相关，近视度数进行性增加，眼轴增长，后巩膜延伸、变薄，导致一系列眼底病变，因此预防调护非常关键，目前西医治疗主要针对 CNV 采用玻璃体腔注射抗 VEGF 药物，但此类药物多需反复注射，针对黄斑裂孔、视网膜脱离，可采用玻璃体切割内界膜剥除联合内界膜翻转填塞，应用后巩膜加固术预防高度近视并发症，治疗 MFS。中医辨证论治可以促进高度近视 MH 吸收、黄斑水肿消除，缩短病程、减少复发，稳定和改善高度近视瘢痕性或萎缩性病灶。

>>> 参 考 文 献 <<<

1. 中华医学会眼科学分会眼视光学组. 重视高度近视防控的专家共识(2017). 中华眼视光学与视觉科学杂志, 2017, 19(7): 385 - 389.

2. SILVA R. Myopic maculopathy: a review. Ophthalmologica, 2012, 228(4): 197 - 213.

3. XU L, WANG Y, LI Y, et al. Causes of blindness and visual impairment in urban and rural areas in Beijing: the Beijing Eye Study. Ophthalmology, 2006, 113(7): 1134.

4. FANG Y, YOKOI T, NAGAOKA N, et al. Progression of Myopic Maculopathy during 18-Year Follow-up. Ophthalmology, 2018, 125(6): 863 - 877.

5. CHAN N S, TEO K, CHEUNG C M. Epidemiology and Diagnosis of Myopic Choroidal Neovascularization in Asia. Eye & Contact Lens, 2016, 42(1): 48 - 55.

6. RUIZ-MEDRANO J, MONTERO J A, FLORES-MORENO I, et al. Myopic maculopathy: current status and proposal for a new classification and grading system (ATN). Prog Retin Eye Res, 2019, 69: 80 - 115.

7. CHHABLANI. OCT angiography in retinal and macular diseases. Indian J Med Res, 2018, 147(2): 350 - 359.

8. 范围, 袁容娣, 胡春明. 高度近视黄斑裂孔手术治疗的热点问题及进展. 中华眼底病杂志, 2021, 37(12): 979 - 984.

9. LIU J, CHEN Y, WANG S, et al. Evaluating inner retinal dimples after inner limiting membrane removal using multimodal imaging of optical coherence tomography. BMC Ophthalmol, 2018, 18(1): 155.

10. 付政, 王瑞峰, 徐一帆, 等. 玻璃体切除联合内界膜翻转填塞治疗高度近视黄斑裂孔视网膜脱离的效果. 河南医学研究, 2021, 30(3): 457 - 458.

（尹连荣）

第三节　黄斑前膜

黄斑前膜（macular epiretinal membrane，MEM）又称黄斑部 ERM，是由于视网膜胶质细胞及色素上皮细胞移行、增生，而形成的紧贴黄斑前的纤维膜，膜收缩可牵拉黄斑形成褶皱、变形、水肿，致视力不同程度下降、视物变形等。黄斑前膜可分为特发性黄斑前膜（idiopathic macular epiretinal membrane，IMEM）和继发性黄斑前膜，特发性黄斑前膜是一种与年龄相关的增生性疾病，与各种眼部疾病无关；继发性黄斑前膜可继发于多种病变，如眼部手术、眼外伤、视网膜血管性疾病、长期黄斑囊样水肿、眼内炎症、RP、视网膜脱离术后、眼内光凝及冷凝术后等。

IMEM 发病率与年龄的增长呈正相关。研究发现，临床上成年人中明显的 MEM 患病率在 7%～12%，80% 以上的患者年龄超过 50 岁，50 岁发病率为 2%，75 岁提高到 20%，20%～30% 患者呈双眼发病，但多数双眼临床表现程度不等。此外，不同种族和地区之间，MEM 的易感性也存在差异，一项调查显示，中国人群发病率最高，达 39%，其次是白种人，为 27.5%，非洲人群为 26.2%。年龄、吸烟、糖尿病、高胆固醇血症、屈光不正等潜在的危险因素均可导致 MEM。

黄斑前膜在中医上属于"视瞻昏渺"或"视直如曲"的范畴。该病始见于《证治准绳·杂病·七窍门》："若人年五十以外而昏者，虽治不复光明，其时犹月之过望，天真日衰，自然目光渐谢"。

一、病因病机

（一）中医病因病机

《证治准绳·杂病·七窍门》认为本病"有神劳、有血少、有元气弱、有元精亏而昏渺者"。结合临床归纳如下。

1. 饮食不节，脾失健运，不能运化水湿，浊气上泛于目。

2. 素体阴虚，或劳思竭虑，肝肾阴虚，虚火上炎，灼伤目络则视物昏蒙。

3. 情志内伤，肝失疏泄，肝气犯脾，脾失健运，气机阻滞，血行不畅为瘀，津液凝聚成痰，痰瘀互结，遮蔽神光则视物不清。

4. 年老体弱，肝肾两虚，精血不足，目失濡养，以致神光暗淡。

（二）西医病理改变及发病机制

黄斑前膜是黄斑及其附近视网膜表面的非血管性纤维膜，病因呈现复杂性和多样化。特发性黄斑前膜主要由细胞和胶原成分构成。其中细胞成分主要来源于视网膜神经胶质细胞，还有少部分巨噬细胞、纤维细胞、肌纤维细胞及玻璃体细胞等，而继发性黄斑前膜中的细胞来源除神经胶质细胞外，还有 RPE 等，细胞外基质蛋白和视网膜外的细胞也是黄斑前膜的主要成分，转化生长因子 β1（transforming growth factor β1，TGF-β1）、中间蛋白平滑肌肌动蛋白、VEGF、细胞黏合素 C 和胶质细胞源性的神经营养因子（glial cell line-derived neurotrophic factor，GDNF）均可能参与黄斑前膜的形成。黄斑前膜的多细胞构成是其对周围组织起牵拉作用的基础，伴随新的胶原合成和沉积，黄斑前膜在增厚的同时也在收缩，其中肌纤维母细胞成分可能起主要作用。

黄斑前膜形成与 PVD、炎症、肾素血管紧张素系统（renin-angiotensin system，RAS）激活及雌激素降低有关。

PVD 对后极部产生牵引力，内界膜薄弱区受到牵拉，使得视网膜内界膜表面断裂，来自视网膜内层的胶质细胞和其他细胞通过破损处迁移，并在视网膜内界膜上增殖形成特发性黄斑前膜。研究表明，PVD 是特发性黄斑前膜发病机制中最重要的因素。80%~95% 特发性黄斑前膜与 PVD 有关，PVD 伴随两个过程，一个是玻璃体黏附力减弱，另一个是玻璃体液化。年龄相关的玻璃体牵引和玻璃体破裂所导致的玻璃体改变被认为诱导了黄斑前膜的形成。虽然 PVD 与黄斑前膜关系密切，但仍有相当一部分黄斑前膜患者发病时不存在 PVD。黄斑前膜的发生与 PVD 的关系仍待探讨。如果说 PVD 是造成视网膜表面细胞增生和黄斑前膜形成的开端，那么，细胞移行也为黄斑前膜的发生发展创造了条件，如视网膜外层的 RPE 就可能是通过视网膜裂孔直接移行至视网膜内表面，或是玻璃体各种理化因素对 RPE 产生趋化作用，使其由外层移行至视网膜内表面，同时，RPE 又能释放趋化因子，吸引星形胶质细胞和小胶质细胞等。这种病理改变在特发性和继发性 MEM 中均存在。

炎症是导致继发性黄斑前膜形成的一个重要原因，在炎症或者眼科手术后，局部血 - 眼屏障会遭到破坏，使得血清蛋白扩散到视网膜和玻璃体腔中，导致视网膜感觉层血液衍生蛋白的积累，其中血小板源性生长因子和纤维连接蛋白可能通过对 RPE 细胞和胶质细胞的调控，参与黄斑前膜的形成。研究发现，TGF-β1、IL-1、IL-4、IL-6、IL-10、IL-12、IL-13、IL-17 及干扰素、坏死因子等炎症因子在黄斑前膜形成过程中起到重要作用。且研究表明，黄斑前膜患者血液内中性粒细胞与淋巴细胞比率、血小板与淋巴细胞比率和平均血小板体积等多项代表全身炎症的指标均显著升高。因此，炎症过程参与黄斑前膜的形成。

RAS 系统有着调节视网膜正常功能和加速视网膜病变发展的双重作用。视网膜内具有的独立 RAS 系统，可能参与了神经元、胶质细胞及网膜血管化的调节。组织 RAS 是由肾素原和肾素受体结合获得肾素活性而启动的，活化的肾素同时也会启动细胞内独立的 RAS 信号传导途径，这种双重激活被称为受体相关的肾上腺素系统（receptor-associated prorenin system，RAPS）。RAPS 也参与了特发性黄斑前膜的发病机制，视网膜组织内 RAS 系统激活，可刺激成纤维细胞生长因子 2（fibroblast growth factor-2，FGF-2）表达。细胞内 RAS 系统激活后，血管紧张素Ⅱ诱导 GDNF、神经生长因子（nerve growth factor，NGF）和 TGF-β1 表达。FGF-2 支持神经胶质细胞的存活及成熟，GDNF 在胶质细胞中可增加 FGF-2 的产生，NGF 和 TGF-β1 可刺激神经胶质细胞向成纤维细胞转化，促使黄斑前膜形成。以上所述，因子都受 RAPS 机制的介导和调控，参与黄斑前膜的形成。

黄斑前膜的发病可能与性别有关，女性发病率略高于男性，尤其是绝经后妇女。绝经后女性雌激素水平下降，黄斑区域维持视网膜形状和结构的能力下降，视网膜更易遭受破坏，从而导致黄斑前膜形成。

二、临床表现

（一）症状

患者早期视力下降症状不明显，但当 MEM 累及黄斑中心凹时，就会出现视力减退、视物变形、视物变小、单眼复视及视疲劳等视功能改变。

（二）体征

1. MEM 患者眼底黄斑区呈金箔样反光、内界膜皱褶和黄斑区形态扭曲变形。

2. 黄斑前膜的收缩对视网膜造成的牵引力主要在切线方向，所以引起黄斑囊样水肿的概率较小。如果黄斑前膜形成的同时伴有玻璃体黄斑牵引，则容易产生黄斑囊样水肿，甚至板层黄斑裂孔。

3. 黄斑中心凹被牵引，将发生变形、移位。黄斑周围小血管被前膜牵引、压迫，产生扩张、变形、静脉回流障碍和毛细血管血流速度降低等，将导致血管渗漏、出血斑等现象。

（三）辅助检查

1. Amsler 方格表　可查出视物变形。

2. 眼底镜检查　通常可见眼底黄斑区呈金箔样或玻璃膜样反光、内界膜皱褶和黄斑区形态扭曲变形，多数患者伴有玻璃体完全性或不完全性后脱离。

3. 视野检查　黄斑前膜患者早期可无视野缺损，晚期视野改变多数为不同程度的光敏感度下降。可能与黄斑前膜遮挡、视敏感度差、视网膜水肿、光感受器排列紊乱及血管渗漏等有关。利用光敏感度及光阈值的波动，可以对黄斑前膜的病程进展及手术效果进行视功能评价。

4. FFA　轻度的 MEM 在 FFA 中可显示正常，或表现为视网膜小血管轻度弯曲，严重的前膜可出现牵拉所致的视网膜血管走行异常及荧光素渗漏。MEM 较厚且有黄斑囊样水肿者呈花瓣状渗漏，并可表现为不同程度的荧光遮蔽。合并黄斑裂孔者在裂孔相应处出现窗样荧光缺损，造影晚期可呈现前膜荧光染色造成的强荧光及视网膜水肿。

5. OCT　在 OCT 检查中，MEM 可显示为与黄斑部视网膜内层相连的中高增强增宽的光带，有时前膜与内界膜广泛粘连而难以分辨其界限，有时可呈团块状向玻璃体腔凸起。视网膜增厚，如伴有黄斑水肿，其 OCT 检查结果可呈中心凹变浅或消失。神经上皮层部分缺失，则形成板层黄斑裂孔。此外，OCT 检查还可定量测量 MEM 厚度。

通过 OCT 检查即可明确黄斑前膜的诊断，特别是在早期临床表现轻微，眼底检查仅出现金箔样或玻璃膜样反光时，OCT 即能显示黄斑前膜，如图 12-3-1。

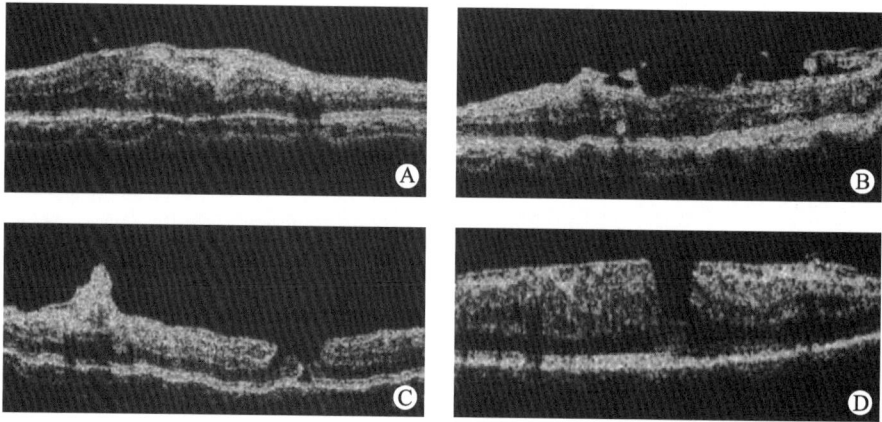

A：与黄斑部视网膜内层相连的中高增强增宽的光带，前膜与视网膜内表面广泛粘连，界限难以分辨；
B：黄斑前膜边缘翘起，厚薄不均，黄斑区水肿；C：黄斑前膜呈团块状凸向玻璃体腔，形成板层黄斑裂孔；
D：中心凹呈陡峭状外形，形成假性黄斑裂孔。

图 12 - 3 - 1　黄斑前膜的各种 OCT 表现

6. OCTA　使用 OCTA，可无创、定期监测患者视网膜黄斑中央区厚度，视网膜浅层、深层血管网黄斑中心无血管区大小，黄斑区浅层、深层血管网的血流密度及黄斑区周围微血管的形态等多个指标。

7. 视觉电生理检查　黄斑区功能测定常选用视觉电生理检查，包括 ERG、多焦 ERG（multifocal electroretinogram，mf ERG）、VEP 和 EOG 等。其中 mf ERG 检查具有客观、准确、定量、定位的特点，能够更加精确、快速地测定后极部视网膜范围内的视功能。特发性黄斑前膜对视网膜电活动影响不大，早期的视觉电生理检查一般无明显异常，晚期局部黄斑 ERG 和 mf ERG 可出现不同程度的波幅降低，被认为可能与黄斑前膜对视网膜组织的牵拉，造成光感受器细胞的排列方向发生改变等有关。此项检查作为评价视功能的客观和敏感的指标，对分析病情进展和手术效果有重要意义。

三、诊断及鉴别诊断

（一）西医诊断要点

根据病史、临床表现及眼科专科检查等进行诊断及鉴别诊断。

1. 病史　本病多见于中老年人，或伴有糖尿病、高血压、高脂血症、屈光不正等病史，以及眼部手术、眼外伤、眼内炎症及眼内光凝等。

2. 视力　患者早期视力下降症状不明显，当 MEM 累及黄斑中心凹时就会出现视力减退、视物变形、视物变小等视功能改变。

3. 眼底检查　患者眼底黄斑区呈金箔样反光、内界膜皱褶、黄斑区形态扭曲变形。

分期：1987 年 Gass 将 IMEM 分为 3 期。具体为：0 期：玻璃纸样黄斑病变期，透明膜在黄斑区形成，视网膜内层不变形，仅行眼底检查可显示为黄斑区金箔样或玻璃纸样反光；1 期：有皱褶的玻璃纸样黄斑病变期，前膜收缩后下方视网膜内表面变形，出现不规则小褶皱，产生不规则光反射，皱缩有时可产生黄斑小血管弯曲，其视力一般不低于 0.5；2 期：黄斑前膜期，前膜较厚，呈灰白色，部分遮盖下方视网膜血管，视网膜明显变形、皱缩。严重者伴随视网膜水肿、小出血斑、棉絮斑或局部浆液性视网膜脱离。荧光血管造影显示，后极部小血管渗漏，视网膜水肿，视力明显下降，严重者可低于 0.1。

（二）中医辨病要点

眼底见水肿、皱褶、变形等多为实证。视物模糊。

（三）中医辨证分型

黄斑前膜在中医上属于视瞻昏渺或视直如曲的范畴。

1. 脾虚湿困证　辨证要点为视物昏蒙，视物变形，黄斑区"玻璃纸"膜褶皱、变形、水肿或裂孔；可伴胸膈胀满，眩晕心悸，肢体乏力；舌质淡白，边有齿印，苔薄白，脉沉细或细。

2. 阴虚火旺证　辨证要点为视物变形，视力突然下降，黄斑部可见"玻璃纸"膜褶皱、变形、水肿或裂孔；口干欲饮，潮热面赤，五心烦热，盗汗多梦，腰酸膝软；舌质红，苔少，脉细数。

3. 痰瘀互结证　辨证要点为视物变形，视力下降，病程日久，眼底可见黄斑区"玻璃纸"膜褶皱、变形、水肿或裂孔；伴见形体肥胖，头重胸闷，纳食呆钝；舌淡，苔薄白腻，脉弦滑。

4. 肝肾两虚证　辨证要点为视物模糊，视物变形，眼底可见黄斑区"玻璃纸"膜褶皱、变形、水肿或裂孔；常伴有头晕失眠或面白肢冷，精神倦怠，腰膝无力；舌淡红，苔薄白，脉沉细无力。

（四）鉴别诊断

1. DR　确诊为糖尿病的患者，常双眼发病。早期多无自觉症状，病久可有不同程度的视力减退、眼前黑影，或视物变形，重则失明。早期眼底可见微血管瘤、小点状或圆形出血，病情发展可出现视网膜小血管异常、硬性渗出或棉絮样斑块、无灌注区、新生血管、玻璃体积血及增生性病变。

2. 高血压视网膜病变　高血压视网膜病变常累及双眼，表现为视力逐渐下降或骤降，或无眼部症状，偶由眼底检查发现。早期视网膜动脉普遍缩窄，管径不规则、粗细不均匀。随着病情进展，动脉管壁增厚，出现动静脉比增加，动脉反光增强，血管内血柱色浅几乎不见，动脉迂曲，特别是黄斑区小血管，常呈螺旋状弯曲、动脉分支呈锐角及动静脉交叉征等动脉硬化表现。当病情进一步加重，末梢血管管壁受损，屏蔽功能失常，后极部出现视网膜水肿、出血、棉絮斑及硬性渗出斑，有时可见微血管瘤。

3. 原发性视网膜脱离　又称"孔源性视网膜脱离"，多见于高度近视患者，是视网膜变性和玻璃体液化综合作用的结果。在视网膜脱离发生前，往往有飞蚊、眼前移动性黑影、眼前闪光感等先兆症状。当视网膜发生部分脱离时，脱离对侧出现幕样遮挡或视物不见；视网膜发生全脱离时，视力严重下降，甚至仅存光感。脱离的视网膜呈灰白色隆起，表面高低起伏，血管爬行其上。可有一个或数个马蹄形、圆形的红色裂孔，或锯齿缘断离。

四、治疗

（一）西医常规治疗

目前，黄斑前膜尚无有效的药物治疗，主要包括随访观察或手术治疗。

对于 MEM 的手术指征目前尚无统一标准，手术与否取决于患眼视力下降程度、预期视力要求及是否伴有眼部其他疾病，还有患者年龄及对侧眼情况等。患者视力轻度下降或有轻微的视物变形，为情况比较稳定的轻度 MEM，无须特殊处理，可定期随访观察。

当视力低于 0.3 或患者有进行性视力下降、视野缺损、视物严重变形，影响生活质量，即使视力 >0.5，患者主动要求即可考虑手术治疗。可采用玻璃体切除联合剥除黄斑前膜，气液交换后玻璃体腔填充消毒空气或惰性气体，术后保持俯卧位至气体吸收。对继发性黄斑前膜应先针对病因进行原发病治疗，如葡萄膜炎、视网膜血管病变等，必要时仍可采用玻璃体切除联合黄斑前膜剥除手术。

手术剥除黄斑前膜的范围：增生膜的范围一般比肉眼可见的范围大。膜的剥离范围并无统一标准，一般为颞侧距黄斑中心 2~3 个视盘直径，鼻侧达视盘，上下方达血管弓。原则上要将可以看到的膜全部剥除，允许少量残留。膜的范围特别大时，如果没有操作中过分牵拉而造成周边视网膜裂孔的危险，可剥离达赤道部。

黄斑前膜剥除后暴露的内界膜呈"皱褶状"，在开始进行膜剥离的位置，甚至有一隆起的嵴。这些组织被提起后，将呈线条状而不裂开；因轴浆流阻滞，视网膜神经纤维层常常变白，或内界膜表面常可见到一些小的出血斑，这种情况多出现于较厚的黄斑前膜剥除后。剥膜手术前后的 OCT 见图 12-3-2。

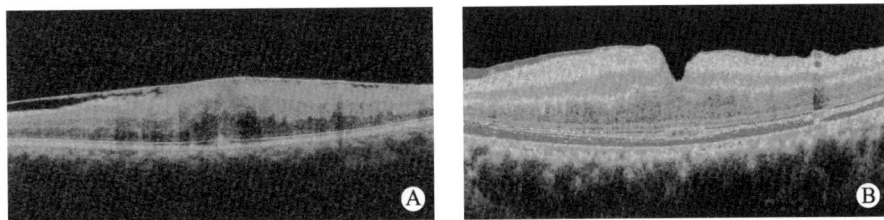

A：黄斑前膜与视网膜内表面广泛粘连，黄斑区隆起、水肿，视力 0.1；B：术后 2 个月，黄斑区膜样高反光带消失，黄斑区水肿消退，黄斑中心凹形态恢复，视力 0.6。

图 12 - 3 - 2　黄斑前膜剥除手术前后 OCT 表现

（二）中医辨证施治

1. 脾虚湿困证

表现：视物昏蒙，视物变形，黄斑区"玻璃纸"膜褶皱、变形、水肿或裂孔；可伴胸膈胀满，眩晕心悸，肢体乏力。

舌脉：舌质淡白，边有齿印，苔薄白，脉沉细或细。

治法：健脾利湿。

方药：参苓白术散（《太平惠民和剂局方》）加减。组成：莲子肉 9 g，薏苡仁 9 g，砂仁 6 g，桔梗 6 g，白扁豆 12 g，白茯苓 15 g，人参 15 g，炒甘草 10 g，白术 15 g，山药 15 g。

方解：方中人参大补脾胃之气，白术、茯苓健脾渗湿，共为君药。山药、莲子肉既能健脾，又有涩肠止泻之功，二药可助参、术健脾益气，兼以厚肠止泻；白扁豆健脾化湿，薏苡仁健脾渗湿，二药助术、苓健脾助运，渗湿止泻，四药共为臣药。佐以砂仁芳香醒脾，行气和胃，既助除湿之力，又畅达气机；桔梗宣开肺气，通利水道，并能载药上行，以益肺气而成培土生金之功。炙甘草健脾和中，调和药性，为使药。诸药相合，益气健脾，渗湿止泻。水肿明显者，加泽兰、益母草以利水消肿。

2. 阴虚火旺证

表现：视物变形，视力突然下降，黄斑部可见"玻璃纸"膜褶皱、变形、水肿或裂孔；口干欲饮，潮热面赤，五心烦热，盗汗多梦，腰酸膝软。

舌脉：舌质红，苔少，脉细数。

治法：滋阴降火。

方药：生蒲黄汤（《中医眼科六经法要》）合滋阴降火汤（《审视瑶函》）加减。组成：生蒲黄 25 g，墨旱莲 30 g，藕节 30 g，丹参 20 g，牡丹皮 15 g，生地黄 15 g，郁金 15 g，荆芥炭 10 g，山栀子 10 g，川芎 9 g，甘草 9 g，当归 10 g，白芍 10 g，川黄柏 10 g，生知母 10 g，熟地黄 15 g，天花粉 6 g，玄参 10 g，桔梗 9 g。

方解：生蒲黄汤方中以蒲黄、墨旱莲、藕节、荆芥炭凉血止血；牡丹皮、山栀子清血中郁热；丹参、生地黄、川芎养血活血，可使肝血得养，止血而不留瘀，郁金疏肝行气，清心凉血；甘草解毒和中，调和诸药。诸药合用，共奏凉血止血、活血化瘀之功。滋阴降火汤中当归活血化瘀，补血和血，白芍养血调经，敛阴柔肝止痛，知母、熟地黄、玄参滋阴降火，天花粉泻火生津，桔梗引药上行兼祛痰。可于方中加三七粉、郁金以助活血化瘀；若出血日久不吸收者，可加丹参、泽兰、浙贝母等活血消滞；大便干结者，可加火麻仁润肠通便。

3. 痰瘀互结证

表现：视物变形，视力下降，病程日久，眼底可见黄斑区"玻璃纸"膜褶皱、变形、水肿或裂孔；伴见形体肥胖，头重胸闷，纳食呆钝。

舌脉：舌淡，苔薄白腻，脉弦滑。

治法：化痰祛瘀，软坚散结，活血明目。

方药：化坚二陈丸（《金鉴》）加减。组成：陈皮 10 g，制半夏 10 g，茯苓 15 g，炒僵蚕 6 g，黄连 5 g，生甘草 5 g，荷叶 10 g，红花 6 g。

方解：方中二陈汤健脾化痰，理气祛湿而散结；加红花活血祛瘀，僵蚕化痰散结，黄连清热燥湿，荷叶清热明目散结。全方共奏清热燥湿，化痰散结之功。常加丹参、川芎、牛膝等活血通络；瘢痕明显者，可加浙贝母、鸡内金软坚散结。

4. 肝肾两虚证

表现：视物模糊，视物变形，眼底可见黄斑区"玻璃纸"膜褶皱、变形、水肿或裂孔；常伴有头晕失眠或面白肢冷，精神倦怠，腰膝无力。

舌脉：舌淡红，苔薄白，脉沉细无力。

治法：补益肝肾。

方药：四物五子丸（《普济方》）或加减驻景丸（《医方类聚》）加减。组成：四物五子丸：熟地 12 g，制首乌 12 g，黄精 12 g，菟丝子 12 g，枸杞子 12 g，覆盆子 12 g，桑椹 12 g，丹参 12 g，车前子（包煎）9 g，川芎 6 g。驻景丸：菟丝子 20 g，车前子（包煎）30 g，熟地黄 15 g。

方解：四物五子丸：方中熟地黄、白芍、当归、川芎能滋养肝血，补养肝阴；枸杞子、覆盆子、地肤子、车前子、菟丝子五子质柔多润，能补肾养精，精血足，瞳神得养，则目昏等症可除。驻景丸：菟丝子补肝又补肾，平补不燥烈；车前子泄肝热而明目，目得肝血而能视；熟地黄能补血滋阴而养肝益肾，肾精上注则目明。三药相合可使肝肾得充，增强目力。

（三）其他中医治法

1. 中成药治疗 根据证型选用参苓白术丸、知柏地黄丸、杞菊地黄丸、生脉饮、血府逐瘀口服液等。

2. 针刺治疗 主穴选睛明、球后、承泣、瞳子髎、攒竹、风池；配穴选完骨、百会、合谷、肝俞、肾俞、脾俞、足三里、三阴交、光明。每次选主穴 2 个，配穴 2~4 个，根据辨证施以补泻，每天 1 次，留针 30 分钟，10 天为 1 个疗程（表 12-3-1）。

表 12-3-1 黄斑前膜针灸治疗常用穴位

穴名	取穴	释义
睛明 BL1	在面部，目内眦内 内上方眶内侧壁凹陷中	手太阳小肠经、足太阳膀胱经、足阳明胃经、阳跷脉与阴跷脉的会穴；功效：祛风，清热，明目
球后 EX-HN7	先取承泣，承泣位于眼球正下方，眼眶骨凹陷处，承泣与外眦沿眶下缘连线中点处取穴	经外奇穴；功效：清热泻火，明目退翳
承泣 ST1	在面部，眼球与眶下缘，瞳孔直下	阳跷脉、任脉、足阳明胃经交会穴；功效：祛风，清热，明目
瞳子髎 GB1	在面部，目外眦外侧 0.5 寸凹陷处	足少阳胆经；功效：疏散风热，明目退翳，平肝熄风
攒竹 BL2	在面部，眉头凹陷中，额切迹处	足太阳膀胱经；功效：舒筋活络，清肝明目
风池 GB20	颈后枕骨下，胸锁乳突肌上端与斜方肌上端之间的凹陷处	足少阳胆经；功效：平肝熄风，清热解表，清头明目
完骨 GB12	在头部，耳后乳突后下方凹陷处，按压时有波动感	足少阳胆经；功效：祛风、清热、宁神
百会 DU20	两耳尖连线的中点与头中线的交点	督脉与各条经脉交汇；功效：升阳举陷，温阳散寒，开窍明目、调节气血
合谷 LI4	以一手的拇指指间关节横纹，放在另一手拇、食指之间的指蹼缘上，当拇指尖下是穴	手阳明大肠经；功效：清热解表，明目聪耳，通络镇痛
肝俞 BL18	在脊柱区，第 9 胸椎棘突下，后正中线旁开 1.5 寸	足太阳膀胱经；功效：疏肝利胆，理气、明目

（续）

穴名	取穴	释义
肾俞 BL23	在脊柱区，第 2 腰椎棘突下，后正中线旁开 1.5 寸	足太阳膀胱经；功效：补肾
脾俞 BL20	在脊柱区，第 11 胸椎棘突下，后正中线旁开 1.5 寸	足太阳膀胱经；功效：健脾益气，和胃化湿
足三里 ST36	在小腿外侧，外膝下 3 寸，胫骨前嵴外侧约 1 横指处	足阳明胃经；功效：和胃健脾，通腑化痰，升降气机
三阴交 SP6	在小腿内侧，内踝尖上 3 寸，胫骨内侧缘后际	足厥阴肝经、足太阴脾经、足少阴肾经交会穴；健脾祛湿、安神调经
光明 GB37	位于人体的小腿外侧，外踝尖上 5 寸，腓骨前缘	足少阳胆经络穴；功效：舒肝明目、活络消肿

（四）预防与调护

1. 饮食有节，食宜清淡，多吃新鲜水果、蔬菜，忌肥腻厚味、辛辣刺激、煎炸炙煿及生冷之品，戒烟酒。

2. 因太阳辐射、可见光均可致黄斑损伤，日光下应戴遮阳帽，雪地、水面应戴滤光镜，以保护眼睛免受光的损害。

五、评述与体会

随着社会进步和医疗水平的不断发展，MEM 的诊断和治疗显得越来越重要。临床上，应注意对黄斑前膜的远期追踪观察。黄斑前膜有特发性和继发性两种类型，后者可继发于视网膜脱离、视网膜静脉阻塞、葡萄膜炎、白内障摘除、外伤或其他眼部疾病，因此需要积极治疗原发性疾病。眼底照相和眼底镜检查对于诊断黄斑前膜不可或缺，OCT 检查即可确诊，FFA 检查能够提示视网膜血管的功能，亦可作黄斑前膜手术指征的评估，视野检查可以对黄斑前膜的病程进展及手术效果进行视功能评价。OCTA 检查的出现，为 MEM 的诊断和术后评估提供了更多的参考依据，避免了 FFA 检查时需要静脉注射造影剂所带来的不便与风险。视觉电生理检查亦是评价术后视功能的客观指标，特别是局部黄斑 ERG 和多焦 ERG，能较敏感地反映黄斑区视功能的恢复情况，并作出定量、定位分析。目前手术治疗黄斑前膜成功率很高，一般预后较好，影响预后的因素包括术前已经存在的黄斑不可逆损害、术前视力、出现明显的视力下降或视物变形持续的时间、是否存在黄斑囊样水肿、前膜的形态、厚度及对黄斑组织牵拉的程度、手术过程中有无晶状体、视神经和视网膜损伤、膜的残留程度及有无手术并发症等，需要对黄斑形态和功能进行综合评价。非手术治疗 MEM 的方法也处于探索阶段，依然是未来研究的重点。

中医辨证论治对于黄斑前膜的治疗具有很大潜力，发挥我国传统医药的优势，是值得我们进一步探索的。

≫≫ 参 考 文 献 ≪≪

1. CUBUK M O, UNSAL E. Anatomic and functional results of idiopathic macular epiretinal membrane surgery. Int J Ophthalmol, 2020, 13(4): 614 - 619.

2. SIGLER E J, RANDOLPH J C, CALZADA J I, et al. Incidence, morphology and classification of epimacular membrane rip. Retina, 2013, 33(6): 1158 - 1165.

3. AUNG K Z, MAKEYEVA G, ADAMS M K, et al. The prevalence and risk factors of epiretinal membranes: the Melbourne Collaborative Cohort Study. Retina, 2013, 33(5): 1026 - 1034.

4. 陈艳. 高度近视黄斑中心凹神经上皮层厚度及黄斑区形态的 OCT 检测. 郑州大学, 2012.

5. 杨金波, 谢琳. 黄斑前膜形成的病因及机制研究进展. 山东医药, 2019, 59(21): 86 - 89.

6. KLEIN R, KLEIN B E, WANG Q, et al. The epidemiology of epiretinal membranes. Trans Am Ophthalmol Soc, 1994, 92: 403 - 425.

7. GANDORFER A, ROHLEDER M, KAMPIK A. Epiretinal pathology of vitreomacular traction syndrome. Br J Ophthalmol, 2002, 86(8): 902.

8. WERTHEIMER C, EIBLLINDNER K H, COMPERA D, et al. A cell culture technique for human epiretinal membranes to describe cell behaviorand membrane contraction in vitro. Graefes Arch Clin Exp Ophthalmol, 2017, 225(11): 2147 - 2155.

9. GILBERT C, HISCOTT P, UNGER W, et al. Inflammation and the formation of epiretinal membranes. Eye, 1988, 2(Suppl): 140.

10. MYOJIN S, YOSHIMURA T, YOSHIDA S, et al. Gene expression analysis of the irrigation solution samples collected during vitrectomy for idiopathic epiretinal membrane. PLoS One, 2016, 11(10): e164355.

11. DEMIR G, TOPCU H, CAKMAK S, et al. Assessment of neutrophil-to-lymphocyte ratio, platelet-to-lymphocyte ratio, and mean platelet volume in patients with idiopathic epiretinal membrane. Ther Adv Ophthalmol, 2021, 13: 25158414211010546.

12. TUHINA P, AMRISHA V, QIUHONG L. Expression and cellular localization of the Mas receptor in the adult and developing mouse retina. Mol Vis, 2014, 20: 1443 - 1455.

13. LIMB G A, KAPUR S, WOON H, et al. Expression of mRNA for interleukin 6 by cells infiltrating epiretinal membranes in proliferative vitreoretinopathy. Agents Actions, 1993, 38(2): 73 - 76.

14. QIU Q H, CHEN Z Y, YIN L L, et al. Effects of estrogen on collagengel contraction by human retinal glial cells. Clin Med J, 2012, 125 (22): 4098 – 4103.

15. MESTER V, KUHN F. Internal limiting membrane removal in the management of full-thickness macular holes. Am J Ophthalmol, 2000, 129(6): 769 – 777.

（郝晓凤　孙梅　苗梦璐）

第四节　黄斑裂孔

黄斑裂孔（macular hole，MH）是指黄斑部视网膜神经感觉层全层发生穿孔，即从内界膜到光感受器外段全层缺损。根据病因分为特发性黄斑裂孔（idiopathic macular hole，IMH）和非特发性黄斑裂孔，IMH 是指原因尚未明确的黄斑中心凹全层神经视网膜缺损，眼部无明显相关的原发病变，最为常见，占所有黄斑裂孔的 83%；非特发性黄斑裂孔多由眼外伤、高度近视、葡萄膜炎等玻璃体视网膜病变所致，临床表现为视力下降、由感光细胞离心位移引起的视力变形和中心凹裂孔所致的中心暗点等视力损害。

有关该病发病率的报道不一，The Blue Mountains 报道为 0.02%，The Baltimore Eye Study 报道为 0.33%。IMH 多发于 50 岁以上人群，发病年龄平均为 57~66 岁，55 岁以上人群发病率约 3.3%，对侧眼发病率为 3%~22%，女性与男性比例约为 2：1。Van Deemter 等证实，50 岁以上女性的玻璃体内戊糖素积聚较快，这与 PVD 不完全有关。

随着世界人口老年化和我国老年人口比例的不断增加，IMH 的研究日益受到重视，特别是近十余年来，对黄斑部病变的认识不断深入，对 IMH 的发病机制与诊断治疗方面也取得了较大进步。

本病中医文献尚无直接对应的病名，临床根据患者视功能的损害程度和病变的不同阶段，可与中医学"视惑""视瞻昏渺""视直为曲""暴盲"等病症相似。

一、病因病机

（一）中医病因病机

黄斑裂孔属于中医学"视惑""视瞻昏渺""视直为曲""暴盲"范畴，对其病因病机的认识如下。

1. 禀赋不足，肾精亏虚或劳瞻竭视，精血暗耗，肝肾两虚，目失所养，则神膏稀薄，视衣失养，则生裂孔。

2. 饮食不节，损及脾胃，脾虚失运，水湿内停，上泛神膏，致神膏混浊，或郁遏化热，熏蒸目窍，迫血外溢，积于视衣。

3. 过用目力，气阴两伤，气虚帅血乏力，阴虚血行滞涩，目中瘀血阻络，或气不摄血，血不循经，溢于络外，或水液外渗，致视衣不固。

4. 情志不舒，肝气郁滞，气郁日久，既可化热，又致血瘀，热迫血行，常致出血，瘀血阻络，气血津液失常渗于视衣。

（二）西医发病机制

黄斑裂孔的形成与黄斑区玻璃体视网膜界面关系异常有关。正常生理情况下，玻璃体皮质与黄斑区视网膜紧密连接，当眼球运动时，玻璃体运动牵引黄斑部。在病理情况下，玻璃体发生浓缩、收缩时，对黄斑部的牵引更为明显。早期，许多学者认为玻璃体视网膜界面的牵拉力可能为 IMH 形成的重要原因。其中，玻璃体收缩及 PVD 发挥了主要作用，而 ERM 可能在黄斑孔形成后对其起到了扩大的作用。

但是，Gass 在对大样本 IMH 分析时发现，只有 12% 的患者发生 PVD，从而推测玻璃体对视网膜的前后牵拉不是 IMH 形成的主要原因，相反，PVD 的发生在一定程度上阻止了 IMH 的进一步发展。并且通过生物显微镜及眼底荧光血管造影对 IMH 患者进行长期随访观察后指出，黄斑中心凹表面的玻璃体后皮质发生皱缩并产生切线方向牵拉，是导致黄斑裂孔形成的重要原因，并将 IMH 分为四期，同时指出，Müller 细胞为 MH 形成中的关键因素。Müller 细胞在黄斑中心凹呈一倒锥形，称为 Müller 细胞锥，该结构富含叶黄素，是黄斑中心凹的主要支撑结构，起到将光感受器细胞聚集在中心凹处的作用。由于 Müller 细胞侵入后极部玻璃体皮质并增殖，后极部玻璃体皮质收缩，Müller 细胞锥受到破坏，从而使光感受器细胞向离心方向迁移并形成 MH。

然而临床上我们发现，有些Ⅳ期 IMH 患者发生 PVD，黄斑裂孔仍继续扩大，有些 IMH 患者手术后已经闭合的黄斑裂孔会再次裂开，这些现象提示除玻璃体的作用以外，其他的因素也可能在 IMH 的发生和发展过程中扮演重要角色。IMH 伴发黄斑前膜的发生率超过 65%，Blain 发现在Ⅳ期孔的黄斑前膜的发生率（76.9%）明显高于Ⅲ期孔（24.6%），故认为黄斑前膜继发于裂孔形成，但会对裂孔的进一步扩大产生影响。前文已述，黄斑前膜含有多种细胞成分，呈炎症及增殖改变，而内界膜本身不含细胞成分及纤维条索，但它可充当视网膜表面细胞增殖的支架，并与视网膜表面增生组织粘连紧密，以及内界膜本身内在的张力，均可造成对黄斑区的切线牵拉，两者在 IMH 的发生发展中均起一定作用。在术中联合剥除黄斑前膜后，裂孔愈合率比单纯玻璃体切除更高。联合剥除内界膜，IMH 术后的闭合率为 95%～100%。因此在 IMH 发展过程中，除玻璃体对视网膜的牵拉作用外，ERM 内界膜也参与了 IMH 的发展过程。

总之，玻璃体前后牵拉和切向牵引对 IMH 的发生和发展均起作用，内界膜也为视网膜表面增生组织提供了支架，且其自身内在的离心性张力参与了裂孔的扩大过程。此外，研究发现，眼内压也可能参与 IMH 的形成和发展，但有待进一步证实。

二、临床表现

（一）症状

本病起病隐匿，病程进展缓慢，有时在另一眼被遮盖时才被发现。早期可无症状，随着病情的发展，不同期的临床表现有所不同，常见症状包括视力下降、视物变形、眼前有中心暗点等。视力常降低 0.05 ~ 0.5，平均为 0.1。用 Amsler 方格表可查出视物变形及中心暗点。

（二）体征

1. 眼底黄斑部中央可见 1/4 ~ 1/2 PD 大小的暗红色孔，边缘清晰，孔底可有黄色颗粒。用窄裂隙灯光束照射中心凹前，患者描述中心光线有中断，即 Watzke-Allen 现象。

2. 多数患者伴随玻璃体不完全或完全性后脱离。此外，由于多发生于老龄人群，常有不同程度的晶状体混浊。

（三）并发症

非特发性黄斑裂孔也可并发视网膜脱离。

（四）临床分期

Gass 将特发性黄斑裂孔分为 4 期（图 14 - 4 - 1）。

1. Ⅰ期　起病初期，玻璃体牵引导致中心凹变浅或消失，玻璃体透明、无后脱离，尚未形成裂孔，可有黄斑囊肿。该期又分为Ⅰ期 A：黄斑区有直径大小为 100 ~ 200 μm 的黄色斑点和黄色环（系中心小凹脱离区的叶黄素收缩所致）；Ⅰ期 B：直径大小为 200 ~ 350 μm 的灰黄斑块，环形周边放射状皱褶，有时可见玻璃体牵引和 ERM 存在，视力为 0.3 ~ 0.8。据统计，约 50% 的Ⅰ期患者会进展为全层裂孔，其余患者在发生中心凹处自发性 PVD 后自行缓解，黄斑区的黄色斑点和黄色环是发生裂孔的高危现象。

2. Ⅱ期　早期裂孔形成，即起病数周到数月，玻璃体切线方向进一步牵拉，出现中央小凹旁视网膜神经上皮全层破裂并逐渐扩大，一般孔径 < 350 μm，为一种小的偏心全层裂孔，形状有半月形、马蹄形或圆形，孔缘一般无晕环，裂孔下可见黄色玻璃疣状沉着物，视力降到 0.1 ~ 0.6，多数于 1 年内进展到Ⅲ期。

3. Ⅲ期　病情进一步发展，经过 2 ~ 6 个月，全层黄斑裂孔形成，神经上皮全层破裂，裂孔进一步扩大成圆形，伴不同程度的孔周囊样水肿，有或无游离盖，孔径大小在

500 μm 左右，有玻璃体牵引但无 PVD，视力在 0.05 ~ 0.3。据统计，此期约 40% 的患眼会进展到Ⅳ期，约 80% 患眼视力相对稳定，病程长者可发生 ERM 和 RPE 脱失。

4. Ⅳ期 裂孔较Ⅲ期大，伴玻璃体后皮质完全脱离或可见游离盖。

特发性黄斑裂孔发生视网膜脱离的机会很少。

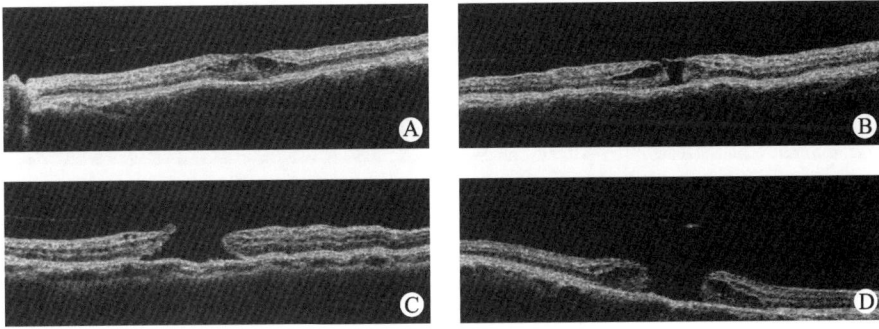

A：Ⅰ期 中心凹消失，尚未形成裂孔，可见玻璃体牵引；B：Ⅱ期 视网膜神经上皮出现全层破裂，孔径小；C：Ⅲ期 视网膜神经上皮全层破裂，孔径增大，有玻璃体牵引；D：Ⅳ期 视网膜神经上皮全层破裂，孔缘伴水肿，PVD。

图 12 - 4 - 1 特发性黄斑裂孔分期（Gass）

（五）辅助检查

1. OCT OCT 检查对黄斑裂孔的观察非常直观、确切，可以提供黄斑裂孔及其深部的视网膜切面特征，分析黄斑裂孔的形态、大小、位置、视网膜及玻璃体的关系，确定是否存在黄斑囊样水肿、黄斑区脱离及黄斑前膜，并可清晰鉴别全层孔、板层孔或假性黄斑孔。对于单眼 IMH 患者，OCT 检查还可用于评价对侧眼形成 MH 的风险。在一项研究中，21% 的患者对侧眼存在玻璃体黄斑异常。Ⅰ期显示黄斑小凹失去原有的凹陷而变平坦，中心凹有囊样间隙，玻璃体纤维斜向插入中心凹。Ⅱ期可见烧瓶状视网膜全层缺失；裂孔上口处尚可看到视网膜瓣，玻璃体后表面插入中心凹或中心凹旁区域，说明有玻璃体黄斑牵引。Ⅲ期切面显示烧瓶状视网膜全层缺失。Ⅳ期切面显示烧瓶状视网膜全层缺失，玻璃体后表面与视网膜彻底分开。OCT 检查进一步证实和完善了 Gass 对 IMH 的分期，并对判断手术指征及预后有重要的指导意义。

2. FFA 眼底荧光血管造影可清晰显示黄斑区毛细血管拱环形态，已发生病变的小血管的变形、扭曲现象，以及来自病变区域的异常强荧光、荧光遮蔽或点状、不规则状的荧光渗漏。在 IMH 早期，眼底表现仅中心凹变浅，黄斑区黄色斑点，尚未出现视网膜色素上皮改变，这时荧光血管造影一般无明显异常改变。如病变进一步发展，可发现因 RPE 损害造成的窗样透见荧光（图 12 - 4 - 2）。如孔周脱离明显，还可见中心高荧光外的环状弱荧光区。

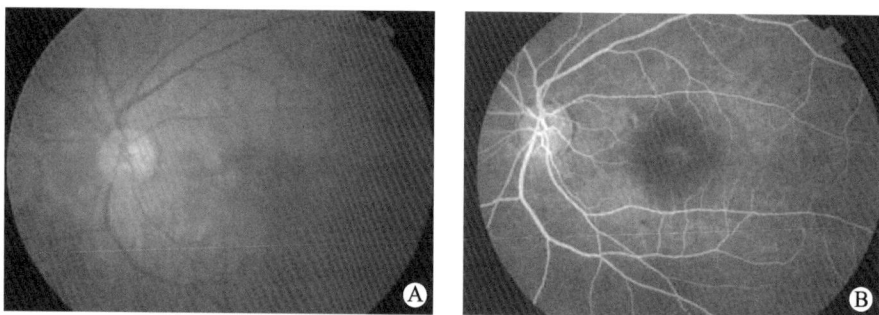

A：眼底彩照，全层裂孔形成；B：FFA，黄斑区透见荧光。

图 12 - 4 - 2　特发性黄斑裂孔、眼底改变

3. Amsler 表检查　方格变形或中心暗点。

4. mf ERG 呈现中心凹 P1 波反应密度明显降低或平坦，同时伴有黄斑部的 P1 波反应密度降低。说明黄斑区细胞功能普遍降低，中心凹反应明显下降或消失。mf ERG 可作为评价视功能的客观和较敏感的指标，对分析病情进展和手术效果有重要意义。

5. 视野、微视野

（1）视野　早期特发性黄斑裂孔可无视野异常，晚期多数存在不同程度的光敏感度下降，可能与视敏度差、视网膜水肿、光感受器排列紊乱、黄斑前膜遮挡及血管渗漏等有关。利用光敏感度的变化及光阈值的波动，可以对特发性黄斑裂孔的进展及手术效果进行视功能评价。

（2）微视野　微视野检查可在 MH 术前提供更全面的视功能信息，对手术范围有一定的指导作用，且平均视敏度及固视信息是预测 MH 术后视功能的理想指标，相对于固视位置改变来讲，固视的稳定性对于视力恢复的影响更大，应尽量在手术中避免损伤固视点的视网膜组织。

三、诊断及鉴别诊断

（一）西医诊断要点

1. 病史与症状　可有外伤、高度近视等病史。中心视力下降。

2. 体征　黄斑部中央见边缘清晰的暗红色孔。

3. 辅助检查　OCT、FFA 检查可明确诊断。

（二）中医辨病要点

眼底见黄斑裂孔多为本虚标实。

1. 视物模糊，眼前有中心暗点，或伴有视物变形。

2. 眼底视网膜黄斑区裂孔。

（三）中医辨证分型

1. **脾虚湿困证** 辨证要点为视物昏蒙，视物变形，黄斑区视网膜裂孔；可伴胸膈胀满，眩晕心悸，肢体乏力；舌质淡白，边有齿印，苔薄白，脉沉细或细。

2. **阴虚火旺证** 辨证要点为视物变形，视力突然下降，黄斑部视网膜裂孔；口干欲饮，潮热面赤，五心烦热，盗汗多梦，腰酸膝软；舌质红，苔少，脉细数。

3. **痰瘀互结证** 辨证要点为视物变形，视力下降，病程日久，眼底可见黄斑区视网膜裂孔；伴见倦怠乏力，纳食呆钝；舌淡，苔薄白腻，脉弦滑。

4. **肝肾两虚证** 辨证要点为视物模糊，视物变形，眼底可见黄斑区视网膜裂孔；常伴有头晕失眠或面白肢冷，精神倦怠，腰膝无力；舌淡红，苔薄白，脉沉细无力。

（四）鉴别诊断

1. **假性黄斑裂孔** 稍厚的 ERM，在中央空隙处可透见其下的视网膜及脉络膜，在检眼镜或眼底彩照下颇像黄斑裂孔，但无灰色环或黄色沉着物，无洞盖。OCT 图像上表现为中心凹成陡峭的形态，视网膜神经上皮层光带完整。FFA 假裂孔呈现淡淡的强荧光。

2. **玻璃疣及色素上皮脱失与 I 期裂孔的鉴别** 可通过 OCT 或 FFA，结合是否有白内障术史和近期观看日食病史，多能予以区别。

3. **黄斑囊样变性** 当小的囊腔破裂，形成大的囊腔时，检眼镜下可有类似黄斑裂孔的改变，但 OCT 图像可清晰显示完整的视网膜组织及囊腔形成。

四、治疗

（一）西医常规治疗

本病的治疗应根据病因或视网膜脱离的可能性，考虑是否进行手术治疗。I 期黄斑裂孔不需要处理，1/2 患者可自行消失。高度近视所致黄斑裂孔，常并发视网膜脱离，可按原发性视网膜脱离手术或联合玻璃体手术治疗。II 期、III 期和IV期特发性裂孔可通过玻璃体手术治疗。

IMH 手术基本操作为①玻璃体切除；②玻璃体皮质的分离与切除；③ERM 和内界膜剥离；④完全性气液交换；⑤促进裂孔愈合的辅助药物：如自体血清的应用；⑥长效气体填充；⑦术后俯卧低头位 1～2 周。

要仔细辨认黄斑前膜、内界膜和视网膜神经纤维层。黄斑前膜一般较光滑、不易切开；内界膜有光泽、有放射状条纹，具有延展性，容易切开；神经纤维层多呈绒毛状，切破后常伴随点状出血。如有视网膜内的细小的毛细血管性出血，说明已将膜穿透。

内界膜剥除方法为于黄斑区外血管弓旁用锐利的视网膜镊轻轻钩起内界膜后，夹住后如环行撕囊般将 2~3 PD 范围大小的黄斑区视网膜内界膜剥除，有时不能一次完整撕下黄斑区内界膜，可重复几次完成；多数情况下，内界膜很难分辨，可以在切除玻璃体后进行气液交换，后极部注入 0.3% 的台盼蓝 0.2 mL 或 0.05% 吲哚菁绿 0.2 mL，停留2 分钟后用笛针将染色剂吸出，眼内换成液体，此时内界膜被染成淡蓝色或浅绿色，容易辨认，再剥除内界膜，则可以减少视网膜损伤。内界膜剥除后，局部视网膜略呈灰白色，黄斑区的微小皱褶消失。

术后黄斑裂孔闭合形态　Imai 等将闭合裂孔 OCT 形态分为 3 型，包括 U 型（正常黄斑中心凹）、V 型（中心凹陡峭）和 W 型（中心凹感觉神经层缺损）。术后视力与这3 种形态相关，U 型最好，W 型最差。

唐仕波等认为术后黄斑裂孔关闭的 OCT 形态比较复杂，至少表现为以下 4 种类型。Ⅰ型：黄斑中心凹形态恢复，伴局限性的色素上皮层或感光细胞层的缺损；Ⅱ型：黄斑裂孔缘视网膜桥状相连，呈神经上皮层脱离状态；Ⅲ型：黄斑中心凹形态恢复，但中心凹变薄；Ⅳ型：中心凹形态完全恢复，神经上皮层厚度在正常范围。在随访期间，不同愈合形态之间互相转变。OCT 表现为早期以 Ⅰ～Ⅲ型为主，占 81.6%。此时尽管裂孔已闭合，黄斑中心凹恢复了大体的形态结构，但仍伴随不同程度的 RPE、神经上皮层外层（感光细胞层）的缺损或神经上皮层变薄。视力预后以Ⅳ型最佳，Ⅰ～Ⅲ型较差。

（二）中医辨证施治

1. 脾虚湿困证

表现：视物昏蒙，视物变形，黄斑区视网膜裂孔；可伴胸膈胀满，眩晕心悸，肢体乏力。

舌脉：舌质淡白，边有齿印，苔薄白，脉沉细或细。

治法：健脾利湿。

方药：参苓白术散（《太平惠民和剂局方》）加减。组成：莲子肉 9 g，薏苡仁 9 g，砂仁 6 g，桔梗 6 g，白扁豆 12 g，白茯苓 15 g，人参 15 g，炒甘草 10 g，白术 15 g，山药15 g。

方解：方中人参大补脾胃之气，白术、茯苓健脾渗湿，共为君药。山药、莲子肉既能健脾，又有涩肠止泻之功，二药可助参、术健脾益气，兼以厚肠止泻；白扁豆健脾化湿，薏苡仁健脾渗湿，二药助术、苓健脾助运，渗湿止泻，四药共为臣药。佐以砂仁芳香醒脾，行气和胃，既助除湿之力，又畅达气机；桔梗宣开肺气，通利水道，并能载药上行，以益肺气而成培土生金之功。炙甘草健脾和中，调和药性，为使药。诸药相合，益气健脾，渗湿止泻。水肿明显者，加泽兰、益母草以利水消肿。

2．阴虚火旺证

表现：视物变形，视力突然下降，黄斑部可见视网膜裂孔。口干欲饮，潮热面赤，五心烦热，盗汗多梦，腰酸膝软。

舌脉：舌质红，苔少，脉细数。

治法：滋阴降火。

方药：生蒲黄汤（《中医眼科六经法要》）合滋阴降火汤（《审视瑶函》）加减。组成：生蒲黄 25 g，墨旱莲 30 g，藕节 30 g，丹参 20 g，牡丹皮 15 g，生地黄 15 g，郁金 15 g，荆芥炭 10 g，山栀子 10 g，川芎 9 g，甘草 9 g，当归 10 g，白芍 10 g，川黄柏 10 g，生知母 10 g，熟地黄 15 g，天花粉 6 g，玄参 10 g，桔梗 9 g。

方解：生蒲黄汤方中以蒲黄、墨旱莲、藕节、荆芥炭凉血止血；牡丹皮、山栀子清血中郁热；丹参、生地黄、川芎养血活血，可使肝血得养，止血而不留瘀；郁金疏肝行气，清心凉血；甘草解毒和中，调和诸药。诸药合用，共奏凉血止血，活血化瘀之功。滋阴降火汤中当归活血化瘀，和血补血；白芍养血调经，敛阴柔肝止痛；黄柏、知母、熟地黄、玄参滋阴降火，天花粉泻火生津，桔梗引药上行兼祛痰。可于方中加三七粉、郁金，以助活血化瘀；若出血日久不吸收者，可加丹参、泽兰、浙贝母等活血消滞；大便干结者，可加火麻仁润肠通便。

3．痰瘀互结证

表现：视物变形，视力下降，病程日久，眼底可见视网膜裂孔；伴见倦怠乏力，纳食呆钝。

舌脉：舌淡，苔薄白腻，脉弦滑。

治法：化痰软坚，活血明目。

方药：化坚二陈丸（《金鉴》）加减。组成：陈皮 10 g，法半夏 10 g，茯苓 15 g，炒僵蚕 6 g，黄连 5 g，生甘草 5 g，荷叶 10 g。

方解：方中二陈汤健脾化痰，理气祛湿而散结；僵蚕化痰散结，黄连清热燥湿，荷叶清热明目散结。全方共奏清热燥湿，化痰散结之功。常加丹参、川芎、牛膝、红花等活血通络祛瘀；瘢痕明显者，可加浙贝母、鸡内金软坚散结。

4．肝肾两虚证

表现：视物模糊，视物变形，眼底可见黄斑区视网膜裂孔。常伴有头晕失眠或面白肢冷，精神倦怠，腰膝无力等症状。

舌脉：舌淡红，苔薄白，脉沉细无力。

治法：补益肝肾。

方药：四物五子丸（《普济方》）加减或驻景丸（《医方类聚》）加减。组成：四物五子丸：熟地12 g，制首乌12 g，黄精12 g，菟丝子12 g，枸杞子12 g，覆盆子12 g，桑椹12 g，丹参12 g，车前子（包煎）9 g，川芎6 g。驻景丸：菟丝子20 g，车前子（包煎）30 g，熟地黄15 g。

方解：四物五子丸：方中熟地黄、白芍、当归、川芎能滋养肝血，补养肝阴；枸杞子、覆盆子、地肤子、车前子、菟丝子五子质柔多润，能补肾养精，精血足，瞳神得养，则目昏等症可除。驻景丸：菟丝子补肝又补肾，平补不燥烈；车前子泄肝热而明目，目得肝血而能视；熟地黄能补血滋阴而养肝益肾，肾精上注则目明，三药相合，可使肝肾得充，增强目力。

（三）其他中医治法

1. 中成药治疗　根据证型选用参苓白术丸、知柏地黄丸、杞菊地黄丸、生脉饮和血府逐瘀口服液等。

2. 针刺治疗　主穴选睛明、球后、承泣、瞳子髎、攒竹、风池；配穴选完骨、百会、合谷、肝俞、肾俞、脾俞、足三里、三阴交、光明。每次选主穴2个，配穴2～4个，根据辨证补泻，见表12-4-1。

表12-4-1　黄斑裂孔针灸治疗常用穴位

穴名	取穴	释义
睛明 BL1	在面部，目内眦内　内上方眶内侧壁凹陷中	手太阳小肠经、足太阳膀胱经、足阳明胃经、阳跷脉与阴跷脉的会穴；功效：祛风，清热，明目
球后 EX-HN7	先取承泣，承泣位于眼球正下方，眼眶骨凹陷处，承泣与外眦沿眶下缘连线中点处取穴	经外奇穴；功效：清热泻火，明目退翳
承泣 ST1	在面部，眼球与眶下缘，瞳孔直下	阳跷脉、任脉、足阳明胃经交会穴；功效：祛风，清热，明目
瞳子髎 GB1	在面部，目外眦外侧0.5寸凹陷处	足少阳胆经；功效：疏散风热，明目退翳，平肝熄风
攒竹 BL2	在面部，眉头凹陷中，额切迹处	足太阳膀胱经；功效：舒筋活络，清肝明目
风池 GB20	颈后枕骨下，胸锁乳突肌上端与斜方肌上端之间的凹陷处	足少阳胆经；功效：平肝熄风，清热解表，清头明目

（续）

穴名	取穴	释义
完骨 GB12	在头部，耳后乳突后下方凹陷处，按压时有波动感	足少阳胆经；功效：祛风、清热、宁神
百会 DU20	两耳尖连线的中点与头中线的交点	督脉与各条经脉交汇；功效：升阳举陷，温阳散寒，开窍明目、调节气血
合谷 LI4	以一手的拇指指间关节横纹，放在另一手拇、食指之间的指蹼缘上，当拇指尖下是穴	手阳明大肠经；功效：清热解表，明目聪耳，通络镇痛
肝俞 BL18	在脊柱区，第9胸椎棘突下，后正中线旁开1.5寸	足太阳膀胱经；功效：疏肝利胆，理气、明目
肾俞 BL23	在脊柱区，第2腰椎棘突下，后正中线旁开1.5寸	足太阳膀胱经；功效：补肾
脾俞 BL20	在脊柱区，第11胸椎棘突下，后正中线旁开1.5寸	足太阳膀胱经；功效：健脾益气，和胃化湿
足三里 ST36	在小腿外侧，外膝下3寸，胫骨前嵴外侧约1横指处	足阳明胃经；功效：和胃健脾，通腑化痰，升降气机
三阴交 SP6	在小腿内侧，内踝尖上3寸，胫骨内侧缘后际	足厥阴肝经、足太阴脾经、足少阴肾经交会穴；健脾祛湿、安神调经
光明 GB37	位于人体的小腿外侧，外踝尖上5寸，腓骨前缘	足少阳胆经络穴；功效：舒肝明目、活络消肿

（四）预防与调护

1. 饮食有节，食宜清淡，多吃新鲜水果、蔬菜，忌肥腻厚味、辛辣刺激、煎炸炙煿及生冷之品，戒烟酒。

2. 因太阳辐射、可见光均可致黄斑损伤，日光下应戴遮阳帽，雪地、水面应戴滤光镜，以保护眼睛免受光的损害。

五、评述与体会

近年来随着 MH 研究的广泛开展和手术技术的进步，业内广大学者与临床医师对 IMH 的认识逐渐深入，临床诊断 MH 的方法也更为详尽和准确，尤其是 OCT、眼底自发荧光图像、OCT 血管成像和微视野等检查手段的加入，为 MH 诊断、分期、术式参考和预后评估提供了有力的辅助。然而，需要特别指出的是，尽管目前 MH 治疗方式相对有效，但手术风险及术后并发症的发生与规避方面仍需大量的试验研究加以完善。目前认为，早期手术解剖成功率和视功能恢复均优于晚期手术。多项研究表明，黄斑裂孔术后愈合形态与术后视力有一定的相关性。OCT 可获得类似黄斑部组织切面的图像，能更好地了解在术后活体状态下，IMH 愈合的形态特征及其与术后视力的关系。由于术后黄斑裂孔关闭的 OCT 形态比较复杂，根据临床观察，与唐仕波教授提出的术后裂孔愈合的表现类型一致。Ⅰ型：黄斑中心凹形态恢复，但有 RPE 层或感光细胞层缺损；Ⅱ型：黄斑裂孔缘视网膜桥状相连，黄斑区神经上皮层呈脱离状态；Ⅲ型：黄斑中心凹形态恢复，但中心凹各层结构变薄或部分缺失（图 12-4-3、图 12-4-4）；Ⅳ型：中心凹形态完全恢复，神经上皮层厚度在正常范围。视力预后以Ⅳ型最佳，其他 3 型较差。

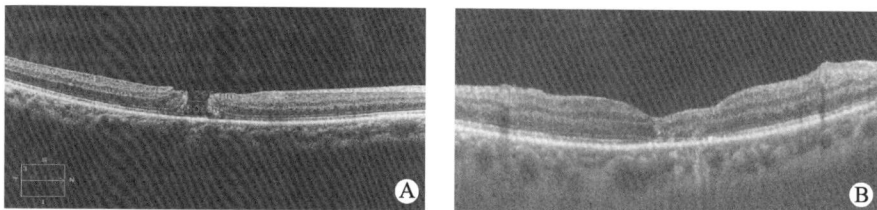

A：刘某　黄斑全层裂孔，术前视力 0.1；B：术后 2 周，黄斑裂孔Ⅲ型愈合，视力 0.6。

图 12-4-3　黄斑裂孔　手术前后 OCT 表现

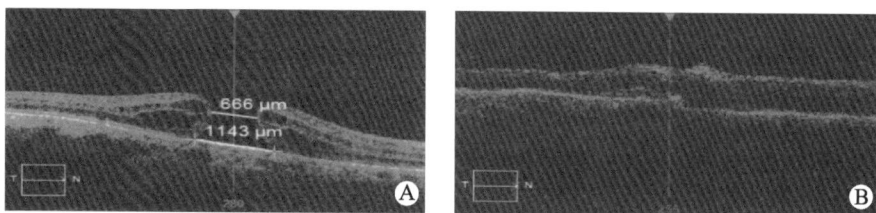

A：盛某　黄斑全层裂孔，术前视力 0.1；B：术后 1 个月，黄斑裂孔Ⅲ型愈合，视力 0.4。

图 12-4-4　黄斑裂孔　手术前后 OCT 表现

中医辨证论治对于黄斑裂孔的治疗具有很大潜力，围手术期通过辨证，给予健脾利湿、消肿利水、滋阴降火、软坚散结、活血明目、滋补肝肾等中医中药及适宜技术治疗，可大大促进术后视功能恢复。因此，发挥我国传统中医中药的优势，是值得我们进一步探索的。

>>> 参 考 文 献 <<<

1. CHEN Q, LIU Z X. Idiopathic macular hole: a comprehensive review of its pathogenesis and of advanced studies on Metamorphopsia. J Ophthalmol, 2019, 2019: 7294952.

2. SHROFF D, GUPTA P, ATRI N, et al. Inverted internal limiting membrane(ILM) flap technique for macular hole closure: patient selection and special considerations. Clin Ophthalmol, 2019, 13: 671 - 678.

3. VEITH M, VRÁNOVÁ J, NÈMÉANSKY J, et al. Surgical treatment of idiopathic macular hole using different types of tamponades and different postoperative positioning regimens. J Ophthalmol, 2020, 2020: 8858317.

4. BRASIL O F M, KAWAMURO M, MARINHO D P, et al. Optical coherence tomography angiography using the black-and-white pixel binarization histogram software: a new technique for evaluating healing of macular holes in two surgieal techniques. Int J Retina Vitreous, 2020, 6(1): 1 - 10.

5. JAVID C G, LOU P L. Complications of macular hole surgery. Int Ophthalmol Clin, 2000, 40(1): 225 - 232.

6. MCDONNELL P J, FINE S L. Hillis A L Clinical features of idiopathic macular cysts and holes. Am J Ophthalmol, 1982, 93(6): 777 - 786.

7. BRONSTEIN M A, TREMPE C L, FREEMAN H M. Fellow eyes of eyes with macular holes. Am J Ophthalmol, 1981, 92(6): 757 - 761.

8. VAN DEEMTER M. PONSIOEN Th, BANK R A, et al. Pentosidine accumulates in the aging vitreous body: a gender effect. Exp Eye Res, 2009, 88(6): 1043 - 1050.

9. 段俊国. 中西医结合眼科学. 北京: 中国中医药出版社, 2013: 284 - 285.

10. CHENG L, FREEMAN W R, OZERDEM U, et al. Prevalence, correlates, and natural history of epiretinal membranes surrounding idiopathic macular holes. Ophthalmology, 2000, 107(5): 853 - 859.

11. BU S C, KUIJER R, VAN DER WORP R J, et al. Glial cells and collagens in epiretinal membranes associated with idiopathic macular holes. Retina, 2014, 34(5): 897 - 906.

12. GASS J D. Müller cell cone, an overlooked part of the anatomy of the fovea centralis: hypotheses concerning its role in the pathogenesis of macular hole and foveomacualr retinoschisis. Arch Ophthalmol, 1999, 117(6): 821 - 823.

13. BLAIN P, PAQUES M, MASSIN P, et al. Epiretinal membranes surrounding idiopathic macular holes. Retina, 1998, 18(4): 316 - 321.

14. GASS J D. Idiopathic senile macular hole, its early stages and pathogenesis. Arch Ophthalmol, 1988, 106(5): 629 - 639.

15. 陈昱凝, 沈畅, 李洋, 等. 特发性黄斑裂孔发病机制、诊断及治疗的研究进展. 中华眼科医学杂志(电子版), 2021, 11(04): 234 - 241.

16. IMAI M, IIJIMA H, GOTOH T, et al. Optical coherence tomography of success-fully repaired idiopathic macular holes. Am J Ophthalmol, 1999, 128 (5): 621 - 627.

17. 唐仕波, 李加青, 赖铭莹. 黄斑部疾病手术学. 北京: 人民卫生出版社, 2005: 224 - 225.

（郝晓凤　金琪　苗梦璐）

第十三章

眼外肌病

第一节　麻痹性斜视

麻痹性斜视是指支配眼外肌的神经核、神经干或者肌肉本身病变所致的斜视，以眼球偏斜、转动受限、复视为特征，其中双眼复视、单眼遮盖症状消失是其主要特征。其发病率在国外报道为 2.7%～7.2%，国内报道为 1%～1.5%。

麻痹性斜视病因复杂，临床类型繁多。现常用的分类方法按发病年龄可分为先天性麻痹性斜视和后天性麻痹性斜视两大类。先天或出生后 1 年内、于双眼视觉反射建立之前或未充分建立时期，患病所致的眼外肌麻痹称为先天性麻痹性斜视。1 岁以后，于双眼视觉充分建立后发生的麻痹性斜视称为后天性麻痹性斜视。两者发病的病因病机存在差异，故采用的治疗措施有所差异。后天性麻痹性斜视较先天性麻痹性斜视常见。老年人多为后天性麻痹性斜视，主要累及外展神经、滑车神经和动眼神经。

《诸病源候论·目病诸候》谓："人脏腑虚而风邪入于目，而瞳子被风所射，睛不正则偏视。"故中医麻痹性斜视概称为"风牵偏视"。根据眼位偏斜的方向，古代文献将麻痹性斜视分为"通睛"（《幼幼近编》）、"神珠将反"（《证治准绳·七窍门》）、"坠睛"（《太平圣惠方》）和"目仰视"（《审视瑶函》）等。

后天性麻痹性斜视主要进行病因治疗，如果病因已明确，经过病因治疗或证明病情已停止进展，保守治疗 6 个月以上无效时，再考虑手术治疗。在病因治疗期，根据患者局部与全身情况进行中医辨证论治，祛邪通络，使气血运行复常，此外，可配合针刺等中医外治疗法提高疗效。

一、病因病机

（一）中医病因病机

后天性麻痹性斜视属于祖国医学的"风牵偏视""神珠将反"范畴。《诸病源候论·

目病诸候》谓："人脏腑虚而风邪入于目，而瞳子被风所射，睛不正则偏视"，实证多与风、痰、气滞、血瘀有关，虚证多与气血不足、肝脾肾不足有关，具体病机如下。

1. 气血不足，腠理不固，风邪乘虚侵入经络，致使目筋脉弛缓。

2. 脾失健运，津液不布，水湿内停，聚湿成痰，复感风邪，风痰阻络，导致眼珠转动不灵。

3. 头面外伤，或肿瘤压迫，致眼部筋脉受损，气虚血滞，脉络瘀阻。

4. 平素阳亢，肝阳化风，阳亢风动，脉络受损，致眼睑弛缓。

（二）西医病理改变

后天性麻痹性斜视的病因根据病变部位大致可分为颅内病变、海绵窦病变和眶内病变。病因复杂，主要支配眼外肌的神经中枢或其周围段、眼眶组织、眼外肌局部均可因血栓、出血、外伤或炎症等原因导致血液循环障碍、神经功能受损伤，而引起眼外肌麻痹。各种脑炎及神经炎在急性期病毒侵犯神经细胞引起坏死，慢性期引起神经胶质细胞增殖及血管周围与脑膜浸润。细菌产生的毒素及眶内炎症可累及眼外肌，造成眼外肌麻痹。血管性疾患可累及神经核，主要病理变化为出血、血栓、血管瘤及血管硬化，使血管供应的神经组织缺血、坏死、软化及变性。外伤及肿瘤可损伤或压迫相关血管、神经及眼外肌，引起眼外肌麻痹。

二、临床表现

（一）症状

双眼复视、单眼遮盖消失，或伴有眩晕、步态不稳，甚至遮盖住患眼才能行走。

（二）体征

1. 眼球偏斜，患眼向麻痹肌作用相反的方向偏斜。

2. 转动受限，患眼向麻痹肌作用方向转动受限。

3. 第二斜视角大于第一斜视角。

4. 代偿头位，头向麻痹肌方向偏斜。

（三）实验室及其他辅助检查

1. 眼部检查

除常规视力检查、眼前节、眼后节检查外，重点行眼肌检查，下述的眼肌检查无须借助特殊辅助仪器即可完成。

（1）角膜映光法　一种相对粗的斜视定量检查法，根据光源在角膜上反光点的位置，可判断眼位偏斜方向及大致斜视度数。偏斜眼角膜反光点在瞳孔鼻侧为外斜视，偏斜眼角膜反光点在瞳孔颞侧为内斜视，偏斜眼角膜反光点在瞳孔上方为下斜视，偏斜眼角膜反光点在瞳孔下方为上斜视。偏斜眼的角膜映光点在瞳孔缘则偏斜约为15°，偏斜眼的角膜映光点在瞳孔缘和角膜缘两者连线中间为25°～30°，在角膜缘约为45°。

（2）遮盖-去遮盖和交替遮盖　两者均为斜视定性检查方法。遮盖-去遮盖检查可判断患者主视眼，遮盖一眼时观察另一只未遮盖眼，如果未遮盖眼由偏斜位运动到正位，去除遮盖时，未遮盖眼又由正位回到斜位，那么被遮盖眼为主视眼。交替遮盖可发现隐斜，做遮盖-去遮盖检查时患者双眼均未有动度，但交替遮盖时，双眼出现轻微运动，则患者存在隐斜。用于麻痹性斜视的鉴别诊断。

（3）单眼运动检查　用于检查眼外肌作用的亢进与不足。遮盖一眼，另一眼注视视标，追随视标做水平左转、右转、垂直上转、下转及左上转、右上转、左下转、右下转运动。水平运动正常幅度为：向鼻侧转动，瞳孔内缘达上下泪小点垂直连线处；向颞侧转动，角膜颞侧缘达外眦角处。垂直运动正常幅度：上转及下转时，角膜上缘及角膜下缘达内外眦角连线处。当眼球运动幅度不能达到正常位置时，为肌肉力量不足，反之为亢进。

（4）双眼运动检查　双眼注视视标，运动的几个方位与检查单眼运动相同。双眼运动检查更容易判断一对配偶肌中一条肌肉的功能不足与另一条肌肉的功能亢进。

（5）六个诊断眼位的眼球运动检查　六个眼位包括双眼水平左转、右转，左上转、右上转，左下转、右下转。双眼水平右转运动障碍为右眼外直肌或左眼内直肌功能异常，水平左转运动障碍为左眼外直肌或右眼内直肌功能异常，右上转运动障碍为右眼上直肌或左眼下斜肌功能异常，左上转运动障碍为左眼上直肌或右眼下斜肌功能异常，右下转运动障碍为右眼下直肌或左眼上斜肌功能异常，左下转运动障碍为左眼下直肌或右眼上斜肌功能异常。

（6）Parks三步法　用于单条垂直眼外肌麻痹的诊断，在垂直麻痹性斜视检查中有重要作用。第一步：确定上斜眼，从8条垂直运动肌里排除4条，如确定上斜眼为右眼，则可能为右眼下直肌、上斜肌或左眼上直肌、下斜肌功能不足，排除了其余4条垂直眼外肌；第二步：确定垂直偏斜向右转还是左转时增加，再从第一步中筛选出的4条眼外肌中排除2条，例如确定上斜眼为右眼，并向左运动时，右眼上斜更明显，则可能为右眼上斜肌、左眼上直肌异常；第三步：头位倾斜试验，确定垂直偏斜是在头向右侧时增大还是向左侧时增大，再从第二步筛选出的2条肌肉里判断出究竟哪条肌肉为麻痹肌，如前例中头向左肩倾时偏斜未增大，而向右肩倾时右眼上斜更明显，则右眼上斜肌为麻痹肌。

（7）代偿头位检查　通过代偿头位的表现可辅助寻找麻痹肌。麻痹性斜视患者为避免复视，注视时常存在代偿头位，代偿头位的方向总是指向麻痹肌作用的相反方向。

2. 辅助检查

除上述眼肌检查外，可借助更多眼科检查仪器进行斜视定量检查。

（1）同视机检查　可定量测量 9 个诊断眼位的斜视度数，不同眼位主要作用的眼外肌不同，根据测量结果判断是哪条眼外肌麻痹。

（2）三棱镜 + 遮盖　测定患者注视 33 cm 及 6 m 视标时的斜视度，交替遮盖双眼，观察三棱镜后的眼是否移动，增减三棱镜度数，直至眼球不动，此时三棱镜度数为斜视度数。遮盖试验分遮盖、去遮盖及交替遮盖，后者测得的度数包括隐斜及显斜度数。

（3）复视像及 Hess 屏检查　根据不同眼位主要作用的眼外肌不同，判定斜视性质、斜视所在的最大方位及麻痹的眼外肌。Hess 屏是 1 米见方的金属屏，以 50 cm 注视距离在屏上绘出横竖弧线，每两个相邻的弧线交点相距 5°。由距中心注视点 15°的 9 个点连成一个内方框，由距中心注视点 30°的 9 个点连成一个外方框。内外方框的 9 个点都是可控制的红灯注视点，代表眼球转动 15°和 30°时双眼的 9 个诊断眼位。被检者坐于距屏 50 cm 正中，双眼与中心注视点等高，戴红绿眼镜。双眼分别检查，如右眼注视时，右眼戴红镜，左眼戴绿镜，反之亦然。检查者开启电源，依次开闭每点红灯，患者手持绿光源指示棒，使绿光点与红光点重合。检查者记录每个重合点在 Hess 屏图纸上的相应位置。9 个点检查完毕后，在 Hess 屏图纸上将所记录的 9 个点连成方框，与正常 9 个点位置比较。先观察双眼方框的大小，方框小的一侧为麻痹眼，再观察麻痹眼方框中 9 个点的位置变化，如果检查点比正常点位置内缩，为该方向肌肉功能不足，如果检查点比正常点的位置向外扩大，为该方向肌肉功能亢进，依照前述眼球运动 6 个诊断眼位查找麻痹肌。

（4）被动牵拉试验　鉴别眼球运动受限是由限制因素引起还是由神经肌肉麻痹因素引起。牵拉时夹持被检查肌肉相对的角巩膜缘，牵拉眼球如无阻力，说明被检肌肉麻痹，有阻力说明拮抗肌有机械性限制、肌肉挛缩等情况。

（5）主动牵拉试验　判断麻痹肌力量减弱的程度。夹持麻痹肌同侧的角巩膜缘，令被检者做迅速转动，注视麻痹肌作用方向某一点，感觉麻痹肌的收缩力量。

（6）双眼视功能检查　如 Bagolini 线状镜、Worth 四点灯等检查法，判断斜视发生后视功能的改变。

3. 特殊检查

眼科超声及眼部 CT 检查，神经内科、内分泌科及耳鼻喉科相关检查，以明确病因。

三、诊断及鉴别诊断

（一）西医诊断要点

根据患者病史、眼位情况及眼外肌各项辅助检查结果可明确诊断。

1. 病史　本病多见于中老年人，发病突然，多有糖尿病、高血压、高脂血症等全身疾病病史。

2. 临床表现　大多起病突然，患者诉复视，可伴视物歪头。

3. 确定原发病　眼眶 CT、头颈动脉 CTA 和颅脑 MRI 排除眼眶骨折、眼外肌肥厚、眼眶炎性假瘤、颅脑出血、脑血管病变及占位性病变，新斯的明试验和胸腺照片排除重症肌无力，眼眶 CT 加甲状腺功能检查明确甲状腺相关性眼病眼外肌麻痹。

4. 斜视度　角膜映光法、同视机、三棱镜等方法测量斜视度。

5. 确定麻痹肌肉　同视机、复视像检查、Hess 屏等判断麻痹肌肉。

（二）中医辨病要点

外感风邪、脉络受阻；脾气虚弱，脉络失畅，聚湿生痰；肝阳上亢、挟痰上扰；气虚血滞、脉络受阻。

（三）中医辨证分型

迄今为止，研究者对麻痹性斜视辨证分型的认识可谓百家争鸣，尚未建立起统一的麻痹性斜视基本证型。根据本病的眼部改变和全身症状，中医证型主要分为 5 型，临床上应根据患者眼部体征、全身症状及病变时段综合判断。

1. 风邪中络证　发病急骤，可见目偏斜，眼珠转动失灵，倾头瞻视，视物昏花，视一为二，兼见恶寒发热，头痛，头目眩晕，步态不稳；舌质淡，脉浮数。

2. 风痰阻络证　骤然视一为二，目珠偏斜，转动失灵，兼见胸闷呕恶、食欲缺乏、泛吐痰涎；舌淡，苔白腻，脉弦滑。

3. 脉络阻塞证　患者有中风病史，后遗目珠偏视，视一为二，兼见口眼歪斜，半身不遂，肢体麻木不仁，面色萎黄；舌质暗或夹有瘀斑，苔白，脉细涩。

4. 肝阳上亢证　患者突然目珠偏斜，转动不灵，视一为二；兼见烦躁易怒，头晕目眩，腰膝酸软，舌质红少津，苔黄，脉弦细或弦数。

5. 气血瘀阻证　外伤后目珠偏斜，转动不灵，视一为二；兼见胞睑、白睛瘀血，眼痛；舌质暗或有瘀斑，脉细涩或如常。

（四）鉴别诊断

1. 共同性斜视　一眼的眼位向某一侧偏斜，但第一和第二斜视角基本相等；眼球运动正常；无复视及代偿头位。

2. 甲状腺相关眼病　除眼外肌麻痹的症状外，眼眶 CT 示眼外肌肥大，还伴有甲状腺相关症状，实验室检查可见 T_3、T_4 的异常变化。

四、治疗

(一) 治疗原则

后天性麻痹性斜视主要进行病因治疗；如果病因已明确，经过病因治疗或证明病情已停止进展，保守治疗 6 个月以上无效时，再考虑手术治疗。

(二) 西医常规治疗

本病的治疗分为保守治疗和手术治疗。

1. 保守治疗

(1) 维生素 B_1　口服，10 mg，每天 3 次，疗程为 3 ~ 6 个月。

(2) 甲钴胺　是一种甲基维生素 B12，口服，500 μg，每天 3 次，疗程为 3 ~ 6 个月。

(3) 肌苷片　可提高三磷酸腺苷酶水平并转变为各种核苷酸，口服，0.2 ~ 0.4 g，每天 3 次，疗程为 3 ~ 6 个月。

(4) 腺苷钴胺注射液　神经营养药，肌肉注射，每次 0.5 ~ 1.5 mg，每天 1 次，疗程为 3 ~ 6 个月。

2. 手术治疗

病因清楚，或证明其已停止发展，保守治疗无效，于 6 个月后考虑手术，但拮抗肌已有挛缩时应提前手术。

(1) 内外直肌麻痹　手术可依照一般内、外斜视手术做退后与缩短术，手术量计算要根据每例患者具体情况决定；麻痹严重，内外转不过中线者，可联合做上、下直肌移植手术。

(2) 垂直肌肉麻痹　手术可遵照先天性麻痹性斜视原则进行。上、下直肌全麻痹时，可行内、外直肌移植术。

(3) 动眼神经麻痹　手术效果不满意，不主张积极手术。对患眼可通过内、外直肌退后与加强手术，矫正外斜位，使正前方眼部外观得到改善。

(三) 中医治疗原则

在病因治疗期，根据患者局部与全身情况进行中医辨证论治，祛邪通络，使气血运行复常，此外，可配合针刺等中医外治法以提高疗效。

(四) 辨证施治

1. 气血不足，风邪中络

表现：起病突然，单眼或双眼目偏斜，单眼多见，眼珠转动失灵或受限，视一为二，可见倾头瞻视；起病可有恶寒发热、头痛、头晕目眩、步态不稳等全身症状。

舌脉：舌苔薄白，脉浮。

治法：祛风散邪，活血通络。

方药：羌活胜风汤（《原机启微》）合牵正散（《杨氏家藏方》）加减。组成：柴胡10 g，黄芩10 g，白术10 g，荆芥10 g，枳壳10 g，川芎10 g，防风10 g，羌活10 g，独活10 g，前胡10 g，薄荷5 g，桔梗10 g，白芷10 g，白附子5 g，白僵蚕5 g，全蝎5 g，甘草5 g。

方解：病机多由气血不足，腠理不固，风邪乘虚侵入，邪滞经络，致筋肉失于濡养而迟缓不用，故治疗上当以祛风散邪，祛瘀通络为主要治法。羌活胜风汤中羌活祛太阳之风，独活祛少阴之风，柴胡祛少阳之风，白芷祛阳明之风，防风祛一切外风；桔梗、前胡、荆芥、薄荷辛凉祛风；川芎祛风，止头痛；黄芩清热；白术、枳壳调和胃气；甘草调和诸药。牵正散中白附子、僵蚕、全蝎祛风通络，化痰止痉，善治头风。

2. 肝阳化风，挟痰上扰

表现：起病突然，单眼或双眼目偏斜，单眼多见，眼珠转动失灵或受限，视一为二，可见倾头瞻视、头晕耳鸣、失眠多梦、腰膝酸软。

舌脉：舌红，苔黄，脉弦细或弦滑。

治法：平肝潜阳，化痰熄风。

方药：天麻钩藤饮（《杂病证治新义》）加减。组成：天麻10 g，栀子10 g，黄芩10 g，杜仲10 g，益母草10 g，桑寄生10 g，夜交藤10 g，茯神10 g，牛膝12 g，钩藤12 g，石决明18 g。

方解：肝肾阴虚，风阳上扰，而肝经络脉阻滞，则筋骨失养，故腰膝酸软。阴虚阳亢，故头晕耳鸣，失眠多梦。肝阳偏亢，升动太过则动风。风阳煎灼津液则生痰，风痰上壅，窜扰经络，血脉涣散，故见黑睛猝然偏斜，甚至口眼歪斜。舌红苔黄，脉弦细或弦滑，为阴虚阳亢，肝风挟痰之象。天麻钩藤饮方中天麻、钩藤、石决明平肝熄风，山栀、黄芩清热泻火，益母草活血利水，牛膝引血下行，杜仲、桑寄生补益肝肾，夜交藤、茯神安神定志。

3. 脾虚湿盛，风痰阻络

表现：起病突然，目偏斜，眼珠转动失灵或受限，视一为二，可见倾头瞻视，上胞下垂；可兼食少纳呆，泛吐痰涎。

舌脉：舌苔厚腻，脉弦滑。

治法：健脾化痰，祛风通络。

方药：六君子汤（《医学正传》）合正容汤（《审视瑶函》）加减。组成：党参10 g，白术 10 g，茯苓 15 g，制半夏 10 g，陈皮 6 g，白附子 5 g，胆南星 5 g，白僵蚕 6 g，羌活 10 g，防风 10 g，甘草 5 g。

方解：本证主要病机为脾虚痰聚，复感风邪，风痰阻络。六君子汤健脾益气，除湿化痰。正容汤中白附子、胆南星、法半夏、白僵蚕祛除风痰；羌活、防风祛风除湿，疏通经络；甘草和中益气。两方合用，扶正祛邪，有标本同治之功。

4. 气虚血滞，脉络瘀阻

表现：多见中风或头部、眼部外伤后，出现目偏斜，眼珠转动失灵或受限，视一为二；可兼半身不遂、口面歪斜或肢体麻木。

舌脉：舌淡或有瘀斑，苔白，脉细。

治法：益气活血，化瘀通络。

方药：补阳还五汤（《医林改错》）加减。组成：川芎 10 g，当归 10 g，赤芍 10 g，地龙 10 g，黄芪 15 g，桃仁 10 g，红花 10 g，党参 10 g。

方解：中风病后正气亏虚，气虚血滞，络脉瘀阻未除，经络受损，故仍见目偏斜，口歪，甚至半身不遂，肢体麻木不仁。因气虚不能运血上荣，致面色萎黄，血不得充盈，故舌淡脉细。舌有瘀斑为血瘀之象。因无里热，故见白苔。黄芪益气，归尾、赤芍、川芎、桃仁、红花、地龙活血化瘀通络。

（五）外治疗法

1. 针刺法

（1）眼周局部取穴　主穴：攒竹、鱼腰、丝竹空、瞳子髎、太阳、阳白、四白、球后、风池、印堂；

配穴：选眼局部与麻痹肌相对应的穴位：①内直肌麻痹，睛明、印堂、攒竹。②外直肌麻痹，太阳、瞳子髎。③上直肌麻痹，上明、鱼腰、攒竹。④下直肌麻痹，承泣、四白、球后。⑤上斜肌麻痹，承泣、四白、球后。⑥下斜肌麻痹，丝竹空、上明。

（2）辨证循经取穴　主穴：百会、四神聪、合谷、内关、足三里、三阴交。配穴：①风邪中络，加风池、合谷；②风痰阻络，加丰隆、风池；③脉络瘀阻，加血海、膈俞；④肝阳上亢，加行间、太冲；⑤气血瘀阻，加足三里、太冲。

操作方法：1~1.5 寸针进针，得气后留针 30 分钟，10 次为 1 个疗程，休息 3~5 天再进行第 2 个疗程。

2. 推拿法

患者仰卧位，医者坐于患者头侧，用双手拇指分别按揉百会、睛明、攒竹、鱼腰、太阳、瞳子髎、丝竹空、风池等穴，再用双手拇指指腹分抹眼眶周围。上述手法反复交替使用，每次治疗约 20 分钟。后患者取坐位，医者在患者背部点揉肝俞、胆俞、对侧合谷及下肢光明穴 5～10 分钟。全套手法治疗时间 30 分钟，每天 1 次，10 天为 1 个疗程。

3. 穴位注射法

复方樟柳碱注射液，患侧/双侧太阳穴（颞浅动脉旁）皮下注射；维生素 B_{12} 注射液、丹参注射液于足三里、曲池穴交替注射。

（六）中药注射液

本病可配伍中药注射液点滴，如葛根素注射液、川芎嗪注射液、丹参注射液和血栓通注射液等，以活血化瘀，改善眼周微循环。

1. 葛根素注射液　可用于冠心病、心绞痛、麻痹性斜视的辅助治疗。

2. 川芎嗪注射液　可用于治疗脑血栓形成，同时还可用于此病，有助于恢复麻痹的眼部肌肉。

3. 丹参注射液　可活血化瘀，通脉养心。

4. 血栓通注射液　活血祛瘀、扩张血管及改善血液循环的作用。可用于视网膜中央静脉阻塞、脑血管病后遗症、内眼病、眼前房出血、麻痹性斜视等。

（七）中成药

中成药由于服用方便，若辨证准确，证型相合，则疗效肯定，临床上也为医者所习用。

1. 明目上清丸、大活络丸，适用于风邪中络证。

2. 黄连羊肝丸、天麻钩藤颗粒，适用于肝阳上亢证。

3. 丹红化瘀口服液，适用于气血瘀阻证。

4. 二陈丸、涤痰丸，适用于风痰阻络证。

5. 复方丹参片，适用于脉络阻塞证。

（八）中医适宜技术

临床可采用活血化瘀药物（丹参、血栓通等）离子导入治疗麻痹性斜视。

（九）饮食疗法

后天性麻痹性斜视的老年患者应避免高脂、高糖、高盐饮食，戒烟少酒，服药期间不宜食用辛辣、腥腻食物。

（十）情志疗法

患者要避免过度劳累及紧张、恼怒等较大的精神刺激。性情急躁，焦虑烦闷，使肝气不疏，病情不易恢复且可能反复。乐观情绪有助于康复。

五、评述与体会

中医治疗麻痹性斜视，针、药并用效果较好。先选用眼周穴位中如睛明、攒竹、瞳子髎、承泣、翳风、太阳等与麻痹肌相近的穴位，配合远端穴位如合谷、外关、太冲、光明、足三里、三阴交、脾俞、胃俞、气海等辨证组方，针刺起到开导祛邪的作用，而后用汤药调治。

眼肌属肉轮，因而辨证中较注重脾胃功能。一般认为，麻痹性斜视多属脾胃虚弱、气虚卫气不固，外受风邪、络脉不畅；伴有上睑下垂，则属中气不足、气虚下陷；老年患者常有肝肾阴虚、肝阳上亢，常兼肝风内动、风痰阻络；外伤引起的多脉络损伤、气血瘀阻。临床辨证要注意气血、阴阳虚实，辨证用药。补气常用党参、黄芪、白术、茯苓，升阳取升麻、柴胡，祛风取羌活、防风、秦艽，化痰取胆南星、姜半夏、陈皮，活血取当归、白芍、鸡血藤，熄风取全蝎、钩藤。组方时可适当配伍活血通络之药，以疏通脉络，促进恢复。

麻痹性斜视病因十分复杂，神经源性的眼外肌麻痹最多见，可能与炎症、血管性病变、退行性病变、中毒、肿瘤等相关。从中枢皮质至眼外肌，在其通路上的任何损伤均会引起眼球运动异常。眼外肌麻痹可能是颅内病变的一种临床表现，所以必要时应与神经科、内科等有关学科合作，进行全身检查，找出眼外肌麻痹的真正原因。

>>> 参 考 文 献 <<<

1. 中华中医药学会中医眼科临床诊疗指南制修订专家指导组审核会会议纪要，济南，2016.
2. 国家中医药管理局"眼外肌麻痹"中医眼科临床诊疗指南第二次制修订会议会议纪要，昆明，2015.
3. 李红. 针药同治麻痹性斜视68例. 浙江中医杂志，2008，9：543.
4. 段俊国. 中西医结合眼科学. 北京：中国中医药出版社，2013.
5. 王建华，谭凤. 中西医结合治疗麻痹性斜视35例. 中国医药导报，2009，25：68，72.
6. 王海燕，马吉丹，洪亮. 洪亮教授治疗麻痹性斜视经验. 中医眼耳鼻喉杂志，2012，2(2)：83-84.
7. 翁孟诗，江波，高慕洁，等. 中西医结合治疗后天性麻痹性斜视60例疗效观察. 广东医学院学报，2006，3：306-307.
8. 庞荣，张彬. 庞赞襄教授治疗麻痹性斜视的经验. 现代中西医结合杂志，2011，30：3849-3850.
9. 胡文弟. 针灸治疗瞳仁反背的体会. 四川中医，2001，9：74.
10. 彭清华. 中医眼科学. 北京：中国中医药出版社，2012.
11. 曾庆华. 中医眼科学. 北京：中国中医药出版社，2007.
12. 谢立科，黄少兰，张明亮，等. 正斜丸治疗麻痹性斜视临床研究. 中国中医眼科杂志，1999，4：17-20.
13. 夏睦谊. 牟洪林教授治疗麻痹性斜视临床经验. 天津中医药，2006，3：187-188.
14. 朱炜敏. 眼外肌麻痹中医治疗辨析. 上海中医药杂志，2001，5：31.
15. 张小卫. 60例麻痹性斜视患者的临床治疗分析. 医学信息(中旬刊)，2011，6：2648-2649.

（宿蕾艳）

第二节　老视

老视是一种自然的生理现象，是人们步入中老年后必然出现的视觉问题。老视大多从 40 岁左右开始出现，随着年龄的增长，晶状体逐渐硬化，弹性减弱，睫状肌功能逐渐减低，引起眼调节功能逐渐下降。在近距离工作中逐渐出现阅读等视近困难，必须在其静态屈光矫正之外另加凸透镜，才能有清晰的近视力，这种现象西医称为老视，俗称老花眼。

有关老视发生的调节机制，目前尚未完全清楚，年龄是影响调节力最主要的因素。老视的治疗方法越来越多样化，主要包括非手术矫正和手术矫正。此外，传统的中药疗法也取得了一定的成果。祖国医学认为，眼之所以能视万物、辨五色，必须依赖五脏六腑之精气上行灌注。《眼科百问》云："肾虚不能近视也，年老人多有之"。《眼科心法要诀》："近视昏蒙远视明，阳光有余损阴精，须用地芝丸枳壳，菊花生地共天冬。""老视眼"主要是肾水亏损、精血不足引起的。运用传统医学理论，中药治疗老视近年也取得了一定成果，尤其在预防、延缓老视的发生方面疗效明显。

一、病因病机

（一）中医病因病机

多因年老体衰，肝肾两亏，精血不足，或血虚肝郁，或脾虚气弱，目失所养，经络涩滞，调节失司所致。

1. 年老体衰，肝肾两亏，精血不足。

2. 年老体衰，血虚肝郁，目失所养。

3. 年老体衰，脾虚气弱，生化无源。

（二）西医病理改变

随着年龄增加，晶状体上皮细胞长期接触紫外线等有害物质，产生大量的活性氧簇，引起细胞凋亡，晶状体内氧化活性物质增加，氧化和抗氧化平衡失调，导致晶状体核退化，alpha–晶体蛋白浓度的进行性减少，晶状体核硬度增高。当视远时，睫状肌松弛，晶体悬韧带紧张，晶状体较扁，而当视近时，睫状肌收缩，悬韧带松弛，晶状体变凸，导致屈光力增大。随着年龄增长，晶状体囊膜弹性下降，晶状体核硬化，其弹性收缩，变凸能力减弱，晶状体调节能力下降。

二、临床表现

（一）症状

近处看不清小字或物体细节，常移远书报或工作物，随年龄增长，症状明显。

（二）体征

1. 近视力下降。

2. 视疲劳，视近后眼痛、头痛等。

（三）实验室及其他辅助检查

1. 验光　医学验光确定近附加度数。

2. 调节功能　调节幅度下降，调节灵敏度降低，调节储备不足等。

三、诊断及鉴别诊断

（一）西医诊断要点

根据病史、临床表现及眼科专科检查等进行诊断及鉴别诊断。

1. 病史　本病多见于中老年人，主诉看近模糊。

2. 视力　远视力正常，近视力差。

3. 眼部检查　眼前节及眼底检查正常。

4. 验光　医学验光加近附加度数后，可提高近视力。

（二）中医辨病要点

人年四十以上，阴精渐衰，阳常不足；或年老体弱，肝肾之精渐衰，或劳瞻竭视，阴血暗耗；阴精不足，不能配阳，故目中光华虽可发越于外，但不能收敛视近。

（三）中医辨证分型

1. 肝肾两亏证　眼易疲劳，不耐久视，久视则视物模糊，眼痛，眉骨酸重，眩晕耳鸣，双眼干涩，腰膝酸软等。

2. 血虚肝郁证　眼易疲劳，不耐久视；视久则眼胀头晕，心烦多梦，乳房胀痛，女性月经不调等。

3. 脾虚气弱证　眼易疲劳，不耐久视，久视则视物昏花或有重影或串行，眼欲垂闭，神倦懒言，纳差便溏。

（四）鉴别诊断

远视和老视的远视力都好，都用凸透镜矫正视力，两者易被混淆。远视是一种屈光不正，一般自幼即存在，程度较轻者年轻时可无异常，程度重者视远视近均困难，戴凸透镜后既可看清远方，也能看清近方；老视是一种生理性障碍，是因晶状体硬化、调节功能减弱而出现的视近困难，年轻时视近无异常，中年后随年龄增长而视近困难逐渐加重，戴上凸透镜后虽能看清近方目标（书、报），但不能同时用此镜看清远方物体。

四、治疗

（一）治疗原则

在排除近视、远视的因素后，根据年龄对近距离的工作给予适当的镜片矫正。配镜原则是既要补足其调节机能不足部分的屈光度，又要保留一定的剩余调节力。

（二）西医常规治疗

1. 非手术治疗

（1）框架眼镜　配戴框架透镜主要分为单光镜、双光镜和渐进多焦点镜三种基本类型。

（2）角膜接触镜　亦是老视患者的一种选择，主要分同时视型和单眼视型。同时视型主要有双焦、多焦和渐变多焦镜，这类接触镜较适合视远屈光度正常的配戴者，且不断地在发展和改进。单眼视型又为一远一近视力型，验配时需要确认优势眼，一般将优势眼作为远视眼。目前主要应用于屈光手术适应证的筛选和单眼视治疗的术前适应方面。

2. 手术治疗

老视的手术治疗主要分为角膜方式、巩膜方式和晶状体方式 3 类。

（三）中医治疗原则

本病以补益气血，兼顾脏腑之虚实，辅以益气、行气为基本治则，以提高近视力，消除视疲劳。

（四）辨证施治

1. 肝肾两亏证

表现：眼易疲劳，不耐久视，久视则视物模糊，眼痛，眉骨酸重，双眼干涩；眩晕耳鸣，腰膝酸软。

舌脉：舌淡，苔少，脉细。

治法：滋养肝肾。

方药：一贯煎合四物补肝散加减。组成：沙参 9 g，麦门冬 9 g，当归 9 g，生地黄 18 g，枸杞子 9 g，川楝子 6 g，熟地黄 15 g，白芍 9 g，川芎 6 g，香附 9 g，甘草 6 g。

方解：方中重用生地黄，滋养肝阴，涵养肝木，熟地黄甘温滋腻，善滋补营血，共为君药。臣以枸杞子滋养肝肾，当归补血养肝，且补中有行；沙参、麦门冬滋养肺胃之阴，养肺阴以清金制木，养胃阴以培土养荣。川楝子辛凉，疏肝泄热，理气止痛，顺其条达之性，而无劫之弊；香附疏肝解郁，理气宽中；白芍养血敛阴，柔肝和营，共为佐药。川芎辛温走窜，配于大队滋补药中，可使补而不滞，亦为佐药。甘草调和诸药。诸药合用，则肝肾得补，肝气得疏。

2. 血虚肝郁证

表现：眼易疲劳，不耐久视，视久则眼胀头晕；心烦多梦，乳房胀痛，女性月经不调。

舌脉：舌红，苔薄黄，脉弦。

治法：养血疏肝。

方药：逍遥散加减。组成：柴胡 9 g，当归 9 g，白芍 9 g，白术 9 g，茯苓 9 g，炙甘草 5 g，生姜 9 g，薄荷 9 g。

方解：方中柴胡苦平，疏肝解郁，使肝气得以条达，为君药。当归甘辛苦温，养血和血，其味辛散，乃血中气药；白芍酸苦微寒，养血敛阴，柔肝缓急；归、芍共为臣药。白术、茯苓、甘草健脾益气，共为佐药；生姜降逆和中，且能辛散达郁，亦为佐药。薄荷为肝经引经药，又兼使药之用。全方立法周全，气血兼顾，肝脾同调。

3. 脾虚失养证

表现：眼易疲劳，不耐久视，久视则视物昏花或有重影或串行，眼欲垂闭；面色萎黄，少气懒言，神倦乏力，头晕心悸。

舌脉：舌淡，苔薄白，脉弱。

治法：健脾益气，升阳和血。

方药：助阳活血汤加减。组成：黄芪 15 g，炙甘草 15 g，当归 15 g，白芷 12 g，蔓荆子 12 g，防风 15 g，升麻 21 g，柴胡 21 g。

方解：方中黄芪治虚劳，甘草补元气为君；当归和血补血为臣；白芷、蔓荆子、防风主祛风、升阳气为佐；升麻导入足阳明、足太阴脾胃；柴胡引至足厥阴肝经为使。故本方可调补脾气，助阳活血，促进气血流通。

（五）针刺治疗

针刺对老视的治疗重点在于对穴位的刺激，可选合谷、后溪、大敦、行间、太冲，针刺后需留针 30 ~ 40 分钟。同时可配合其他穴位的刺激，包括大陵、神门、阴陵泉、三阴交、丰隆、足三里、睛明、大横、天枢及少海，上述穴位留针 20 分钟即可。针刺治疗无须每天进行，可治疗 5 天后停针 2 天再继续针刺。也可实施三棱针点刺，对大椎穴针刺 7 ~ 8 次，点刺出血后留针 30 分钟，每周点刺 1 次。

（六）中成药

1. 杞菊地黄丸　口服，水蜜丸 1 次 6 g，小蜜丸 1 次 9 g，大蜜丸 1 次 1 丸，每天

2 次。

2. 五子衍宗丸合二至丸　口服，水蜜丸 1 次 6 g，小蜜丸 1 次 9 g，大蜜丸 1 次 1 丸，每天 2 次。

（七）中医适宜技术

本法具有安全性强、操作方便实用、易于推广、效果显著的特点。如耳穴压豆治疗。

（八）中药外敷

将药材捣碎后，药汁渗入皮肤、穴位中，以达到治疗效果。对于老花眼的治疗可采用人参。将人参捣碎，外敷于患者左侧青灵穴上，使用医用胶布固定药物，保障药汁被吸收。青灵穴位于少海与极泉之间，在人体臂内侧、肱二头肌内侧沟、肘横纹上 3 寸位置。外敷治疗通常需持续 12 小时，12 小时后更换新的人参。在外敷的基础上，可配合按摩方式，每天按摩青灵穴 30 次左右。按摩与药物刺激青灵穴具有滋补阴精之效，可帮助人体焕发生机。人参具有较高的药用价值，在《神农本草经》中已提到，人参能够除邪气、止惊悸、定心安神、明目益智，经常服用可延年益寿，对于虚证的治疗效果显著。

（九）中药熏洗

用菊花、桑叶、竹叶等煎水，趁热先以蒸气熏眼，待水温后，再以药水洗眼，可达到清肝明目的功效。

（十）按摩

用双手中指从眉头至眉梢按摩 20 次；双手中指从下至上按摩鼻梁 20 次；双手中指顺时针按摩太阳穴 20 次，再逆时针 20 次；双手拇指按摩耳根 20 次；双手拇指和食指捏住耳垂下拉 20 次。

（十一）饮食疗法

老视患者平时应以清淡、有营养的饮食为主，可多食用一些牛肉、瘦猪肉、蛋类、鱼类、坚果类、豆制品等高蛋白食物及大枣、苹果、西红柿、黄瓜、白菜、菠菜、芹菜等新鲜的水果和蔬菜。此外，还可选用一些食疗方进行治疗，如枸杞叶猪肝汤、银杞明目汤、芝麻花生豆奶及黑豆粥等。

（十二）情志疗法

患者应注意保持良好心态，不要焦虑，注意适度用眼。

五、评述与体会

老视已成为全球重要的社会公共卫生问题之一，矫正方法日趋多样化，但框架眼镜、角膜接触镜矫正老视存在相当的限制与不便。近十几年来，老视的手术治疗已成为热点，不过各种屈光性老视矫正手术各有优缺点，需在临床应用及进一步的研究中不断完善与成熟。其中，激光原位角膜磨镶术已经取得了很大发展，临床应用相对成熟，体现了独特的优势，具有广阔的发展前景。多焦点 IOL 有其稳定与可靠的优势，可调节型 IOL 亦是一种很有前景的治疗方式，尤其适合年龄较大且合并白内障的老视患者。戴镜及屈光手术等方法目前都无法完全逆转年龄增长带来的生理性衰退现象，更未研制出有效防治老视的药物，老视矫正依然是屈光矫正技术的巨大挑战，国内外很多学者仍在不断探索研究治疗老视的新思路。国外已有关于视知觉学习治疗老视的相关研究成果的报道，研究认为视知觉学习可以提高老视患者的视觉敏锐度和对比敏感度，很可能为老视治疗提供新的选择。祖国医学认为，眼之所以能视万物，辨五色，必须依赖五脏六腑之精气上行灌注，"老视眼"是肾水亏损、精血不足引起的。运用传统医学理论，中药治疗老视近年来也取得了一定成果，尤其是在预防、延缓老视的发生方面有一定优势。

>>> 参 考 文 献 <<<

1. 瞿佳. 眼视光学理论和方法. 2 版. 北京：人民卫生出版社，2011：158-168.
2. 魏树瑾，南莉，汤欣，等. 光暴露与人晶状体上皮细胞氧化损伤和凋亡的关系极其机制. 中华实验眼科杂志，2015，33(4)：300-305.
3. 宋凡，赵希宇，杜睿琪，等. 人眼晶状体调节机制和力学. 力学与实践，2012，34(1)：1-9.

（宿蕾艳）

第三节　视疲劳

视疲劳一词最早由 William Mackengin 于 1843 年提出，指眼或全身器质性因素与精神（心理）因素相互交织的综合征，是由于各种病因使人眼视物时超过其视觉功能所能承载的负荷，出现视觉障碍、眼部不适及全身症状以至不能正常进行视作业的一组症候群，在临床上又常称为眼疲劳综合征。患者通常表现为眼部疼痛、酸胀、烧灼感、异物感、流泪、畏光、视物模糊、复视及眼睛干涩等症状，严重者甚至出现头痛、恶心、呕吐等全身症状，严重干扰了患者的视觉和生活质量。

视疲劳在中医古籍中称为"肝劳"，首见于唐代孙思邈的《千金要方》，谓："其读书博弈等过度患目者，名曰肝劳。"《医学入门·杂病·眼》谓："读书针刺过度而（目）痛者，名曰肝劳，但须闭目调护。"

一、病因病机

（一）中医病因病机

《审视瑶函·目为至宝论》说："大抵目窍于肝，生于肾，用于心，润于肺，藏于脾"。多数学者认为肝劳病位在肝肾心脾，病机主要责之于该四脏腑功能失调。

1. 肝藏真血，肾主藏精，精血充足，目视睛明；肝肾精血亏损不足，目窍失充，筋失所养，调节失司，不耐劳瞻。

2. 心舍神明，目为心使，久视伤血，劳心伤神，耗损气血津液，目中经络失养，目络涩滞。

3. 七情过伤，肝气郁滞，目中气机失调，目络不畅，甚则气滞血瘀。

4. 脾气虚弱，清阳不升，目失濡养，调节失司，不耐久视。

（二）西医病理改变

Duke-Elder 认为视疲劳的原因包括环境、眼部和全身因素。其中由于眼部调节和集合异常而发生的视疲劳最为常见。由于调节和集合异常，睫状肌和内直肌功能紊乱，导致神经支配异常或肌肉过度紧张而发生视疲劳。正常情况下，人眼若要保持视近时无不适之感，则需尽量保留正相对调节，最低限度也应当使正负相对调节大小相等。正相对调节过小则视近的不适症状越明显，此时睫状肌几乎动用全部调节力，收缩过度，如果视近时间过久，容易感觉视疲劳。人眼的调节与辐辏是联动的，两者相互结合产生了双眼视状态下的单视清晰像，舒适用眼的区域为人眼辐辏范围的中 1/3 区，近距离阅读需要保留正相对辐辏的储备量。辐辏功能不足时，患者必须动用正性融合储备来补偿以维持双眼单视。当患者的融合储备力不足时，便产生视疲劳症状。

二、临床表现

（一）症状

患者通常表现为眼部疼痛、酸胀、烧灼感、异物感、流泪、畏光、视物模糊、复视、眼睛干涩等症状，严重者甚至出现头痛、恶心、呕吐等全身症状。

（二）体征

不耐久视、暂时性视物模糊；眼部干涩，灼烧感，发痒，胀痛，流泪；头痛，头晕，记忆力减退，失眠。

（三）实验室及其他辅助检查

1. 视疲劳量表评估主观症状

视疲劳量表是通过德尔菲法，结合临床专家诊疗经验，同时在经临床检查确诊的患者群体内评估，合并相似的、删除重要性低的条目，同时确保条目与视疲劳密切相关，最终形成内部一致度好、所有条目所测量的潜在特质相同，且各条目之间具有一定独立性的问卷。量表适合于普通人群视疲劳的筛选，但需要患者有一定的理解力和配合度（附温州医科大学视觉健康调查表——表一、表二）。

附表

表一　基本信息

姓名：		性别：□1. 男　□2. 女	
出生年月：　　　年　　月		现居住地址：　　　省　　　市	
职业	□1. 学生 □2. 公务员 □3. 教师 □4. 医务人员 □5. 务工	□6. 退休 □7. 职员 □8. IT 行业 □9. 从商 □10. 艺术	□11. 运动员 □12. 农/林/渔业 □13. 司机 □14. 家务 □15. 其他
你的平均每天近距离用眼时间为（包括看书报、电脑、手机等）：　　　　小时			
你的平均每天睡眠时间（不包括入睡所需时间）：　　　小时 你近期的睡眠质量：□1. 很好；□2. 较好；□3. 一般；□4. 较差；□5. 很差			
你是否有眼部手术史？□1. 是；□2. 否（若有，请在横线处填写手术名称及日期）			

表二　问卷信息

	视疲劳症状评分	程度				
		没有	轻度	中度	较重	严重
		0	1	2	3	4
1	你是否感觉眼周不适？					
2	你是否有眼干？					
3	你是否有眼部疼痛如刺痛、胀痛等？					
4	你是否有眼酸？					
5	你是否有眼部紧绷感？					

（续）

视疲劳症状评分	程度				
	没有	轻度	中度	较重	严重
	0	1	2	3	4
6　当使用手机/电脑等电子产品时，屏幕亮度是否让你产生眼部不适？					
7　近距用眼时，你是否觉得费力？					
8　用眼时，你是否注意力不集中？					
9　用眼时，你是否有头晕或头痛？					
10　眼部不适是否让你感到焦虑？					
11　眼部不适是否让你感到抑郁？					
除了上述症状以外，若还有其他症状，请列出：					
得分总计					

2. 干眼检查

（1）泪河宽度　正常值为 0.5 ~ 1.0 mm，≤0.35 mm 提示为干眼。

（2）泪液分泌试验　正常值为 10 ~ 15 mm/5 min，< 10 mm/5 min 为低分泌，反复多次检查 <5 mm/5 min 提示为干眼。

（3）泪液稳定性检查　TBUT 正常值为 10 ~ 45 秒，< 10 秒为泪膜不稳定。

3. 眼位与眼肌检查

（1）眼外肌功能检查　检查时，令双眼分别注视各诊断眼位的视标，根据斜视角的变化判断受累肌。

（2）眼位检查　通过交替遮盖法和遮盖 - 去遮盖法，可以判断患者有无隐斜视及其种类。

（3）双眼视觉功能检查　调节功能的检测包括调节幅度、调节灵活度、调节反应和正负相对调节等方面，融合功能的检测包括正负融像性聚散、隐斜、调节性集合与调节比和集合近点等方面。

4. 其他检查

正常眼前节及眼底检查。

三、诊断及鉴别诊断

（一）西医诊断要点

患者的主观症状是诊断视疲劳的关键，但在明确诊断视疲劳和给予治疗之前，必须通过各种检查找到引起视疲劳的病因。

1. 病史 对患者病史进行详细采集，仔细记录主诉和感受，询问工作、学习和生活环境。

2. 视疲劳量表评估主观症状 总分 0~8 分，无视疲劳；9~14 分，轻度视疲劳；15~28 分，中度视疲劳；29~44 分，重度视疲劳。

3. 眼肌及双眼视功能检查 调节功能异常或隐斜等融合功能异常。

（二）中医辨病要点

目为肝窍，肝受血而能视，目力、脑力过劳，耗伤肝血，则目窍失养而不耐久视。

常见症状有：眼胀、眼痛、眼睑重坠，干涩不适，头晕头痛。

（三）中医辨证分型

1. 肝肾不足证 辨证要点为久视后出现视物模糊、眼胀酸痛、干涩畏光，眼部检查可有屈光不正、双眼影像不等、双眼视觉异常等，全身可兼见头晕耳鸣、腰膝酸软、失眠健忘等，舌红少苔，脉沉细。

2. 气血亏虚证 辨证要点为久视后出现视物模糊、眼胀，眼部检查可有屈光不正、双眼影像不等、双眼视觉异常等，全身可兼见头晕、心悸、健忘、神疲等，舌淡苔白，脉沉细。

3. 肝郁气滞证 辨证要点为久视后出现视物模糊、头眼胀痛、流泪，眼部检查可有屈光不正、双眼影像不等、双眼视觉异常等，全身可兼见情志抑郁、胸胁胀满、烦躁易怒、口苦咽干等，舌苔薄白，脉弦。

4. 脾虚气弱证 辨证要点为久视后出现视物模糊、困乏干涩、睑重欲闭、眼位偏斜，眼部检查可有屈光不正、双眼影像不等、双眼视觉异常等，全身可兼见食少纳呆、体倦乏力、脘腹胀满、食后胀甚、大便溏稀、神疲懒言等，舌质淡苔薄白、舌体胖或有齿印，脉细弱。

（四）鉴别诊断

1. POAG 根据眼压升高、青光眼性视盘损害和视网膜神经纤维层改变、青光眼性视野缺损、眼压升高时房角开放等特征，可以明确 POAG 诊断。

2. 干眼症 根据泪液分泌、胆南星、睑板腺功能障碍等可明确干眼症诊断，视疲劳除干眼症状外，常伴眼痛、头痛及屈光、调节和眼肌方面等异常。

四、治疗

（一）西医治疗原则

视疲劳的治疗原则是首先对因治疗，其次对症治疗。

（二）西医常规治疗

1. 对因治疗

视疲劳的治疗必须在明确病因的情况下进行，因此，消除病因疗法是治疗视疲劳的关键。

（1）矫正屈光不正　配戴合适的眼镜是治疗视疲劳的首项措施，对于原配镜不准确或屈光尚未矫正的患者，应给予准确验光配镜，减少患者调节性视疲劳，以维持调节与集合的平衡，应用正或负球性附加镜，治疗由调节和聚散功能异常引起的视疲劳。

（2）双眼视觉异常　视觉训练是行之有效的双眼视觉异常的治疗方法，通过训练可以提高调节幅度、增加融像性聚散功能、改善调节和聚散反应灵活性。常用的调节功能训练方法有大小字母表训练、镜片阅读训练和反转拍等，聚散功能训练方法有 Brock 线、红绿立体图、集合卡、裂隙尺等。

（3）眼部疾病　预防和治疗眼部原发疾病。对干眼、结膜炎、眼睑疾病等要采取相应的治疗措施。

（4）视频显示终端（visual display terminal，VDT）综合征　①养成良好的用眼卫生习惯：注意 VDT 操作时间不要持续过长，适当休息，连续用眼 1 小时后休息 10 ~ 15 分钟。②VDT 的位置：选择可调节的电脑工作台和座椅，显示器屏幕中心应与胸部在同一水平线上，屏幕与眼睛之间距离不应 <50 cm，屏幕中心应低于水平视线 10° ~ 20°，显示器上部应向后倾斜 10° ~ 20°，既有利于减轻视疲劳，又不明显增加全身肌肉的疲劳程度，同时还可以减少眼表的暴露面积，减少泪液蒸发。③合适的照明条件：合适的光照会提高 VDT 操作者眼睛的舒适度，操作环境的光线不应太强或太弱，应避免光线直接照射屏幕引起反射，控制并调整屏幕背景和字体的照明和对比度。④改善工作环境：室内经常通风换气，保持室内空气清新，减少空调使用时间，增加空气湿度。⑤精神、心理和全身因素引起视疲劳的治疗：精神、心理因素：对患者进行相关精神心理治疗和疏导，取得患者的信赖与合作，解除患者对视疲劳的精神压力；确定可能会引起视疲劳的全身性疾病并给予治疗，必要时及时转诊至相应科室诊治。

2. 对症治疗

包括药物治疗和非药物治疗两大类。

（1）药物治疗

① 改善眼调节功能药物　主要代表是七叶洋地黄双苷滴眼液，它能作用于睫状肌，通过增强睫状肌的功能和增加睫状肌的血流量，来改善眼的调节功能，从而达到治疗视疲劳的目的。

② 人工泪液　理想的人工泪液应具有良好的耐受性、低表面张力和接近正常泪膜的电解质成分。所谓人工泪液，系指理化性质与泪膜相似的泪液替代品，包括水溶液、油溶液、凝胶或药膏等。主要有如下几类：

甲基纤维素类：常用的有羟丙基甲基纤维素和羧甲基纤维素，此类物质黏稠度高，可较好地润滑眼表，具有较长的角膜表面保存时间。甲基纤维素类与其他眼用产品具有较好的相容性。

粘多糖类：玻璃酸钠是目前人工泪液中使用最广泛的黏多糖，由于带有大量负电荷的阴离子而具有较强的保水功能，可以使其黏附的物质表面保持润滑。同时透明质酸钠还具有较强的黏弹性，可以在角膜表面存留较长时间。

聚乙烯醇：如利奎芬滴眼液，是合成多聚物，浓度在1.4%时与天然泪液等渗，具有较好的保水特性，对水液层、脂质层和黏液层缺乏引起的干眼症均有效，同时不会引起视力模糊。但聚乙烯醇黏度低，在角膜表面的存留时间较短。

卡波姆亦即聚丙烯酸：水溶性的高分子聚丙烯酸类物质，作为人工泪液的主要成分，可促进角膜上皮愈合，降低角膜通透性；但也可引起视力模糊，使患者出现不适感。

右旋糖酐：较少单独使用，多与其他润滑药配伍，如泪然滴眼液是0.1%右旋糖酐70和0.3%羟丙基甲基纤维素2910组成的复方制剂，为拟天然泪液的灭菌眼液。

③ 睫状肌麻痹药物　如复方托吡卡胺滴眼液，具有明显的外周抗胆碱能作用，能使乙酰胆碱引起痉挛的平滑肌松弛，并解除微血管痉挛，改善微循环。

（2）非药物治疗

主要指一些物理治疗，如雾视法、远眺法和眼保健操等，能改善眼周血液循环，可能会起到一定的辅助作用。

（三）中医治疗原则

引起该病的原因包括环境因素、眼部因素、体质因素和精神因素，应根据患者的局部与全身情况进行辨证论治，总以调理气血、脏气平和为原则。

（四）辨证施治

1. 肝肾不足证

表现：久视后视物模糊，眼胀痛，干涩；可兼见头晕目眩、耳鸣、腰膝酸软、失眠健忘等症。

舌脉：舌红少苔，脉沉细。

治法：滋养肝肾，益精明目。

方药：杞菊地黄丸合柴葛解肌汤加减。组成：枸杞子10 g，菊花10 g，熟地黄12 g，山茱萸12 g，山药12 g，泽泻9 g，茯苓9 g，牡丹皮9 g，柴胡6 g，葛根9 g，甘草3 g，黄芩6 g，羌活3 g，白芷3 g，芍药6 g，桔梗3 g。

方解：方中熟地黄、枸杞子益肾阴，养精髓；泽泻降肾浊，牡丹皮泻肝火，山茱萸滋肾益肝，山药滋肾补脾；茯苓利脾湿，菊花清肝明目；柴胡入少阳，解郁止痛；葛根、白芷入阳明，清利头目，解肌止痛；羌活走太阳祛风止痛；桔梗、黄芩宣泄郁热，芍药、甘草酸甘化阴、缓急止痛。全方配伍，有滋肾养肝、益精明目、解肌止痛的功效。

2. 气血虚弱证

表现：久视后出现视物模糊，眼胀；可伴有头晕、心悸、健忘、神疲、便干等症。

舌脉：舌淡苔白，脉沉细。

治法：补养气血，养心安神。

方药：八珍汤加减。组成：当归9 g，川芎9 g，熟地9 g，白芍9 g，人参9 g，茯苓9 g，白术9 g，炙甘草5 g。

方解：此方由四物汤和四君子汤两方合方而成，其中人参与熟地相配，益气养血，共为君药。白术、茯苓健脾渗湿，协助人参益气健脾；当归、白芍养血和营，助熟地补益阴血，均为臣药。佐以川芎活血行气，使补而不滞，炙甘草益气和中，调和诸药。全方共奏气血双补之功。

3. 肝郁气滞证

表现：久视后视物模糊、眼胀痛、流泪；可伴有头胀痛，胸胁胀满、烦躁易怒、口苦咽干等症。

舌脉：舌苔薄白，脉弦。

治法：疏肝理气，通络散瘀。

方药：逍遥散合柴葛解肌汤加减。组成：柴胡9 g，当归9 g，白芍6 g，白术15 g，茯苓15 g，生姜6 g，薄荷6 g，葛根9 g，甘草3 g，黄芩6 g，羌活3 g，白芷3 g，桔梗3 g。

方解：方中柴胡入少阳，疏肝解郁止痛；当归、白芍养血柔肝；白术、甘草、茯苓健脾养心；薄荷助柴胡以散肝郁；生姜温胃和中；葛根、白芷入阳明，清利头目，解肌止痛；羌活走太阳祛风止痛；桔梗、黄芩宣泄郁热。方中逍遥散肝脾并治，气血兼顾，结合柴葛解肌汤疏通三阳经脉之郁滞，帮助缓解头目胀痛，视物疲劳。

4. 脾虚气弱证

表现：不耐久视、困乏干涩、睑重欲闭、眼位偏斜；可兼见食少纳呆、体倦乏力、脘腹胀满、食后胀甚、大便溏稀、神疲懒言等症。

舌脉：舌质淡，苔薄白，舌体胖或有齿印，脉细弱。

治法：补脾益气，升阳开窍。

方药：补中益气汤合柴葛解肌汤加减。组成：黄芪 15 g，人参 9 g，白术 9 g，当归 9 g，陈皮 6 g，升麻 6 g，柴胡 12 g，葛根 9 g，甘草 3 g，黄芩 6 g，羌活 3 g，白芷 3 g，芍药 6 g，桔梗 3 g。

方解：方中黄芪补中益气，升阳固表；人参、甘草、白术补气健脾；当归、芍药养血和营；陈皮理气和胃，使诸药补而不滞；升麻、柴胡升阳举陷；葛根、白芷入阳明，清利头目；羌活走太阳，祛风止痛；桔梗、黄芩宣泄郁热。全方既有补中益气升阳之效，又有疏通三阳经脉之郁滞之效，共奏开达目窍之功。

（五）针刺治疗

取穴以足太阳膀胱经、足少阴肾经、足少阳胆经、足厥阴肝经和手少阴心经为主。选穴以眼部穴位为主，重视全身辨证配穴。

眼周穴位：睛明、上明、承泣、球后、攒竹、丝竹空、鱼腰、四白、瞳子髎等。

头区穴位：阳白、太阳、百会、四神聪、头维、风池、翳明等。

全身穴位：合谷、光明、足三里、三阴交、蠡沟、行间、太冲、照海、神门、肝俞、肾俞、心俞、脾俞。

操作方法：每次眼周可选 2~4 穴，头区及全身可选 6~8 穴，针法以补为主，但气滞血瘀等实证应施以泻法或平补平泻法，每天或隔天 1 次。

注意事项：应严格遵循无菌操作原则，选择合适的针具、体位、进针角度及深度，辨证施针；确定主穴，辅穴随症加减；在传统循经配对取穴并针刺"得气"后，接通电针治疗仪，选用连续波或疏密波，用中等强度刺激，每天或隔天 1 次，每次 20~30 分钟。

（六）推拿

选用眼周穴位如攒竹、承泣、睛明、丝竹空、四白、鱼腰等。

操作方法：以食指指端按住穴位，对准穴位做小圆圈按摩。随症治疗，或每天 1 次，5 天为 1 个疗程。

注意事项：按摩部位皮肤情况，女性月经期或妊娠期禁用；操作者应修剪指甲，以防损伤患者皮肤；操作时要用力均匀、柔和，注意为患者保暖及保护隐私；操作时要密切观察患者反应和对疼痛的耐受程度，如有不适，应停止按摩并做好相应处理。

（七）中成药

中成药由于服用方便，若辨证准确，证型相合，则疗效肯定，临床上也为医者所习用。

1. 补中益气丸　口服，小蜜丸每次9 g，大蜜丸每次1丸，每天2～3次。

2. 明目地黄丸　口服，水蜜丸每次6 g，小蜜丸每次9 g，大蜜丸每次1丸，每天2次。

3. 杞菊地黄丸　口服，水蜜丸每次6 g，小蜜丸每次9 g，大蜜丸每次1丸，每天2次。

4. 逍遥丸　口服，每次6～9 g，每天1～2次。

（八）中医适宜技术

临床可采用耳穴压豆、梅花针、眼部离子导入等方法。

（九）饮食疗法

中医食疗以增强体质、营养神经与镇静安神为原则，以补肝益肾、益气健脾、养血宁神作用的食物为主，作为日常生活中的辅助治疗，安全无毒、简便易行。如肝肾不足型，以补养肝肾、益精明目为治法，可用鸡肝粥和枸杞子酒；肝郁气滞型，以疏肝理气、解郁明目为治法，可用桑菊薄荷茶和菊花粥；脾气虚弱型，以补中益气、健脾升阳为治法，可用加味蜜饯黑枣和胡萝卜小米粥；心血亏虚型，以补益气血、安心宁神为治法，可用当归补血汤。

（十）情志疗法

患者要注意避免情绪激动、波动，保持心情愉快和畅，遵医嘱，定期复查，按时服药。有心理问题者，应及时到专科就诊。

五、评述与体会

随着社会竞争加剧，生活工作节奏加快，从事文字及其他近距离用眼人群增多，尤其是电脑等视频终端的广泛普及，临床视疲劳发病率逐年增多。视疲劳作为一种临床常见病，引起人们的广泛关注。本病为多因素疾病，针对引起视疲劳的原因，在治疗上除了关注眼局部症状外，还要对患者的工作环境、职业身份、生活方式、饮食习惯、身体素质等给予综合考虑，治疗上除处理眼局部症状外，还要对患者的用眼习惯、生活方式、工作强度等给予合理建议。中医运用整体观念，着眼于眼与整个机体的关系，辨证论治治病求本，独具特色与优势。目前中医、中西医结合疗法治疗视疲劳的报道多为少数患者的经验总结，对视疲劳中医病因病机研究不深，各家学说说法不一，缺乏统一的客观指标和分型标准，亟待大规模多中心临床试验研究，同时应充分利用现代医学先进的理论和方法，深入探讨其发病机制及中医中药治疗本病的作用机制，以掌握视疲劳的防治规律，充分发挥中医药治疗视疲劳的优势，使患者提高工作效率、改善生活质量。

>> 参 考 文 献 <<

1. EICHENBAUM J W. Computers and eyestrain. Jophthalmol Nurs Technol, 1996, 15(1): 23 - 26.

2. NAKAISHI H, YAMADA Y. Abnormal tear dynamics and symptoms of eye-strain in operators of visual display terminals. Occup Environ Med, 1999, 56(1): 6 - 9.

3. 李凤鸣. 眼科全书(下册). 北京: 人民卫生出版社, 1996: 2652 - 2656.

4. 尹忠贵, 汪芳润, 金复生. 视疲劳 503 例的观察研究. 眼外伤职业眼病杂志, 2001, 23(3): 281 - 282.

5. 刘家琦. 实用眼科学. 北京: 人民卫生出版社, 1993: 510 - 511.

6. WICK B, HALL P. Relation among accommodative facilities, lag and amplitude in elementary school children. Am J Optom Physiol Opt, 1987, 64(8): 593 - 598.

7. HOUSTON C A, JONE D, WEIR C R. An unusual cause of asthenopia: "pseudo-accommodative insufficiency" associated with a high AC: A ratio. Br J Ophthalmol, 2000, 84(12): 1438 - 1440.

（宿蕾艳）

第十四章

全身疾病的眼部表现

第一节 糖尿病

糖尿病（diabetes mellitus，DM）是一组由多种病因引起的以慢性高血糖为特征的代谢性疾病，是由于胰岛素分泌和（或）利用缺陷所引起。长期碳水化合物及脂肪、蛋白质代谢紊乱，可引起多系统损害，导致眼、肾、神经、心脏、血管等组织器官慢性进行性病变、功能减退甚至衰竭；病情严重或应激时，可发生急性严重代谢紊乱，如糖尿病酮症酸中毒和高渗高血糖综合征。

我国 18 岁及以上人群糖尿病患病率为 11.2%。以 2 型糖尿病（T_2DM）为主，1 型糖尿病（T_1DM）和其他类型糖尿病少见，男性多于女性，经济发达地区的患病率高于中等发达地区和不发达地区，未诊断的糖尿病比例较高，肥胖和超重人群糖尿病患病率显著增加。

我国传统医学中，糖尿病属"消渴"范畴，早在公元前 2 世纪的《黄帝内经》中已有论述。消渴病变的脏腑主要在肺、胃、肾、眼；脏腑受损，可出现痈、耳聋、眩晕、胸痹、目盲、肾衰、肢体麻木及下肢坏疽等兼证。

一、病因病机

（一）中医病因病机

消渴病的病因较复杂，禀赋不足、饮食失节、情志失调、劳欲过度等均可致病。其病机主要在于阴津亏损，燥热偏胜，消渴病日久，则阴损及阳、津亏血瘀，而致气阴两损，阴阳两虚，络脉瘀阻。

消渴目病的主要病机是阴虚燥热，虚火上炎，灼伤目中血络；阴虚日久，气无所化，目失所养；气虚帅血无力，阴虚血行滞涩，目中瘀血阻络；或气不摄血，血不循经，溢于络外；或水液外渗；消渴日久，累及肝肾，目失濡养。

(二) 西医病理改变

糖尿病的病因和发病机制极为复杂，不同类型糖尿病病因不尽相同，即使在同一类型中也存在异质性，遗传及环境因素共同参与其发病。胰岛素由胰岛 β 细胞合成和分泌，经血液循环到达体内各组织器官的靶细胞，与特异性受体结合并引发细胞内物质代谢效应，在此过程中任何一个环节发生异常均可导致糖尿病。

T_1DM 病理生理学特征是胰岛 β 细胞数量显著减少乃至消失所导致的胰岛素分泌显著下降或缺失。T_2DM 显著的病理生理学特征为胰岛素调控葡萄糖代谢能力的下降（胰岛素抵抗）伴胰岛 β 细胞功能缺陷所导致的胰岛素分泌减少（相对减少）。

DR 主要是长期糖代谢紊乱损害视网膜微循环所致。早期的病理改变为基底膜增厚，内皮细胞增生，毛细血管周细胞的选择性丧失；血管扩张导致的微动脉瘤和血管结构改变，血 – 视网膜屏障的损害；随之毛细血管管腔狭窄甚至闭塞，血流改变，致使视网膜缺血缺氧，最终形成新生血管等增生期改变。

二、临床表现

(一) 全身临床表现

代谢紊乱症状群　血糖升高后因渗透性利尿引起多尿，继而口渴多饮；外周组织对葡萄糖利用障碍，脂肪分解增多，蛋白质代谢负平衡，渐见乏力、消瘦，儿童生长发育受阻；患者常有易饥、多食。故糖尿病的临床表现常被描述为"三多一少"，即多尿、多饮、多食和体重减轻。可有皮肤瘙痒，尤以外阴瘙痒为甚。血糖升高较快时，可使眼角膜、房水、晶状体渗透压改变而引起屈光改变，导致视物模糊。许多患者无任何症状，仅于健康检查或因各种疾病就诊化验时发现高血糖。

(二) 眼部临床表现

本病引起的眼部并发症较多，其中以晶状体和眼底视网膜病变最为常见。

1. 结膜　表现为梭形或囊状的深红色小点状微血管瘤，多发生于睑裂部，易误诊为球结膜下出血；其次是静脉迂曲、囊样扩张、血柱不均匀，毛细血管呈螺旋状，毛细血管和细小静脉血流缓慢，常有红细胞聚集。多见于糖尿病合并高血压者，其位置、大小、形状常数月无改变，发生率与年龄、发病时间有关。

2. 角膜　主要表现为知觉减退，可先于视网膜病变发生，与糖尿病病程及血糖的控制程度有关。糖尿病患者常会出现眼部干燥、异物感、灼热感、视物难以持久等一系列症状，在手术治疗时易出现角膜上皮剥脱和愈合迟缓现象。

3. 虹膜　虹膜红变是糖尿病较为常见的并发症，虹膜表面特别是瞳孔缘处可见新生血管，虹膜新生血管易破裂致前房积血。虹膜红变多发生于晚期及青少年性糖尿病患者，与组织缺氧有关，常提示眼底新生血管形成，如新生血管累及房角，房水排出障碍，则可发生新生血管性青光眼。有些患者亦可伴有虹膜睫状体炎，此型虹膜睫状体炎对局部应用皮质类固醇及散瞳剂反应良好。由于糖原沉积在虹膜色素上皮、瞳孔括约肌和开大肌上，或由于糖尿病性自主神经病变，可导致瞳孔对光反射迟钝。

4. **晶状体**　主要是并发性白内障和屈光不正。

高血糖可使晶状体纤维肿胀、变性混浊，发生白内障，典型者为晶状体前囊下乳白色雪片状混浊。严重的青少年糖尿病会迅速发生双眼白内障，晶状体可在几周内完全混浊。糖尿病患者合并老年性白内障较为常见，典型的老年性核硬化、后囊下改变和晶状体皮质混浊在糖尿病患者中发生得更早也更常见。

屈光不正的发生与晶状体和房水的渗透压变化有关。一般在疾病初期，血糖增高，房水渗透压减低，部分房水渗入晶体，使之变凸而出现暂时性近视。当血糖降低，房水渗透压升高时，晶状体内水分外渗，形成相对的远视。这种短期内屈光度的迅速变化是糖尿病引起晶状体屈光度改变的特征，可有 3 ~ 4 个屈光度，对糖尿病的诊断和治疗具有一定的指导意义。糖尿病性屈光改变是短暂的，且为波动性改变，一般无须配镜。

5. **视网膜**　糖尿病视网膜病变详见第十一章第三节。

6. **眼部神经**　主要表现为缺血性视神经病变，如眼外肌麻痹、调节障碍和视神经萎缩。糖尿病性颅神经病变中主要是动眼神经和展神经受累引起的眼肌麻痹，其中以动眼神经受累最常见，多见于中老年人。起病突然，多单眼发病，多数患者以复视为首发症状，检查可发现相应的眼肌运动障碍，瞳孔多不受累。动眼神经麻痹者可有上睑下垂、眼球运动障碍，一般 1 ~ 2 个月或更长一段时间内恢复。

（三）中医辨证特点及分型

糖尿病中医辨证方法　包括三消辨证（上消、中消、下消）、3 型辨证（阴虚燥热、气阴两虚、阴阳两虚）、分类辨证（脾瘅、消瘅）等。病程可分为郁（前期）、热（早期）、虚（中期）、损（晚期）4 个自然演变阶段，根据不同阶段的核心病机进行分型论治。

DR 的中医辨证分型详见第十一章第三节。

（四）实验室检查

1. **糖代谢异常**

（1）尿糖测定　尿糖阳性是诊断糖尿病的重要线索。但尿糖阳性只是提示血糖值超过肾糖阈（约 10 mmol/L），因而尿糖阴性不能排除糖尿病的可能。

（2）血糖测定和口服葡萄糖耐量试验（oral glucose tolerance test，OGTT）　血糖升

高是诊断糖尿病的主要依据。诊断糖尿病时必须用静脉血浆测定血糖，治疗过程中随访血糖控制情况可用便携式血糖计测定末梢血糖。当血糖高于正常范围而又未达到糖尿病诊断标准时，须进行 OGTT。

（3）HbA1c　是葡萄糖或其他糖与血红蛋白的氨基发生非酶催化反应（一种不可逆的蛋白糖化反应）的产物，可反映患者近 8~12 周平均血糖水平。

2. 胰岛 β 细胞功能检查

（1）胰岛素释放试验　反映基础和葡萄糖介导的胰岛素释放功能。胰岛素测定受血清中胰岛素抗体和外源性胰岛素干扰。

（2）C 肽释放试验　也反映基础和葡萄糖介导的胰岛素释放功能。但不受血清中的胰岛素抗体和外源性胰岛素的影响。

（3）其他检测 β 细胞功能的方法　如静脉注射葡萄糖 – 胰岛素释放试验和高糖钳夹试验可了解胰岛素释放第一时相；胰高血糖素 – C 肽刺激实验和精氨酸刺激试验可了解非糖介导的胰岛素分泌功能等。

3. DR 的实验室检查详见第十一章第三节。

4. 糖尿病诊断与分型

（1）糖尿病的诊断标准（表 14 – 1 – 1、表 14 – 1 – 2）。

表 14 – 1 – 1　糖代谢状态分类（WHO 1999 年）

糖代谢状态	静脉血浆葡萄糖（mmol/L）	
	空腹血糖	糖负荷后 2 小时血糖
正常血糖	<6.1	<7.8
空腹血糖受损	≥6.1，<7.0	<7.8
糖耐量减低	<7.0	≥7.8，<11.1
糖尿病	≥7.0	≥11.1

注：空腹血糖受损和糖耐量减低统称为糖调节受损，也称糖尿病前期；空腹血糖正常参考范围下限通常为 3.9 mmol/L。

表 14 – 1 – 2　糖尿病的诊断标准（WHO 1999 年）

诊断标准	静脉血浆葡萄糖或 HbA1c 水平
典型糖尿病症状	
加上随机血糖	≥11.1 mmol/L
或加上空腹血糖	≥7.0 mmol/L

（续）

诊断标准	静脉血浆葡萄糖或 HbA1c 水平
或加上 OGTT 2 小时血糖	≥11.1 mmol/L
或加上 HbA1c	≥6.5%
无糖尿病典型症状者，需改日复查确认	

注：典型糖尿病症状包括烦渴多饮、多尿、多食、不明原因体重下降；随机血糖指不考虑上次用餐时间，1 天中任意时间的血糖，不能用来诊断空腹血糖受损或糖耐量减低；空腹状态指至少 8 小时没有进食热量。

（2）糖尿病的分型

采用 WHO（1999 年）的糖尿病病因学分型体系，将糖尿病分为 4 型，即 T1DM、T_2DM、特殊类型糖尿病和妊娠糖尿病。其中，T_2DM 最多见，占 90%~95%。

三、治疗

（一）西医治疗

1. T2DM 的治疗策略应该是综合性的，包括血糖、血压、血脂、体重控制，抗血小板治疗和改善生活方式等措施。对大多数非妊娠成年 T_2DM 患者，合理的 HbA1c 控制目标为 <7%。HbA1c 控制目标应遵循个性化原则，年龄较轻、病程较短、预期寿命较长、无并发症、未合并心血管疾病的 T_2DM 患者在没有低血糖及其他不良反应的情况下，可采取更严格的 HbA1c 控制目标，反之则采取相对宽松的 HbA1c 控制目标。

2. 生活方式干预和二甲双胍为 T_2DM 患者高血糖的一线治疗；生活方式干预是 T_2DM 的基础治疗措施，应贯穿于治疗始终；若无禁忌证，二甲双胍应一直保留在糖尿病的药物治疗方案中。1 种降糖药治疗血糖不达标者，应采用 2 种甚至 3 种不同作用机制的药物联合治疗，也可加用胰岛素治疗。

（二）中医治疗

1. 辨证论治　糖尿病中医辨证方法包括三消辨证（上消、中消、下消）、3 型辨证（阴虚燥热、气阴两虚、阴阳两虚）、分类辨证（脾瘅、消瘅）等。病程可分为郁（前期）、热（早期）、虚（中期）、损（晚期）4 个自然演变阶段，根据不同阶段的核心病机进行分型论治。

（1）糖尿病前期气阴两虚证　在生活方式干预的基础上，可联合口服天芪降糖胶囊。

（2）T2DM 早中期　肠道湿热证可口服葛根芩连汤，肝胃郁热证可口服大柴胡汤加减。

（3）糖尿病周围神经病变气虚络阻证　可口服木丹颗粒，配合针刺、熏洗等治疗以改善症状。

2. T$_2$DM 常规治疗基础上，可配合针刺协同增效。

3. 糖尿病眼病的中医治疗　原则是在严格控制血糖的基础上进行对症治疗。DR 是其主要并发症及致盲因素，治疗详见第十一章第三节。并发白内障可通过控制血糖、口服补益肝肾的药物延缓其进展，必要时可行手术治疗。继发新生血管性青光眼意味着同时有眼底的增生期改变，可考虑激光联合抗 VEGF 药物治疗眼底病变，青光眼的治疗可在眼底治疗的同时给予药物、光凝或滤过手术。

4. 预防与调护　有效控制血糖，保持血糖平稳，有助于减少糖尿病并发症的发生。饮食有节，调畅情志，劳逸结合，有助于预防本病并发症及控制血糖平稳。定期进行眼底检查，必要时行荧光造影检查及眼底激光治疗，可降低糖尿病眼病的致盲率，提高患者生活质量。平时控制体重，饮食清淡，少食肥甘厚味，少盐，戒烟限酒。

四、评述与体会

糖尿病是累及小血管的复杂代谢性疾病，常引起包括眼在内的广泛组织损伤。尽管糖尿病已得到很好控制，但眼部并发症仍然在发病后约 20 年出现；血糖控制不佳会增加眼部并发症的风险。T$_2$DM 患者的视觉预后普遍好于 T$_1$DM 患者。

DR 是高致盲性眼病，不能根治但可防可控，因此应当重视开展糖尿病及糖尿病眼病的筛查工作，实现早发现、早诊断、早治疗。长期稳定地降低血糖、血压和血脂，可以降低 DR 的发生和进展风险。

≫≫≫ 参 考 文 献 ≪≪≪

1. LI Y，TENG D，SHI X，et al. Prevalence of diabetes recorded in mainland China using 2018 diagnostic criteria from the American Diabetes Association：national cross sectional study. BMJ，2020，369：m997.

2. 中华医学会糖尿病学分会. 中国 2 型糖尿病防治指南（2020 年版）. 中华糖尿病杂志，2021，13（4）：315 – 409.

3. 段俊国. 中西医结合眼科学. 9 版. 北京：中国中医药出版社，2013：261 – 265.

4. 葛均波. 内科学. 9 版. 北京：人民卫生出版社，2018：725 – 748.

5. 葛坚. 眼科学. 3 版. 北京：人民卫生出版社，2020：492.

6. LIAN F，NI Q，SHEN Y，et al. International traditional Chinese medicine guideline for diagnostic and treatment principles of diabetes. Ann Palliat Med，2020，9（4）：2237 – 2250.

7. 仝小林. 糖尿病中医药临床循证实践指南. 北京：科学出版社，2016.

8. 中华中医药学会. 中医糖尿病临床诊疗指南. 北京：中国中医药出版社，2020.

（尹连荣）

第二节　高血压

高血压是以体循环动脉压升高为主要表现的临床综合征，是心血管疾病最重要的危险因素。血压升高可损伤重要脏器，如心、脑、肾的结构和功能，最终导致这些器官的功能衰竭。全球疾病负担的统计数据表明，2019 年高血压位居全球疾病死亡相关危险因素的首位。我国约有 2 亿高血压患者，占世界高血压患者总数的 1/5。1958—1959 年、1979—1980 年、1991 年、2002 年和 2012—2015 年我国高血压调查数据显示，高血压患病率分别为 5.1%，7.7%，13.6%，17.6% 和 27.9%，呈显著上升趋势。

高血压分为 1 级、2 级、3 级，各级均有不同的眼底改变。其眼底改变与病程和血压升高，特别是舒张压升高的急缓程度有关。

高血压分为原发性高血压和继发性高血压。临床上原发性高血压占 80%～90%。继发性高血压是某些疾病的表现之一，可为暂时性，亦可为持久性，如妊娠高血压综合征、嗜铬细胞瘤、肾病、肾上腺疾病、主动脉狭窄等。原发性高血压病因不明，分为缓进型（良性）和急进型（恶性），70% 以上伴有不同程度的视网膜病变。年龄越大、病程越长，眼底改变的发生率越高。

高血压性视网膜病变分为慢性进行性（良性）和急性进行性（恶性）两型。

原发性高血压发病多有头晕、头痛等症状，故中医内科学将原发性高血压病列入"眩晕""头痛"等范畴进行讨论。

一、病因病机

（一）中医病因病机

本病为脏腑内损，气血两亏，目失濡养；阴虚火旺，虚火上炎；肝失调达，气滞血瘀等所致。初期，有虚有实或虚实夹杂，病至晚期，则多属虚证。

1. 情志失调　高血压患者素体肝火亢盛，肾阴亏虚，肝失所养，日久灼津伤阴，或长期忧郁过度，气郁化火，肝阴暗耗，阳亢风动。

2. 饮食不节　嗜酒肥甘，饥饱劳倦，肺、脾、肾气化失司，导致津液输布失常，聚湿生痰，痰湿中阻，清阳不升，浊阴不降，痰浊壅盛。

3.脾肾亏虚　病久，素体亏虚，痰浊留滞，必致血运不利，化为瘀血，瘀血与痰浊搏结，痰瘀互结阻碍气机运行，影响气的生成和血的运行，加重瘀血。

4.病后体虚　病情迁延不愈，久病入络，血虚气弱，清阳不升，气虚血行无力，瘀血加重，血虚心失所养。

（二）西医病因病理

原发性高血压是多因素疾病，是遗传与环境因素交互作用的结果。环境因素主要有饮食、精神应激、吸烟、肥胖及睡眠呼吸暂停低通气综合征等。遗传与环境因素的作用机制尚不明确。目前主要有神经机制、肾脏机制、激素机制、血管机制和胰岛素抵抗机制等，这些机制使得全身小动脉收缩或张力过强，周围阻力增高，引起血压升高。高血压性视网膜病变是因血压缓慢上升且持续时间长，使视网膜小动脉逐渐呈增生期硬化和玻璃样变性，血 - 视网膜屏障受到破坏，从而出现视网膜血管改变及视网膜的出血、渗出和水肿。

二、临床表现

（一）全身临床表现

1.症状　起病缓慢，缺乏特殊临床表现，导致诊断延迟，仅在测量血压时或发生心、脑、肾等并发症时才被发现。常见症状有头晕、头痛、颈项板紧、疲劳、心悸等，也可出现视物模糊、鼻出血等较重症状，典型的高血压头痛在血压下降后即可消失。高血压患者还可出现受累器官的症状，如胸闷、气短、心绞痛、多尿等。

2.体征　血压升高、周围血管搏动、血管杂音、心脏杂音等是重点检查的项目。

（二）眼部临床表现

1.高血压性视网膜病变

（1）症状　可出现视力下降。

（2）体征　高血压性视网膜病变分级标准，目前仍参考 Keith-Wagener 法。Ⅰ级：主要为血管收缩、变窄。视网膜动脉普遍轻度变窄，特别是小分支，动脉反光带增宽，有静脉隐匿现象，在动静脉交叉处透过动脉看不到其下的静脉血柱。Ⅱ级：主要为动脉硬化。视网膜动脉普遍或局限性缩窄、反光增强、呈铜丝或银丝状，动静脉交叉处表现为隐匿合并偏移（Salus 征）、远端膨胀（静脉斜坡）或被压呈梭形（Gunn 征），并可呈直角偏离。Ⅲ级主要为渗出，可见棉絮斑、硬性渗出、出血及广泛微血管改变。Ⅳ级在Ⅲ级改变基础上，伴有视盘水肿和动脉硬化的各种并发症。

慢性进行性高血压性视网膜病变　主要表现为视网膜动脉痉挛、变窄，血管壁增厚，严重时出现出血、渗出和棉绒斑。可并发大动脉瘤、中央或分支视网膜动脉或静脉阻塞。新生血管性并发症少见。

急性进行性高血压性视网膜病变　多见于40岁以下青年，最主要的表现为视盘水肿和视网膜水肿，称为高血压性视神经视网膜病变，同时可见视网膜火焰状出血、棉绒斑、"星芒状"硬性渗出及脉络膜梗死（Elschnig斑），少数患者可发生视网膜脱离、玻璃体积血。

2. 视网膜动脉阻塞

（1）症状　突然无痛性视力下降或丧失。

（2）体征　视网膜动脉变细，血柱呈节段状。视网膜中央动脉阻塞时，后极部视网膜广泛性灰白水肿混浊，黄斑呈樱桃红色；分支动脉阻塞时，其供血区视网膜灰白色水肿混浊。

3. 视网膜静脉阻塞

（1）症状　视力骤降。

（2）体征　视网膜静脉扩张迂曲，呈腊肠状；视网膜中央静脉阻塞时，视网膜广泛性火焰状出血，视网膜水肿；静脉分支阻塞，表现为相应静脉区域视网膜水肿和散在出血。

4. 缺血性视神经病变

（1）症状　无痛性视力下降，或一过性黑蒙。

（2）体征　眼底：视盘弥散性或节段性水肿，边界不清，盘周视网膜少量出血。瞳孔改变：相对性瞳孔传导阻滞，累及双眼者，直接对光反射迟钝或消失。视野改变：多为与生理盲点相连的扇形缺损，亦可见水平或垂直性偏盲。

（三）中医辨病要点及分型

本病属中医学"视瞻昏渺"或"暴盲"的范畴，主要表现为视物模糊，眼底脉络迂曲变细、反光增强、呈铜丝或银丝状，动静脉交叉征（+），眼底溢血，较少情况有视衣脱离、血灌瞳神。中医证型主要分为阴虚阳亢证、痰浊壅盛证、痰瘀互结证和气虚血瘀证4型。

1. 阴虚阳亢证　症见视力下降，视网膜动脉变细，反光增强，动静脉交叉征（+）；性情暴躁，头晕目眩，视物昏花，面红目赤，口干咽燥，五心烦热，腰膝酸软，舌红少苔，苔黄，脉细数。

2. 痰浊壅盛证　症见视物模糊，视盘充血，边界欠清，动静脉交叉征（+），静脉迂曲怒张，动脉呈铜丝状改变，或视网膜出血、渗出；头蒙如裹，眩晕，食少多寐，呕吐痰涎，胸膈满闷，肢重体麻，舌胖苔腻，脉滑。

3. 痰瘀互结证　症见视物不清，视盘充血，边界模糊，动静脉交叉征（+），静脉迁曲怒张，动脉呈银丝状改变，或视网膜出血、渗出，或视盘水肿；头蒙如裹，呕吐痰涎，痛有定处，肌肤甲错，口唇青紫，舌胖，舌质暗或有瘀斑、瘀点，脉弦滑。

4. 气虚血瘀证　症见视物不清，视物变形，视网膜出血、渗出部分吸收；神疲乏力，少气懒言，自汗，面色晦暗，痛有定处，肌肤甲错，口唇青紫，舌胖或有齿印，舌质暗或有瘀斑、瘀点，脉涩或无脉。

（四）实验室检查

1. 血压测量

我国高血压定义为未使用降压药物的情况下，收缩压≥140 mmHg 和（或）舒张压≥90 mmHg。根据血压升高水平，进一步将高血压分为1~3级（表14-2-1）。

表14-2-1　血压水平分类和定义（mmHg）

分类	收缩压		舒张压
正常血压	<120	和	<80
正常高值血压	120~139	和（或）	80~89
高血压	≥140	和（或）	≥90
1级高血压（轻度）	140~159	和（或）	90~99
2级高血压（中度）	160~179	和（或）	100~109
3级高血压（重度）	≥180	和（或）	≥110
单纯收缩期高血压	≥140	和	<90

注：当收缩压和舒张压分属于不同分级时，以较高的级别作为标准。以上标准适用于任何年龄的成年男性和女性。

2. 眼底荧光造影检查

当高血压眼底病变仅累及视网膜血管时，眼底荧光血管造影可见多处毛细血管闭塞区及毛细血管扩张和微血管瘤；视盘处毛细血管扩张，视网膜及视盘有强烈的荧光素渗漏。但常常还会发生高血压性脉络膜病变，荧光血管造影早期可见视网膜多数细小的荧光素渗漏点，后期大量液体积聚于视网膜深面而表现多湖状的荧光素积存。

三、治疗

（一）西医治疗原则及治疗措施

1. 控制血压

（1）治疗性生活方式干预　减轻体重；减少钠盐摄入；补充钾盐；减少脂肪摄入；

戒烟限酒；增加运动；减轻精神压力；保持心态平衡；必要时补充叶酸制剂。

（2）降压药物应用基本原则　小剂量开始，优先选择长效制剂，可联合用药及个体化。

2. 高血压性视网膜病变治疗　原则是控制血压，改善局部血液循环，疏通血管，促进出血、渗出吸收，水肿消退。当视网膜出现大片无灌注区，应尽早行视网膜光凝术；当发现虹膜或视网膜或视神经出现新生血管，可行抗 VEGF 药物玻璃体腔注射联合视网膜光凝术；静脉阻塞引起黄斑水肿或黄斑变性时，可行抗 VEGF 药物玻璃体腔注射；高血压视网膜病变引起玻璃体积血，如不能吸收可行玻璃体切割术。

3. 视网膜动脉阻塞治疗详见第十一章第一节。

4. 视网膜静脉阻塞治疗详见第十一章第二节。

5. 缺血性视神经病变治疗详见第十章第二节。

（二）中医治疗

中医治疗原则以滋阴潜阳、活血通络、祛痰降浊为主。

1. 辨证论治

（1）阴虚阳亢证

表现：症见视力下降，视网膜动脉变细，反光增强；性情暴躁，头晕目眩，视物昏花，面红目赤，口干咽燥，五心烦热，腰膝酸软。

舌脉：舌红少苔，苔黄，脉细数。

治法：滋阴潜阳，平肝补肾。

方药：耳聋左慈丸加减。组成：磁石 6 g，熟地黄 24 g，制山茱萸 12 g，山药 12 g，茯苓 9 g，泽泻 9 g，牡丹皮 9 g，五味子 2 g，竹叶 6 g，柴胡 6 g，生龙骨 15 g，生牡蛎 15 g。

（2）痰浊壅盛证

表现：视物模糊，视盘充血、边界欠清，视网膜动脉呈铜丝状改变，或视网膜出血、渗出；头蒙如裹，眩晕，食少多寐，呕吐痰涎，胸膈满闷，肢重体麻。

舌脉：舌胖苔腻，脉滑。

治法：健脾燥湿，化痰降逆。

方药：半夏白术天麻汤加减。组成：法半夏 9 g，明天麻 9 g，茯苓 15 g，炒白术 12 g，广陈皮 9 g，石菖蒲 9 g，炒枳实 9 g，广郁金 12 g，红花 9 g，桃仁 9 g。

（3）痰瘀互结证

表现：症见视物不清，视网膜动脉呈银丝状改变，或视网膜出血、渗出，或视盘水肿；头蒙如裹，呕吐痰涎，痛有定处，肌肤甲错，口唇青紫。

舌脉：舌胖，舌质暗或有瘀斑、瘀点，脉弦滑。

治法：理气化痰，祛瘀通络。

方药：桃红四物汤合温胆汤加减。组成：桃仁10 g，红花10 g，当归10 g，熟地10 g，川芎10 g，芍药10 g，半夏10 g，竹茹10 g，枳实10 g，陈皮15 g，茯苓9 g，生姜5片，大枣1枚，生甘草5 g。

（4）气虚血瘀证

表现：症见视物不清，视物变形，视网膜出血、渗出部分吸收；神疲乏力，少气懒言，自汗，面色晦暗，痛有定处，肌肤甲错，口唇青紫。

舌脉：舌胖或有齿印，舌质暗或有瘀斑、瘀点，脉涩或无脉。

治法：补气，活血，通络。

方药：补阳还五汤加减。组成：黄芪30 g，当归10 g，赤芍10 g，地龙10 g，川芎10 g，红花10 g，桃仁10 g。

2. 中成药治疗

本病可选用活血化瘀中药以改善局部微循环，如静脉滴注川芎嗪注射液、葛根素注射液和血栓通注射液，口服和血明目片、二陈丸、血府逐瘀丸、复方血栓通胶囊和补阳还五颗粒等。

3. 针灸

（1）主穴　睛明、太阳、攒竹、视区。

（2）配穴　阴虚阳亢者，行间、侠溪、风池潜降肝阳；肝俞、肾俞、太溪、神门、照海以补肝肾；气血亏虚者，百会、血海、足三里、三阴交、气海；气短自汗者，加膻中、复溜；肝郁气滞者，期门、太冲、支沟、阳陵泉。

（3）其他　还可以采用耳穴压豆、足浴等中医适宜技术。

4. 预防与调护

饮食有节，调畅情志，劳逸结合，避免过度劳累，有助于预防本病。控制体重，饮食清淡，少吃肥甘厚味，少盐，戒烟限酒。

四、评述与体会

高血压性视网膜病变的分级法与临床高血压分期较为吻合，故高血压性视网膜病变的分级法已广泛应用于评估高血压患者的靶器官损害和心血管危险分层。有研究显示，高血压性视网膜病变Ⅲ级和Ⅳ级患者发生脑卒中的风险比Ⅱ级患者增加了46.3%和68.2%。除眼底病变外，高血压引起心力衰竭、肾脏病变时会出现眼睑水肿，高血压性脑病、脑出血、脑梗死还会引起视力、视野、瞳孔、视神经、眼球运动等神经眼科症状。因此，做好高血压性眼病的定期随访，对了解高血压及其并发症的发生、发展及预后有很重要的意义。

>>> 参 考 文 献 <<<

1. ZHANG L, WANG Z, WANG X, et al. Prevalence of overweight and obesity in China：Results from a cross-sectional study of 441 thousand adults, 2012—2015. Obes Res Clin Pract, 2020, 14(2)：119 – 126.
2. 廖树森. 高血压病眼底诊断学. 西安：陕西科学技术出版社, 1990：138.
3. 边波, 万征, 李永乐, 等. 高血压患者视网膜病变调查及其临床价值评价. 中国慢性病预防与控制, 2011, 19(2)：170 – 171.
4. 赵堪兴, 杨培增. 眼科学. 7 版. 北京：人民卫生出版社, 2008：296.
5. 葛均波. 内科学. 9 版. 北京：人民卫生出版社, 2018：247 – 260.
6. ONG Y T, WONG T Y, KLEIN R, et al. Hypertensive retinopathy and risk of stroke. Hypertension, 2013, 62(4)：706 – 711.
7. 李成武, 周尚昆, 刘静, 等. 高血压性视网膜病变患者脑卒中发病风险的多因素分析. 中国中医眼科杂志, 2021, 31(5)：337 – 340.

（尹连荣）

第三节　血脂异常和脂蛋白异常血症

血脂异常通常指血清总胆固醇（total cholesterol，TC）、甘油三酯（triglyceride，TG）和低密度脂蛋白胆固醇（low-density lipoprotein cholesterol，LDL-C）水平升高，高密度脂蛋白胆固醇（high-density lipoprotein cholesterol，HDL-C）水平降低。由于在血浆中脂质以脂蛋白的形式存在，血脂异常表现为脂蛋白异常血症。

当血中脂肪量过度增加超过 3.5% 时，眼底出现的特殊表现称为视网膜脂血症。当血中脂肪低于 2.5%，眼底可恢复。视网膜脂血症常发生于严重酸中毒的年轻的糖尿病患者中，少数发生于非糖尿病性血脂过多症或高脂血症患者中。

中医尚无血脂异常和脂蛋白异常血症相关病名的明确记载，但多有关于"脂""膏"的论述，如《灵枢·卫气失常论》曰："人有肥，有膏，有肉。"《灵枢集注》曰："中焦之气，蒸津液化其精微，溢于外则皮肉膏肥，余于内则膏脂丰流"。这里的膏脂与现代的"脂质"较相似，来源于水谷精微，可补益脑髓、皮肉。若运化失常，则痹阻血脉，出现一系列病症，并与中医的多种疾病如"痰饮""肥胖""心悸""胸痹""眩晕""胁痛"等与之相关联。

目前中国成人血脂异常总体患病率高达40.4%，可见于不同年龄、性别人群，明显血脂异常患者常有家族史。血脂水平随年龄增长而升高，50～60岁达到高峰，其后趋于稳定或有所下降。中青年女性血脂水平低于男性，但绝经期后显著升高，常高于同龄男性。血脂异常可导致冠心病等动脉粥样硬化性心血管疾病（arteriosclerotic cardiovascular disease，ASCVD），同时增加肿瘤的风险。因此，防治血脂异常，可降低心血管病患病率，提高生活质量。

一、发病机制

（一）中医病因病机

目前多认为高脂血症属于中医"痰浊""瘀血""湿浊"等范畴，脏腑辨证多集中于脾、肾、肝胆，气血津液辨证集中在痰浊、血瘀，或痰瘀互结。病机主要为"本虚标实"，以气、血、阴、阳亏虚为本，痰浊、瘀血、湿浊为标。

（二）西医病因病机

脂质来源、脂蛋白合成、代谢过程关键酶异常或降解过程受体通路障碍等，均可导致血脂异常。可分为原发性血脂异常和继发性血脂异常。

原发性血脂异常原因不明，是遗传与环境因素相互作用的结果。继发性血脂异常常与甲状腺功能减退症、库欣综合征、肝肾疾病、系统性红斑狼疮、骨髓瘤、多囊卵巢综合征及过量饮酒等相关；某些药物如噻嗪类利尿剂、非选择性β受体阻断剂及大量糖皮质激素的长期应用也与继发性血脂异常有关。

二、临床表现

（一）全身表现

1. 脂质在血管内皮下沉积引起动脉粥样硬化，表现为心脑血管和周围血管动脉粥样硬化样病变及相应的梗死、缺血、出血、渗出等病变，如冠心病、心肌梗死、脑梗死等。

2. 严重的高TG血症可出现游走性关节炎。

3. 严重的高TG血症（＞10 mmol/L）可引起急性胰腺炎。

（二）眼部表现

1. 黄色瘤 是一种异常的局限性皮肤隆起，由脂质局部沉积引起，颜色可为黄色、橘黄色或棕红色，多呈结节、斑块或丘疹形状，质地柔软，常见于上眼睑近内眦部，双侧对称。

2. 早发性角膜环 脂质异常患者可出现角膜环，位于角膜外缘，呈灰白色或白色，由角膜脂质沉积所致，常发生于40岁以下患者，持续到老年。

3. 眼底改变

（1）视网膜脂血症　视网膜血管颜色变为橙黄、黄色、黄白色以至乳白色。动、静脉颜色难分，呈扁平带状，血管反光消失或弥散，血管旁常伴有黄白色线条。视盘多正常或类似血管的颜色改变。除偶有小出血斑外，视网膜可有水肿与渗出。眼底背景颜色大致正常或脉络膜血管有类似改变而稍苍白。少数患者眼底后极部有广泛的硬性渗出，小的如点状，有的位于视网膜血管之上，有的密集在血管旁呈白鞘状，有的融合呈大片斑块，位于视网膜血管之下。当血脂恢复正常后，硬性渗出可逐渐吸收。

（2）动脉硬化眼底表现　高胆固醇血症是动脉硬化的重要危险因素。动脉硬化包括老年性动脉硬化、小动脉硬化和动脉粥样硬化3种。详见第十四章第四节。

（3）视网膜动脉阻塞　动脉硬化或炎症导致血栓形成、血黏度增加、血流动力学改变等因素可诱发本病。详见第十一章第一节。

（4）视网膜静脉阻塞　高血压、高血脂、动脉硬化、炎症、血黏度增加、血流动力学改变等多种因素综合影响可导致本病发生。详见第十一章第二节。

（5）缺血性视神经病变　高血脂导致视神经局部血管狭窄、阻塞或血液成分及流变学异常，使供给视神经的血管发生阻塞、缺血。详见第十章第二节。

三、诊断

（一）病史询问

包括饮食、生活习惯、引起继发性血脂异常的相关病史、引起血脂异常的用药史及家族史。

（二）实验室检查

血脂异常通过实验室检查进行诊断和分型。基本检测项目为血浆或血清 TC、TG、LDL-C 和 HDL-C，载脂蛋白 A 和载脂蛋白 B 对预测冠心病有一定意义。血脂异常的诊断采用《中国成人血脂异常防治指南》（2016 年修订版）关于我国血脂合适水平及异常分层标准（表 14-3-1）。

表 14-3-1　血脂异常诊断及分层标准（mmol/L）

分层	TC	LDL-C	HDL-C	非 HDL-C	TG
理想水平		<2.6		<3.4	
合适水平	<5.2	<3.4		<4.1	<1.7

（续）

分层	TC	LDL-C	HDL-C	非 HDL-C	TG
边缘升高	5.2~6.19	3.4~4.09		4.1~4.89	1.7~2.29
升高	≥6.2	≥4.1		≥4.9	≥2.3
降低			<1.0		

四、治疗

总原则是以治疗高脂血症为主，眼部病变对症治疗。

（一）西医治疗

1. 根据 ASCVD 危险程度决定干预策略　依据 ASCVD 发病风险，采取不同强度的干预措施是防治血脂异常的核心策略。

2. 将降低 LDL-C 作为首要干预靶点　LDL-C 升高是导致 ASCVD 发病的关键因素，降低 LDL-C 水平是改善动脉粥样硬化，减少 ASCVD 发病率、致残率及致死率的有效措施。

3. 调脂首选他汀类药物　他汀类药物能显著降低心血管事件风险。

4. 治疗性生活方式干预　血脂异常明显受饮食和生活方式影响，控制饮食和改善生活方式是治疗血脂异常的基础措施。

5. 其他　戒烟限盐限酒，禁烈性酒。

（二）中医治疗

1. 辨证论治

（1）痰浊阻遏证　燥湿化痰，二陈汤合胃苓汤加减。

（2）气滞血瘀证　以行气活血，血府逐瘀汤加减。

（3）脾肾阳虚证　健脾益肾化浊，实脾饮或附子理中汤合苓桂术甘汤加减。

（4）肝肾阴虚证　滋补肝肾，杞菊地黄丸加减。

（5）脾虚湿盛证　健脾除湿化浊，参苓白术散加减。

2. 中成药　血脂康、脂必妥、蒲参胶囊等，具有调脂作用的中药有山楂、苦丁、绞股蓝、石菖蒲等。

3. 针灸推拿

（1）眼局部取穴　睛明、球后、瞳子髎、承泣、攒竹、丝竹空、太阳、鱼腰、四白等，活血化瘀，开窍通络。

（2）远部取穴　以特定穴为主，主要为天枢、水道、丰隆、足三里、三阴交、阴陵泉、内关，主要涉及脾胃经、任脉和膀胱经，取穴体现了从脾论治、循脾胃经取穴及远近结合的原则。

五、预防与调护

（一）健康生活方式的普及

1. 血脂异常的预防主要包括普及健康教育、提倡均衡饮食、增加体力活动及体育运动、预防肥胖和避免不良生活习惯，并与肥胖症、糖尿病和心血管疾病等慢性病防治工作的宣教相结合。

2. 注意休息，避免劳累，避免情绪激动，戒烟酒，清淡饮食，一旦发现视力骤降，及时就诊。

（二）筛查

早期检出血脂异常并对血脂进行动态监测，是防治 ASCVD 的必要措施。建议 20 ~ 40 岁成人至少每 5 年检测 1 次，40 岁以上男性和绝经期后女性至少每年检测 1 次，ASCVD 及其高危人群应每 3 ~ 6 个月检测 1 次。首次发现血脂异常时应在 2 ~ 4 周复查，若仍异常，即可确诊。

血脂筛查的重点人群：①有血脂异常冠心病或动脉粥样硬化家族史，尤其是直系亲属中有早发冠心病或其他动脉粥样硬化病史；②有 ASCVD 病史；③有多项 ASCVD 危险因素（高血压、糖尿病、肥胖、过量饮酒及吸烟史）；④有皮肤或肌腱黄色瘤。

≫≫ 参 考 文 献 ≪≪

1. 葛均波. 内科学. 9 版. 北京：人民卫生出版社，2018：754 - 761.
2. 张承芬. 眼底病学. 2 版. 北京：人民卫生出版社，2010：636.
3. 段俊国. 中西医结合眼科学. 9 版. 北京：中国中医药出版社，2013：285.

（尹连荣）

第四节　动脉硬化症

动脉硬化是动脉管壁增厚、变硬、管腔缩小的非炎性、退行性和增生性病变的总称，包括动脉粥样硬化、动脉中层硬化、老年退化性硬化和小动脉硬化 4 种，其中动脉粥样硬化最常见。

动脉粥样硬化为发生在中血管与大血管内膜的类脂沉着，多伴钙化与纤维化。多发生于老年人，也有青壮年发生者，可导致严重的心脑血管疾病，如冠心病、脑血管病等，是老年人死亡的主要原因之一。通常累及视网膜中央动脉视神经内段和筛板区，严重者可导致视网膜动脉阻塞、静脉阻塞和缺血性视神经病变。老年退化性硬化常见于50～60岁的健康老人，发生率为40%～80%。小动脉硬化是对血压缓慢而持续升高的一种反应性改变，常与原发性高血压并存，也可能是原发性高血压的结果，又称为高血压增生性硬化。当视网膜的小动脉硬化伴有视网膜渗出或出血病变时，称为动脉硬化性视网膜病变，又称动脉硬化性眼底改变，其眼底特征与高血压视网膜动脉硬化相似。

祖国医学并无"动脉粥样硬化"的病名，但根据其表现，可归为"眩晕""头痛""痴呆""中风""胸痹""真心痛""脉痹"等病证。

一、病因病机

（一）中医病因病机

动脉粥样硬化因禀赋不足，年老体衰，肾精亏损，或过食肥甘，脾胃受损，或情志过极，五志所伤，或毒邪侵犯机体，造成脏腑功能紊乱，津液不能正常输布代谢，痰滞体内，毒邪煎熬，熏蒸血液，血凝成瘀。本病属本虚标实之证，本虚包括气虚、阴虚、阳虚，标实包括血瘀、痰浊、寒凝、气滞、热毒。

（二）西医病因病机

引起动脉硬化的因素很多，包括遗传、年龄、高血压、高血脂、T_2DM、肥胖和代谢综合征等代谢相关性疾病。

动脉粥样硬化发展比较缓慢，"损伤反应学说"是动脉粥样硬化发病的主要机制。首先是血流动力学发生变化，或者吸烟、高胆固醇血症、血压增高、糖尿病等导致血管内皮的慢性损伤，其次是脂质积聚，纤维粥样斑块形成，粥样斑块向内突出，使得管腔狭窄，向外可侵犯中层，破坏肌纤维和弹力层，发生玻璃样变性及坏死，继发钙化甚至骨化。粥样斑块可脱落形成溃疡、血栓，甚至导致血管闭塞。老年退行性硬化是动脉管壁中层弹力层和基层发生玻璃样变性和纤维样变性。视网膜小动脉硬化是长期高血压使得小动脉管壁玻璃样变，逐渐侵及肌层，最终血管壁全层增厚、僵硬、管腔缩窄，出现铜丝、银丝样改变。

二、临床表现

（一）全身临床表现

动脉粥样硬化可导致心脑血管和周围血管病变，引起相应的症状及体征，如主动脉粥样硬化、冠状动脉粥样硬化、颅脑动脉粥样硬化、肾动脉粥样硬化、肠系膜动脉粥样硬化及四肢动脉粥样硬化等。

（二）眼部临床表现

1. 动脉硬化眼底改变

动脉粥样硬化常侵犯大中型动脉，眼动脉较少累及，故眼部表现不典型。少数患者的视盘或其附近的动脉上可见到锯齿样狭窄和黄白色粥样硬化斑块。

老年性动脉硬化眼底常表现为视网膜动脉普遍变细、颜色变淡、反光带增宽和动脉走行平直等。

小动脉硬化常与高血压同时存在，根据 Scheie 标准对视网膜动脉硬化进行分级：0级，动脉无明显异常改变；1级，动脉管壁反光带增宽，动脉轻度缩窄，有轻度或无动-静脉交叉压迫征；2级，动脉管壁反光带增宽，动脉缩窄明显，动-静脉交叉压迫征显著；3级，动脉呈铜丝状改变，动-静脉交叉压迫征更明显；4级，动脉呈银丝状改变，动-静脉交叉压迫征更重。严重者视网膜特别是后极部可见渗出和出血，一般不伴有水肿。

2. 视网膜动脉阻塞见第十一章第一节。

3. 视网膜静脉阻塞见第十一章第二节。

4. 缺血性视神经病变见第十章第二节。

（三）中医辨病要点及分型

中医证型主要分为阴虚血瘀证、痰瘀互结证和心气不足证3型。

1. 阴虚血瘀证　症见视力下降，视网膜动脉变细，静脉迂曲，视网膜出血；头晕目眩，视物不清，五心烦热，腰膝酸软，舌红无苔，或舌紫暗，脉弦数。

2. 痰瘀互结证　症见视物模糊，眼底见视盘充血、边界欠清，视网膜动静脉交叉征(＋)，静脉迂曲怒张，动脉呈铜丝状或银丝状改变，视网膜出血、渗出；情志抑郁，烦躁恼怒，夜寐不宁，胸胁满闷，呕恶痰涎，舌质淡，胖大，苔白腻，脉滑或弦滑。

3. 心气不足证　症见视物不清，眼病日久，视网膜出血、渗出部分吸收；心悸，纳呆，失眠，气短乏力，爪甲不荣，动则加剧，兼胸闷不适，神疲自汗，面色苍白，舌质淡苔薄白，脉细弱。

（四）实验室检查

1. 化验检查　血脂异常，血流变异常等。

2. 影像检查　X线、多普勒超声、CT血管造影、磁共振显像血管造影、动脉造影和眼底荧光造影。

三、治疗

（一）西医治疗

1. 全身治疗

原则是根据病史行病因治疗，改善局部血液循环，软化血管，促进出血、渗出的吸收。

（1）积极控制与本病有关的一些危险因素，包括高血压、糖尿病、血脂异常和肥胖等。

（2）药物治疗　应用降血脂、抗血小板药物，必要时溶栓及抗凝治疗；改善局部血液循环，给予扩血管药物。

（3）介入和外科手术治疗　对狭窄或闭塞的血管，特别是冠状动脉、肾动脉和四肢动脉施行血运重建或旁路移植手术，以恢复动脉的供血。目前应用最多的是经皮腔内球囊扩张术和支架植入术。

2. 眼局部治疗

（1）除全身治疗外，局部对症治疗。

（2）激光治疗　发现虹膜、视网膜、视神经出现新生血管，立即行广泛视网膜光凝术。

（3）视网膜动脉阻塞治疗详见第十一章第一节。

（4）视网膜静脉阻塞治疗详见第十一章第二节。

（5）缺血性视神经病变治疗详见第十章第二节。

（二）中医治疗

治疗原则　滋阴清热，活血通络，祛痰开窍，益气养心。

1. 辨证论治

（1）阴虚血瘀证

治法：滋阴清热，活血通络。

方药：知柏地黄丸合四物汤加减。组成：知母 10 g，黄柏 10 g，生地黄 15 g，山药 12 g，山茱萸 12 g，茯苓 10 g，泽泻 10 g，牡丹皮 10 g，菟丝子 12 g，女贞子 12 g，川芎 12 g，赤芍 6 g，川牛膝 6 g，当归尾 6 g，三七粉 1.5 g。

（2）痰瘀互结证

治法：清热祛痰，化瘀通络。

方药：涤痰汤加减。组成：制半夏 12 g，制南星 12 g，茯苓 12 g，枳实 10 g，陈皮 6 g，人参 15 g，竹茹 6 g，石菖蒲 6 g，甘草 3 g，丹参 30 g，当归 10 g，赤芍 10 g，川芎 10 g，郁金 10 g。

（3）心气不足证

治法：益气补血，健脾养心。

方药：归脾汤加减。组成：党参15 g，黄芪30 g，茯神30 g，白术30 g，生甘草8 g，当归10 g，酸枣仁30 g，龙眼肉30 g，远志3 g，木香15 g，生姜3 片，大枣3 枚。

2. 中成药治疗

（1）复方丹参滴丸　适用于血瘀证者。

（2）通心络胶囊、芪参胶囊、养心氏片　适用于气虚血瘀证者。

（3）麝香保心丸、心可舒片、速效救心丸　适用于气滞血瘀证者。

（4）血脂康胶囊、丹蒌片、荷丹片/胶囊　适用于痰瘀阻滞证者。

（5）参芍胶囊　适用于心血瘀阻证者。

3. 注射剂

丹参注射液、红花黄色素注射液、生脉注射液等。

4. 针灸

主穴：睛明、太阳、攒竹、视区。配穴：肝肾亏虚者，加肝俞、肾俞、太溪、神门、照海；气血亏虚者，加百会、血海、足三里、三阴交、气海；气短自汗者，加膻中、复溜；肝郁气滞者，加期门、太冲、支沟、阳陵泉。

（三）预防调护

饮食有节，调畅情志，避免精神刺激，慎起居，适当锻炼，有助于预防本病。控制体重，饮食清淡，慎食寒凉之物，忌辛辣，少盐低脂低糖饮食，戒烟限酒。

四、评述与体会

值得注意的是，当视网膜动脉有硬化表现时，提示全身其他部位血管可能有类似改变，应及时进行全身检查，积极防控并发症。视网膜中央动脉阻塞和视网膜中央静脉阻塞是高致盲性眼病，常常无眼科症状而突然发病，因此，要做好科学宣教，当全身其他部位血管发生硬化时，应定期散瞳检查眼底，有利于动脉硬化并发症的防控。

≫≫ 参 考 文 献 ≪≪

1. 中国中西医结合学会心血管病专业委员会血脂与动脉粥样硬化学组. 动脉粥样硬化中西医结合诊疗专家共识. 中国全科医学, 2017, 20(5)：507－511.

（尹连荣）

第五节　甲状腺相关性眼病

甲状腺相关性眼病（thyroid associated ophthalmopathy，TAO）又称 Graves 眼病，是一种与甲状腺疾病相关的、器官特异性的自身免疫性眼病，以眼眶病变为主要表现。发病率为 19/10 万~42/10 万，居成人双侧眼眶病变的首位，发病以女性多见。影响因素很多，包括遗传、环境、自身免疫紊乱等，如体质因素、饮食偏嗜、水土失宜、外感邪气等，其中精神刺激、情志失调所致者甚多，均影响患者预后。该病具有眼球突出、眼睑水肿、眼眶疼痛、畏光、复视、视力下降等症状，严重影响患者的面部形态、身心健康和生活质量。因其发病机制尚不明确，目前尚无针对病因的有效治疗方法，临床常用的有药物治疗、球后放疗和手术治疗等多种治疗方式。近年来，免疫治疗取得重大进展，为 TAO 的治疗提供了新的选择。

传统中医对本病早有认识，认为该病属于"鹘眼凝睛"，亦有别名，称为"状如鱼胞""肿胀如杯""神目自胀"等，在病因病机、辨证分型及对证治疗方面，与甲状腺疾病（中医"瘿病"）有许多相似之处。近年来也有研究表明，TAO 的发生发展与中医体质存在相关性，故应用中医药干预 TAO，也引起越来越多眼科工作者的重视。

一、病因病机

（一）中医病因病机

《秘传眼科龙木论·鹘眼凝睛外障》中谓："此疾皆因五脏热蕴，冲上脑中，风热入眼，所使然也"。可见古代医家多认为本病是由脏腑积热或风热蕴结，热邪上蕴于目，致气血凝滞、目络涩滞、清窍闭阻，目珠暴突而成。中医认为目与五脏六腑均有关联，《灵枢·大惑论》云："五脏六腑之精气，皆上注于目而谓之精。"因此眼病多因脏腑运化精气不能上升于目。中医认为"正气亏虚"是疾病发生的根本原因。正气虚弱，脏腑经络功能失调，邪气乘虚而入，则发为病。反之，若人体禀赋强壮，抗病能力强，则邪气无以侵犯。目为肝之窍，突眼与肝亦密切相关。肝喜条达而恶抑郁，肝气郁结，肝郁乘脾，脾失健运，水湿潴留，凝聚为痰饮，痰凝日久生瘀，故湿、痰、瘀积聚于目窠，导致双眼突出。

（二）西医病理改变

TAO 是一类与甲状腺疾病既有关联，又相对独立的器官特异性自身免疫性疾病，发病机制复杂，为遗传、环境、自身免疫紊乱等多种因素共同作用的结果。目前较为公认的学说是共同抗原学说，即甲状腺组织和眶后软组织表面均存在促甲状腺激素受体

（thyrotropin receptor，TSHR），被血液中存在的高滴度自身免疫性抗体 – 促甲状腺激素受体抗体（thyrotropin receptor antibody，TRAb）激活，导致自身免疫应答的发生发展。眶后成纤维细胞是整个发病机制的中心环节，既是靶细胞，也是效应细胞。激活后的成纤维细胞产生大量的促炎细胞因子，如 IL-6、TNF-α、IFN-γ 等，募集炎症细胞浸润；同时产生过量的糖胺聚糖，加剧局部炎性微环境的形成，放大自身免疫应答。研究发现，在炎症早期，Th1 型免疫反应占主导地位，Th1 分泌 TNF-α、IFN-γ、IL-1β 和 IL-2 等促炎因子，进一步激活成纤维细胞，加剧炎症；到了疾病后期，Th2 型反应表现更为活跃，IL-4、IL-5 和 IL-10 等抑炎细胞因子分泌更多，疾病趋向平稳。最近，Th17 亚群细胞也被证实参与 TAO 的发病，Th17 分泌的 IL-17 可促进球后组织纤维化。

　　TAO 主要的病理改变是眼眶软组织和眼外肌的炎性反应。早期的病理改变是淋巴细胞和浆细胞在眼外肌结缔组织中的浸润。在疾病的慢性阶段，受累的眼外肌胶原沉积，引起成纤维细胞增殖、纤维增生和脂肪沉积。而脂肪沉积的出现，间接反映了疾病的慢性过程。TAO 患者眼球各部分病理改变是患者表现出不同临床症状的直接原因，认识其病理改变对临床决策具有一定指导意义。

　　（三）西医病程分期与中医病机的联系

　　见表 14 – 5 – 1。

表 14 – 5 – 1　病证结合分析 TAO 的病理病机

分期	病理改变	眼部表现	症状	中医病机
早期	甲状腺、眶组织发生炎性浸润水肿	轻度眼球突出，无结膜充血水肿	眼胀	肝郁化火
中期	甲状腺、眶组织发生炎性浸润水肿	中度眼球突出，上睑退缩迟滞，结膜水肿充血，眼球运动障碍，视盘水肿	视力下降，眼痛畏光，流泪复视	心肝火旺
后期	甲状腺、眶组织发生变性、纤维化	重度眼球突出，眼球运动受限，眼外肌病变，角膜病变，视神经病变	复视	痰瘀阻络，阴血亏虚

二、临床表现

（一）症状

　　临床分级及表现　1969 年 Werner 提出了甲状腺眼征的分级，并在 1977 年进行了修改，即 NO SPECS，后来又将每一级分为轻、中、重 3 种。

表 14 -5 -2　TAO 患者临床眼征的 NO SPECS 分级及其临床表现

分级	代表字母	临床表现
0	N	无症状和体征
1	O	仅有体征（上睑退缩或合并眼睑迟落、突眼时的呆视）
2	S	累积软组织的症状和体征
3	P	眼球突出
4	E	累及眼外肌
5	C	累及角膜

眼部表现为眼睑水肿、眼睑退缩、结膜充血水肿、眼眶疼痛、眼球突出、眼睑内陷或滞后，眼外肌受到影响引起的眼球运动障碍、复视、暴露性角膜炎和视神经受累等。

1. 眼球突出　双侧或单侧眼球突出，眼睑充血水肿，眶周组织饱满，眼球突出严重，角膜暴露可致暴露性角膜炎，以角膜下缘最常受累，甚至形成眼内炎，危及视力。

2. 眼睑改变　主要以眼睑退缩（上下睑均可，以上睑明显，常伴有眼睑肿胀或水肿）和上睑迟落（"迟落征"，瞬目增多或减少）为特征性表现。

3. 结膜水肿　球结膜充血水肿，严重者脱出睑裂外，肌肉止点附着处结膜血管增多，在内、外转时，甚至可见到增粗的肌肉止点。

4. 眼外肌受累　出现限制性眼球运动障碍，如下直肌受累时，肌肉挛缩或纤维化，眼球呈下转位，上转不能或不到位；若多条肌肉受累，可致眼球固定。

5. 视神经损伤　长期眶压增高，或视神经受牵拉，或眶尖部肌肉肥厚可继发视神经萎缩，出现视野缺损、色觉障碍和视觉电生理异常等表现，严重者视力下降，甚至丧失。

6. 眼压升高　长期眶内静脉回流障碍可继发开角型青光眼，出现视力下降、视野缺损等。

7. 其他　泪腺增大、泪阜水肿等。

（二）体征

眼球突出合并眼睑退缩、凝视和甲状腺肿大是典型的甲状腺相关眼病体征。

（三）实验室及其他辅助检查

合理的影像学检查对于 TAO 的诊治极为重要。

1. 超声检查

目前常联合 A 超及 B 超检查对眼眶病变进行诊断、鉴别及随访观察。B 超检查可检测肿块形状，可见多条眼外肌粗大，呈梭形的中低回声，球后脂肪垫增厚。A 超检查可测量其大小，且声波反射可定量评价病变组织特征，其眼外肌组织反射率是诊断

TAO 患者水肿、炎症及活动性的有效指标。此外，彩色多普勒超声对活动性 TAO 的判断也有实用价值，研究发现，眼动脉、视网膜中央动脉、视网膜中央静脉血流参数、眼外肌直径与 TAO 相关，眼上静脉血流减少或反流是判断严重程度包括累及视神经的眼眶病变的独立标志，对眼眶炎症充血期的患者进行激素治疗后，眼上静脉血流参数恢复正常。

2. 眼眶 CT

眼外肌的肿胀呈两端细、中间粗的梭形肿胀是其特异性表现，其肌腱止点正常，是与眼外肌炎的重要区别点。眶尖部高密度影是该病 CT 扫描的另一特征性表现，是由多条肿胀的眼外肌在眶尖汇聚所致。冠状 CT 可显示各条眼外肌增粗，而轴位 CT 可较好显示内、外直肌增粗。眶内壁骨质菲薄，长期眶压升高，致骨质向筛窦弧形凹陷，双侧对称，名"可乐瓶"征。眼球突出严重者，视神经受牵拉失去生理弯曲，呈直线状。基于 TAO 患者的临床变化与 CT 对骨的解剖影像特征的一致性，临床推荐眼眶减压术前宜行常规的 CT 检查。

3. MRI 检查

MRI 可清晰显示除骨结构外的眼眶解剖图像，对肌肉增粗的定量评估优于超声和 CT，且 MRI 对 TAO 疾病程度分级和活动度判断相对精确，有利于疾病治疗策略的制订及治疗效果的监测。除显示与 CT 扫描相同的形态学改变外，眼外肌的信号变化与治疗有一定相关性：病变的眼外肌在 T_1WI 呈中或低信号，T_2WI 如呈中或低信号，提示肌肉纤维化严重，激素冲击疗法、化疗或放疗不敏感；T_2WI 如呈高信号，说明肌肉处于炎性水肿期，上述治疗相对敏感。

4. 生长抑素受体显像检查

生长抑素是神经内分泌激素，其受体在纤维细胞、肌细胞和淋巴细胞中表达，奥曲肽是长效生长抑素类似物，被标记放射性核素铟的奥曲肽静脉注入人体后，在活动性 TAO 患者的眼眶聚集，通过单光子发射计算机化断层显像行核素显像评估 TAO 活动性。

三、诊断及鉴别诊断

(一) 西医诊断要点

根据病史、临床表现及眼科专科检查等进行诊断及鉴别诊断。

1. 病史　本病多见于中青年女性，多有甲状腺功能亢进病史，或体检中出现 T_3、T_4 升高。

既往性情急躁，基础代谢率增高，出现脉搏加速、消瘦、食欲增加、手震颤等症状。

2. 症状

(1) 眼球突出　双侧或单侧眼球突出，眼睑充血水肿，眶周组织饱满。

（2）眼睑改变　主要以眼睑退缩（上下睑均可，以上睑明显，常伴有眼睑肿胀或水肿）和上睑迟落（"迟落征"，瞬目增多或减少）为特征性表现。

（3）结膜水肿　球结膜充血水肿，严重者脱出睑裂外，肌肉止点附着处结膜血管增多，在内、外转时甚至可见到增粗的肌肉止点。

（4）眼外肌受累　出现限制性眼球运动障碍。如下直肌受累时，肌肉挛缩或纤维化，眼球呈下转位，上转不能或不到位；若多条肌肉受累，可致眼球固定。

（5）视神经损伤　长期眶压增高，或视神经受牵拉，或眶尖部肌肉肥厚，可继发视神经萎缩，出现视野缺损、色觉障碍和视觉电生理异常等表现，严重者视力下降，甚至丧失。

（6）眼压升高　长期眶内静脉回流障碍可继发开角型青光眼，出现视力下降、视野缺损等。

（7）其他　泪腺增大、泪阜水肿等。

3. 体征　双眼球突出，合并眼睑退缩、凝视和甲状腺肿大。

4. 检查

（1）裂隙灯显微镜、检眼镜　可见眼睑征、眼球突出、眼球运动障碍及结膜角膜改变。检眼镜可见眼底有无视盘水肿、视网膜静脉迂曲扩张等改变。

（2）眼部 B 超　眼眶脂肪回声增强、眼外肌增粗。

（3）眼眶 CT　显示多条眼外肌梭形肥大、筛骨纸板受压所致的细腰瓶样改变。

5. 实验室检查　如吸碘率、甲状腺功能、T_3 抑制试验等检查异常，提示甲状腺相关病变。

6. 眼球突出的测量　突眼度增加 3～4 mm 为轻度受累，增加 5～7 mm 为中度受累，增加 8 mm 以上为重度受累。

7. MRI　病变的眼外肌在 T_1Wl 呈中或低信号，T_2WI 如呈中或低信号，提示肌肉纤维化严重，激素冲击疗法、化疗或放疗不敏感；T_2WI 如呈高信号，说明肌肉处于炎性水肿期，上述治疗相对敏感。

8. 鉴别诊断

（1）特发性眼眶炎症　又称为炎性假瘤，明显的表现是炎症和占位效应。肌肉止点有明显的充血、肥厚是其特征性改变。无眼睑退缩、上睑迟落等甲状腺相关眼病体征。实验室检查无血清 T_3、T_4 等异常。

（2）眼眶肿瘤　眼球突出方向一般是固定的，眼眶 CT、B 超检查有助于诊断。无眼睑退缩、上睑迟落等甲状腺相关眼病体征，实验室检查无血清 T_3、T_4 等异常。

（3）上睑下垂　单眼的先天性、外伤性或继发性上睑下垂者，向前或向上方注视时，过多的神经兴奋传递到对侧健眼，致使其上睑退缩，睑裂过大，但无上睑迟落，须与甲状腺相关眼病鉴别。

（二）中医辨病要点

本病病位在目，病本在肝，与脾肾密切相关，主要病理因素为肝火、痰凝、血瘀，临床表现多为双眼眼球突出、发红肿胀等热证、实证。双侧或单侧眼球突出，眼睑退缩和上睑迟落，球结膜充血水肿。

（三）中医辨证分型

根据本病的眼睑改变和全身症状，中医证型主要分为 4 型，临床应根据患者眼部体征、全身症状及病变时段进行综合判断。

1. 肝郁化火证　表现为目赤眼胀或伴疼痛，目睛干涩，炯炯有神如怒视之状，眼睑裂增宽、眼球明显突出，眼珠活动受限，甚至目眦红肿溃烂，目眵多，或伴颈部肿胀。头痛头胀，急躁易怒，失眠多梦，口干多饮，渴喜冷饮，多食易饥，或见口苦，两胁胀痛，面部烘热或面色红赤，恶热自汗，大便干结、小便短赤；舌红或暗红或舌有裂纹，苔黄燥，脉弦有力或弦数脉或弦数偏细脉。

2. 心肝火旺证　表现为眼突眼胀，白睛红赤，视物不清，目眵多，或伴颈胀。心烦心悸，怕热汗出，失眠多梦，易口腔溃疡，小便黄赤短少；舌红，苔薄黄，脉细数。

3. 阴血亏虚证　表现为眼突目涩，眼易疲劳，复视，视物不清。头晕目眩，虚烦不寐，潮热盗汗，五心烦热，口燥咽干，腰酸耳鸣，女子月经量少，男子遗精；舌红，少苔，脉弦细数。

4. 痰瘀阻络证　表现为眼突，视物昏花，甚则复视失明，眼球运动功能障碍较前者为重，眼球或有刺痛，或伴颈部肿胀，痰黏难咯。头昏头晕，神疲乏力，大便黏滞不爽，小便色黄；舌紫暗或有瘀斑，或舌下脉络青紫，苔黄腻或白腻，脉沉滑或弦涩。

四、治疗

（一）治疗原则

从全身和眼部两方面入手。全身治疗主要矫正甲状腺功能异常，对于甲状腺功能无异常或者已经恢复正常者，可定期观察，不用药物；眼部治疗主要针对眼球突出、眼外肌麻痹、暴露性角膜炎、压迫性视神经病变和充血性眼眶病变等。

（二）西医常规治疗

大部分 TAO 患者症状轻微，受累眼外肌无进行性发展，多数具有自限性。除局部对症处理外，一般不须特殊治疗，对于症状明显、病情严重且具有活动性病变的患者，主要予糖皮质激素、免疫抑制剂或眶内放射治疗，手术治疗主要针对病情无活动者，常用手术包括眼眶减压手术和整形手术。

1. 药物治疗

（1）糖皮质激素　目前糖皮质激素仍是临床上中重度活动性 TAO 患者的一线治疗方案，糖皮质激素全身及局部应用适用于活动期的患者，可减轻软组织的炎症反应，改善未纤维化的眼外肌运动功能及视神经损伤，部分患者可明显改善眼球突出症状。但对于激素的用法、剂量，始终存在许多争议。口服给药时，单次给药剂量相对较小，疗程长，患者依从性差，且胃肠道吸收时易引起消化道溃疡，因此一般认为口服用药停药或减量后存在复发率高、长期服用有潜在严重不良反应及影响患者生活质量等问题；而静脉用药剂量大，疗程短，患者依从性较好，上述口服给药时的问题发生率较低，且疗效及耐受性均优于口服给药。欧洲 Graves 眼病专家组最新指南给出了中重度活动性 TAO 患者的推荐治疗方案：静脉用甲泼尼龙 0.5 g/次/周×6 周 + 0.25 g/次/周×6 周（累积剂量 4.5 g），病情严重者可增大剂量，甲泼尼龙 0.75 g/次/周×6 周 + 0.50 g/次/周×6 周（累积剂量 7.5 g）。值得注意的是，静脉用甲泼尼龙可能会导致急性肝损伤，严重者可能发生肝功能衰竭。因此累积剂量应避免超过 8 g，同时近期感染病毒性肝炎、肝功能明显异常、控制欠佳的高血压及糖尿病，被列为激素冲击疗法的禁忌证。

（2）环孢素 A　可选择性地抑制 Th 细胞增殖，抑制巨噬细胞和 NK 细胞活性，抑制众多细胞因子的产生和分泌，一般用于糖皮质激素治疗不敏感的活动性 TAO。对于严重患者或者单用激素或环孢素 A 效果欠佳者，可合用激素治疗，一般效果均比单药好。

（3）利妥昔单抗　是一种针对 B 淋巴细胞的特异性单克隆抗体，与 B 淋巴细胞表面抗原 CD20 相结合，抑制未成熟的 B 淋巴细胞分化为成熟的 B 淋巴细胞，还可干扰炎症细胞因子及 B 淋巴细胞的抗原提呈作用，降低自身反应性 T 淋巴细胞数量。

（4）沙利度胺　可下调患者过氧化物酶体增殖物激活受体 γ 的表达，从而抑制成纤维细胞脂肪化，同时还可下调 TSHR、TNF-α 和 IL-6 的表达水平，拮抗 TNF-α 表达，为治疗 TAO 提供了新的策略。

2. 眶部放射治疗

放射治疗用于 TAO 患者至今已有半个多世纪的历史，可使眶部浸润的淋巴细胞被低剂量的照射所抑制，还可缓解眶内成纤维细胞激活的下游效应，如葡萄糖胺聚糖的沉积、脂肪细胞的分化和炎症反应、降低淋巴细胞对活化内皮细胞的黏附作用等，具有非特异性抗炎作用，主要用于早期活动性 TAO 的治疗。小量、多次是被广泛接受的治疗模式，目前较为公认的方案是总量 20 Gy，2 周内分 10 次完成。

3．手术治疗

TAO 的手术治疗包括眶减压术、眼外肌手术及眼睑手术等。手术时机的选择尤为重要，病情处于活动期时，眼外肌及眼眶结缔组织仍存在炎症反应，有眼外肌水肿，随着病情发展，眼外肌发生变化，造成复视不能改善甚至复发，故此时不宜手术。手术治疗主要适用于病情静止期，保守治疗无效且临床症状严重到影响日常生活的患者。对于有视神经受压的患者，应先行眶减压手术，及时解除视神经受压，以利于减轻视功能损害。

（三）中医治疗原则

本病病位在目，病本在肝，与脾肾密切相关，主要病理因素为肝火、痰凝、血瘀，故以清肝泻火、祛痰化瘀为基本治则，针对并发症进行治疗。

（四）中医辨证施治

1．肝郁化火证

表现：目赤眼胀或伴疼痛，目睛干涩，炯炯有神如怒视之状，眼睑裂增宽，眼球明显突出，眼珠活动受限，甚至目眦红肿溃烂，目眵多，或伴颈部肿胀；头痛头胀，急躁易怒，失眠多梦，口干多饮，渴喜冷饮，多食易饥，或见口苦，两胁胀痛，面部烘热或面色红赤，恶热自汗，大便干结，小便短赤。

舌脉：舌红或暗红或有裂纹，苔黄燥，脉弦有力或弦数脉或弦数偏细脉。

治法：疏肝解郁。

方药：丹栀逍遥散加减。组成：丹皮 10 g，山栀子 10 g，柴胡 8 g，当归 12 g，白芍 15 g，白术 10 g，茯苓 15 g，薄荷 6 g，炙甘草 8 g，夏枯草 12 g，赤芍 10 g，枳壳 10 g。

方解：方中丹皮、山栀子、柴胡辛凉，疏肝解郁，条达肝气为君药；当归、白芍为臣，当归甘辛苦温，养血和血；白芍酸苦微寒，柔肝缓急，与柴胡共用补肝体助肝用，使肝血和则肝气舒；茯苓、白术为佐，茯苓、白术、甘草健脾益气，防止肝病传脾，加薄荷少许疏肝郁，透肝热；以生姜为使，生姜辛散解郁，并能和中止呕；柴胡兼有引经作用，甘草调和诸药。

2．心肝火旺证

表现：眼突眼胀，白睛红赤，视物不清，目眵多，或伴颈胀；心烦心悸，恶热汗出，失眠多梦，易口腔溃疡，小便黄赤短少。

舌脉：舌红，苔薄黄，脉细数。

治法：清肝泻火，清心除烦。

方药：龙胆泻肝汤合导赤散加减。组成：龙胆草 10 g，黄芩 10 g，山栀子 10 g，生地黄 20 g，柴胡 10 g，当归 10 g，生甘草 10 g，滑石 15 g，水牛角 5 g，麦门冬 10 g，茯神 10 g，淡竹叶 8 g。

方解：方中龙胆草大苦大寒，能上清肝胆实火，下泻肝胆湿热，泻火除湿，两擅其功，切中病情，故为方中君药；黄芩、栀子两药苦寒，归经肝胆三焦，泻火解毒，燥湿清热，用以为臣，以加强君药清热除湿之功。生地黄养阴，当归补血，使祛邪而不伤正；肝体阴用阳，性喜疏泄条达而恶抑郁，火邪内郁，肝气不舒，用大剂苦寒降泄之品，恐肝胆之气被抑，故用柴胡疏畅肝胆，并能引诸药归于肝胆之经，且柴胡与黄芩相合，既解肝胆之热，又增清上之力，以上六味皆为佐药。甘草为使，一可缓苦寒之品以防其伤胃，二可调和诸药。

3. 阴血亏虚证

表现：眼突目涩，眼易疲劳，复视，视物不清；头晕目眩，虚烦不寐，潮热盗汗，五心烦热，口燥咽干，腰酸耳鸣，女子月经量少，男子遗精。

舌脉：舌红，少苔，脉弦细数。

治法：滋养营血，宁心安神。

方药：天王补心丹合一贯煎加减。组成：炒枣仁15 g，柏子仁10 g，天冬10 g，麦门冬10 g，生地黄20 g，茯苓10 g，远志10 g，当归10 g，桔梗10 g，玄参15 g，沙参10 g，党参10 g，五味子6 g，枸杞子12 g，川楝子6 g。

方解：本方重用生地黄，一滋肾水以补阴，水盛则能制火，一入血分以养血，血不燥则津自润，是为主药。玄参、天冬、麦门冬有甘寒滋润以清虚火之效，当归用作补血、养血之助。以上皆为滋阴、补血而设。方中党参、茯苓益气宁心，酸枣仁、五味子酸以收敛心气而安心神，柏子仁、远志养心安神。以上皆为补心气、宁心安神而设。两相配伍，一补阴血不足之本，一治虚烦少寐之标，标本并图，阴血不虚，则所生诸症乃可自愈。方中桔梗，一般为载药上行。

4. 痰瘀阻络证

表现：眼突，视物昏花，甚则复视失明，眼球运动功能障碍较前者为重，眼球或有刺痛，或伴颈部肿胀，痰黏难咯；头昏头晕，神疲乏力，大便黏滞不爽，小便色黄。

舌脉：舌紫暗或有瘀斑，或舌下脉络青紫，苔黄腻或白腻，脉沉滑或弦涩。

治法：清热化痰，活血祛瘀。

方药：化坚二陈汤合四物汤加减。组成：黄连10 g，僵蚕10 g，姜半夏10 g，茯苓15 g，陈皮10 g，胆南星6 g，当归10 g，桃仁10 g，赤芍10 g，川芎10 g。

方解：方中半夏、黄连为君，清热解毒，善能燥湿化痰，又和胃降逆；僵蚕为臣，既可理气行滞，又能燥湿化痰；佐以茯苓、陈皮健脾渗湿，渗湿以助化痰之力，健脾以杜生痰之源；加胆南星，既能制半夏之毒，又能协助半夏化痰降逆、和胃止呕；复用少许桃仁、当归、川芎、赤芍入血分，凉血化瘀，均为佐药。

（五）针灸治疗

针灸治疗TAO安全、有效。研究证实，针灸不仅能降低突眼度，而且对眼球运动障碍也有明显改善作用。研究显示，针灸治疗甲状腺相关眼病的取穴，以局部取穴和循经取穴为主，其中所选腧穴频次最高的是风池、三阴交、足三里、太冲、上天柱和合谷。针灸医家多选用经外奇穴和足少阳胆经，并以头面部周围腧穴为主，而在头面部诸穴中，又以眼部周围穴位为主。眼周穴位具有穴位浅表、眼表皮肤薄而娇嫩、血运丰富、经络循行密集、易于穴位刺激等特点。针刺眼部周围的穴位，可使针刺效果直达病所，让眼部经络得到疏通，气血得以通畅运行，加速血液循环，改善眼部营养，加快TAO 患者眼部形态的恢复。

五、评述与体会

目前现代医学大多采用支持疗法、大剂量激素冲击疗法、免疫抑制剂、眶部放疗及手术治疗等方法，但长期疗效不确定，治疗后易反复，且存在骨质疏松、严重肝损等多种不良反应。中西医结合治疗 TAO，既能提高疗效、缩短疗程，又能降低复发率、减少西药的不良反应，具有更广阔的发展空间。

>>> 参 考 文 献 <<<

1. ABRAHAM-NORDLING M, BYSTROM K, TORRING O, et al. Incidence of hyperthyroidism in Sweden. Eur J Endocrinol, 2011, 165(6): 899 - 905.

2. PRAHBAKAR B S, BAHN R S, SMITH T J. Current perspective on the pathogenesis of Graves' disease and ophthalmopathy. Endocr Rev, 2003, 24(6): 802 - 835.

3. DIK W A, VIRAKUL S, VAN STEENSEL L. Current perspectives on the role of orbital fibroblasts in the pathogenesis of Graves' ophthalmopathy. Exp Eye Res, 2016, 142: 83 - 91.

4. FANG S, HUANG Y, ZHONG S, et al. Regulation of orbital fibrosis and adipogenesis by pathogenic Th17 cells in graves orbitopathy. J Clin Endocrinol Metab. 2017; 102(11): 4273 - 4283.

5. WERNER S C. Modification of the classification of the eye changes of Graves' disease: recommendations of the Ad Hoc Committee of the American Thyroid Association. J Clin Endocrinol Metab, 1977, 44(1): 203 - 204.

6. BARTALENA L, BALDESCHI L, BODORIDIS K, et al. The 2016 European Thyroid Association/European Group on Graves' Orbitopathy Guidelines for the Management of Graves' Orbitopathy. Eur Thyroid J, 2016, 5(1): 9 - 26.

7. 罗圆, 常璐, 蹇文渊. 针灸治疗甲状腺相关眼病取穴规律临床研究. 中医眼耳鼻喉杂志, 2020, 10(1): 22 - 24, 33.

（陆秉文）